ŒUVRES ANATOMIQUES

DE

M. DUVERNEY,

De l'Académie Royale des Sciences, Conseiller, Médecin ordinaire du Roi, Professeur en Anatomie & en Chirurgie au Jardin Royal des Plantes de Paris.

TOME SECOND,

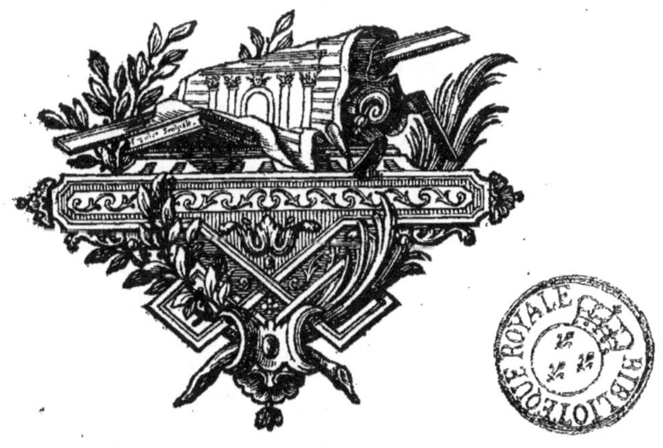

A PARIS,

Chez CHARLES-ANTOINE JOMBERT, Libraire du Roi, pour le Génie & l'Artillerie, rue Dauphine, à l'Image Notre-Dame.

M. DCC. LXI.

TABLE

DES TITRES ET ARTICLES

Du *Cours d'Anatomie*, & des autres *Traités* & *Mé-moires* contenus dans ce Recueil des *Œuvres Anatomiques* de M. *DUVERNEY*.

TOME SECOND.

COURS D'ANATOMIE

Par M. *DUVERNEY*.

SECONDE PARTIE.

De la Poitrine, & de toutes ses dépendances.

COURS D'ANATOMIE

Par M. *DUVERNEY.*

TROISIEME PARTIE.

Du Bas-ventre, & de toutes ses dépendances.

OBSERVATIONS
Sur les Eſtomacs des animaux qui ruminent,

OBSERVATIONS
Sur les parties qui ſervent à la nourriture des oiſeaux.

OBSERVATIONS
Sur le rein de différens animaux.

OBSERVATIONS
Sur la circulation du ſang dans le *fœtus*; avec la deſcription du cœur de la Tortue & de quelques autres animaux,

OBSERVATIONS
Touchant les parties qui ſervent à la nutrition,

Fin de la Table des Titres & Articles.

ŒUVRES

ŒUVRES
ANATOMIQUES
DE M. DUVERNEY.

SECONDE PARTIE.
De la Poitrine.

ARTICLE PREMIER.
Du Cœur & de toutes ses Dépendances.

L E *péricarde* est une espece de sac membraneux qui renferme le cœur & ses oreillettes. Ce sac est composé de deux membranes dont les fibres se croisent en divers sens & font un tissu
fort serré ; entre ces deux membranes il y a un tissu cellulaire
très-fin. L'on observe aussi quelques plans de fibres entre deux,
sur-tout dans les personnes fortes : je les ai examinées souvent
dans le péricarde du bœuf & du cheval.

La figure du péricarde ressemble à celle du cœur ou à une
pomme de pin. Ses vaisseaux viennent de ceux qu'on appelle
médiastins & diaphragmatiques.

Il y a une étroite liaison avec le médiastin, le diaphragme
& avec les gros troncs des vaisseaux qui entrent dans le cœur
ou qui en sortent, & il y a une espace considérable entre la
base du cœur & l'endroit par où passent ces vaisseaux. Sa base
tient le milieu entre le sternum & l'épine du dos ; mais à me-

Tome II.   A

fure qu'il defcend , cette fituation change , car il s'avance au côté gauche où il eft étroitement attaché au diaphragme. Sa face interne eft fort polie & toujours moite , & percée de plufieurs petits trous , d'où découle la liqueur qui eft contenue dans fa cavité. Cette liqueur eft fort femblable à la férofité du fang ; elle eft un peu diaphane , elle s'évapore comme elle à la moindre chaleur , & laiffe une petite croute très-fine.

Il y a peu de cette liqueur dans le péricarde de ceux qui ont été décolés , ou qui font morts de quelqu'autre mort violente , ou par quelque grande hémorragie.

Les fources de cette liqueur font fort obfcures , de même que celles de la face interne du péritoine , de la pleure & de la tunique vaginale propre du tefticule , &c.

On obferve que le péricarde devient fort épais & même cartilagineux dans certaines maladies. Le même changement s'obferve dans la pleure , dont quelques endroits s'offifient , & même quelque fois en entier , comme je l'ai vû.

Le péricarde fe trouve auffi dans des maladies tellement épais & fi adhérent à la furface extérieure du cœur , qu'il eft impoffible de pouvoir le féparer , ce que j'ai remarqué plufieurs fois dans l'ouverture des cadavres.

L'ufage du péricarde eft d'empêcher que le cœur ne fe colle aux lobes inférieurs du poumon ou aux autres parties voifines , ce qui ne manqueroit pas d'en troubler le mouvement. Il empêche auffi que le cœur ne foit comprimé par les poumons , quand on fe panche fur l'un ou fur l'autre côté , & il le défend auffi en quelque maniere des fâcheufes impreffions qu'il pourroit recevoir par une grande inflammation des poumons , ou lorfqu'ils font extrêmement gonflés par l'air.

On a ouvert des fujets dont le cœur n'avoit point de péricarde , lefquels pourtant n'avoient pas laiffé de jouir d'une fanté parfaite. La liqueur du péricarde fert à humecter les fibres du cœur , & à leur donner une foupleffe qui les rend plus propres à leurs mouvemens, de même que la falive en humectant les fibres de la langue la rend plus propre à fes mouvemens.

Dans les animaux qu'on ouvre vivans , comme ils fouffrent beaucoup , cette liqueur de diaphane qu'elle eft , de-

vient fanguinolente, de même que la lymphe des autres parties, ce qui prouve que cette lymphe tranfpire au travers des
parois minces des oreillettes, fur-tout de la droite.

On demandera ce que devient cette même liqueur, puifqu'elle fe renouvelle toujours. Il y a lieu de croire que dans
un corps bien fain, il ne s'en fépare qu'une très-petite quantité
qui eft prefque toute employée à humecter les furfaces, tant
du cœur que du péricarde, & que le refte, ou tranfpire, ou
eft repompé par les veines ou conduits particuliers.

Du Cœur.

Quand on regarde le cœur par fa fuperficie extérieure, il
paroît qu'il n'eft pas également épais dans toute fa circonférence, fa face poftérieure qui pofe fur le diaphragme étant un
peu applatie.

Dans les animaux le cœur eft tellement fitué que fa bafe
& prefque fa pointe fe trouvent au milieu de la poitrine, je
fuppofe qu'on le regarde par rapport aux parties latérales de la
poitrine ; mais fi on le regarde par rapport à la longueur de la
poitrine, fa bafe eft beaucoup plus voifine de la premiere
vertebre du dos, que fa pointe ne l'eft de la douziéme : de plus
cette bafe eft plus éloignée de la partie antérieure du fternum, que fa pointe ne l'eft du cartilage xiphoïde : de forte
que fi on regarde le cœur fuivant fa longueur, il fera vrai
de dire qu'il ne fe trouve point en entier au milieu de la poitrine, ni dans l'homme, ni dans les animaux ; mais fi on le
regarde par des faces antérieures & poftérieures, fa bafe fe
trouve prefque dans le milieu de la poitrine dans tous les animaux, pour la pointe elle fe porte plus en devant.

Si on regarde le cœur de l'homme par fa bafe, il fe trouve
précifément au milieu de l'efpace qui eft entre le côté droit &
le gauche de la poitrine, comme dans les animaux : il en eft
de même fi on le regarde par fa face antérieure & poftérieure,
où il eft autant éloigné du fternum que du corps des vertebres du dos, & cette fituation répond à peu près au corps de
la cinquiéme vertebre du dos. Si on le confidére par rapport
à la partie antérieure de la poitrine, l'on verra que la partie
la plus élevée de fa bafe en occupe exactement le milieu ; car

il eſt auſſi éloigné de la partie ſupérieure du ſternum que de l'endroit du même os qui ſe joint au diaphragme. Le reſte du cœur ſe porte un peu en devant & obliquement vers le côté gauche, de telle maniere que ſi l'on coupoit la poitrine par le milieu du ſternum, cette coupe paſſeroit par le centre de la baſe du cœur, & laiſſeroit toute la pointe à gauche.

Le cœur a la figure d'une cône, mais il n'eſt pas également rond dans toute ſon épaiſſeur, ainſi qu'il a été dit étant un peu plus applati du côté du diaphragme; par cette configuration on y peut diſtinguer deux faces, deux extrêmités ſupérieures & inférieures, & deux côtés. Toute la ſurface du cœur, depuis ſa baſe juſqu'à ſa pointe, eſt polie, & elle n'a d'autres inégalités que celles qu'elle reçoit par ſes vaiſſeaux & par la graiſſe qui ſe trouve à ſa baſe.

Le cœur en ſituation étant vû de front, on découvre le tronc de la veine cave ſupérieure, la plus grande portion de l'oreillette droite, le tronc de l'aorte, celui de l'artere du poumon, & le cul de ſac de l'oreillete gauche.

Le cœur vû par le côté droit, on découvre le tronc de la veine cave ſupérieure, l'aorte, toute l'oreillette droite, le tronc de la veine cave inférieure, une portion du ſac pulmonaire, la branche de veine qui rapporte le ſang du lobe ſupérieur du poumon droit; quant à celle qui le rapporte du lobe inférieur, elle eſt cachée par le tronc de la veine cave.

Le cœur vû par le côté gauche, on découvre le tronc de l'artere du poumon, toute l'oreillette gauche, une portion du ſac pulmonaire, & les deux branches de veines qui s'y déchargent, & qui rapportent le ſang des lobes du poumon gauche: on y voit auſſi le tronc de la veine coronaire, qui s'ouvre au-dedans de l'embouchure & du confluent des deux veines caves: à l'égard du ſac pulmonaire, on ne peut le voir tout entier avec ſes quatre branches qu'en renverſant le cœur.

On peut diſtinguer les parties qui compoſent le cœur en ſix principales, qui ſont premierement les deux cavités qu'on nomme ventricule, deuxiément la cloiſon qui les ſépare, troiſiémement quatre gros vaiſſeaux qui ſont à ſa baſe, quatriément deux réſervoirs muſculeux qu'on nomme oreillettes qui ſont aux côtés de cette baſe, cinquiémement les valvules qui font à l'embouchure de chaque oreillette & celles qui font à l'embouchure ou à la fortie des arteres, fixiémement la ftructure des fibres charnues qui compofent la fubftance du cœur.

Le cœur eft revêtu de deux membranes, l'une externe & l'autre interne. L'externe enveloppe toute la furface extérieure du cœur & celle des deux oreillettes ; elle eft d'un tiffu très-ferré : elle maintient les fibres & les vaiffeaux dans leur fituation naturelle, & empêche qu'ils ne fe dilatent trop par une trop grande abondance ou raréfaction du fang, ou par une violente palpitation. Cette membrane eft chargée de quantité de graiffe, & dans les gens fort gras, le cœur en eft tout couvert ; mais il y en a toujours beaucoup plus fur fa bafe & aux côtés de fes plus groffes branches d'arteres & de veines coronaires que fur le refte de la furface ; cette graiffe en accompagnant les vaiffeaux s'infinue dans les parties les plus internes de la fubftance du cœur pour rendre fes fibres beaucoup plus fouples.

La membrane interne tapiffe tout l'intérieur des ventricules ; elle forme deux facs par la féparation de la cloifon mitoyenne qui en eft revêtue, c'eft-à-dire que chaque ventricule a fa membrane propre, laquelle tapiffe tous les enfoncemens & les colonnes charnues dont chacun d'eux eft parfemé. L'on peut dire la même chofe de l'intérieur des oreilleles, à la différence que les trouffeaux de fibres dont elles font compofées par l'entrelaffement, laiffent des intervalles, lefquels ne font formés que par l'union intime de la membrane interne & de l'externe.

Cette membrane interne eft parfemée d'un très-grand nombre de vaiffeaux, & des embouchures qui répondent aux veines qui fe déchargent, foit dans les ventricules, foit dans les oreilletes, &c.

Les ventricules, ou les cavités qui s'obfervent dans l'intérieur de ce corps mufculeux, font deux ; l'on donne le nom de ventricule droit au premier, à raifon de cette fituation, & l'autre retient le nom de ventricule gauche ; cependant par un examen particulier, il a été démontré que le premier eft fitué antérieurement & le fecond poftérieurement ; la parois charnue du ventricule antérieur eft molle, mince ; celle qui couvre le ventricule poftérieur eft plus épaiffe, plus ferme & plus compacte ; la cavité du ventricule antérieur eſt fort large ; mais elle ne s'étend pas juſqu'à la pointe ; tout au contraire la cavité du ventricule poſtérieur ſe termine préciſément à la pointe. Quoique ces deux cavités ſoient de différentes grandeurs, elles contiennent néanmoins à peu près la même quantité de ſang, la longueur de l'une compaſſant la largeur de l'autre.

Si l'on conſidére la ſurface intérieur de ces cavités, l'on verra qu'elles ſont inégales par pluſieurs creux ou ſillons faits par des trouſſeaux reticulaires de fibres charnues. Il ſe rencontre auſſi dans ces cavités pluſieurs petites maſſes de chairs, qui, à raiſon de leurs figures, ſont appellées les colonnes des ventricules ; elles ſortent de différens endroits de la ſurface interne de ces ventricules ; elles ſont en très-grand nombre dans le ventricule gauche : il s'en trouve une qui traverſe pour l'ordinaire le ventricule droit. On parlera dans la ſuite de ces colonnes en traitant des valvules triglochines.

Entre les eſpaces ou mailles que laiſſent entr'elles les fibres charnues, il y a des embouchures de veines dont il ſera fait mention.

Les ventricules ſont ſéparés l'un de l'autre par une cloiſon charnue qui empêche que la liqueur qui eſt contenue dans l'un ne paſſe dans l'autre ; elle eſt formée par les fibres qui forment l'un & l'autre ventricule. Cette cloiſon eſt diſpoſée de façon qu'elle eſt convexe du côté du ventricule antérieur, & cave du côté du ventricule poſtérieur. On y remarque auſſi pluſieurs enfoncemens qui ſont plus ſenſibles dans des cœurs que dans d'autres.

Il y a quatre gros vaiſſeaux attachés à la baſe du cœur, ſçavoir deux groſſes arteres, qui ſont l'artere du poumon, & l'aorte, deſtinées à porter le ſang qu'elles reçoivent du cœur, ſçavoir l'artere pulmonaire dans toute la ſubſtance du poumon, & l'aorte dans toute l'étendue du corps.

Les deux veines ſont le tronc de la veine cave qui eſt compoſé de deux branches, & les veines pulmonaires compoſées de quatre branches.

Ces veines reçoivent tout le ſang qui a été diſtribué par les arteres & le rapportent au cœur. L'artere du poumon naît de l'orifice du ventricule antérieur, que l'on nomme droit du cœur. Elle eſt jointe au tronc de l'aorte ; elle ſe diviſe en deux branches, dont l'une ſe porte à droite en paſſant ſous la croſſe de l'aorte, la deuxiéme ſe porte à gauche ; celle du côté droit a plus d'étendue que la gauche, ces branches vont ſe répandre dans toute la ſubſtance du poumon par un nombre infini de pétits rameaux, &c.

Les extrêmités de ces arteres font les commencemens d'un pareil nombre de petites veines, qui en s'uniſſant les unes aux autres viennent former à droite & à gauche deux groſſes veines qui s'ouvrent dans le ſac pulmonaire, dont on parlera.

L'aorte naît d'abord de l'orifice du ventricule gauche ou poſtérieur, elle ſe porte de gauche à droite, ſe joignant au tronc de l'artere pulmonaire, puis elle va de droite à gauche pour former une croſſe de laquelle il part trois principales branches, que l'on nomme l'aorte aſcendante, laquelle fournit le ſang qui eſt néceſſaire à la tête & aux extrêmités ſupérieures.

La continuation du tronc de l'aorte deſcend en en bas. On lui donne le nom d'aorte deſcendante : cette artere fournit à la poitrine, au bas ventre & à toutes les extrêmités inférieures.

Les extrêmités capillaires des rameaux de l'aorte font les commencemens des veines de ces mêmes parties, & ces veines s'uniſſant enſemble, à meſure qu'elles approchent du cœur, forment les deux troncs de la veine cave.

Les deux troncs de la veine cave s'ouvrent dans l'oreillette droite, & de-là dans le ventricule droit du cœur pour y décharger le ſang qui leur eſt venu par les arteres.

Le confluant de ces deux veines caves ſe rencontre vers le milieu de l'oreillette droite, mais comme l'oreillette droite du cœur eſt immédiatement unie à ces deux troncs, il eſt à propos de les décrire.

A l'endroit où chaque veine cave perce le péricarde, elle commence à ſe courber un peu, en approchant de l'oreillette, ce qui diſpoſe le ſang qui monte & celui qui deſcend à y entrer, ſans s'oppoſer l'un à l'autre. Le tronc de la veine cave ſupérieure eſt garni près du cœur de fibres charnues circulaires à la hauteur d'environ trois travers de doigts, qui font comme un ſphincter. Celui de la veine cave inférieure eſt auſſi embraffé par des fibres charnues dont on parlera dans la fuite ; à peu de diftance du péricarde, ce tronc s'applique au tronc de la veine du poumon.

Quand on ouvre le tronc de cette veine, on y découvre un enfoncement de forme ronde qui eft entouré par le haut & par les côtés d'une bordure affez relevée qui en augmente la profondeur ; la raifon pour laquelle cette bordure paroît ne pas faire le cercle entier, quoique fes fibres foient circulaires, c'eft que le trouffeau dont elle eft formée eft beaucoup plus épais & plus rond par en haut & par les côtés que par en bas, où il s'élargit, ainfi il faut la regarder comme un fphincter. La portion de ce fphincter, qui eft ainfi élargie, embraffe une moitié du tronc de la veine cave inférieure, c'eft-à-dire celle de deffous.

Pour rendre raifon de cet enfoncement, il faut fçavoir que dans le fœtus, à l'endroit où le tronc de la veine cave inférieure eft appliqué contre celui de la veine du poumon, il y a un trou de figure ovale ; derriere ce trou, une membrane qui eft appliquée aux deux tiers de fa circonférence, tandis que l'autre tiers eft libre & laiffe un paffage de la veine cave inférieure dans la veine du poumon, tant que le fœtus eft dans le ventre de fa mere, mais après fa naiffance ce paffage fe ferme, parce que la partie libre de cette membrane s'applique & fe colle à la furface interne de la veine du poumon. Toute cette partie, qui paroît enfoncée, eft donc la membrane du trou ovale, relevée & collée, comme il a été dit ; cette membrane eft garnie de fibres demi-circulaires, qui font des prolongemens de celles qui appartiennent aux paquets charnus dont elle eft environnée.

Quand on ouvre la veine du poumon, on y voit toujours la trace de l'ouverture du trou ovale marquée par une efpece de petit croiffant. Le fphincter qui borde la membrane du trou ovale eft fortifié par un trouffeau de fibres qui naiffent de la partie interne de la veine du poumon, elles décrivent un demi-cercle & embraffent la partie intérieure de la membrane du trou ovale ; ce trouffeau eft attaché au bord intérieur de l'ouverture du ventricule gauche. C'eft de ce paquet d'où viennent prefque toutes les fibres qui garniffent cette membrane ; le fphincter dont on a parlé lui en donne auffi

quelques-

quelques-unes. Il y a un gros paquet de fibres qui fe détachent du fphincter, lefquelles par leur épanouiffement forment une efpece de croiffant qui régne le long du confluent
des deux veines caves, & dont une des cornes s'attache au
bord de l'ouverture du ventricule droit, en paffant au-devant
de l'embouchure de la veine coronaire, & l'autre eft attachée
à la partie fupérieure du confluent des deux veines caves. Les
fibres qui entourent l'une & l'autre veine cave, & qui bordent
la membrane du trou ovale, ont une fi étroite liaifon entr'elles
& avec celles de l'oreillette, qu'il y a lieu de croire qu'elles fe
refferrent en même tems pour remplir le ventricule droit, ou
antérieur. ·

L'éminence en forme de croiffant qui eft placée dans le
confluent des deux veines caves, empêche que le fang qui defcend par la veine cave fupérieure ne s'oppofe au mouvement
de celui qui monte par la veine cave inférieure.

Dans le fœtus cette éminence fert à diriger le fang de la
veine cave inférieure vers le trou ovale.

Les arcades mufculeufes qui font aux embouchures de ces
vaiffeaux, font qu'ils réfiftent à l'écartement & à la trop grande dilatation qu'ils pourroient fouffrir dans les engorgemens
qui leurs arrivent lorfque le fang ne paffe pas librement du
ventricule droit au poumon.

L'oreillette droite eft placée à la bafe du cœur; d'un côté
elle regarde les deux embouchures des veines caves & celle
de la veine coronaire, de l'autre l'ouverture du ventricule
droit. Elle eft compofée de fibres charnues qui font réticulaires dans la furface interne; ces fibres forment des paquets
qui s'entrelaffent de telle maniere qu'elles font une efpece de
refeau dont les mailles font fort irrégulieres & fort relevées,
& laiffant entr'elles des enfoncemens plus ou moins profonds,
qu'on appelle foffettes. Ces fibres partent du bord extérieur de
l'orifice du ventricule droit, & vont fe terminer autour des
embouchures des troncs des veines caves. Au-dedans de ces
foffettes il y a plufieurs petites ouvertures, ce font les embouchures d'autant de petites veines qui rapportent le fang des
oreillettes; la plus confidérable eft fur le bord de la partie poftérieure de l'oreillette. Les vaiffeaux de cette oreillette lui
viennent de l'artere coronaire; quant aux veines, il y a des

rameaux qui s'ouvrent dans la veine coronaire , & d'autres dont les embouchures se trouvent entre les mailles qui forment l'entrelassement des différens plans de fibres dont tout l'intérieur de cette oreillette est composé. Lorsque les fibres de cette oreillete se mettent en contraction , elles poussent le sang renfermé dans sa cavité dans le ventricule droit , & elles expriment avec force celui qui en arrose le tissu.

Le tronc de la veine du poumon est placé à la partie postérieure de la base du cœur , & revêtu de deux plans de fibres qui se croisent en divers endroits. Ce tronc est une espece de sac d'une fort grande capacité , & percé de chaque côté par deux grosses branches de veines qui rapportent le sang du poumon droit & du gauche ; il est revêtu de la même membrane qui couvre le ventricule gauche , & quand on l'ouvre , on y découvre toujours la trace de l'ouverture du trou ovale figurée en croissant.

L'oreillette gauche a la même structure que la droite , & ne doit être regardée que comme un petit sac aveugle qui cependant est une continuité du tronc pulmonaire que l'on a regardé comme faisant partie de l'oreillette ; toute la circonférence extérieure de cette appendice est goderonnée ; ses vaisseaux viennent des arteres coronaires , ses veines ont plusieurs embouchures dans sa surface interne , laquelle est semblable à la droite. C'est une chose surprenante que la petitesse de l'oreillette gauche du cœur de l'homme , mais en récompense le tronc de la veine du poumon est, ainsi qu'on a dit, prodigieusement gros , & comme il est revêtu des mêmes fibres que l'appendice ou oreillette gauche , on doit le regarder comme l'oreillette même prolongée , & ne pas prendre seulement pour oreillette le cul de sac, à qui on donne ce nom ; aussi l'expérience nous apprend que le tronc de la veine du poumon & l'oreillette se resserrent en même tems pour remplir le ventricule gauche de la juste quantité de sang qu'il est capable de recevoir , & les quatre branches qui portent le sang dans ce tronc battent aussi en même tems.

S'il n'y avoit point d'oreillettes aux embouchures du cœur, le cœur étant resserré & ses embouchures fermées par les valvules triglochines, le cours du sang des deux veines caves, & celui des veines du poumon qui cherche à y entrer , seroit

fuſpendu , & fon mouvement arrêté ; le ſang qui eſt à l'embouchure de ces vaiſſeaux étant arrêté , arrêteroit le mouvement de celui qui lui ſuccede , & ainſi des autres ; c'eſt pourquoi le cours du ſang qui doit être continu dans les veines ,
deviendroit périodique , par cette interception s'oppoſeroit
non-ſeulement au ſang des veines , mais encore à celui des
arteres , & par conſéquent au mouvement du cœur même qui
auroit beſoin de faire un plus grand effort pour chaſſer le ſang
de ſes ventricules , peut-être même qu'il en ſeroit tellement
empêché par cet obſtacle , qu'on tomberoit en ſyncope , du
moins ſeroit-il néceſſaire que les membranes des groſſes veines
ſe dilataſſent extraordinairement pour faire place au ſang
pouſſé des arteres dans les veines dans le tems de la ſyſtole ,
ce qui ſeroit capable , ou de les rompre , ou de faire des varices
conſidérables.

Pour remedier à ces inconvéniens , la nature a mis à l'embouchure des veines qui s'ouvrent dans le cœur , deux ſacs ou
réſervoirs , où dans le tems de la ſyſtole du cœur , le ſang qui
coule par les veines , & qui ne peut entrer dans le cœur , peut
ſe retirer pour être pouſſé dans la diaſtole ſuivante par la contraction de ces réſervoirs dans les ventricules ; mais ce n'eſt
pas ſeulement le ſang des oreillettes qui entre pour lors dans
le cœur , c'eſt encore celui qui eſt ramaſſé dans les veines
pendant tout le tems de la diaſtole qui y tombe avec celui des
oreillettes.

Par-là on voit que comme dans le tems de la ſyſtole , le
cœur pouſſe dans les arteres non-ſeulement le ſang qui pendant ce tems-là doit couler dans ces vaiſſeaux , mais même
celui qui y doit couler dans le tems de la diaſtole , de même
dans la diaſtole du cœur , non-ſeulement il entre dans ſes ventricules le ſang qui s'eſt ramaſſé dans les veines dans le tems
de la diaſtole , mais encore celui qui s'eſt ramaſſé dans les
oreilles dans le tems de la ſyſtole ; & comme l'impulſion du
ſang qui coule par les veines n'étoit pas ſuffiſante pour le
faire , il a fallu une nouvelle force qui eſt la contraction des
fibres charnues des oreillettes. Il ne ſera pas inutile de faire
obſerver que les valvules triglochines ſont en partie déchar-
gées du poids du ſang contenu dans les oreillettes ; car étant
ſituées à côté de l'embouchure des ventricules , & comme ap-

puyées fur la bafe du cœur , le fang qu'elles contiennent pefe moins fur ces valvules , la meilleure partie étant jettée à côté de cette embouchure.

On voit que l'ufage des oreillettes fournit une belle preuve que le cours du fang , tant dans les arteres que dans les veines , eft continu. On voit auffi pourquoi l'une & l'autre veine cave & la veine du poumon , battent près du cœur en même tems que les oreillettes , de même que la veine coronaire , à caufe des fibres charnues qui l'embraffent.

Vaiffeaux du Cœur.

Le cœur a deux arteres qui lui font propres , elles naiffent du tronc de l'aorte vers les valvules femi-lunaires , l'une em-braffe une partie de la bafe , & l'autre celle qui lui eft oppôfée ; & comme elles s'uniffent , elles font une efpece de couronne autour de cette bafe , c'eft pourquoi on les appelle coronaires. Ces arteres accompagnent deux veines qui portent le même nom. Enfuite ces arteres defcendent de la bafe à la pointe , fe partagent en un nombre infini de rameaux & communi-quent en mille endroits de leur route entr'elles & avec celles du côté oppofé.

Il naît un rameau d'artere du côté droit du tronc de l'aorte joignant la naiffance de l'artere coronaire droite ; c'eft la prin-cipale de celles qui fe diftribuent à la graiffe qui garnit la bafe.

Les veines qui rapportent le fang qui a été diftribué par ces arteres , font de deux fortes ; celles qui le rapportent de la partie la plus confidérable du cœur , fur-tout de fa partie extérieure , forment par leur réunion un gros tronc qui s'ou-vre à l'embouchure de l'oreillette droite , fous une des cornes de l'éminence en forme de croiffant , dont on a parlé ; ainfi on peut les appeller veines externes cardiaques. Celles qui rapportent le fang de la partie la plus intérieure de la fubftan-ce , s'ouvrent , ou dans les oreillettes , ou dans les foffes qui font dans l'intérieur des cavités du cœur , ainfi on peut les nommer veines cardiaques internes. Il eft bon d'obferver qu'il y a une branche de veine qui rapporte le fang de la plus grande partie du péricarde , & qui s'ouvre dans la veine co-ronaire qui parcourt la face poftérieure de la bafe. Il y a auffi

une des embouchures de ces veines à la racine de la partie
poſtérieure de l'oreillette laquelle eſt très-conſidérable.

Valvules du Cœur.

Les cavités du cœur étant ouvertes, on découvre à la baſe
deux grandes ouvertures. Dans le ventricule droit, l'une eſt
l'embouchure de ce ventricule & l'autre celle de l'artere du
poumon. Dans le gauche, l'une eſt auſſi l'embouchure de ce
même ventricule, & l'autre celle de l'aorte. A l'embouchure
de chaque ventricule on découvre les valvules qu'on nomme
triglochines à cauſe de leur figure ; elles ſont au nombre de
trois dans le ventricule droit & deux dans le gauche. Ces valvules ſont faites de petites peaux tendineuſes attachées par le
haut à l'embouchure tendineuſe de chaque ventricule, & garnies par le bas de cordes qui naiſſent du ſommet des colonnes
charnues auxquelles elles ſervent de tendons, & qui vont s'attacher au bord de la valvule qui regarde la parois interne du
cœur. Celles qui ſont à l'embouchure du ventricule droit,
ſont deſtinées pour laiſſer paſſer le ſang de l'une & l'autre
veine cave, de la veine coronaire & de l'oreillette droite dans
le ventricule droit, & pour l'empêcher de ſortir quand il eſt
pouſſé dans le cœur. Le ſang les ouvre en les abaiſſant, tant
par ſa quantité & ſon poids que par ſon impulſion, & il les
ferme en les repouſſant de bas en haut quand le cœur ſe ref-
ſerre, parce qu'étant obligé de couler ſous ces peaux, il les
releve & ferme exactement la porte par laquelle il étoit entré.

Pour que ces valvules puiſſent bien faire cette fonction, il
faut premierement qu'elles ſoient diſpoſées de telle maniere
que le ſang ne puiſſe pas repaſſer par-deſſus & retourner dans
les veines ; deuxiémement il faut que lorſque le ſang les a fait
relever, & les a fait joindre & approcher par leurs côtés,
elles ne puiſſent pas être pouſſées plus avant, ni rentrer dans
l'oreillette ; car ſi cela arrivoit, elles ne pourroient empêcher le ſang de retourner pour ainſi dire ſur ſes pas, ou d'où
il eſt venu. La nature ſe ſert d'une méchanique fort ingé-
nieuſe pour remedier à ces deux inconvéniens ; à l'égard du
premier, elle a diſpoſé de telle maniere les petites peaux dont
ces ſoupapes ſont formées, qu'elles ſont attachées par un

côté à l'embouchure de chaque ventricule, les deux autres
font libres & peuvent fe relever ; mais comme ces deux côtés
font garnis de plufieurs petites cordes qui naiffent de la pointe
des colonnes qui font au-dedans des ventricules, ces cordes
font tendues de telle maniere qu'elles tiennent ces foupapes
un peu écartées des parois intérieures du cœur ; ainfi toutes
les fois qu'ils fe refferrent, le fang eft obligé de couler fous
ces petites peaux, & de fe fermer le paffage à lui-même, parce
que dans ce refferrement les colonnes charnues des ventricules d'où ces cordages tirent leur naiffance s'approchent de
la bafe du cœur, ce qui fait que ces valvules fe relâchent de
telle maniere que le fang qui coule par derriere & qui fait
effort pour fortir des ventricules, les pouffe les unes contre
les autres, les releve & fe ferme le paffage.

Le fecond moyen dont la nature fe fert pour faire que ces
foupapes étant relevées ne foient pas pouffées plus avant,
confifte en ce que les petites cordes qui les attachent n'ont de
longueur qu'autant qu'il eft néceffaire pour faire que le fang
puiffe les relever de telle maniere qu'il les tienne dans une efpece de plan droit, mais non pas de les enfoncer du côté des
veines. Ces petites foupapes ainfi retenues réfiftent mieux à
l'impulfion du fang pouffé par la contraction du cœur. A
l'égard des valvules qui fe rencontrent aux embouchures des
arteres, elles fe nomment figmoïdes, parce que le bord de la
membrane qui les compofe repréfente un C, qui eft le figma
des anciens Grecs, ou femi-lunaires, parce qu'elles ont la
figure d'un croiffant ; elles font attachées par leur bafe & par
leurs côtés à la furface interne du tronc de ces arteres. Le
bord fupérieur de chaque valvule eft mince, & fe trouve partagé en deux par un petit corps rond, il paroît qu'il entre des
plans de fibres dans leur ftructure. Ces valvules font au
nombre de fix, trois appartiennent à l'artere pulmonaire, &
trois à l'aorte ; ces dernieres ont plus d'épaiffeur ques les autres. Ces valvules font abbaiffées, ou plutôt collées à la parois
intérieure de l'aorte & de celle de l'artere du poumon par le
fang que le cœur pouffe dans ces arteres, & par conféquent
ouvertes, elles font écartées & par le même moyen exactement fermées par le fang qui vient de les abbaiffer lorfque
ces arteres fe mettent en contraction ; car ce fang venant à

refluer , dégage la partie libre du croiſſant d'avec la tunique
de l'artere , comme il a été dit , contre laquelle elle étoit collée ou appliquée , & il remplit le ſac du croiſſant & l'arron-
dit en lui donnant la figure d'un tiers de cône ; ainſi les trois
ſoupapes réunies font un cône entier qui bouche exactement
le paſſage au ſang , rien n'étant plus propre pour boucher un
trou rond qu'un cône ou faucet.

Colonnes du Cœur.

On voit au-dedans des ventricules trois colonnes charnues
de différente groſſeur ; elles ſont fortement attachées par leur
baſe à la ſurface interne de ces cavités , & de leur partie ſupérieure naiſſent toutes les cordes tendineuſes qui s'attachent
aux valvules triglochines. Ces colonnes ſont oppoſées les unes
aux autres par leur ſituation , ainſi qu'on l'a déja fait remarquer en parlant de la méchanique des valvules triglochines.
Ces colonnes empêchent que les parois des ventricules ne
s'éloignent pas ſi facilement les unes des autres , lorſque le
ſang contenu dans leur cavité ne peut être aiſément pouſſé
dans le poumon ou dans l'orte. Les colonnes de l'un & de
l'autre ventricule ſont formées par ces paquets de fibres qui
rentrent dans leurs cavités où elles s'entrelaſſent en divers
ſens , & laiſſent entr'elles ces petits enfoncemens qu'on appelle foſſettes. On voit au-dedans des ventricules un grand
nombre de ces foſſettes de grandeur & de figure différente ,
plus ou moins profondes ; le ſang en entrant & ſortant de ces
petites cavités y eſt briſé plus exactement.

Fibres du Cœur.

Premierement , il y a pluſieurs des fibres du cœur qui ſont
communes à l'un & à l'autre ventricule ; deuxiémement , chaque ventricule a des fibres qui lui ſont propres ; troiſiémement , la cloiſon qui les ſépare eſt formée par des fibres qui
appartiennent à l'un & à l'autre , avec cette différence que
la portion qui appartient au ventricule gauche eſt beaucoup
plus épaiſſe ; quatriémement , toutes les fibres ne deſcendent
pas juſques vers la pointe , car il y en a qui commencent à ſe

courber à une certaine diſtance de la baſe, les autres un peu plus bas, & les autres encore plus, ainſi de ſuite en allant vers la pointe ; cinquiémement, celles qui deſcendent juſqu'à la pointe ſe contournent tout autour du cône, il en eſt de même de celles qui ſe contournent plus haut, & dans cet endroit d'extérieures elles deviennent intérieures, & forment le dedans de ces ventricules & ſes colonnes ; ſixiémement, les fibres extérieures ſont les plus longues & ſe portent ſpiralement de droite à gauche, & quand elles ſe contournent, elles deviennent intérieures & remontent dans un ſens contraire.

On ſçait que les fibres du ventricule gauche ſont beaucoup plus nombreuſes que celles du ventricule droit, ainſi on ne doit pas douter qu'il n'y ait une très-grande différence entre la force de la contraction de ces ventricules, & que celle du ventricule gauche ne ſoit beaucoup plus forte que celle du droit. Elle a dû être telle ; car ſi cette force étoit égale, ils ne pourroient recevoir en même tems le ſang qui leur vient par les veines, parce que la portion de ſang qui eſt pouſſée du gauche dans le droit a beaucoup plus de chemin à parcourir pour y arriver que n'en parcourt la portion du même ſang pouſſé du droit dans le gauche ; cependant il eſt certain que toutes les fois que le cœur ſe contracte, le ſang de la veine cave qui ſe trouve le plus près de l'embouchure du ventricule droit eſt pouſſé dans ſa cavité par celui qui vient d'entrer dans l'aorte, au même moment que le ſang contenu dans le tronc pulmonaire & l'oreillette gauche eſt pouſſé par celui de l'artere pulmonaire dans la cavité du ventricule gauche, parce que comme il a été dit, plus le chemin que le ſang ſorti du ventricule gauche parcourt eſt plus long que celui que parcourt le ſang qui ſort du ventricule droit, plus la force du ventricule gauche ſurpaſſe celle du ventricule droit.

Il faut pluſieurs préparations pour bien repréſenter ce merveilleux artifice des fibres du cœur. Premierement, on prépare une baſe afin de faire voir le contour entier de ces fibres, & comment elles ſont attachées à des points différens de cette baſe ; deuxiémement, on prépare le milieu d'un cœur ſéparé de la baſe & du cône, afin de faire voir qu'il y a pluſieurs de ces fibres qui ſe courbent en arc à une certaine diſtance & qui remontent enſuite, & dans ce morceau les deux

extrêmités

extrêmités des fibres font coupées, & on n'y voit que la portion courbée de la fibre ; troifiémement, on prépare le cône
en rofe tournante ; quatriémement, on prépare d'autres cœurs
pour faire voir que chaque ventricule a des fibres qui lui font
propres, & d'autres qui font communes aux deux cavités ; cinquiémement, on peut faire différentes coupes pour bien démontrer les deux fortes de valvules en fituation, &c.

Fonctions du Cœur & de fes parties.

Il n'y a point de partie dans l'homme dont les fonctions
foient fi néceffaires & fi importantes que celles du cœur ; c'eft
lui qui fournit au cerveau la matiere des efprits qui font en
nous tant de mouvemens, & tant de paffions différentes ; c'eft
lui qui eft le véritable principe mouvant du fang & le principal
reffort de fa circulation, & par conféquent de tous les autres
liquides du corps par l'impulfion qu'il leur communique toutes
les fois qu'il fe refferre, de forte que donnant occafion aux
arteres de fe dilater, par le fang qu'il pouffe dans leurs cavités,
& de fe refferrer enfuite par leur propre vertu élaftique, fon
mouvement doit être regardé comme la véritable régle du
pouls, & le pouls doit être envifagé à fon tour comme la régle la plus fûre de la force ou de la foibleffe du cœur, de l'égalité ou de l'inégalité de fes contractions ; c'eft le cœur qui en
faifant paffer le fang dans les canaux les plus déliés dont le
corps eft compofé, les nourrit & les entretient dans leur chaleur naturelle ; enfin c'eft lui feul qui fait briller en nous les
premieres & dernieres étincelles de la vie, *primum vivens &*
ultimum moriens.

Toutes les actions du cœur fe peuvent réduire à deux principales : la premiere, eft de battre continuellement ; la feconde, de faire circuler le fang par-tout le corps.

Avant que de les expliquer il faut examiner en quel état
fe trouve précifément le cœur dans les divers tems de fes battemens.

Pour s'en affurer, il n'y a qu'à découvrir le cœur d'une
grenouille, ce qu'on peut faire fans répandre une feule goute
de fang ; ce cœur ainfi découvert & continuant fon mouvement pendant quelques heures, on peut l'examiner tout à

Tome II.   C

loisir : le cœur de la grenouille n'a qu'un ventricule & une oreillette.

On remarque premierement qu'il s'allonge & se racourcit alternativement en approchant ou en éloignant la pointe de sa base ; que lorsqu'il s'allonge la chair de son ventricule devient plus molle, plus mince & plus rouge, & que quand il se racourcit la même chair pallit, se durcit & devient plus épaisse ; si on coupe la pointe du cœur de cet animal, on voit clairement par plusieurs battemens qui ne laissent pas de se faire après cette ouverture, que lorsqu'il s'allonge il s'elargit, & que le sang qu'il a reçu de l'oreillette sort par l'ouverture ; que le ventricule s'étrecit lorsque le cœur se racourcit, & que c'est dans le tems qu'il se racourcit, que la grosse artere se remplit : on voit enfin qu'il paroît extérieurement plus gros & plus rond lorsqu'il se racourcit, & que néanmoins il est pour lors plus petit & ses cavités plus étroites.

L'on peut donc assurer que l'état où se trouve le cœur lorsqu'il se racourcit, est sa systole ou son resserrement, & que celui auquel il s'allonge est sa dyastole ou sa dilatation.

On remarque ces mouvemens avec la même proportion dans les oreillettes du cœur des animaux qui ont deux ventricules ; on voit qu'elles s'enflent & se défenflent alternativement en se resserrant & en se dilatant, & qu'elles se remplissent & se vuident de sang, selon que le cœur est plein ou qu'il est vuide, c'est-à-dire que leur mouvement est tout-à-fait contraire ; car elles se remplissent pendant que le cœur se vuide & qu'il pousse le sang dans les arteres, & elles se vuident pour remplir les cavités du cœur, & l'on voit que l'une & l'autre veine cave & les veines du poumon ont près du cœur un battement réglé comme celui des oreillettes, & qu'elles battent en même tems.

A l'égard des arteres, tout le monde sçait qu'on les sent battre aux endroits où elles sont fort extérieures, comme aux poignets & aux tempes avec la même régularité que le cœur, & c'est ce qu'on appelle pouls.

Il y a lieu de croire que la force par laquelle le cœur continue son mouvement pendant tout le cours de la vie, vient principalement du cerveau.

Mais on arrête le mouvement du cœur en arrêtant le cours

du fang , non-feulement parce que celui qui eft pouffé au cerveau fait couler les efprits dans les nerfs qui vont au cœur , de même que dans les autres parties , mais encore parce que le fang contribue au mouvement du cœur par fa quantité , fon mouvement , fon poids ; c'eft pourquoi fi on lie la veine cave près du cœur , fon mouvement s'affoiblit & ceffe au bout de quelques palpitations , mais il fe renouvelle dès que l'on lâche la ligature.

On a fait dans ces derniers tems plufieurs autres obfervations touchant le mouvement du cœur. On a remarqué , par exemple , qu'après avoir féparé le cœur du corps de l'animal , on peut renouveller fon mouvement par le moyen du fouffle , par des piqûres ou par l'eau chaude. On a même trouvé le fecret de renouveller fon mouvement dans les animaux fuffoqués. Voici comment cela fe fait.

On découvre le réfervoir du chyle , ou le canal thorachique pour y introduire un tuyau , & l'on y pouffe de l'air ; pour lors on voit qu'à mefure que l'air chaud paffe dans les vaiffeaux du cœur & dans fes ventricules , on voit , dis-je , que fon mouvement fe renouvelle , & qu'il continue quelques tems. On a auffi remarqué que quand un animal eft à l'agonie , le battement du cœur devient fort fréquent , & que fes ondulations fe fuivent de fi près qu'à peine peut on diftinguer la fyftole de la diaftole ; on voit fur la fin que la veine cave bat quatre ou cinq fois pour un feul battement d'oreillette , & que l'oreillette bat deux ou trois fois pour un feul battement du cœur.

Tâchons à préfent de découvrir qu'elle eft l'action des efprits & du fang , tant fur les fibres du cœur que fur celles des oreillettes , & comment ces deux liqueurs peuvent les obliger à fe dilater , & à fe refferrer alternativement pendant tout le cours de la vie ; il eft conftant premierement , que les efprits coulent inceffamment du cerveau dans la fubftance du cœur & dans celle des oreillettes par plufieurs filets de nerfs ; en fecond lieu , que les oreillettes font de petits mufcles creux compofés de fibres qui s'entre-croifent , & que le cœur eft compofé de plufieurs couches de fibres dont les unes font difpofées en arc , ou demi-cercle oblique , & les autres en fpirales ; ainfi elles tiennent de la nature des fibres droites & des

C ij

circulaires , & par cette feule direction les cavités du cœur
doivent fe racourcir & fe retrecir en même temps.

Pour le bien entendre , il faut remarquer que celles qui
font des contours obliques peuvent faire l'un & l'autre de ces
mouvemens , parce que dans le temps de leur racourciffement
elles forment des arcs de cercles dont le diametre devient plus
petit , & plus leur contour approchera de la ligne circulaire ,
plus la pointe s'approchera de la bafe , ce qui diminuera par
une fuite néceffaire de la hauteur de fa capacité ; en un mot ,
on peut les regarder comme autant de fphyncters qui ne peuvent fe refferrer que les parois des ventricules ne s'approchent
du centre de leur cavité. De plus , il faut obferver qu'il y a
un très-grand nombre de ces fibres tournées en fpirales qui
fe croifent vers la pointe du cœur , & qui remontent à fa bafe
dans un fens oppofé. Or les parties de ces fibres qui vont de la
bafe du cœur jufqu'à l'endroit de leur infléxion , tendant à fe
mettre en lignes droites , doivent néceffairement diminuer de
la hauteur du ventricule & en même tems de fa capacité , &
les portions de ces mêmes fibres , depuis leur inflection jufqu'à la pointe , doivent auffi par leur racourciffement , non-
feulement faire le même effet , mais encore contourner la
pointe du cœur de leur côté ; mais comme la même chofe fe
doit dire de l'autre partie de fes fibres qui ont une fituation
oppofée en agiffant toutes enfemble , elles doivent par conféquent empêcher que la pointe du cœur ne fe contourne ;
l'on voit par-là que le feul cours de ces efprits ne peut que
mettre le cœur en contraction & jamais le dilater.

Cela pofé , on peut regarder l'action des efprits fur les fibres
des oreillettes pour les tenir en contraction , comme leur
reffort naturel ; pour découvrir comment ce reffort peut être
forcé , il faut obferver que felon le cours ordinaire & naturel ,
il n'y a qu'une certaine quantité d'efprits , qui foient portés
dans les fibres des oreillettes , & qu'il s'en fait continuellement quelque perte , ainfi la force de leur reffort eft limitée.
C'eft pourquoi l'effort puiffant & continuel que fait le fang
pouffé par le ventricule gauche & foutenu par tous les mouvemens du corps , peut vaincre le reffort de l'oreillette droite ,
& celui qui eft pouffé par le ventricule droit aidé des puiffans
mouvemens de la refpiration , peut vaincre le reffort de l'oreil-

lette gauche , & l'obliger à fe dilater. Voilà comment les oreillettes s'ouvrent & fe rempliffent de fang , & c'eft fur ce principe qu'on peut dire que le fang fert d'antagonifte aux oreillettes ; mais parce que la contraction où fe trouve le cœur ferme l'entrée au fang qui remplit l'oreillette , l'on demande comment le reffort du cœur fe peut forcer fans interrompre le cours des efprits qui l'entretiennent.

Les oreillettes du cœur étant une fois dilatées fe rempliffent de fang , & dès qu'il eft entré , leur reffort fe fortifie en plufieurs manieres ; la chaleur du fang dont elles font pleines augmente l'agitation des efprits contenus dans leurs fibres , ce qui fait qu'elles fe racourciffent avec plus de force ; deuxiémement les efprits qui viennent de nouveau fe joignant à ceux qui étoient dans ces fibres en augmentent auffi la force.

Ces deux caufes confpirent à fortifier le reffort des oreillettes , c'eft-à-dire , qu'elles les obligent à fe refferrer comme auparavant , malgré la réfiftance du cœur & des valvules triglochines. Les oreillettes fe refferrant & foutenues de la contraction des deux veines caves , forcent le fang de fortir de leurs cavités ; mais parce qu'il ne le peut qu'en retournant pour ainfi parler fur fes pas , c'eft-à-dire dans les veines , ou qu'en rentrant dans le cœur , & que d'ailleurs le chemin eft fermé du côté des veines , à raifon de leurs foupapes , il faut néceffairement que le fang foit pouffé dans les cavités du cœur , qui eft alors trop foible pour pouvoir réfifter davantage.

L'on voit par-là que l'impulfion que les oreillettes communiquent au fang lorfqu'elles fe contractent , eft l'antagonifte du cœur & la véritable caufe de fa dilatation. Après qu'elles font vuidées , elles doivent retomber dans la foibleffe où elles étoient lorfque le fang y eft entré la premiere fois , cela fait qu'il les dilate de nouveau & les remplit ; ce fang à fon tour en eft chaffé de la maniere que je viens de dire , & ainfi alternativement il entrera dans les oreillettes & en fortira.

Expliquons maintenant comment le cœur repouffe le fang que les oreillettes ont forcé d'y entrer.

Les mêmes caufes qui obligent les oreillettes de repouffer le fang qu'elles contiennent , agiffent auffi fur le cœur pour le forcer à fon tour de repouffer celui qui remplit ces ventricules , de forte que la quantité , la force & l'agitation des efprits contenus dans les fibres du cœur font augmentés, tant par la préfence & la chaleur du fang qui remplit fes cavités, que par les efprits qui y viennent de nouveau, lefquels ayant donc acquis affez de force pour refferrer plus puiffamment les fibres du cœur, le remettent dans le même état de contraction où il étoit auparavant ; c'eft-à-dire que fon reffort étant devenu plus fort & plus puiffant que le fang n'a de réfiftance, principalement parce que l'impétuofité de fa chûte a ceffé, il le repouffe dans les arteres comme la premiere fois.

Le cœur ainfi vuide de fang doit retomber dans la foibleffe où il étoit avant qu'il y fût entré ; c'eft pourquoi les oreillettes qui s'en trouvent pour lors remplies, doivent le pouffer de nouveau dans fes cavités & les dilater.

L'on reconnoît par cette explication que les oreillettes fe vuident lorfque le cœur fe remplit, & qu'elles fe rempliffent lorfqu'il fe vuide. L'on voit encore pourquoi les oreillettes pâliffent, lorfque le cœur rougit, & qu'elles rougiffent lorfqu'il pâlit.

Or il faut bien obferver que ce changement de couleur ne dépend pas feulement de l'entrée & de la fortie du fang dans les ventricules, comme l'ont cru prefque tous les anatomiftes ; car fi cela étoit on ne pourroit l'obferver que dans les animaux dont les parois du cœur font très-minces. On le voit auffi dans les plus gros ; ce changement dépend principalement de ce que dans le temps de la contraction du cœur, fes fibres par leur gonflement & leur dilatation preffent les arteres & les veines qui les arrofent & forcent le fang de quitter ces endroits comprimés, & c'eft ce qui rend ces fibres plus pâles dans la fyftole du cœur ; mais quand elles fe relâchent, le fang recommence à y couler, ce qui les fait paroître plus rouges dans le temps de fa diaftole.

L'on peut auffi penfer que dans la contraction du cœur, les efprits de même que le fang en font en quelque maniere exprimés, & cela produit deux effets favorables à notre fyftême ; car dans le temps de la fyftole du cœur fon reffort eft affoibli par l'expreffion du fang, dont fa chair étoit arrofée, & par celle des efprits dont le cours eft comme intercepté ; ainfi la diminution qui s'en fait regorge dans les nerfs des oreillettes qui partent des mêmes troncs, & qui communiquent avec ceux du cœur ; c'eſt pourquoi le reſſort des oreil-lettes ſe trouve plus en état de l'emporter ſur celui du cœur ; la même choſe arrive dans la contraction de l'oreillette , ainſi le reſſort du cœur ſe fortifie à ſon tour par les mêmes rai-ſons.

L'on voit encore comment ſe fait la circulation du ſang , comment il va du cœur dans les arteres , des arteres dans les veines & dans les oreillettes , & des oreillettes dans le cœur.

L'on voit encore que le cœur eſt compoſé de deux pompes adoſſées l'une contre l'autre , chaque ventricule étant une vé-ritable pompe foulante ; ſa cavité ſert de corps de pompe , elle a deux ſortes de ſoupapes , les unes permettent à la liqueur d'entrer , mais non pas de reſſortir ; les autres lui permettent de ſortir , mais non pas de rentrer. Le retreciſſement de cette cavité faite par la contraction des fibres qui l'environnent tient lieu de piſton.

La circulation du ſang eſt non-ſeulement démontrée par la ſtructure du cœur , mais encore par le calcul ſuivant.

Le cœur ſe vuide à chaque battement & pouſſe environ une once de ſang dans la groſſe artere , où ce ſang ne peut pas rentrer à cauſe des ſoupapes nommées ſygmoïdes. Cela poſé , il eſt facile de calculer combien de ſang y paſſe dans un certain tems donné ; car les battemens du cœur ſont à peu près d'une ſeconde , & comme il y a trois mille ſix cens ſoi-xante ſecondes dans une heure , ſi dans chaque battement du cœur il en ſort une once , en une heure de tems il en ſortira trois mille ſix cens ſoixante onces , qui valent deux cens vingt-cinq livres : or l'on demeure d'accord qu'il n'y a qu'environ vingt livres de ſang dans un homme ſain , d'où il s'enſuit que tout le ſang de cet homme auroit circulé onze fois par le cœur dans l'eſpace d'une heure.

La circulation ſe fait de cette maniere dans tous les hom-mes qui jouiſſent d'une ſanté parfaite , mais on ne peut pas douter que le ſang ne paſſe quelquefois plus vîte dans les fié-vres & dans les exercices violens ; car les battemens ſont dou-bles à chaque ſeconde , & par conſéquent tout le ſang y paſ-ſera vingt-deux fois dans l'eſpace d'une heure ; au contraire il paſſe plus lentement dans la jauniſſe & les autres mauvaiſes habitudes du corps , à peu près ſemblables , ou quand il arrive que les vaisseaux & les ventricules du cœur sont remplis par des tumeurs polipeuses.

Les autres preuves se tirent des ligatures des vaisseaux, de la pratique de la saignée, des injections faites avec des liqueurs & de la méchanique des valvules, mais rien ne l'établit mieux que l'invention qu'on a trouvé pour faire voir à l'œil la circulation & la communication immédiate des arteres avec les veines. Quant aux valvules qui se rencontrent dans les veines, il est certain qu'elles facilitent merveilleusement le retour du sang vers le cœur ; ce sont des demi cercles membraneux disposés de maniere que lorsque ces veines sont comprimées en quelque lieu particulier, cette compression aide au mouvement du sang depuis cet endroit jusqu'au cœur, & ne nuit point à celui du sang qui est dans la partie de la veine située au-dessous de la valvule, laquelle résiste au gonflement ou reflus qui se feroit au-dessous de l'endroit comprimé, si elle ne l'empêchoit. Ces soupapes sont très-fréquentes dans les veines des bras, des cuisses, de la verge, des vaisseaux spermatiques, dans les jugulaires & dans les vaisseaux lymphatiques ; leur nécessité en ces endroits ne vient que de ce que le sang monte comme en ligne droite dans la plûpart de ces vaisseaux, & par conséquent contre son propre poids. A l'égard des jugulaires, s'il y a des soupapes, c'est à cause des différentes compressions que souffrent ces vaisseaux dans les différentes fléxions & contorsions du col, qui sans cela ne manqueroient pas de faire trèssouvent refluer le sang dans la tête. La disposition de tous ces petits planchers fait donc que tous les mouvemens du corps & les compressions qu'ils font sur les veines, sont utilement employées pour faire avancer le sang vers le cœur, ainsi qu'il a été dit.

Ces demi-cercles ne servent pas seulement d'entrepôt au sang, parce qu'ils en soutiennent le cours, tandis qu'il remonte contre son propre poids, mais ce sont encore comme autant de petits muscles flottans qui fouettent le sang, qui le battent & le préservent du ralentissement. Le battement des arteres y contribue aussi, & c'est pourquoi on observe qu'elles accompagnent ordinairement les veines dans toutes leurs routes. Le sang versé par l'aorte descendante & qui remonte par la veine cave inférieure de toutes les parties d'en-bas vers le

cœur

cœur, y eſt pouſſée par le poids & par l'action de tout le ſang contenu dans cette artere & dans toutes ſes branches ; de ſorte que comme les liqueurs peſent ſuivant leur hauteur & non ſuivant leur largeur, c'eſt une néceſſité que ſi une ſeule goute de ſang entre dans l'aorte, elle en oblige une autre goute à ſortir de la veine cave, par la même raiſon, que quand les deux bras d'un tuyau recourbé ſont pleins, on ne ſçauroit faire entrer tant ſoit peu de liqueur dans l'un qu'il n'en ſorte autant de l'autre.

Pour le ſang qui eſt dans les branches qui vont à la tête & aux bras, il eſt évident que dans les animaux qui ont la tête droite, celui qui revient par la veine cave ſupérieure eſt entraîné vers le cœur par ſon propre poids ; ainſi le cœur ne fait effort que pour pouſſer celui des arteres juſqu'à la tête. Comme le poids du ſang favoriſe la circulation par la branche inférieure de l'aorte, & qu'il s'oppoſe à ſon cours par la branche ſupérieure, le cœur n'eſt pas placé au milieu du corps, mais il eſt plus près de la tête ; à l'égard des animaux qui ont la tête parallele à l'horiſon ou inclinée, il eſt clair que le ſang s'y porte avec plus de facilité.

Il arrive pluſieurs changemens au cours du ſang, par rapport aux différens diametres des vaiſſeaux, par rapport à la différente longueur des chemins qu'il doit parcourir, & par rapport aux réſiſtances plus ou moins grandes qu'il trouve dans les lieux par où il paſſe.

Pour les mieux faire ſentir, voici quelques maximes ſur leſquelles il faut ſe fonder.

La quantité de ce qui paſſe de liqueur par quelque tuyau que ce ſoit, eſt toujours proportionnée au produit de l'ouverture de ce tuyau multipliée par la vîteſſe que cette liqueut y a, puiſqu'il y en paſſe toujours d'autant plus que cette ouverture & cette vîteſſe ſont plus grandes.

De là on voit que lorſqu'il en paſſe une égale quantité & en même tems par deux tuyaux inégaux, il faut toujours que la vîteſſe dont elle coule dans le plus petit récompenſe la différence d'ouverture du plus gros. Et réciproquement une même liqueur coulant par deux tuyaux inégaux, ſi la vîteſſe dont elle coule dans le plus petit, récompenſe la différence d'ouverture du plus gros, il faut qu'il en paſſe toujours en

<table>
<tr><td>Tome II.</td><td>D</td></tr>
</table>

même tems une égale quantité par tous les deux, enforte que ce que le plus petit en fournit vîtement par parties, foit toujours égal à ce que le plus gros en donne tout à la fois.

Comme l'expérience femble faire voir que les capillaires des arteres ont tous enfemble plus de capacité que leur tronc, le fang doit couler dans ces capillaires plus lentement, mais parce que leurs battemens font plus forts à proportion du fang qu'elles pouffent, il fe fait une telle compenfation que la vîteffe demeure toujours à peu près la même.

Le fang au fortir des arteres capillaires entre dans les réfeaux vafculeux dont les glandes & les mufcles font parfemés, lefquels font un efpace infiniment plus grand que celui des arteres capillaires d'où le fang vient; d'ailleurs cet efpace a moins de battement, il faut donc que le mouvement du fang qui paffe des arteres capillaires par les tuyaux véficulaires des parties foit rallenti. Comme tous les vaiffeaux font pleins, & que pour l'ordinaire le tronc des veines eft double du tronc des arteres, les veines en doivent contenir le double, & par conféquent le fang y coule avec la moitié moins de vîteffe; cependant les veines ne laiffent pas de fournir autant de fang au cœur que le cœur en rend par les arteres, par la raifon que ce que les arteres fourniffent vîtement & par parties, la veine cave le donne tout à la fois.

L'on a fort bien obfervé que toutes les parties du fang ne font pas portées d'une égale vîteffe, ni autant de fois par les cavités du cœur, quoique toute la maffe circule toute entiere par le cœur, & autant de fois que je l'ai dit ci-devant; le fang par exemple qui remonte de la plante du pied, circule lentement & revient en petite quantité, parce qu'il a fort peu de mouvement, & qu'il eft diftribué & rapporté par des veines qui font fort petites & fort éloignées du cœur. Au contraire celui qui circule par des arteres & par des veines qui font fort groffes & au voifinage du cœur, revient plus promptement & en plus grande quantité dans la veine cave, à caufe qu'il a plus de mouvement & moins de chemin à faire.

Si donc l'on confidére la différente tiffure des parties par où le fang circule, la différente longueur des tuyaux qu'il doit parcourir, les diverfes réfiftances qu'il doit furmonter, & les différens frottemens qu'il doit effuyer en circulant, il fera aifé de concevoir que la circulation ne ſe fait pas dans des tems égaux dans toutes les parties , ni en égale quantité. Ces vérités ſont ſi claires , qu'il n'eſt pas beſoin d'en apporter des exemples.

A l'égard de la tiſſure des parties , il eſt certain que la circulation du ſang eſt différente , par exemple , dans le tiſſu ſpongieux de la verge & de l'urethere , qu'elle eſt différente dans les vaiſſeaux méſenteriques & la veine porte , & dans les réſervoirs ſphénoïdaux.

On peut dire que le ſang circule continuellement , mais on ne peut pas dire que tout le ſang circule onze fois dans une heure. On parle juſte quand on dit qu'il paſſe par le cœur dans une heure onze fois autant de ſang qu'on en a , mais la plûpart de ce ſang vient des arteres & des veines les plus groſſes & les plus proches du cœur , où il circule par conſéquent beaucoup plus de fois dans le même eſpace de tems que celui des parties éloignées ; c'eſt ſur ce fondement qu'on a conclu qu'il paſſe dans une heure pluſieurs fois par les reins autant de ſang que nous en avons ; premierement , à cauſe de la groſſeur des deux arteres émulgentes ; deuxiémement , à raiſon de leur voiſinage du cœur ; troiſiémement , à cauſe de la grande facilité qu'à la ſéroſité de ſe ſéparer du ſang dans les reins.

On a de tout tems propoſé pluſieurs difficultés contre la circulation du ſang ; la premiere , eſt que ce mouvement ſuppoſé , on ne devroit remarquer aucune différence entre le ſang des veines & celui des arteres ; la ſeconde , que les veines devroient avoir un battement comme les arteres ; la troiſiéme , que la circulation devroit être arrêtée dans un membre qui a été coupé.

Comme ces difficultés ont été rebatues pluſieurs fois , je me contenterai de répondre aux deux dernieres. Je dis que les veines ne battent point pour pluſieurs raiſons ; la premiere , eſt que le ſang qui paſſe des arteres dans ces vaiſſeaux entre d'un lieu étroit dans un plus large : or comme les liqueurs acquiérent du mouvement à meſure qu'elles paſſent d'un grand tuyau dans un petit , & qu'elles en perdent au contraire quand elles paſſent d'un petit dans un grand , on ne doit pas être ſurpris ſi le ſang pouſſé dans les arteres & dans les veines dilate les unes & ne dilate point les autres , au moins à la vûe. La

D ij

feconde raifon, eft que le fang a perdu beaucoup de fon mouvement & de fon agitation, lorfqu'il entre dans les veines. La
troifiéme, eft que leurs fibres ont peu de reffort, cela paroît
en ce qu'elles ne font qu'obéir à l'impulfion du fang arteriel,
& qu'au contraire les arteres peuvent tellement fe refferrer
qu'elles obligent tout le fang qu'elles contiennent à paffer dans
les veines. C'eft ce que l'expérience fait voir en ceux qui meurent par quelque défaut de refpiration, dans lefquels le fang
ne pouvant paffer du ventricule droit du cœur dans le gauche,
tandis que les arteres par leur reffort continuent de la pouffer,
il fe trouve tout renfermé dans les veines.

Enfin les veines lactées, les lymphatiques & les nerfs, n'ont
aucun battement, parce que les liqueurs contenues dans ces
canaux, vont d'un lieu plus étroit dans un plus large, ainfi
qu'il a été dit.

A l'égard de la troifiéme difficulté, je dis que la circulation ne doit point ceffer dans un membre coupé, à caufe du
nombre prodigieux de réfeaux vafculeux dont cet endroit de
ce membre eft parfemé : or ces réfeaux ouvrant de toutes parts
des paffages de communication, font que le commerce des liqueurs s'y rétablit bientôt ; mais la difficulté eft bien plus
grande par l'anevrifme qui a été faite par la ligature de l'artere du bras, & où nous fuppofons que fon tronc a été lié
au-deffus du coude, c'eft-à-dire au-deffus de fa divifion. Comment la circulation peut-elle fe continuer dans l'avant-bras
& dans la main après cette opération ? elle s'y conferve
par un grand nombre de rameaux qui partant du tronc & paffant au travers des mufcles, viennent fe joindre aux branches
qui defcendent le long du coude & du rayon ; ainfi ces rameaux font comme autant de petites arcades dont l'extrêmité
fupérieure tient au tronc de l'artere, & l'autre aux branches
qui coulent le long du coude & du rayon, & c'eft à raifon
de la communication qui eft entre ces vaiffeaux qu'il eft néceffaire dans l'anevrifme de lier l'artere au-deffus & au-deffous
de fon ouverture, & qu'il faut de plus n'avoir précifément
que deux points d'appui, l'un fur l'ouverture du vaiffeau &
l'autre à la partie du bras qui eft à l'oppofite, pour ne point
trop comprimer toutes les parties qui environnent le tronc de
l'artere, parce que les rameaux collateraux qui s'y recontrent

sont les seuls qui doivent fournir du sang à l'avant-bras. On leur doit donc donner le plus de liberté qu'il est possible, jusqu'à ce que ces rameaux de communication soient assez dilatés pour donner aux branches des arteres du coude & du rayon du sang suffisamment pour y rappeller la chaleur, la vie & le pouls, & quand il a commencé à paroître, on peut augmenter la compression des parties autant qu'on le juge à propos. Ainsi l'on voit que malgré la ligature, la circulation n'est pas long-tems interrompue, parce que l'effort que fait le sang contenu dans le tronc de l'artere du bras, dilatant peu à peu ces petits rameaux de communication y coule en assez grande quantité pour remplir les arteres du coude & du rayon comme auparavant; ainsi elles reprennent leur battement ordinaire.

Le sang fourni par les arteres donne aux parties tous leurs besoins, sçavoir la nourriture, la chaleur & ce caractere particulier qu'on appelle vital. C'est aussi ce même sang qui fournit toute la matiere des sécretions qui se font dans l'animal, à la réserve de celui qui est contenu dans la veine porte, laquelle est la seule de toutes les veines qui soit employée à quelque filtration, sçavoir à celle de la bile. Pour le sang veineux il ne paroît pas avoir d'autre usage que de fomenter la chaleur des parties par où il passe, & de conserver la liquidité du sang arteriel. Ces usages paroissent établis par le sang renfermé dans les sinus de la tête & de la moele de l'épine, par les lacis & les contours serpentins que forment les veines en certains endroits ; par exemple, l'on sçait que l'artere spermatique dans sa route est renfermée dans le lacis tortueux de la veine spermatique, ce qui sert à échauffer & subtiliser davantage le sang arteriel qui descend au testicule; cette veine forme outre cela plusieurs entrelassemens appellés pampyniforme, au-dessus du testicule, qui servent aussi à l'échauffer. Quelquefois la nature employe ces lacis sinueux de veines pour faire des gonflemens particuliers, cela se voit dans ce lacis de veines qu'on nomme le rets admirable du vagin, dans celui qui paroît au cou de l'autruche. La chaleur & la liquidité du sang sont encore très-favavorables à sa circulation ; car comme elles portent la chaleur à tous les membres, elles facilitent aussi la circulation en rendant leurs fibres assez souples pour laisser couler le sang en tout sens.

Quant aux ufages de la circulation, ils font connus de tout le monde, le fang ne retourne au cœur par les veines qu'après s'être dépouillé de fes parties les plus liquides, les plus graffes & nourricieres, & de celles qui font les plus vives & les plus élaftiques : il ne faut donc pas s'étonner s'il rentre dans le cœur & dans les poumons, qui font comme les magafins où font tous les inftrumens néceffaires pour préparer de nouveaux fucs nourriciers, & où ce fang peut reprendre une nouvelle liquidité, une nouvelle chaleur & de nouvelles parties élafti-ques.

Sans la circulation on ne pourroit expliquer, ni la nourri-ture des parties, ni la méchanique des fécretions, ni l'action des remedes topiques, ni le commerce qui fe remarque entre tous les vifceres, ni le paffage prompt & fubit des eaux mine-rales. Enfin cette circulation eft fi importante, que c'eft pour cette raifon que la nature a établi une fi grande communica-tion entre toutes les principales branches, pour qu'elle ne puiffe jamais manquer. Dans la tête les arteres carotides & les vertebrales s'abouchent en plufieurs endroits les unes avec les autres, & hors du crane il y a auffi communication entre ces vaiffeaux ; dans le bas ventre la cœliaque communique avec la méfenterique fupérieure, & la méfenterique fupé-rieure communique avec l'inférieure en plufieurs endroits de l'arc du colon, &c.

On peut juger par tout ce que nous avons dit, que quoique le cœur foit le principal organe de la circulation, il eft aidé par plufieurs autres caufes ; la premiere, eft l'action de l'air contenu dans le poumon, qui eft mêlé avec le fang, qui par fon reffort en agite & brife toutes les parties ; la feconde, eft le reffort des arteres qui pouffe le fang dans le tems de la diaftole du cœur ; la troifiéme, eft le gonflement des mufcles qui fervent à mouvoir les bras, les cuiffes & le refte du corps, lequel comprimant les vaiffeaux en comprime auffi le fang ; c'eft ce qui fe remarque dans les faignées, ou lorfque le fang vient avec peine. Les Chirurgiens ont coutume de faire re-muer les doigts au malade en lui mettant dans la main leur lancettier, ou autre chofe femblable, car on voit qu'auffi-tôt le fang coule avec facilité. La quatriéme caufe, eft la vertu élaftique des moindres petites fibres dont les membranes &

les autres parties de l'animal font compofées. Il eft aifé de voir que tous ces mouvemens auxilliaires facilitent beaucoup la circulation du fang.

L'on vient de faire obferver que les arteres fe dilatent pendant la fyftole du cœur, & qu'elles fe refferrent pendant fa diaftole. On remarque tout le contraire dans les arteres qui font propres au cœur ; car elles fe dilatent dans le tems que les autres arteres fe refferrent, & elles fe refferrent pendant que l'aorte & fes arteres fe dilatent. Pour rendre raifon de cette différence, il faut fe reffouvenir que les orifices des arteres propres au cœur font vers la naiffance des valvules femi-lunaires : or dans le tems de la fyftole du cœur, ces valvules font appliquées contre la paroi intérieure de l'aorte, & par conféquent les orifices des arteres coronaires font bouchés ; mais comme le fang qui eft comprimé dans l'aorte fait effort pour rentrer & fe refléchir vers la fource d'où il eft forti, il releve & écarte les valvules fémi-lunaires, & découvre en même tems les orifices des arteres coronaires, & s'infinue dans leurs cavités pour les dilater, de forte qu'au même inftant que l'aorte & fes autres branches fe refferrent, les arteres du cœur fe dilatent.

Voici la raifon de cette méchanique : le fang ne pouvoit point entrer dans les arteres du cœur que dans le tems de fa diaftole ; dans le tems de fa fyftole la contraction de fes fibres eft fi puiffante qu'on voit à l'œil que tout le fang en eft exprimé, & s'il y étoit entré dans ce tems-là, fon cours auroit été comme fufpendu. Pour rendre cette circulation plus aifée les vaiffeaux du cœur font difpofés de telle maniere que les plus gros font répandus dans la fuperficie, & comme ce font ceux qui rapportent le fang du milieu de ce vifcere, les veines peuvent facilement le dégorger dans ces groffes branches, mais pour ceux qui arrofent la partie intérieure, comme ils auroient eu trop de chemin à faire pour fe dégorger dans ces gros troncs, ils fe vuident immédiatement dans les cavités du cœur ; c'eft pour cela qu'on voit un beaucoup plus grand nombre de ces ouvertures dans la cloifon du cœur ; c'eft par cette difpofition que le fang peut circuler librement par tous ces vaiffeaux dans toute l'étendue de la fubftance du cœur.

Plufieurs de ces ouvertures font cachées dans les foffettes

des cavités du cœur ; car quoique les parois du cœur s'approchent de fort près dans la syſtole, il reſte toujours du vuide entre ces foſſettes, par où le ſang de ces veines peut ſe vuider, au lieu que ſi la ſurface interne du cœur avoit été unie, ces ouvertures y auroient été bouchées dans le tems de la ſyſtole, & pour en rendre le cours plus ſûr, ces embouchures ſont munies de petites valvules.

A l'endroit où chaque veine cave perce le péricarde, elle commence à ſe courber un peu en forme de cintre en s'approchant de l'oreillette, & l'embouchure de ces veines du côté de cette même oreillette eſt un peu de biais, c'eſt-à-dire que la direction de leur tuyau eſt un peu oblique par rapport au fond de l'oreillette.

On voit entre les deux veines caves une avance en forme de croiſſant dont la partie la plus large ſe trouve préciſément au milieu de ces deux veines, & dont la corne inférieure fait une eſpece de rebord au deſſus du trou ovale.

On voit ſur la ſurface de ce croiſſant un trouſſeau de fibres charnues qui prennent leur origine d'un gros paquet d'autres fibres, leſquelles joignent les deux oreillettes en paſſant tranſverſalement de l'une à l'autre.

Les fibres de ce trouſſeau, remontant entre les deux veines caves, s'épanouiſſent à droite & à gauche en couvrant ces mêmes vaiſſeaux, & s'étendent juſques ſur l'oreillette droite.

La partie intérieure de ce croiſſant eſt formée de pluſieurs gros paquets de fibres qui ſe développent de telle maniere que les unes viennent embraſſer l'embouchure de la veine cave inférieure, les autres celle de la ſupérieure, & d'autres remontent tout le long de la partie intérieure de cette avance en forme de croiſſant. La plûpart de ces fibres ſont attachées à l'embouchure du ventricule droit.

La veine cave ſupérieure eſt garnie depuis l'endroit où elle commence à percer le péricarde juſqu'où elle s'ouvre dans l'oreillette, c'eſt-à-dire à la hauteur d'environ un pouce, d'un double plan de fibres charnues dont les extérieures l'embraſſent preſque circulairement, & les intérieures remontent obliquement ſous ces premieres.

La veine cave inférieure eſt auſſi garnie de fibres charnues tout proche de ſon embouchure, mais ſeulement à la hauteur

de

de quatre à cinq lignes, une portion de ces fibres entourre le trou ovale, & celles qui embraffent la foupape de ce même trou en font comme des productions.

Il eft aifé de juger par la fituation & par le développement des fibres dont on vient de parler, que leur ufage eft à peu près femblable à celui des fphincters, puifqu'elles embraffent non-feulement le confluent des deux veines caves, mais encore les portions de ces mêmes veines; qu'elles ne peuvent fe racourcir fans fermer ce confluent, & rompre pour ainfi dire la communication qui étoit entre les deux veines caves, & fans lier, pour ainfi dire, ces deux veines à leur entrée dans l'oreillette droite; c'eft par ce moyen que le fang eft foutenu dans les veines pendant que l'oreillette fe décharge dans le cœur, & lorfqu'il fe refferre & repouffe ce fang dans les arteres que les valvules triglochines fe relevent du côté des veines, ces fibres fe relâchent de nouveau pour donner lieu aux veines de remplir comme auparavant les oreillettes de la jufte quantité de fang que le cœur eft capable de recevoir; après quoi elles fe refferrent comme on vient de dire, & ainfi toujours alternativement. La feule fituation de ces fibres porte d'abord à croire que la chofe fe fait ainfi, & l'expérience le confirme; car on voit par l'ouverture des animaux vivans que dans le tems que l'oreillette fe refferre, leur confluent & les deux veines caves fe refferrent en même tems & toutes battent à la fois.

Les veines caves près du cœur fe refferrent pour fufpendre pendant un inftant le cours du fang qu'elles contiennent, tandis que l'oreillette fe vuide, & leur contraction contribue en même tems à remplir les ventricules.

La néceffité de ce refferrement vient de ce que fi le fang des veines avoit communication avec celui des oreillettes lorfqu'elles fe déchargent dans le cœur, le fang du cœur auroit auffi communication avec celui des veines, c'eft-à-dire que depuis les veines jufqu'au fond du cœur tout le fang feroit continu, ce qui feroit très-dangereux, puifqu'en cet état les valvules triglochines qui doivent néceffairement fe relever pour permettre au fang de paffer dans les arteres, ne le pourroient pas faire, parce que le fang qu'elles feroient obligées de foulever avec elles, ne pouvant rentrer dans les veines à caufe de leurs valvules, leur réfifteroit invinciblement, & demeu-

Tome II. E

rant toujours abbaiſſées , elles fermeroient les embouchures
des arteres qui ſortent du cœur ; ainſi en s'oppoſant à la ſortie
du ſang contenu dans les ventricules , elles s'oppoſent en même tems à leur contraction.

Pour éviter cet inconvénient , les oreillettes ne ſe rempliſſent de ſang que préciſément autant qu'il en faut pour les
cavités du cœur , & de peur qu'il n'en tombe davantage &
que le cœur ne ſoit engorgé par le ſurplus de celui qui pourroit lui venir des veines , ſi elles étoient ouvertes dans ce tems-
là , elles ſe trouvent fermées par la contraction des fibres qui
les entourrent & qui les embraſſent.

On trouve un plus grand nombre de fibres pour lier la veine
cave ſupérieure , qu'il n'y en a pour lier l'inférieure , parce
que le ſang de la ſupérieure peſant davantage , à cauſe de ſa
ſituation , que celui de l'inférieure , il a auſſi fallu un plus
grand nombre de fibres pour embraſſer cette veine plus étroitement. Une ſeconde raiſon , eſt que le confluent venant à ſe
fermer entierement , rompt la communication qui étoit entre
la veine cave inférieure & l'oreillette , ce qu'elle ne fait pas ſi
exactement à l'égard de la veine cave ſupérieure.

Il eſt bon de remarquer que dans quelque relâchement
que ſe trouve le trouſſeau de fibres qui embraſſe le confluent ,
il fait toujours une avance aſſez conſidérable au-dedans du canal pour empêcher que le ſang de ces deux veines qui y eſt
renfermé ne ſe choque l'un contre l'autre , enſorte qu'il paſſe
auſſi tranquillement dans l'oreillette que s'il venoit d'un même
canal , à quoi le contour de ces veines donne encore beaucoup
de diſpoſition , ainſi qu'il a été dit.

Il eſt aiſé de voir par le contour des fibres qui entourrent le
trou ovale & qui font partie de celles qui embraſſent la veine
cave inférieure & le tronc de la veine du poumon , que lorſque la digue & ces veines ſont en contraction , le trou ovale
doit diminuer de ſon ouverture & ſa ſoupape s'applanir , ce
qui le ferme néceſſairement , & empêche par conſéquent le
paſſage du ſang ; que lorſque les fibres de ces veines & celles
de la digue viennent à ſe relâcher , le ſang qui revient librement
ment par les veines pour remplir l'oreillette droite paſſe par
le trou ovale qui redevient alors auſſi ouvert qu'il le peut être.
Il faut encore obſerver que la digue ſous laquelle eſt immédia-

tement placé le trou ovale , fait un angle fort aigu avec la veine cave inférieure. Ainſi le ſang qui monte par cette veine & qui va heurter contre cette digue, trouve une fort grande réſiſtance qui le détermine à paſſer plus facilement par le trou ovale qu'à entrer dans l'oreillette ; car par ce choc le ſang venant à rencontrer celui qui remonte, poſe plus long-temps ſur la ſoupape qui refoule ; non-ſeulement par ſon propre poids , mais encore en revenant de la digue ſur lui-même.

Examinons à préſent la ſtructure & l'uſage des vaiſſeaux qui portent le ſang au ventricule gauche.

Le tronc de la veine du poumon qui eſt prodigieuſement gros dans l'homme, ayant preſque trois fois autant de diametre que l'artere du poumon , eſt placé derriere la baſe du cœur , à laquelle il eſt fortement attaché, & la veine cave inférieure eſt ſi étroitement adhérente à ſon côté droit, qu'il ſemble que ces deux tuyaux ne faſſent qu'un même corps.

Le tronc de cette veine ne regarde pas ſeulement l'embouchure de l'oreillette à laquelle il eſt continu , mais encore celle du ventricule gauche, auquel il eſt pareillement attaché. Ce tronc eſt percé à droite & à gauche par deux groſſes branches qui ſont formées par la réunion de toutes les veines , dont les unes rapportent le ſang du poumon droit, & les autres celui du poumon gauche.

Tout ce tronc eſt revêtu de deux plans de fibres charnues fort épaiſſes , qui ſe croiſent, & les embouchures des veines du poumon qui ſe déchargent dans ce tronc en ſont auſſi garnies.

Nous avons vû par qu'elle méchanique le ſang qui deſcend par la veine cave ſupérieure ne peut point s'oppoſer au cours de celui qui monte par l'inférieure. Nous allons voir ici comment le ſang qui revient du poumon gauche, ne s'oppoſe point à celui qui revient du poumon droit.

Les embouchures des branches qui s'ouvrent dans le tronc de la veine du poumon , ſont diſpoſées de telle maniere que dans le poumon droit, le côté gauche de l'embouchure eſt le plus ſaillant & le plus avancé. Au contraire, dans le poumon gauche, c'eſt le côté droit de chaque embouchure qui eſt le plus avancé , ce qui fait que le cours du ſang qui revient du poumon droit, & celui qui revient du gauche, ſont tellement

E ij

dirigés vers l'oreillette qu'ils ne s'oppofent pas l'un à l'autre, & c'eft ce qui tient lieu de la digue qui fe voit au confluent des deux veines caves. C'eft une chofe furprenante que la petiteffe de l'oreillette gauche du cœur de l'homme, mais en récompenfe le tronc de la veine du poumon eft, ainfi qu'on a dit, prodigieufement gros ; & comme il eft chargé de fibres charnues, de même que l'oreillette, on doit le regarder comme l'oreillette même prolongée, & ne pas prendre feulement pour oreillette ce fac auquel on donne ce nom.

Il y a donc tout lieu de croire que le tronc de la veine du poumon & l'oreillette fe refferrent en même tems pour remplir le ventricule gauche de la jufte quantité de fang qu'il eft capable de recevoir, & que les branches qui portent le fang dans ce même tronc, font pareillement retrecies par les fibres qui les embraffent, & qui par leur refferrement fervent auffi à pouffer le fang dans le ventricule & à foutenir celui qui revient dans l'un & dans l'autre poumon ; enfuite de quoi ces mêmes fibres fe relâchent pour donner lieu au fang de remplir comme auparavant la veine du poumon & l'oreillette gauche.

Caufe du mouvement du Cœur.

La caufe du mouvement du cœur a été jufqu'à préfent une des chofes les plus cachées, puifqu'il s'eft fait tant de fyftêmes fur ce fujet.

Defcartes a prétendu qu'il fe faifoit par la fermentation du fang contenu dans fes ventricules ; les autres l'ont fait confifter dans un levain nitro-aerien & falin fulphureux qui fermentoit dans les fibres mêmes. D'autres ont donné au levain plufieurs qualités différentes, qui n'étoient que le fruit de leur imagination. Quelques-uns fe font figurés que le cœur étoit compofé de deux fortes de fibres, dont les unes fervoient à le refferrer, & les autres à le dilater. Enfin il y en a qui foutiennent que le mouvement du cœur ne fe fait point par les nerfs, mais feulement par le fang qui arrofe fes fibres. De toutes ces opinions, il n'y a que celle de *Defcartes* qui ait trouvé quelques partifans & qui mérite d'être examinée. *M. Defcartes* ayant confidéré que les veines fe vuident & verfent à certaines reprifes du fang dans le cœur, que ce fang fermente & fe ra-

refie dans fes ventricules, & qu'il s'élance enfuite avec impétuofité dans toutes les arteres, il s'eft perfuadé qu'il ne falloit
point chercher d'autre caufe du battement du cœur, que cette
fermentation que le fang y reçoit, & voici comme il explique fon fentiment dans fon Traité de la formation du fœtus.
Il nous fait d'abord confidérer que le cœur contient plus de
chaleur pendant la vie de l'animal que nulle autre partie du
corps ; que le fang eft de telle nature que lorfqu'il eft un peu
plus échauffé que de coutume, il fe dilate fort promptement ;
que le cœur ne fe vuide pas entierement, & qu'il refte quelques portions de ce fang rarefié qui par fon féjour s'échauffe
& fe fubtilife de telle maniere qu'il peut être confidéré comme une efpece de levain à l'égard de celui qui eft contenu
dans la veine cave ou la veine du poumon, lequel eft froid &
groffier.

Cela fuppofé, il croit que le fang de la veine cave, (il faut
dire la même chofe de celui de la veine du poumon) tombe
goute à goute dans les cavités du cœur, & qu'il fe mêle auffi-
tôt avec celui qui reftoit dans fes cavités ; que par ce mélange
nouveau ce fang fe rarefie & fe dilate, & frappe contre les parois du cœur, ce qui l'oblige à fe racourcir quelque peu, &
par ce moyen à s'enfler & à fe durcir ; ce même fang par fon
mouvement d'expenfion fouleve les valvules triglochines &
les ferme de telle forte qu'il ne peut defcendre davantage de
ces deux veines dans le cœur, ainfi il fe ferme le paffage du
côté de ces veines, & parce que ce fang rarefié demande beaucoup plus de place qu'il n'y en a dans les cavités du cœur,
& qu'il ne cherche qu'à s'échapper, il entre avec effort dans
l'aorte & dans l'artere du poumon, dont les valvules font difpofées à le laiffer paffer, & s'élancer dans toutes les branches
de ces vaiffeaux, lefquelles s'enflent & fe foulevent en même
tems que le cœur, ce qui fait le pouls.

L'effort de cette fermentation étant ceffé, le cœur fe dé-
fenfle, s'abbat & fe ralonge de nouveau, les valvules triglochines font abbaiffées par le poids du fang contenu dans les
oreillettes, ce qui fait qu'il entre de la veine cave & de la
veine du poumon de nouveau fang qui fermente de nouveau,
& fait mouvoir le cœur comme auparavant ; ainfi le battement
du cœur & des arteres dure toujours, pendant que l'animal eft
en vie.

On voit par cette explication de *M. Descartes* qu'il rapporte au mouvement & à la fermentation du sang, toute la cause du mouvement du cœur & des arteres. Nous avons l'obligation à ce grand homme d'avoir le premier de tous les Philosophes tenté d'expliquer méchaniquement le mouvement du cœur, sans s'arrêter à des qualités imaginaires telles que sont les facultés pulsifiques; & comme de son tems on n'étoit pas instruit de la structure de ses fibres, il étoit difficile de mieux rencontrer. Je ne laisserai pas de faire quelques réflexions sur ce sentiment, & je ne doute point qu'il ne les approuvât lui-même s'il étoit en vie.

Premierement, ce levain est une chose imaginaire, il a cru qu'il étoit formé par le résidu du sang, mais l'expérience nous apprend que les ventricules du cœur se resserrent si étroitement, qu'ils ne laissent aucun espace qui soit propre à retenir & à conserver les restes du sang; & supposé qu'il y en demeure quelques goutes, la fermentation qu'elle pourroit exciter ne pourroit jamais être assez forte pour pouvoir chasser une liqueur du ventricule gauche jusques dans l'extrêmité des doigts des pieds.

A l'occasion du sentiment de *Descartes*, il ne sera pas inutile de faire ici les remarques que tout le monde est si prévenu en faveur du cœur, qu'on croit qu'il est la vraie source du sang & de la chaleur, & chacun le regarde comme le soleil du petit monde.

Les uns y ont mis une espece de feu invisible, les autres un levain nitro-sulphureux, & peu s'en faut que les autres ne croyent que le sang qui y tombe ne soit allumé par la flâme du cœur; mais on a grand sujet de douter de cette prétendue flâme, & bien loin que le cœur échauffe le sang, c'est le sang qui échauffe le cœur, & c'est de la présence & du passage actuel du sang dans une partie que dépend sa chaleur, sa vie, sa vigueur, & il en est de même à l'égard du cœur.

L'opinion de ceux qui soutiennent que les esprits n'ont point, ou n'ont que très-peu de part au mouvement du cœur, mérite d'être examinée.

Premierement, l'on voit par expérience, disent-ils, que les nefs étant coupés, le cœur ne laisse pas de continuer son mouvement. Deuxiémement, si l'on coupe la tête à un chien, le cœur continue de battre encore quelque tems, & même avec affez de régularité ; ce n'eft donc pas par les nerfs que fe fait ce mouvement. Troifiémement, le cœur bat long-temps même avant que le cerveau & les nerfs foient formés, & dès les premiers momens de l'incubation : or fi fes premieres pulfations font faites fans le fecours des efprits, pourquoi ne fe feront-elles pas dans la fuite de la même maniere, puifque le mouvement eft toujours le même.

Enfin les fibres nerveufes du cœur fon en fi petit nombre qu'il eft impoffible de concevoir comment un auffi puiffant mufcle peut battre continuellement, par le peu d'efprits qu'elles fourniffent, & il y a lieu de croire qu'ils ne font employés qu'à la nourriture du cœur ; ils veulent même que les efprits ne foient point portés immédiatement par les nerfs dans la chair du cœur, mais feulement par les arteres dont il eft arrofé, & qu'ils s'y filtrent avec la partie fulphureufe du fang ; & c'eft par ce mélange que fe forment les parties fermeticielles qui fervent à racourcir les fibres du cœur.

Il faut répondre en peu de mots à toutes ces preuves. Premierement, on tombe d'accord que les nerfs étant coupés, le cœur ne laiffe pas que de battre encore quelque tems, mais il ne s'enfuit pas que l'influence des efprits ne foit pas néceffaire à ces mouvemens, car l'Anatomie nous apprend que dans les animaux le nerf intercoftal & celui de la huitiéme paire, font renfermés fous une même gaîne, & ne fe féparent qu'un peu au-deffus de la clavicule ; que c'eft principalement de l'intercoftal que partent les nerfs qui vont au cœur, & que ce nerf a une étroite communication avec ceux de la moële renfermée dans les vertebres du col, puifqu'il reçoit de chaque paire un rameau confidérable ; il s'enfuit par ce qu'on vient de dire que comme on fait ordinairement la ligature au-deffus de la clavicule, & que les nerfs qui vont au cœur ne fe détachent de l'intercoftal & de la huitiéme paire qu'en entrant dans la poitrine, il s'enfuit, dis-je, que ces mêmes nerfs ont toujours communication avec la moële de l'épine, au-deffous de la ligature ; ainfi en liant le nerf de la huitiéme paire & l'intercoftal, on intercepte à la vérité le cours des efprits qui venoient immédiatement du cerveau au cœur, ce qui eft très-confidérable, mais on ne fçauroit interrompre le commerce

que les nerfs du cœur ont avec ceux de la moële , & par conféquent fon mouvement peut encore fubfifter.

Cependant comme ce fecours eft très-foible , on obferve à
l'inftant même un changement très-confidérable , le cœur ne
fait , pour ainfi dire , que palpiter , & le fang eft pouffé fi foiblement dans les poumons , qu'il ne peut plus les traverfer
qu'avec peine , de forte qu'il s'y ramaffe & s'y arrête en affez
grande quantité pour comprimer toutes les branches & toutes
les cellules du poumon , ce qui rend la refpiration des animaux pénible & languiffante , & enfin leur caufe la mort ,
comme on le reconnoît par les altérations qui arrivent au
poumon , qui paroît alors rouge & enflammé.

On ne doit attribuer la difficulté de refpirer qu'à l'interruption du cours des efprits dans le poumon même , car les nerfs
qui fe trouvent alors interceptés , font ceux qui fervent à
mettre en mouvement les fibres deftinées à exprimer l'air
renfermé dans les cellules du poumon , & non point ceux
qui font mouvoir le diaphragme & les autres mufcles de la
refpiration.

La deuxiéme expérience n'eft pas une preuve plus convaincante , puifqu'après avoir coupé la tête d'un animal , ce n'eft
pas feulement le mouvement du cœur qui fubfifte , mais auffi
celui des autres mufcles , qui comme tout le monde en convient , dépend des efprits.

Enfin fi l'on fe donne la peine de préparer avec foin tous
les filets de nerfs qui vont au cœur , on verra qu'ils ne font
pas en fi petit nombre qu'on fe l'imagine , & l'on avance fans
fondement que ces filets s'ouvrent dans les vaiffeaux fanguins
du cœur , & non pas dans la partie charnue du cœur.

Circulation du fang.

Il faut obferver au fujet de la circulation du fang , que quoique ce mouvement fe faffe par une caufe qui n'agit pas continuellement , mais alternativement , puifque la fyftole du
cœur fuccede immédiatement à fa diaftole , pendant laquelle
il ne fe fait aucune expulfion de fang par les ventricules ; néanmoins fon mouvement par les arteres & par les veines eft continu , enforte que dans l'état naturel il n'y a aucun inftant où

le

le sang ne soit poussé par les arteres à toute la circonférence du corps, & où il ne revienne en même tems de toute la même circonférence par les veines au cœur, ce qui s'observe principalement dans la saignée, où le sang sort par un flux continu uniforme, & non pas inégal, comme cela arriveroit si le sang étoit mû de la même maniere dans ses vaisseaux que dans le cœur.

Pour bien entendre comment le cours du sang est continu, il faut remarquer qu'une des membranes des arteres est charnue selon quelques-uns, ou selon les autres qu'elle a une vertu élastique ; cela produit deux bons effets ; premierement, l'artere en a plus de force, & résiste mieux aux cours impétueux du sang ; deuxiémement, cela lui donne le moyen de se resserrer après qu'elle a été dilatée.

Supposons présentement que le sang soit poussé par la contraction du ventricule gauche dans l'aorte, dans ce transport d'un vaisseau à un autre, il a une impulsion déterminée qui est mesurée en partie par la vîtesse avec laquelle le cœur passe de la diastole à la fin de la systole, ou ce qui revient au même par le temps qui est employé pour la contraction du cœur, & en partie par la capacité de l'aorte ; car il est évident que le diametre de l'aorte demeurant le même, si le cœur auparavant relâché se resserre plus promptement, la vîtesse du sang qui en sort sera nécessairement plus grande, & elle sera moindre si le cœur se resserre plus lentement ; car dans cette rencontre la vîtesse du mobile doit être mesurée par la force & l'énergie du moteur. Mais si dans le même tems que le cœur se resserre, la capacité de l'artere se trouve plus petite, il faut que la vîtesse du sang soit plus grande, car il est nécessaire que dans un espace de temps pareil au premier, la même quantité du sang passe par un tuyau d'un plus petit diametre. On suppose ici qu'à chaque systole le cœur fournit aux arteres la même quantité de sang ; car si elle étoit différente, il faudroit aussi y avoir égard, & la regarder comme une troisiéme cause dans la mesure de la vîtesse du sang.

Le sang est donc poussé par le cœur dans l'aorte avec une vîtesse déterminée, & s'il la conservoit dans tout le trajet qu'il fait jusqu'à l'extrêmité du canal, il ne seroit point dilaté ; mais cela est impossible, car le frottement que le sang

fouffre aux parois des arteres diminue néceffairement un peu
de fa vîteffe : d'où il s'enfuit deux chofes ; la premiere, eft que
le fang qui coule par les arteres n'y coule point avec une vîteffe uniforme, car elle eft moindre à la circonférence du
vaiffeau, & plus grande à fon milieu ou à fon axe ; la deuxiéme chofe qu'il faut obferver, eft que la vîteffe du fang étant
retardée par la raifon qu'on vient de dire, tout le fang pouffé
par le cœur ne peut pas paffer par des arteres d'un même diametre, à plus forte raifon s'il eft plus petit ; c'eft pourquoi une
partie à la vérité de ce fang fait fon chemin par toute l'étendue du canal de l'artere, l'autre s'arrête dans la capacité du
même vaiffeau faifant effort pour fe jetter au-dehors, d'où
vient la dilatation de l'artere ; & comme plus le fang s'éloigne
du cœur & s'approche des parties, les réfiftances font toujours
plus grandes, non-feulement à caufe du frottement dont on a
parlé, mais encore à caufe de la courbure, & de l'obliquité
des vaiffeaux. Il s'enfuit de-là que plus le chemin que fait le
fang qui fort du cœur eft long, plus il perd de fa vîteffe, &
par conféquent il pouffe avec moins d'impétuofité le fang qui
le devance, & plus fortement celui qui lui fuccede ; c'eft pourquoi dans la fyftole fuivante le fang chaffé par le cœur trouvera
dans les arteres deux réfiftances, même dans le premier inftant
de fon mouvement, l'une vient du frottement contre les parois des arteres, & l'autre du fang qui la devance ; ainfi par la
vîteffe qui lui refte, il pouffera en partie le fang qui le devance, & en partie il fera effort contre les parois des arteres,
& les dilatera, fans pourtant (cela eft à remarquer) que le cours
du fang ceffe dans toute la longueur de l'artere.

La fyftole du cœur ne fe fait pas dans un moment, elle a
fon commencement, fon milieu & fa fin.

Au commencement le fang qui entre dans les arteres, les
trouve d'un plus petit diametre, & par conféquent faciles à fe
dilater, parce que tous les corps qui peuvent s'étendre réfiftent moins à leur féparation dans le commencement, &
enfuite leur réfiftance augmente à proportion de leur dilatation.

C'eft pourquoi au commencement de la fyftole du cœur, il
faut une plus grande quantité de fang pour la dilatation de
l'artere ; cependant le fang ne coule pas avec moins de vîteffe

par l'artere ; car son diametre, qui est plus petit, fait que le sang qui coule peut emprunter sa premiere vîtesse du sang qui lui succede ; mais dans le milieu de la systole, les parois de l'artere ayant été quelque peu écartées, elles font plus de résistance ; ainsi non-seulement les parois sont poussées vers les côtés, mais la plus grande partie de l'impétuosité du sang fait effort sur celui qui le devance, & l'oblige de s'éloigner du cœur ; ce n'est pas pourtant avec plus de vîtesse, parce que l'augmentation de l'impétuosité & de l'abondance du sang est diminuée par la plus grande dilatation des arteres.

Enfin dans la fin de la systole les membranes des arteres étant fortement écartées, acquierent une telle résistance, qu'elles peuvent soutenir l'effort du sang qui les pousse par les côtés sans les dilater davantage, de sorte qu'il se fait une espece d'équilibre entre l'effort du sang arteriel qui tend à pousser en dehors les membranes des arteres, & la résistance qu'apportent ces mêmes vaisseaux à être dilatés davantage ; tout cela se passe dans le tems d'une pulsation du cœur, c'est pourquoi cela se fait avec beaucoup de vîtesse. Supposons maintenant que le ressort des arteres a été surmonté par l'impulsion du sang poussé par le cœur, il y a deux choses à considérer dans l'artere ainsi dilatée.

La premiere, est que les arteres ainsi dilatées contiennent plus de sang que lorsqu'elles étoient resserrées, & cela à proportion du changement qui arrive à leur diametre, ou pour parler comme les Géometres, à proportion de leurs sections amplifiées. Or comme l'on sçait par la Géométrie que les cônes & les cylindres de même hauteur sont entr'eux comme leurs bases, il s'ensuit que l'artere dilatée est à celle qui est resserrée comme la section de la dilatée à celle qui est resserrée, & par conséquent si la section de l'artere avant sa dilatation est deux fois plus grande dans sa dilatation, il y aura deux fois plus de sang dans l'artere dilatée que dans celle qui est resserrée.

La deuxiéme chose qu'il faut remarquer, c'est que si l'artere étant dilatée, la force des fibres écartées est égale à la force du sang qui les pousse en dehors, qui est une partie de l'effort par lequel le cœur se resserre, il faut que celui-ci venant à cesser, l'artere exerce sa force, ce qu'elle n'a pû faire aupara-

vant , la force du cœur l'emportant fur la réfiftance que faifoient les fibres des arteres à leur dilatation.

Si-tôt que la fyftole du cœur ceffe , l'artere qui avoit été dilatée fe refferre par fon propre reffort & rend le canal plus
petit , ainfi elle comprime le fang qu'elle contient & le met
en mouvement ; mais comme les parois des arteres qui s'approchent les unes des autres font une réfiftance vers les côtés ,
& que le fang ne peut pas retourner vers le cœur , à caufe des
valvules fygmoïdes , il faut que le fang s'échappe par les ouvertures qui lui font les plus favorables , c'eft-à-dire en devant
vers les extrêmités capillaires des arteres , & par la même
route qu'auparavant , & avec la même vîteffe ; car quoiqu'à
proportion que les arteres fe refferrent , leur mouvement foit
plus foible , il faut remarquer qu'il paffe plus de fang par une
artere dilatée que par la même quand elle eft refferrée , & par
conféquent il faut plus de force pour faire mouvoir avec la
même vîteffe une plus grande quantité de fang qu'une plus petite ; d'où il s'enfuit que quoiqu'une puiffance d'un plus grand
effort agiffe fur le fang , l'artere étant dilatée plus que quand
elle eft refferrée , il ne s'enfuit pas pour cela que la vîteffe du
fang doive diminuer , &c. mais elle doit être égale & uniforme ; & comme la contraction des fibres des arteres peut durer
tout au tems de tems qu'il en faut pour chaffer le fang de ces
mêmes arteres , (ce qui fait que les arteres fe trouvent vuides
après la mort) il s'enfuit que comme une nouvelle fyftole du
cœur fuccede peu de tems après à la premiere , il ne refte pas
affez de temps au fang qui fort des arteres pour les vuider entierement ; mais dans le temps qu'il en refte encore beaucoup ,
le cœur en fournit de nouveau qui pouffe ce premier , & par
ce moyen le mouvement fe continue dans le fang arteriel ,
tantôt par la contraction du cœur , & tantôt par celle des
arteres , un de ces mouvemens fuccedant à l'autre. Quand
donc le cœur eft en repos , le fang ne ceffe point de couler , &
il coule dans ces vaiffeaux continuellement par un cours uniforme.

Le même mouvement eft dans les veines ; ce qu'on peut
démontrer , parce que les veines ne reçoivent le fang que par
les extrêmités des arteres avec lefquelles elles communiquent.
Si donc le fang coule par les arteres par un flux continu , la

même chofe doit arriver dans les veines. Ce retour du fang eft favorifé par l'impétuofité qui lui eft communiquée, tant par le cœur que par les arteres, & par toutes les autres caufes dont nous avons parlé.

On a prouvé par la fonction des oreillettes que le cours du fang qui coule dans les arteres & dans les veines, n'eft jamais interrompu, & c'eft auffi ce qu'on a prouvé par la méchanique du pouls que je repete en deux mots.

Si les arteres étoient dures & offeufes, elles ne pourroient pas battre, parce qu'elles ne pourroient fe dilater, fi bien qu'à chaque fyftole du cœur il entreroit plus de fang dans les arteres qu'il n'en pourroit fortir par leurs extrêmités, & pour lors le mouvement du fang ne feroit pas continu, mais interrompu, car les parois des arteres réfiftant entierement à leur dilatation, il couleroit autant de fang dans les veines à chaque fyftole, qu'il en feroit entré par les arteres, ce qui arriveroit même avant que la fyftole fut finie ; d'où il s'enfuivroit que dans le temps de la diaftole du cœur il n'y auroit aucun mouvement dans le fang, tant par le manque de force mouvante que par celui de la matiere qui puiffe être muë ; la dilatation des arteres & le pouls qui en dépend, ne font donc faits que pour qu'une partie du fang qui eft pouffé dans les arteres à chaque fyftole du cœur y foit arrêtée pour entretenir une circulation continue.

Le Pouls.

Les arteres fe dilatent & fe refferrent à certaines reprifes, & avec une telle mefure, que leurs battemens répondent exactement à ceux du cœur : pour bien entendre comment fe fait ce battement, il faut connoître la ftructure de ces vaiffeaux.

Ce font des tuyaux compofés de trois tuniques ; la premiere, qui eft médiocrement épaiffe, eft parfemée d'un très-grand nombre de vaiffeaux fanguins deftinés pour la nourriture de ces enveloppes. La deuxiéme, qui eft fort épaiffe, eft compofée de plufieurs couches de fibres circulaires obliques, dures, fermes & élaftiques. Les couches de ces fibres font liées les unes aux autres, & l'on n'en fçauroit féparer aucune fans rompre en même tems les filets qui font leur liaifon ; l'épaiffeur & le reſſort de cette tunique produit deux bons effets ; 1°. L'artere en a plus de force & réſiſte mieux au cours impétueux du ſang ; 2°. Cela lui donne le moyen de ſe reſſerrer après qu'elle a été dilatée. La troiſiéme membrane, qui eſt l'intérieure, eſt mince, liſſe, polie par dedans & étroitement attachée au plan intérieur de la deuxiéme tunique, & compoſée de fibres longitudinales.

Outre la connoiſſance de la ſtructure de l'artere, il faut encore ſçavoir que l'embouchure de l'aorte eſt toujours plus petite que celle du ventricule gauche.

Cela poſé, voyons ce qui ſe paſſe dans les arteres à l'occaſion du premier battement du cœur.

Le ſang eſt pouſſé avec effort par la puiſſante contraction du ventricule gauche contre les parois de l'aorte. Voilà la cauſe de la dilatation des arteres, & parce que ces tuyaux ſont pleins dans toute leur étendue, le nouveau ſang qui y eſt pouſſé ne peut y entrer qu'il ne pouſſe celui qu'il rencontre dans ce tuyau en le faiſant couler des arteres capillaires dans les veines, & des veines dans les oreillettes du cœur. On remarque auſſi que cette dilatation de l'aorte ſe fait ſentir en même temps par-tout le corps, parce que le ſang, quoique liquide, ne ſe peut comprimer ; ainſi on peut conſidérer celui qui eſt contenu dans le tuyau de l'artere comme un corps dur.

Il faut donc que l'impétuoſité du coup du nouveau ſang ſe faſſe ſentir en un inſtant dans toute la longueur du canal avec cette proportion qu'elle ſera plus forte vers le cœur, & plus foible à meſure qu'elle s'en éloignera.

Le ſang eſt donc pouſſé par le ventricule gauche avec aſſez de force pour ſurmonter le reſſort des arteres, mais ſi-tôt que la ſyſtole du cœur ceſſe, l'artere qui avoit été dilatée ſe reſſerre par ſon propre reſſort, & rend le canal plus petit ; ainſi elle comprime le ſang qu'elle contient, & le met en mouvement, ce qui ſe fait dans le temps de la diaſtole du cœur, c'eſtà-dire dans le temps que le ſang n'eſt plus pouſſé par le ventricule gauche.

L'artere étant dilatée ſouleve les chairs & la peau de ſon voiſinage, & ſi le doigt y eſt pour lors appliqué, il eſt preſſé & c'eſt ce qu'on nomme pouls. Si l'artere eſt profonde, le mouvement s'éteint avant que d'arriver à la peau ; ſi elle eſt fort extérieure ou appuyée sur quelque os , on sent aisément son battement , & même on la sent battre plus fort , parce que toute l'impulsion se jette au-dehors par la résistance du corps dur qui est au-dessous.

Si l'on considére le pouls par rapport à l'artere , ce n'est qu'une dilatation & une contraction alternative de ce tuyau. La dilatation se fait par l'effort & l'impulsion du sang poussé par la systole du cœur , & la contraction par le seul ressort des fibres circulaires qui avoient été contraintes dans le temps de la dilatation du tuyau.

Si on considére le pouls par rapport au doigt , ce n'est autre chose qu'un pressement de la peau du doigt fait par la dilatation de l'artere , le pouls comprend ces deux temps.

Il est aisé de juger par ces principes que la premiere cause & le maître ressort du pouls , c'est la contraction du cœur ; la deuxiéme , c'est le sang ; car le battement des arteres ne vient que de l'impulsion du sang , & l'impulsion du sang ne vient que de la contraction du cœur.

Il est donc vrai que si le cœur est sans battement , ses arteres en seront absolument privées , quoiqu'elles soient toutes pleines de sang , & l'on doit bien observer que le cœur peut être agité par des mouvemens très-violens , quoiqu'il n'y ait point de pouls ; mais on ne voit jamais le pouls extraordinairement ému , que le cœur ne le soit aussi.

Sur ces principes il seroit facile de rendre raison de toutes les différences du pouls , mais je ne m'arrêterai qu'aux plus générales : examinons celles qui sont tirées du cœur.

Si les battemens du cœur sont fréquens , l'artere dont tous les mouvemens sont syncroniques à ceux du cœur , aura aussi des battemens fréquens ; si les battemens du cœur sont lents , ceux de l'artere le seront aussi , & ainsi des autres différences qui se rencontrent pareillement dans le sang ; si par exemple , la quantité du sang est plus ou moins considérable , il en passera plus ou moins à chaque systole du cœur dans les arteres , & à proportion que le sang poussé par le ventricule gauche est plus ou moins abondant , il frappe de tout sens avec plus ou moins de force contre les parois de l'artere , ce qui rend le pouls ou plus fort ou plus petit.

Enfin les mêmes différences se trouvent à l'égard de la gran-

deur de l'aorte & de la nature des fibres circulaires à proportion que l'artere est plus ou moins large, son tuyau est aussi
plus ou moins dilaté par le sang que le cœur y pousse, &
plus ce tuyau est étroit, plus fortement est-il frappé, suppo-
sant toujours la même quantité de sang, ce qui rend le pouls
plus fort ; plus les arteres sont dures, moins elles obéissent à
l'impulsion du sang, ainsi le pouls paroît plus foible à celui
qui le touche.

Ce ressort des arteres est d'une grande utilité, car l'artere
qui se resserre par sa propre vertu élastique, ajoute au sang
une nouvelle impulsion, par laquelle il est poussé de l'aorte
vers l'extrêmité de toutes les arteres. Il faut donc concevoir
qu'il y a deux impulsions du sang arteriel, sçavoir une qui est
impétueuse, & qui se fait dans le temps que le cœur pousse,
& l'autre moins forte qui dépend des arteres, & qui agit dans
le temps de la diastole, où le cœur ne pousse point, & cette
impulsion que l'artere est capable de produire par le moyen de
son ressort, pousse encore le sang lorsque le cœur ne le pousse
point, ce qui entretient une impulsion continuelle qui presse
incessamment le sang, & le force de passer dans les conduits
les plus éloignés. Ainsi quand on pique une artere, le sang sort
par un flux qui est continu, mais inégal par la différente force
des impulsions, dont l'une est plus véhémente que l'autre. C'est
pourquoi les veines ne battent point, pour plusieurs raisons ; la premiere, parce que le sang qui passe des arteres dans
ces vaisseaux, entre d'un lieu étroit dans un plus large : or
comme les liqueurs acquiérent du mouvement à mesure qu'elles passent d'un grand tuyau dans un petit, elles en perdent
au contraire quand elles passent d'un petit dans un grand. La
deuxiéme, c'est que le sang a perdu beaucoup de son mouvement & de son agitation, quand il entre dans la veine. La
troisiéme, c'est que leurs enveloppes sont très-minces, & que
leurs fibres ont peu de ressort ; ainsi elles ne font qu'obéir à
l'impulsion du sang arteriel, du pouls, du cœur comparé à
celui des arteres propres au cœur.

Willis a proposé un systême particulier pour expliquer le
mouvement des arteres ; il veut que leur moyenne tunique soit
charnue, & que les nerfs dont elle est parsemée lui fournissent
continuellement des esprits. Cela posé, il dit que les fibres
circulaires

circulaires des arteres font capables de fe refferrer & de fe dilater par le feul cours des efprits indépendamment du cœur &
du mouvement du fang ; il attribue pourtant à la fyftole de
l'artere le même ufage que nous lui avons donné.

Sur ces principes, il prétend que les arteres peuvent être
agitées par des mouvemens convulfifs, & qu'elles peuvent ferrer plus ou moins le tuyau, tantôt dans un endroit & tantôt
dans l'autre, felon les différentes paffions & le divers cours
des efprits qui les accompagnent ; par exemple, il peut arriver, dit cet Auteur, que l'artere du bras gauche foit agitée
par des mouvemens convulfifs, tandis que celle du bras droit
aura des battemens réglés ; ceux qui font de fon fentiment
prétendent encore l'établir par la preuve fuivante. On voit
fouvent dans les accès des vapeurs que les arteres font en certains endroits du corps agitées par des mouvemens convulfifs
très-violens, tandis que le cœur a un battement réglé.

Pour répondre à cette objection, je dis qu'on peut aifément fe tromper en tatant le poignet du malade, & en prenant le battement convulfif d'un des tendons du poignet pour
le battement de l'artere. Je dis le battement du tendon, car il
arrive quelquefois dans ces fortes de convulfions que les efprits par leurs allées & venues font treffaillir le tendon, par
un mouvement à peu près femblable à celui de l'artere. On
remarque affez fouvent ces contractions, & ces dilatations al-
ternatives des fibres charnues dans le mufcle crotaphite, dans
la paupiere inférieure & dans les lévres. Enfin, fi l'on veut fe
donner la peine de bien diftinguer ces mouvemens des tendons
& des fibres charnues, de ceux des arteres qui en font voifines : on verra qu'ils font très-différens, & que ceux des arteres répondent exactement à ceux du cœur.

Il y a plufieurs autres obfervations qui font voir que les
arteres ne font point mufculeufes, & que leur mouvement
ne dépend point de celui des efprits. Premierement, parce
qu'on peut imiter le mouvement de l'artere même après la
mort de l'animal, car en feringuant à diverfes reprifes quelque liqueur dans l'artere d'un animal mort, par un un tuyau
auffi large que fon embouchure, on fait dilater l'artere qui
fe refferre enfuite par fon propre reffort, c'eft-à-dire qu'elle
bat à peu près comme fi le fang y couloit. Deuxiémement, parce

Tome II. G

qu'on voit fouvent dans les agonifans les arteres fans mouvement , tandis que le cœur bat encore ; la raifon de cela eft que
les contractions du cœur font fi foibles , que le fang pouffé
dans les arteres n'eft pas capable de furmonter leur reffort.
On voit auffi dans les palpitations , le cœur agité par des mouvemens violens très-forts , tandis qu'il n'y a point de pouls.
Troifiémement , parce qu'on voit que lorfque la nature veut
ajouter quelqu'impulfion au fang contenu dans les arteres ,
elle les revêt de fibres charnues circulaires : or fi leur tunique
étoit mufculeufe , elle ne ferviroit qu'à en augmenter l'épaiffeur , comme cela fe voit à la naiffance de l'aorte de prefque
tous les poiffons , des grenouilles , des falamandres. Quatriémement; lorfque quelque matiere polypeufe s'eft formée dans
le cœur , & qu'elle fe place de maniere qu'elle ferme prefqu'entierement l'entrée de quelqu'un de ces vaiffeaux , pour lors
le pouls devient petit , rare , lent , intermittent & inégal ; on
fent une oppreffion de poitrine & un embarras autour du
cœur ; la refpiration devient pénible ; tous ces fignes font des
marques affez convaincantes de l'exiftence d'un polype dans
le cœur , pricipalement d'un polype qui ferme en partie les
ouvertures de fes vaiffeaux. Cependant il arrive bien fouvent
que dans ces maladies le cœur eft agité par un mouvement
très-fort & très-violent , tandis que l'artere eft prefque fans
mouvement.

Quand le polype du ventricule gauche eft repouffé de telle
maniere par le cours du fang qu'il bouche l'entrée de l'aorte ,
ce qui arrive affez fouvent au moindre exercice extraordinaire , le cœur a des battemens très-violens.

J'ai ouvert plufieurs perfonnes dans lefquelles j'ai remarqué
ces fortes de polypes , & j'ai trouvé auffi que l'aorte étoit devenue tellement offeufe que le diametre de fon tuyau étoit
beaucoup diminué.

Il eft donc conftant que le cœur peut être agité par des
mouvemens très-violens , quoiqu'il n'y ait point de pouls ,
mais on ne voit jamais le pouls extraordinairement ému que
le cœur ne le foit auffi.

ARTICLE II.

Des Poumons & de la Respiration.

Des Poumons.

LE *poumon* est situé dans la cavité de la poitrine dont il occupe la plus grande partie.

Le poumon est double, c'est-à-dire, un de chaque côté. Ces poumons sont séparés l'un de l'autre par cette cloison qu'on nomme le *médiastin*. Cela n'empêche pourtant pas qu'ils ne communiquent ensemble par le moyen de la trachée-artere.

L'un & l'autre sont divisés en plusieurs lobes ; pour l'ordinaire le droit en trois & le gauche en deux ; quelquefois il arrive tout le contraire. Ces lobes ressemblent assez bien à un ongle de bœuf, car ils sont convexes sur leur surface extérieure & postérieure qui regarde la plévre, & caves par leur surface intérieure & antérieure qui regarde le cœur. L'un & l'autre poumon communiquent avec le fond de la bouche, par le moyen de la trachée-artere qui s'ouvre dans le larynx. Ils communiquent aussi avec les ventricules du cœur par les arteres & les veines qui leurs appartiennent.

Chaque lobe à sa naissance est attaché tant par les branches que par les ramifications des vaisseaux qui s'y distribuent. Tout le reste est libre & en état de s'étendre & de se dilater, ou de se resserrer & de s'affaisser selon les différens mouvemens de la respiration. Le lobe inférieur est ordinairement un peu plus grand que l'autre.

Il faut remarquer qu'à leur naissance ces lobes sont continus d'environ deux travers de doigts, plus ou moins ; quelquefois même ils sont refendus en d'autres endroits, plus ou moins profondément.

Dans le fœtus leur couleur est rouge, mais dès qu'il a respiré elle devient d'un cendré pâle, & dans les adultes ce cendré paroît marbré.

Souvent on les trouve adhérens à la plévre & au diaphragme , & cela suppose toujours que l'une ou l'autre de ces parties a souffert quelqu'inflammation. Quand l'adhérence est médiocre , les personnes dans lesquelles cela a lieu , ne se plaignent ordinairement d'aucune difficulté de respirer , & il est aisé de juger que ces adhérences ne doivent point empêcher la diastole du poumon , ni son affaissement dans l'expiration , à moins qu'elles ne soient très-fortes & en très-grand nombre , comme on l'a observé après la mort , &c.

Les anciens Anatomistes ont considéré le poumon comme un parenchime à peu près semblable à celui du foye ou de la ratte , si ce n'est qu'il est plus léger & plus spongieux ; & ce qui les entretenoit dans cette erreur , c'est qu'ils voyoient qu'il étoit de couleur de chair & qu'il tomboit au fond de l'eau dans le fœtus ; mais on a l'obligation à *Malpighi* d'avoir reconnu le premier que le poumon n'est qu'un assemblage d'un nombre infini de petites cellules membraneuses qui s'ouvrent les unes dans les autres, lesquelles sont très-fines & très-déliées. Cette structure paroît très-bien dans un poumon qu'on a desseché.

Il faut donc considérer qu'outre cette premiere division de chaque lobe du poumon , chacun de ces lobes est encore divisé en une infinité d'autres plus petits, couchés & collés les uns contre les autres : on les nomme *Lobules*.

Chaque lobule est revêtu de sa membrane propre & se gonfle indépendamment de son voisin, quand on y pousse de l'air par le rameau de la branche qui va s'y distribuer. Cependant, tous ensemble sont revêtus d'une membrane commune dont il sera parlé , & se gonflent tous à la fois , quand on introduit de l'air par le tronc de la branche qui se répand dans tout ce grand lobe.

Cette membrane , quoique très - mince , est d'une tissure fort serrée. Elle produit plusieurs avances qui s'insinuent entre ces lobes, & font comme autant de cloisons mitoyennes qui servent à les unir entr'eux ; c'est ce que font aussi les vaisseaux qui passent des uns aux autres.

La figure de ces petits lobes varie en une infinité de manieres , comme aussi leur situation. Les uns sont attachés à la partie supérieure de la branche , les autres à l'inférieure , les autres à ses côtés.

Les cellules qui compofent la fubftance de ces lobules, font dans l'homme très-petites, d'une tiffure extrêmement fine, & il n'y a pas lieu de douter qu'elles ne foient garnies de quelques fibres charnues, qui fervent à exprimer l'air d'une cellule à l'autre; on donnera des obfervations particulieres fur cette matiere.

Les vaiffeaux du poumon font fes arteres, fes veines, fes nerfs, les lymphatiques, & enfin la trachée-artere pour donner entrée à l'air dans les poumons, & l'en laiffer fortir.

La *Trachée-artere* eft un canal qui porte & qui diftribue l'air dans le poumon. Elle reçoit trois différens noms, fuivant les trois différentes parties qui la compofent; fa partie fupérieure fe nomme *Larynx*; fous le larynx eft placé le canal de la *Trachée-artere*, qui en eft le milieu, & l'inférieure qui eft une diftribution de celle-ci dans le poumon, porte le nom de *Bronches*. Le larynx eft fitué immédiatement au-deffous de la racine de la langue, &c. La trachée-artere eft fituée immédiatement au-devant de l'œfophage, defcend par le milieu du cou, & entrant dans la poitrine elle s'avance jufqu'environ la quatriéme vertebre du dos; là elle fe partage en deux branches qui après avoir fait environ un pouce de chemin, fe plongent dans chaque partie du poumon. On obferve que la branche du côté droit a peu d'étendue, au lieu que celle du côté gauche eft fort longue.

Ce canal eft compofé d'anneaux cartilagineux, également diftans & liés entr'eux, principalement par la membrane dont ils font revêtus intérieurement, & qui garnit les intervalles qu'ils laiffent entr'eux. Ces anneaux ne décrivent que les deux tiers du cercle; l'autre eft purement charnu, membraneux & élaftique, & c'eft celui qui eft couché fur l'œfophage, & qui lui laiffe par ce moyen la liberté de fe dilater aifément quand on avale quelque gros morceau de pain ou d'autre nourriture.

Ce côté poftérieur de la trachée-artere eft compofé de trois tuniques; la premiere, qui eft médiocrement épaiffe, fert principalement à foutenir les vaiffeaux qui fe diftribuent aux autres; la deuxiéme, eft charnue & compofée d'un double plan de fibres dont les extérieures font tranfverfes, & parcourrent prefque toute la largeur du tuyau, les intérieures font longitudinales; la troifiéme tunique, qui eft l'intérieure,

eſt extraordinairement lice par-dedans , & enduite d'une humeur viſqueuſe qui fait un glacis très-poli , & qui empêche
qu'elle ne ſe ride & ne ſe deſſeche par le paſſage continuel de
l'air : cette humeur découle par une infinité de petits trous
dont elle eſt percée , & qui répondent à autant de grains glanduleux cachés derriere cette tunique.

Outre ces enveloppes la trachée-artere eſt revêtue par dehors d'une membrane mince & parſemée de pluſieurs vaiſſeaux.

Le premier & le ſecond anneau ſont étroitement liés l'un à
l'autre , & quelquefois ſont continus enſemble.

Dans le paſſage que la trachée-artere fait dans le cou , elle
eſt arroſée par pluſieurs rameaux d'arteres qui viennent de la carotide externe , & les veines qu'elles accompagnent ſe déchargent dans la jugulaire interne. On a déja dit que vers la quatriéme vertebre du dos elle ſe partage en deux branches , dont
l'une entre dans la partie droite , & l'autre dans la partie gauche du poumon ; là elle eſt ſoutenue & enfermée dans la duplicature de la plévre qui donne naiſſance au médiaſtin.

Ces deux branches engagées dans la ſubſtance du poumon
prennent le nom de bronches.

Les bronches ſe ſubdiviſent en autant de groſſes branches
qu'il y a de lobes , & parcourant chacun d'eux ſelon toute leur
longueur , elles jettent autant de rameaux qu'il y a de lobules ,
& ces mêmes rameaux ſe diſtribuent de telle maniere qu'ils
fourniſſent en même temps l'air à toutes les cellules dont ils
ſont compoſés.

Les anneaux dont ces bronches ſont formées ne ſont point
d'une piece comme ceux de la trachée-artere ; mais ils ſont
briſés , & ces pieces ſont fort irrégulieres , pluſieurs étant re-
fendues en beaucoup de petites lames. Elles ſont exactement collées les unes aux autres par la membrane extérieure & intérieure des bronches , & diſpoſées de telle ſorte qu'elles ſe couvrent réciproquement les unes , les autres , plus ou moins , &
que celles du premier anneau enjambent ſur le ſecond , celles
du ſecond ſur le troiſiéme , & ainſi du reſte. Cette ſtructure
fait que tout le canal s'applatit & ſe racourcit quand le pou-
mom s'affaiſſe dans l'expiration , & s'alonge & ſe dilate avec
une facilité merveilleuſe par l'entrée de l'air qui le gonfle.

Les bronches ſont intérieurement revêtues des mêmes enveloppes de la trachée-artere , à la réserve que le plan de la tunique charnue dont les fibres ne font que tranfverfes dans la trachée-artere , font circulaires dans les bronches.

Les lobules dont il a été parlé , font attachés aux extrêmités de chaque rameau des bronches , lefquelles femblent dégénérer en petits tuyaux membraneux qui compofent toutes les cellules.

Obfervations fur le Poumon de l'homme.

Il y a peu de parties dans le corps humain qui foient plus néceffaires à la vie que le poumon ; c'eft cependant une de celles dont la ftructure paroît la plus obfcure & la plus inconnue ; elle eft dans un mouvement continuel , foit pour recevoir l'air , foit pour le repouffer ; mais on ignore quels font les fecours que nous tirons de ce mouvement , dont la ceffation même momentanée nous expoferoit à un très-grand danger.

De tous les Anatomiftes qui ont travaillé fur le poumon , *Malpighi* eft celui qui s'eft le plus diftingué par l'exactitude & le fuccès de fes découvertes.

Je commencerai par expofer les notions que j'ai puifées fur cette matiere , foit dans fes écrits , foit dans ceux des autres Auteurs ; après quoi je propoferai les nouvelles obfervations que j'ai faites fur le même fujet.

La premiere partie du poumon qui fe préfente aux yeux , après qu'on a fait ouverture de la poitrine , eft la membrane qui l'enveloppe. On en reconnoît deux , la membrane externe & la membrane interne.

Selon *Willis* , *Verheyen* & *Bourdon* , la membrane externe du poumon eft nerveufe , & n'eft que l'épanouiffement des filets nerveux qui font fur cette partie. Quant à l'interne, qu'ils difent être plus épaiffe & inégale , elle n'eft formée felon eux que par l'extrêmité des vaiffeaux & des véficules.

La trachée-artere fe découvre enfuite , & on commence ordinairement par elle avant que d'examiner l'intérieur du poumon. Les Auteurs y remarquent deux plans de fibres charnues ; les unes qui font longitudinales , fervent à rapprocher les cercles cartilagineux les uns des autres , & les autres qui font circulaires refferrent ces cartilages & retreciffent la cavité de ce canal.

Ils admettent encore des fibres charnues jufques dans les véficules, & les croyent deftinées au même ufage. Une autre remarque qu'ils ont faite, eft que la trachée-artere fe divife en une infinité de ramifications qui fe diftribuent dans le poumon; ils croyent que toutes ces ramifications fe terminent en certaines véficules formée par l'épanouiffement de la membrane interne de ce canal; ils nous repréfentent dans leurs planches ces véficules comme de petits facs ovales attachés par des pédicules aux ramifications de la trachée-artere, & ils eftiment que l'air peut paffer de l'un à l'autre. *Malpighi* fait mention de ces véficules, qu'il fait naître de la trachée-artere; il y a néanmoins lieu de juger que fon idée & celle de *Rhuyfch* à cet égard, font différentes de celles que s'en font formées les autres Anatomiftes; c'eft ce que je ferai voir dans la fuite.

Malpighi a obfervé dans le poumon une infinité de lobules entourés d'une membrane qui leur eft propre. On entend par lobules des portions féparées d'un lobe, renfermées dans ce même lobe. Il n'en détermine point précifément la figure, & ne marque ni leur fituation, ni leur extention avec la trachée-artere. Ils font, dit-il, abfolument irréguliers, & d'une figure bizarre, à peu près comme celle des ramifications d'arbres. Toutes les véficules d'un même lobule communiquent enfemble, mais aucun lobule ne communique avec une artere; entre ces lobules il y a des interftices qui ne font point de fimples efpaces vuides ou des cavités nuës, ils renferment quantité de membranes dont les unes font paralleles & les autres s'entrecoupent de différentes manieres, ce qui forme diverfes cellules: ces membranes, felon cet Auteur, partent non-feulement de la furface des lobules, mais auffi de leur fubftance interne, & elles ne font autre chofe que les membranes mêmes qui compofent les véficules devenues plus fines & plus tranfparantes. Il croit encore que l'air entre facilement dans ces interftices, qu'il en fort de même par les véficules, & que toutes les cellules que forment ces membranes communiquent enfemble, de forte que l'air peut paffer aifément d'un interftice à un autre.

Dans ces interftices il a fouvent trouvé des hydatides, des points & des lignes noires, ce qui lui a fait juger qu'on pouvoit

voit les regarder comme les émonctoires des lobules. Enfin par l'anatomie des poumons de la tortue & de la grenouille, il s'est assuré de la structure d'un réseau qu'il avoit remarqué dans les poumons de l'homme, & qui lui sembloit attacher toutes les vésicules les unes avec les autres ; il a démêlé que ce réseau n'étoit qu'un entrelassement surprenant d'arteres & de veines qui s'anastomosent les unes avec les autres.

Tous les Anatomistes conviennent qu'il y a deux sortes de vaisseaux sanguins dans le poumon ; la premiere espece comprend l'artere bronchiale qui porte dans le poumon le sang destiné à sa nourriture, & la veine bronchiale qui en rapporte le même sang. A l'égard de la seconde espece, elle renferme les autres vaisseaux appellés arteres & veines pulmonaires. Leur fonction est de porter un sang qui ne fait que passer du ventricule droit du cœur dans le ventricule gauche en traversant le poumon. Ils jettent une infinité de ramifications qu'on voit s'épanouir sur les vésicules & qui s'y anastomosent. *Malpighi* a cru que plusieurs des vaisseaux sanguins partant d'un lobule alloient se jetter dans d'autres lobules placés vis-à-vis du premier.

. Telles sont les observations des Auteurs sur la structure du poumon : on me permettra d'exposer ici celles que j'ai faites.

Les membranes du poumon ne sont point, comme on l'a cru, un simple épanouissement des filets nerveux. Ils ne sont que la continuation de la plévre qui enveloppe tout le corps du poumon, & qui en fait la plus grande partie.

Pour s'en assurer il faut fendre légérement le médiastin, c'est-à-dire cette partie de la plévre qui se sépare des parois de la poitrine qu'elle tapisse pour s'attacher sur le péricarde, & pour former de chaque côté une cloison qui divise la poitrine ; on trouvera que le médiastin est double de chaque côté, c'est-à-dire qu'il se partage en deux membranes, ou en deux lames membraneuses. On pourra les suivre sur le péricarde où elles s'épanouissent, & de-là les conduire sur le poumon ; pour lors en connoîtra facilement ce qui suit.

La membrane externe du poumon est la continuation de la membrane interne de la plévre, c'est-à-dire de celle qui regarde la cavité de la poitrine, & qui fait toute l'enveloppe extérieure du poumon. Elle s'en sépare aisément, ou avec la pointe du ſcapel , ou avec les doigts. Il eſt encore facile de l'élever en y faiſant une petite ouverture & en ſoufflant avec un tuyau fin. Si l'on ſouffle violemment & à pluſieurs repriſes par la trachée-artere dans un poumon qui aura été lavé , & ſi l'on injecte avec force & à pluſieurs fois , ou de l'eau , ou quelqu'autre liqueur qui ne s'épaiſiſſe pas dans les vaiſſeaux , cette membrane ſe ſeparera du corps du poumon , & formera ſur la ſurface des veſſies conſidérables & fort larges. Elle eſt ſi ferme & ſi ſerrée , que l'air ne peut paſſer à travers lorſqu'elle eſt encore collée ſur le corps du poumon , mais il la pénétre aiſément lorſqu'elle en eſt ſéparée. Au reſte , elle n'a pas plus de vaiſſeaux ſanguins que la plévre.

La membrane interne du poumon eſt la continüation de l'externe de la plévre , c'eſt-à-dire de celle qui touche les muſcles intercoſtaux. Elle ſe replie avec la membrane interne de la plévre. Elle forme le médiaſtin , & reſtant toujours collée ſous cette membrane , elle s'étend comme elle le long du péricarde juſqu'au corps du poumon , & elle ſe perd enfin dans les lobules qu'elle ſemble former : je n'ai pû ni l'en ſéparer , ni la ſuivre plus loin. On doit obſerver qu'elle eſt plus fine & plus déliée que la membrane externe du poumon. Elle ſe partage néanmoins & forme une gaîne particuliere aux arteres & aux vaines pulmonaires.

Cette gaîne renferme outre ces vaiſſeaux nombre de cellules formées par des membranes très-fines & très-déliées qui s'entrecoupent & qui s'attachent à ces vaiſſeaux.

Les cellules ſont aſſez grandes & pareilles à celles que *Malpighi* a remarquées dans les interſtices ou intervalles qui ſéparent les lobules les uns des autres. La gaîne membraneuſe accompagne toutes les ramifications des arteres & des veines pulmonaires dans les interſtices des lobules. Lorſqu'on ſouffle avec force dans cette gaîne , & qu'on rompt pluſieurs cellules ou cloiſons membraneuſes , on fait paſſer l'air dans les interſtices des lobules qui en deviennent gonflées. Ces deux obſervations peuvent faire croire que les cellules que *Malpighi* a remarquées dans ces interſtices , ne ſont produites que par cette même membrane , d'autant plus que les cloiſons membraneuſes qui forment ces cellules paroiſſent être les mêmes que celles qu'on obſerve dans la gaîne des vaiſſeaux.

Pour voir diſtinctement cette gaîne celluleuſe qui entourre ces vaiſſeaux, on n'a qu'à découvrir un gros tronc & ſéparer avec ſes doigts autant qu'il ſera poſſible les parties qui couvrent les plus groſſes ramifications. Enſuite on élevera, ou avec les ongles, ou avec les pointes d'une pincette une membrane aſſez fine qui ſe trouve autour de ces gros vaiſſeaux. On y fera une ouverture avec la pointe du ſcapel juſqu'au corps du vaiſſeau, & on y introduira pour lors un tuyau: en ſoufflant fortement & par ſecouſſes dans cette gaîne on rompra les premieres cloiſons membraneuſes, enſorte que l'air étant en liberté de paſſer plus loin, fera diſtinguer évidemment & le corps du vaiſſeau qui ſera affaiſſé par l'air & la membrane qui forme cette gaîne qu'on appercevra ſe gonfler à vûë d'œil. On découvrira pluſieurs brides dans cette gaîne, & en l'ouvrant davantage on reconnoîtra qu'elles ſont formées par les membranes particulieres qui compoſent les cellules, leſquelles réſiſtant en certains endroits à la force de l'air & demeurant attachées à la gaîne, l'arrêtent & l'empêchent de s'élever partout également. En ſoufflant par la même ouverture du côté du cœur, on fera gonfler cette gaîne membraneuſe, on la ſuivra juſqu'au péricarde où elle eſt collée, & on la conduira juſqu'au médiaſtin dont elle forme la lame externe; ce qui prouve d'une maniere inconteſtable que la gaîne eſt produite par cette membrane.

C'eſt ainſi qu'il m'eſt arrivé de découvrir que la membrane externe du poumon étoit la coutinuation de la membrane interne de la plévre, & qu'un épanouiſſement de la membrane externe de la plévre accompagnoit les vaiſſeaux ſanguins dans tout le poumon, tandis qu'une autre partie, ou l'ame de cette même membrane ſe perdoit dans l'intérieur de ce viſcere. Enſuite j'ai examiné attentivement la trachée-artere, j'ai cherché ces fibres charnues & muſculeuſes que tous les Auteurs diſent y avoir apperçûës, & que quelques-uns admettent juſques dans les véſicules. Il eſt vrai qu'il y a les plans de fibres tels qu'ils les ont décrits, mais ces fibres charnues ſont couvertes d'une membrane très-fine & garnie d'un grand nombre de vaiſſeaux ſanguins qui forment un réſeau, & donnent à ces fibres une couleur rouge, mais après avoir ſéparé cette membrane, les fibres charnues paroiſſent blanchâtres, d'un tiſſu

très-ferme, très-ferré & d'une élasticité aſſez conſidérable ,
long-temps même après la mort de l'animal. Il m'a paru qu'elles
ſont mêlées avec des fibres ligamenteuſes ; en effet, ſi l'on détache toute une ramification de la trachée-artere, & qu'on la
tire pour la rendre, ou plus longue, ou plus large, elle revient
par ſon propre reſſort dans le premier état où elle étoit avant
l'extenſion.

Il eſt encore certain que le mouvement du poumon ne dépend pas, comme on l'a cru, de la contraction des fibres charnues, mais il eſt ſecondé par le reſſort de ces fibres élaſtiques
qui en parcourrent la ſubſtance, car il ſe conſerve long-tems
après la mort de l'animal. Or s'il étoit cauſé par la ſeule contraction des fibres charnues, il ne devroit pas conſerver plus
de reſſort pendant un certain tems après la mort, que toutes
les autres parties charnues du corps. Ainſi je crois qu'on peut
admettre parmi ces fibres des ligamens à reſſort par rapport à
leur ſtructure & à leur uſage.

En ſuivant les petites ramifications des bronches, j'ai remarqué que la membrane interne & externe de la trachée-
artere s'uniſſoit exactement, de maniere que je ne pouvois
plus les ſéparer vers leurs extrêmités : quelque ſoin que j'aye
apporté à ſuivre ces ramifications, je n'ai pû appercevoir avec
le microſcope aucunes véſicules, ou ſacs membraneux, tels
que les Auteurs nous les repréſentent. Toutes ces ramifications ſe perdent dans les lobules, ſans donner la moindre idée
de véſicules ; dans l'eſpérance de les découvrir plus aiſément
j'ai ſoufflé dans des ramifications de la trachée-artere, j'ai
gonflé les parties du poumon où elles ſe diſtribuent, & j'ai
apperçu ce qu'on appelle des véſicules ſur la ſuperficie de ce
viſcere. En continuant de ſouffler, j'ai vû la membrane externe ſe ſéparer en différens endroits du poumon, pour lors
les parties dont cette membrane étoit ſéparée n'ont plus repré-
ſenté les véſicules. L'air pouſſé dans ces lobules qui n'étoient
plus ſoutenus par cette membrane, les gonfloit ſimplement
comme un corps ſpongieux, & n'y étoit plus retenu comme
auparavant.

Cette obſervation m'a fait croire que les véſicules qui paroiſſent à la ſuperficie, n'étoient produites que par l'élévation
de la membrane externe, car cette partie ſe trouvant par-deſ-

fous affujettie en plufieurs endroits , & libre en quelqu'autres , forme de petites élévations de figure fphérique , lorfque l'air vient à la frapper , & c'eft apparemment ce qu'il a plû aux Anatomiftes d'appeller véficules : on voit cependant que ces prétendues véficules ne font point formées par les ramifications de la trachée-artere , qu'elles n'y font point attachées , & qu'elles ne peuvent fe trouver dans l'intérieur du poumon. C'eft ce qui m'a fait craindre que les Auteurs ne nous euffent donné une fauffe notion des véficules , & qu'ils ne les euffent pas bien examinées , d'autant plus que *Malpighi* ne me paroît pas s'en être expliqué affez clairement. Il eft vrai que dans la dix-feptiéme page de fes Œuvres pofthumes , il dit que le poumon de l'homme eft compofé de membranes très-fines qui naiffant de la trachée-artere forment des cellules & des finus , mais en d'autres endroits il femble confondre la fignification des termes de *véficules* , de *finus* & de *cellules* , qu'il employe indifféremment , comme s'ils étoient fynonimes. Il compare les uns & les autres , tantôt aux cellules des ruches de mouches à miel , & tantôt à la fubftance celluleufe d'une éponge , idée fort différente de celle que nous devons avoir des véficules. Au travers de cette obfcurité on entrevoit qu'à cet égard il a penfé fort différemment des autres Auteurs ; effectivement les prétendues véficules ne fe trouvent pas dépeintes dans les planches de *Malpighi* de la même maniere que dans les leurs.

Il paroît de même par la feiziéme lettre de *Rhuifch* , qu'il n'a point reconnu dans le poumon de véficules telles que les Auteurs nous les ont décrites , puifqu'il les appelle *Cellulæ veficulares* , ce qui prouve qu'il les regarde plutôt comme des cellules , que comme des véficules.

J'ai fait tout ce que j'ai pû pour m'affurer s'il y avoit de femblables véficules dans un poumon frais , & je n'y ai pû réuffir , ni par le moyen du fcapel , ni même en foufflant. J'ai injecté la trachée-artere fans pouvoir encore rien obferver à la faveur de cette injection , tout le corps du poumon a été rempli , enfuite de quoi je n'y ai trouvé qu'une maffe de la liqueur que j'avois injectée. En la rompant je n'y ai vû que beaucoup de membranes enfermées & embarraffées , fans appercevoir aucunes véficules ou facs membraneux , ni rien même qui en eut la figure ; c'eft ce qui m'a fait tenter une autre voye.

J'ai soufflé pour lors un poumon, & après l'avoir gonflé, je l'ai laissé sécher, espérant que les vésicules gonflées se feroient mieux appercevoir. Lorsque le poumon gonflé m'a paru sec, j'ai séparé la membrane externe & plusieurs lobules les uns des autres, j'ai consideré ces lobules, qui sont un peu transparens, & je n'ai vû qu'un corps spongieux; j'ai coupé en différentes manieres une partie de ces lobules afin d'en mieux connoître la substance intérieure, mais je n'y ai découvert qu'un tissu spongieux ou celluleux, c'est-à-dire une infinité de petites cavités assez irrégulieres, rassemblées & formées par des membranes très-fines.

Observant ces cavités avec un microscope, j'en ai apperçu plusieurs qui communiquoient ensemble; quelques-unes étoient plus grandes & formées par plusieurs autres; au milieu de ces dernieres j'ai trouvé quelquefois une ouverture ronde assez considérable qui perçoit plus profondément, mais qui n'avoit aucune suite ni aucune route.

Lorsqu'on examine ce tissu par le moyen du microscope, il paroît entierement semblable à celui de la ratte d'un mouton; leurs cavités celluleuses se ressemblent beaucoup, tant par l'irrégularité de leur figure que par la maniere dont elles communiquent les unes avec les autres; elles ne sont différentes que par leur grandeur.

Après avoir ainsi considéré les lobules, j'ai suivi les ramifications de la trachée-artere dans plusieurs lobules gonflés & desséchés, j'ai vû par le secours du microscope les plus petites ramifications de la trachée se perdre dans ce corps spongieux sans y avoir pû remarquer de vésicules. Je les ai suivies de même dans un poumon de cheval, & je m'y suis attaché avec d'autant plus d'attention, qu'*André Snape*, auteur Anglois, qui a donné l'anatomie de cet animal, a représenté dans une de ses planches ces vésicules fort distinctes & séparées; cependant je n'en ai pû découvrir aucune.

Pour suivre plus exactement ces ramifications & les séparer de tout ce qui pourroit les cacher, j'ai fait une coupe le long d'une branche considérable de la trachée-artere dans un poumon gonflé & desséché; j'ai ôté avec le scapel tout ce qui paroît spongieux entre des ramifications considérables, ensuite de quoi j'ai exposé cette partie déja séche à l'air ou au soleil;

à mesure qu'elle continuoit de se dessécher, on frappoit avec les doigts ou avec le dos du scapel contre les côtés, & en soufflant dessus on en faisoit sortir une poussiere membraneuse qui laissoit à découvert les ramifications les plus fines. Elles se détachent d'elles-mêmes, & se font distinguer facilement par la couleur, ce qui arrive surtout dans le poumon de cheval, dont le tissu spongieux est rougeâtre, au lieu que les ramifications de la trachée-artere sont blanches.

En si prenant de cette maniere on ne doit point craindre de rien déchirer : en réiterant plusieurs fois, on détache des ramifications si fines qu'on ne peut les distinguer qu'avec un bon microscope. On les voit quelquefois se fourcher en deux ou trois branches vers leurs extrêmités, de la même maniere que nous le voyons souvent arriver à la pointe des cheveux. Au reste toutes ces extrêmités paroissent s'enfoncer dans le tissu celluleux & spongieux.

Or si les vésicules étoient attachées aux extrêmités des bronches, si elles étoient formées par les membranes de la trachée-artere, il est vaisemblable qu'elles devroient s'y manifester.

Ces observations me persuadent premierement, qu'il n'y a point de vésicules ; deuxiémement, que les cellules ou cavités qui forment le tissu spongieux ou celluleux, ne sont pas un épanouissement des bronches, & qu'elles ne sont pas formées par les mêmes membranes ; troisiémement, que les petites élévations qui paroissent extérieurement lorsque l'on souffle un poumon frais ou humide ne sont produites que par l'effort de l'air contre la membrane externe du poumon.

A l'égard des lobules, ce sont des portions de ce tissu spongieux séparées & renfermées par une membrane assez mince ; leur figure ne peut se déterminer au juste, ainsi que *Malpighi* le remarque. Il est vrai qu'ils ont assez souvent la figure d'un quarré long, mais ils sont quelquefois plus large dans une extrêmité, & finissent quelquefois en pointe ; on en trouve qui sont échancrés dans le milieu, & d'autres qui y sont enchassés. Ils ont pour l'ordinaire une épaisseur égale à leur surface. On peut les comparer, par rapport à leur figure différente, aux pierres taillées pour construire une voûte. En effet, c'est ce que le poumon semble représenter lorsqu'il est gonflé. Ces lobules sont arrangés les uns auprès des autres, mais ils laissent entr'eux quelques intervalles qui ne font pas néanmoins de fimples efpaces vuides ; car ils font remplis de membranes très-fines , telles que *Malpighi* les a remarquées.

Nous avons vû que ces membranes étoient les mêmes que celles qui fe rencontrent dans la gaîne des vaiffeaux , & qu'elles étoient difpofées de la même maniere. Or nous fçavons que cette gaîne , ainfi que fes membranes , vient de la lame externe de la plévre , c'eft-à-dire de celle qui touche les côtes. Il y a donc lieu de croire que la même lame produit ces membranes fines qui fe trouvent dans les interftices , & qui y forment de grandes cellules.

La membrane dont les lobules font entourés eft du même caractere , excepté qu'elle eft plus épaiffe. C'eft fur elle que les membranes des interftices femblent s'attacher de maniere qu'elles s'y perdent , d'où l'on pourroit conclure que cette derniere membrane eft une fuite des premieres. L'intérieur du lobule eft le tiffu fpongieux ou celluleux dont je viens de parler.

Toutes les cellules de ce corps fpongieux renfermé dans un lobule fe gonflent toujours en même tems , ou parce que les cellules d'un même lobule ont communication les unes avec les autres , comme l'ont cru tous les Anatomiftes , ou parce que l'air foufflé par une ramification de la trachée-artere dans ce lobule , fe diftribue en même temps dans toutes les cellules par une infinité d'autres petites ramifications qui fortent de cette premiere.

L'air ne paffe pas d'un lobule à un autre , mais il paffe des lobules dans leurs interftices , & en reffort par les lobules. Pour s'en convaincre , il ne faut que fouffler un poumon. On voit alors les interftices fe gonfler & fe défenfler après les lobules , fans qu'on puiffe foupçonner aucune rupture qui ait donné paffage à l'air qui ne fort que très-lentement de ces interftices , il y en a même qui reftent toujours gonflés , quoique le refte du poumon foit affaiffé : au refte , je ne vois point qu'on puiffe s'affurer par des preuves certaines que les interftices ayent communication les uns avec les autres , & que l'air foit porté de l'un à l'autre ainfi que l'on cru les Auteurs. Il eft vrai qu'en foufflant avec force dans l'un de ces interftices où l'on aura fait une petite ouverture pour y paffer un tuyau , on

fera

fera paffer l'air dans plufieurs autres ; cependant après avoir ouvert ces interftices le long de la route que l'air avoit faite, j'ai trouvé que la plûpart de ces membranes fines & tranfparentes qu'on y découvre avoient été rompues, ce qui m'a fait conjecturer que dans l'état naturel l'air ne communiquoit point d'un interftice à l'autre. Je me fuis confirmé dans cette opinion en obfervant que lorfqu'on foufle doucement & de maniere à ne point caufer de rupture dans les membranes, on ne voit plus couler l'air dans les interftices. Je fuis donc perfuadé que l'air qu'ils reçoivent eft celui même qui eft forti des lobules qu'ils environnent & qu'ils féparent ; c'eft pourquoi on ne doit point, ainfi que *Malpighi*, regarder fimplement les interftices, comme les émonctoires de ces lobules, ils doivent être confidérés comme des efpeces de réfervoirs pour l'air ; nous en ferons bien-tôt voir la néceffité.

Les membranes qui forment les cellules ou cavités dont eft compofé le tiffu fpongieux, font femées d'une infinité de vaiffeaux fanguins qui s'anaftomofent enfemble, & qui produifent ce que *Malpighi* appelle un réfeau admirable. Je n'ai pû découvrir d'où partent ces membranes, & il m'a été impoble de les fuivre. Avant que d'expofer ce que j'en penfe, on me permettra de rappeller les remarques que j'ai faites ; fçavoir, premierement, que la lame interne de la membrane externe de la plévre s'enfonce & fe perd dans le poumon ; deuxiémement, que l'autre lame de la même membrane forme la gaîne qui entourre toutes les ramifications des vaiffeaux fanguins, & produit encore felon les apparences toutes les membranes des interftices qui font entre les lobules ; troifiémement, que les membranes des cellules qu'on remarque dans les interftices qui font entre les lobules, paroiffent, de l'aveu de tous les Anatomiftes, être les mêmes que celles dont eft formé ce qu'ils appellent véficules. Fondé fur ces obfervations, je crois avoir lieu de conjecturer que cette membrane, que je n'ai pû fuivre dans le poumon, c'eft-à-dire une lame de la membrane externe de la plévre, forme ces cellules ou cavités, à qui j'ai donné le nom de tiffu fpongieux ou celluleux, de la même maniere que nous voyons la gaîne des vaiffeaux & les cellules qu'on y remarque être formées par une autre lame de cette même membrane.

Tome II.   I

J'ai cherché des éclaircissemens dans les poumons de la grenouille & de la tortue, qui ont fait découvrir à *Malpighi* ce réseau admirable de vaisseaux sanguins qu'il n'a pû connoître ni distinguer dans l'homme, qu'après l'avoir observé dans les poumons de ces animaux.

Le poumon de la grenouille est composé de deux vessies, l'une à droite & l'autre à gauche. Dans la surface interne de chacune de ces vessies, on trouve plusieurs membranes qui forment des cellules assez considérables : elles se découvrent évidemment dans un poumon de grenouille soufflé & séché, en le fendant par le milieu.

Quant au poumon de la tortue de terre, il est à peu près semblable à celui de la grenouille ; on y voit de chaque côté une vessie très-considérable de la figure d'un demi-ovale allongé, dont la pointe est recourbée en dedans. Chaque vessie est séparée en plusieurs cavités par des cloisons membraneuses ; ces différentes cavités communiquent les unes avec les autres par des ouvertures qui se trouvent dans le milieu des cloisons, & toute la surface intérieure de chaque cavité est partagée par plusieurs membranes qui forment des cavités pareilles à celles du poumon de la grenouille. En général on peut comparer les poumons de ces deux animaux à plusieurs lobules du poumon de l'homme joint les uns aux autres, avec cette différence néanmoins que les lobules dans le poumon de l'homme ne communiquent point ensemble, & que les cellules sont beaucoup plus petites & disposées d'une maniere différente.

Ces observations font connoître que les poumons de la tortue ne sont que des vessies où l'on remarque plusieurs cellules dont nous expliquerons l'usage dans la suite. On peut se faire la même idée des poumons de l'homme & de la plûpart des animaux, mais on doit observer en même temps que les cellules en sont plus petites & plus nombreuses ; ainsi lorsque je compare le poumon de l'homme à celui de la tortue, je le considére comme une grande vessie formée par la membrane interne de la plévre, qui est l'externe du poumon, & qui renferme une infinité d'autres vessies particulieres, appellées lobules, qui peuvent être comparées aux différentes cavités du poumon de la tortue & de la grenouille, excepté qu'ils n'ont pas de communication entr'eux ; chaque lobule, qu'on peut croire être formé par la membrane externe de la plévre, renferme encore une infinité de petites cellules formées par cette même membrane ; elles font de même ſtructure que celles des poumons de la tortue & de la grenouille, mais elles font plus petites, en plus grande quantité, & entaſſées les unes ſur les autres. Je regarde cet amas de cellules comme un tiſſu ſpongieux ou celluleux, où l'air porté par les ramifications des bronches ſe répand comme le ſang ſe répand dans les cellules de la ratte du mouton, ou de la même maniere qu'il eſt verſé dans les corps caverneux.

Les arteres ne partent pas d'un lobule pour paſſer à l'autre, comme l'a cru *Malpighi*, les plus groſſes ramifications paſſent le long de l'intérieur des interſtices. Elles fourniſſent de tous côtés & en très-grand nombre les vaiſſeaux capillaires qui ſe diſtribuent dans chaque lobule, & qui ſe ramifient encore ſur toutes les membranes qui forment les cellules. Ces vaiſſeaux s'anaſtomoſent avec les capillaires des veines & forment ce réſeau admirable dont on doit la découverte à *Malpighi*, les veines obſervent le même ordre pour rapporter le ſang ; c'eſt-à-dire que les groſſes ramifications ſe trouvent toujours dans les interſtices. Pour découvrir facilement les vaiſſeaux, il faut blanchir un poumon, en le laiſſant tremper long-temps dans de l'eau, on ſeringuera doucement & à pluſieurs fois de l'eau tiéde par les arteres & par les veines, enſuite on y injectera doucement des cires collorées fort molles, & de différentes couleurs ; on gonflera le poumon en le ſoufflant, & on le laiſſera ſécher ; pour lors on y découvrira facilement les ramifications des vaiſſeaux, ils ſont pliſſés, & pour ainſi dire gauderonnés intérieurement quand le poumon eſt affaiſſé, ſur-tout la veine.

Il eſt aiſé de s'en convaincre en coupant tranſverſalement dans un lobe d'un poumon frais quelques-unes des plus groſſes ramifications ; ces plis ſe perdent dans l'inſpiration, ou quand le poumon eſt gonflé ; ils ſe forment de nouveau dans l'expiration, ou lorſqu'il vient à s'affaiſſer.

Il ne me reſte plus qu'à joindre ici quelques réflexions aux différentes obſervations que j'ai faites ſur le poumon.

Premierement, cette partie eſt incapable par elle-même de

fe dilater ; tout fon mouvement vient de l'élafticité des fibres
ligamenteufes de la trachée-artere , lefquelles doivent auparavant avoir été mifes en jeu de reffort par l'air qui y a été pouffé.

Deuxiémement, l'air ne peut tomber dans un corps celluleux , paffer d'une cellule à l'autre , ni traverfer jufques dans
les interftices des lobules fans fe brifer , & fans fouffrir une
infinité de collifions ; c'eft par-là que font développées les parties les plus tenues qui fe trouvoient embarraffées , & qui font
écartées par celles qui étoient trop unies ; car l'air que nous
refpirons eft chargé de quantité de parties hétérogenes , très-
groffiéres.

Troifiémement , ce même air qui tombe dans toutes les cellules , environne les vaiffeaux fanguins , & les touche prefque
dans tous les points.

Quatriémement , toutes les membranes , tant celles qui
compofent les cellules que celles qui enveloppent chaque lobule , font percées ou porreufes , de forte que l'air peut facilement paffer dans les interftices & en revenir.

Cinquiémemement , on peut regarder ces interftices comme
des efpeces de réfervoirs , où nous ramaffons le plus d'air qui
nous eft poffible , & cela lorfque nous prévoyons être obligé
de fufpendre la refpiration pour quelques momens , ou du
moins ne pouvoir pas refpirer aifément ; c'eft ce qui arrive à
ceux qui s'apprêtent à plonger dans l'eau, à faire une longue
courfe , ou à fendre l'air avec rapidité ; ils font auparavant
une grande infpiration , qui eft beaucoup plus étendue qu'à
l'ordinaire , & qui eft fuivie d'une expiration très-lente & très-
douce.

Sixiémement , ces interftices ne fe vuident pas auffi-tôt que
les cellules , comme je l'ai déja fait remarquer , l'air doit repaffer à travers les membranes des cellules , ce qui fe fait d'autant plus lentement qu'il n'y eft pas déterminé par une forte
puiffance ; car je ne crois pas que les membranes fines qui compofent les cellules dans ces interftices ayent un reffort confidérable. En effet , nous voyons fouvent ces interftices gonflés
dans un poumon qui eft affaiffé.

Septiémement , l'air qui refte dans les interftices , & qui
n'en fort que lentement, peut fervir dans plufieurs occafions où
la refpiration eft interceptée, comme dans la fyncope & dans la

paſſion hyſtérique, il peut fournir au ſang ces parties ſi néceſſaires à ſa circulation, & à la vie même.

Huitiémement, les cellules qu'on découvre dans le poumon
ne ſervent qu'à ſoutenir les ramifications des vaiſſeaux ſanguins dont la quantité doit être conſidérable, afin que tout le
ſang qui paſſe dans cette partie, puiſſe eſſuyer en un même
moment l'action des parties de l'air.

Neuviémement, les plis ou les rides que nous avons obſervées dans les vaiſſeaux ſanguins, peuvent empêcher que le diametre des vaiſſeaux ne diminue, lorſque le poumon vient à ſe
gonfler ; elles peuvent tenir lieu des grands contours ſerpentins
que font les vaiſſeaux dans les autres parties qui ſont ſujettes
à quelqu'expenſion.

De la Reſpiration.

La reſpiration eſt un mouvement par lequel l'air entre par
les narines & la bouche dans les poumons, & en ſort alternativement. On voit par-là que la reſpiration renferme deux
mouvemens oppoſés. Dans le premier qu'on appelle inſpiration, la poitrine ſe dilate & l'air entre dans les poumons &
les gonfle. Dans le ſecond, qu'on appelle expiration, la poitrine ſe reſſerre, & l'air eſt chaſſé des poumons par les narines
& par la bouche. Examinons chacun de ces mouvemens, &
commençons par l'inſpiration.

Pluſieurs choſes concourrent à l'inſpiration, les côtes ſont
élevées, les cartilages ſe redreſſent & le diaphragme s'applatit ; par ces mouvemens la cavité de la poitrine s'augmente
en longueur, en largeur & en profondeur. Elle s'augmente
en longueur par l'applaniſſement du diaphragme, & elle s'augmente en largeur par l'élévation des côtes vers les clavicules.
Expliquons comment ſe fait le mouvement des côtes.

On ne peut pas douter que le mouvement des côtes, ne dépende de l'action des muſcles intercoſtaux, & il y a lieu de
croire que leurs plans de fibres concourrent enſemble à leur
élévation ; cela ſe prouve tant par la méchanique des côtes
que par l'expérience.

Chaque côte ſupérieure eſt plus ferme que ſon inférieure,
d'où il s'enſuit que l'un & l'autre plan des muſcles intercoſ-

taux doivent en se racourciſſant tirer en même temps la côte inférieure vers la ſupérieure, ſuivant cet axiôme de Myologie, que tout muſcle qui eſt attaché à deux os doit tirer le plus mobile vers celui qui l'eſt moins.

L'expérience nous fait voir qu'en découvrant la peau de la poitrine d'un animal vivant, les deux plans de ces muſcles ſe mettent en contraction en même temps, enſorte que la côte inférieure s'approche de la ſupérieure. J'ai vû en mettant entre deux côtes une baguette de la groſſeur du doigt à un cheval, que la contraction de ces muſcles devient ſi forte que l'approche de la côte inférieure vers la ſupérieure caſſe la baguette.

On demande pourquoi ces muſcles qui doivent tirer les côtes droit en haut ont leurs fibres couchées obliquement.

On répond que l'intervalle des côtes étant très-petit, ſi ces fibres étoient droites, elles ſeroient trop courtes pour fournir au racourciſſement dont elles ont beſoin pour l'élévation des côtes; il a donc fallu les coucher obliquement.

On demande encore pourquoi deux muſcles deſtinés à la même action ont leurs fibres croiſées.

On répond que ces cordes diverſement inclinées étant tirées toutes enſemble, font mouvoir la côte par un mouvement moyen, c'eſt-à dire par une ligne droite, de même que feroit un muſcle qui iroit droit d'une côte à l'autre.

Ainſi quoique l'eſpace qui eſt entre deux côtes ſoit fort petit, les fibres charnues qui l'occupent ont pourtant une force ſuffiſante & une direction convenable pour l'élévation des côtes, tant par leur obliquité que par leur entrecroiſement. Examinons à préſent les mouvemens du diaphragme. Pour en donner une idée claire, il faut en faire une légere deſcription.

Le diaphragme eſt une cloiſon muſculeuſe qui ſépare le tronc du corps de l'animal en deux cavités conſidérables, qui ſont la poitrine & le ventre. Cette cloiſon charnue eſt faite d'un double muſcle, le ſupérieur eſt compoſé de fibres charnues diſpoſées en rayons, & attachées par une de leurs extrêmités au ſternum, à la derniere des vrayes côtes & à toute la circonférence interne des fauſſes côtes. Le muſcle inférieur eſt compoſé de fibres charnues qui forment un plan fort épais, & qui décrivent des lignes courbes difposées de telle maniere qu'elles laiffent entr'elles une ouverture qui donne paffage à l'œfophage. Par en bas ce mufcle fe partage en plufieurs appendices ou productions tendineufes ; celles du côté droit, qui font beaucoup plus longues que celles du côté gauche, s'implantent au corps de prefque toutes les vertebres des lombes, au lieu que celles du côté gauche ne s'attachent qu'à deux ou trois vertebres. L'une des parties tendineufe de l'un & de l'autre mufcle, forment par leur épanouiffement le milieu de cette cloifon, & c'eft ce qu'on appelle le centre nerveux du diaphragme. Dans l'homme le péricarde eft adhérent à ce centre tendineux, ce qui ne fe trouve point dans les brutes, à la réferve du Singe appellée *Homo fylveftris*, ainfi que l'a remarqué *M. Tifon.*

Il y a trois trous dans le diaphragme ; le premier, qui eft dans fon aponevrofe, donne paffage à la veine cave inférieure ; le deuxiéme, à l'œfophage, & il eft tout entier dans la partie charnue du mufcle inférieur, dont les fibres font courbées en cet endroit de telle maniere qu'elles font comme un fphyncter qui embraffe l'orifice fupérieur de l'eftomac ; le troifiéme trou donne paffage à l'aorte defcendante ; il eft fitué fous une arcade tendineufe.

Pour bien entendre la fonction de cette cloifon mufculeufe, il faut remarquer que dans le tems de fon relâchement elle eft voûtée, & que fa voûte, qui eft renfermée dans la poitrine, diminue de fa capacité ; le foye, l'eftomac & la ratte font logés dans la partie concave de cette voûte, & plus ces vifceres font repouffés en en haut par la contraction des mufcle du bas-ventre, plus cette voûte devient profonde & diminue de la capacité de la poitrine.

Quand les fibres de cette cloifon charnue entrent en contraction, de courbées qu'elles étoient elles approchent de la ligne droite, & par conféquent la voûte de la cloifon s'efface & elle décrit un plan, & la capacité de la poitrine s'augmente à proportion de cet applaniffement.

Il eft donc conftant que le diaphragme eft voûté & enfermé dans la poitrine dans fon relâchement, & qu'il s'applanit dans fa contraction.

Voilà les deux moyens qui font employés pour dilater la

poitrine ; il eſt aiſé de voir qu'elle ſera plus étoite quand le
diaphragme reprendra ſa premiere convexité , & que les côtes
ſeront abbaiſſées.

Cela poſé , il faut rechercher la cauſe qui fait agir ces muſcles alternativement , tantôt pour dilater & tantôt pour reſſerrer la poitrine ; & pour le faire avec toute la préciſion
néceſſaire , nous allons ſuivre le fœtus ſortant du ventre de
la mere , & nous allons examiner comment ſa poitrine commence à ſe dilater.

La machine du corps humain eſt ſi bien montée par rapport aux corps environnans , qu'il ne faut que le débande-
ment d'un ſeul petit reſſort pour y voir produire un nombre
prodigieux de mouvemens deſtinés à ſa conſervation , & ce
jeu dépend uniquement du cours des eſprits différemment déterminés par les reſſorts qui ſe détendent , & par les ouvertures qui ſe relâchent ou ſe reſſerrent par l'action de certains objets ſur les organes des ſens. Par exemple , on expérimente tous les jours que ce qui peut chatouiller la tunique
intérieure du nez met en action tous les muſcles qui ſervent à
faire une prompte inſpiration. Il y a donc lieu de croire que
l'air qui entre par les narines du fœtus au moment qu'il ſort
du ſein de ſa mere , eſt la cauſe de la premiere inſpiration ;
car de même que les premieres goutes de lait qui ſont entrées
dans ſa bouche on fait jouer tous ces reſſorts qui ſont propres pour avaller , de même auſſi les premieres impreſſions
de l'air ſur la tunique intérieure du nez & du larynx ont déterminé les eſprits à couler en abondance dans le diaphragme & dans les muſcles intercoſtaux , ce qui les a mis en contraction , & c'eſt ainſi que la poitrine s'eſt dilatée pour la premiere fois.

Une autre cauſe qui concourt à cette action , eſt le ſang
qui s'amaſſe dans le poumon du fœtus , & qui en a gonflé
les vaiſſeaux , car pour lors il ſent une douleur inquiéte qui
l'oblige néceſſairement à dilater ſa poitrine : or on ne peut pas
douter qu'au moment que le fœtus n'a plus de liaiſon avec
la mere , ſon ſang qui ſe trouve dépourvu de la portion de
l'air qui lui étoit fourni par les ſucs nourriciers de la mere ,
commence à s'arrêter dans ce poumon , ce qui cauſe des irritations ſur les fibres nerveuſes de ce viſcere , à l'occaſion deſquelles

quelles les efprits font pouffés vers le cerveau , & déterminés dans les nerfs qui fervent à faire la contraction des mufcles de l'infpiration.

Mais la poitrine ne peut pas fe dilater que le propre reffort de l'air & la preffion qu'il fouffre dans cet inftant ne le pouffe par la trachée-artere dans le poumon.

Quand on fait réflexion qu'il n'y a point de corps qui foit plus élaftique que l'air , ce qui eft démontré par les arquebufes à vent , les fontaines portatives , &c , & qu'un corps qui eft en jeu de reffort fe porte , ou fait effort vers l'endroit qui lui fait moins de réfiftance ; il fera aifé de concevoir que l'air qui remplit la trachée-artere & les poumons du fœtus étant très-rarefié , ne peut réfifter au poids & à la force qu'a l'air extérieur ; ainfi il faut néceffairement qu'il entre par la trachée-artere dans le poumon.

Mais quoiqu'on ne puiffe pas douter que le poids & l'élafticité de l'air ne concourrent à le pouffer dans le poumon , il faut demeurer d'accord que la caufe principale de cette intrufion de l'air dans le poumon , eft la dilatation de la poitrine ; car puifqu'il n'y a point de vuide dans la nature , & qu'un corps ne fçauroit quitter fa place qu'à mefure qu'il en pouffe d'autres , on ne peut pas difconvenir que l'élévation de la poitrine ne preffe l'air qui lui eft contigu , que cette preffion ne s'étende en même temps fur celui qui remplit la cavité des narines & du palais , & qu'elle ne le faffe avancer dans les poumons.

L'air ainfi pouffé s'infinue dans tout le tiffu cellulaire du poumon , il le gonfle & le dilate , & redreffe tous les vaiffeaux , ce qui fait que le fang y coule plus librement.

Comparons à préfent cet état du poumon du fœtus qui a refpiré avec celui du poumon du fœtus qui eft dans le ventre de fa mere ; dans ce dernier tout eft affaiffé , & les vaiffeaux y faifant mille plis & replis les uns fur les autres , le fang a beaucoup plus de peine à y couler , & il y trouve beaucoup plus d'obftacle ; ainfi fi l'artere du poumon y portoit une auffi grande quantité de fang qu'après la naiffance , il s'y arrête-roit & gonfleroit tellement les vaiffeaux qu'il ne manqueroit pas d'interrompre la circulation du ventricule droit au gauche , ce qui n'a garde d'arriver après la naiffance , parce que l'air que le fœtus refpire gonflant toute la fubftance celluleufe du poumon , redreffe tous les vaiffeaux & rend au fang une voye très-libre pour paffer du ventricule droit au gauche. Enfin le diaphragme en s'applaniffant repouffe en bas le foye, le ventricule & la ratte , qui étoient cachés fous fa voûte , ce qui caufe l'élévation du ventre. Voilà ce qui fe paffe dans la premiere infpiration ; voyons préfentement de qu'elle maniere la poitrine fe refferre après qu'elle a été dilatée.

Il faut trouver des forces oppofées qui puiffent l'emporter fur celles qui font l'infpiration. Plufieurs mufcles fervent d'antagoniftes au diaphragme & aux mufcles intercoftaux. Tâchons de découvrir ce qui peut faire couler les efprits animaux en affez grande abondance dans ces mufcles pour les mettre en état de forcer ceux qui tenoient la poitrine dilatée. Pour ce fujet il faut d'abord obferver que les efprits qui tien nent les fibres des mufcles en contraction fe diffipent en partie , tant par leur tenuité que par la compreffion que fouffrent ces fibres dans le tems de leur contraction ; ainfi ces mufcles doivent tomber dans une efpece de relâchement. Deuxiémement , pendant l'action des mufcles qui font l'infpiration , il fe ramaffe continuellement des efprits dans tous les nerfs qui fe diftribuent aux mufcles qui fervent à l'expiration ; ces efprits fe joignant à ceux qui font déja dans les fibres de ce mufcle , en augmentent le volume & la force , & cette union fe fait d'autant plus facilement que les nerfs de ces mufcles font devenus plus libres par le relâchement des mufcles antagoniftes qui les comprimoient pendant l'infpiration.

Ces deux caufes confpirent à augmenter le reffort des mufcles qui fervent à l'expiration , d'autant plus aifément que leurs antagoniftes ont moins de force ; ainfi les mufcles du bas-ventre fe mettent en contraction , & obligent le diaphragme à remonter dans la poitrine , & à fe voûter comme il étoit auparavant , en repouffant fous fa voûte , le foye, l'eftomac & la ratte , & les autres vifceres , ce qui fait que le ventre fe dégonfle , les côtes s'abbaiffent par leur propre reffort ; ainfi la poitrine fe trouvant retrecie , les poumons font comprimés , & l'air eft contraint de reffortir par la trachée-artere ; c'eft ce reflux d'air qui fait le fouffle que l'on fent quand on préfente la main à la bouche , & qui eft très-vifible en hyver , parce qu'il eft condenfé.

Mais si l'on fait réflexion que pendant le temps de la contraction de la poitrine le sang ne coule plus si librement dans le poumon, & qu'il commence à y séjourner, il est évident qu'il doit en ébranler les fibres nerveuses de la même maniere qu'auparavant, & qu'en vertu de ces impressions, jointes à celles que fait l'air par sa présence, les esprits seront obligés de refluer au cerveau & déterminés à couler dans les nerfs qui se distribuent aux muscles qui servent à l'inspiration, ce qui les mettra en état de l'emporter sur leurs antagonistes, & c'est ainsi que l'action des uns succede à celle des autres, c'est-à-dire qu'une inspiration est suivie d'une expiration, & les mouvemens alternatifs se continuent dans le même ordre pendant tout le temps de la vie.

Ce commerce des nerfs du poumon avec les muscles qui servent à l'inspiration, est établi par un grand nombre de phénomenes ; car toutes les fois que les poumons sont enflammés ou que le sang n'y coule qu'avec peine, l'inspiration devient plus forte ou plus fréquente, & tout le monde sçait que quand les poumons commencent à s'engorger, on ne peut s'empêcher de bailler ou de faire un grand soupir.

Il y a deux observations à faire touchant l'expiration. La premiere, est que le péricarde & le médiastin qui sont attachés au diaphragme, & qui ont été tirés en en bas dans le temps de son applanissement, font effort pour ramener le diaphragme dans la poitrine, & le poids de la substance du poumon & son ressort contribuent à son affaissement, comme on le voit en les gonflant après la mort de l'animal.

La deuxiéme, est que dans l'expiration tout l'air n'est pas chassé du poumon, il en reste plus ou moins à proportion que l'expiration est plus ou moins forte ; or c'est par l'air qui est emprisonné dans les cellules du poumon que celui du fœtus qui a respiré nage sur l'eau, au lieu que celui du fœtus qui n'a point respiré va toujours au fond.

Il faut encore remarquer que pour exprimer plus exactement l'air qui a été distribué dans toutes les petites cellules du poumon, elles sont environnées de plusieurs fibres élastiques, qui pressant ces petites cellules, font couler l'air des unes aux autres jusqu'aux bronches qui le repoussent dans la trachée-artere. L'artifice des canaux qui distribuent l'air dans toutes les cellules du poumon & qu'on nomme bronches, eſt tel, qu'elles peuvent très-aiſément obéir à la dilatation & à l'affaiſſement du poumon, car chacun des anneaux dont ils font compoſés eſt formé de pluſieurs petits cartilages de diffé-rente figure qui ſe recouvrent, de maniere qu'ils peuvent ren-trer les uns dans les autres, ce qui produit deux bons effets; le premier, eſt que par l'entrée de l'air ces canaux s'ouvrent, ſe dilatent & s'allongent aiſément en obéiſſant au gonflement & à la dilatation du poumon dans l'inſpiration; le deuxiéme, qu'à la moindre compreſſion extérieure ces canaux s'applatiſ-ſent, chaque anneau dont ils font compoſés étant briſé en pluſieurs pieces, & ils ſe racourciſſent en même temps, parce que leurs anneaux rentrent les uns dans les autres, & pour fe-conder cette ſtructure, le dedans des bronches eſt revêtu d'une membrane charnue compoſée de fibres longitudinales & cir-culaires, dont les premieres ſervent à les racourcir, & les au-tres à les reſſerrer.

Cependant quelque ſoin que la nature prenne pour expri-mer l'air de la poitrine & des poumons par le moyen de l'ex-piration, il y en reſte toujours une portion conſidérable, ainſi qu'on le voit après la mort de l'animal; car il faut con-ſidérer que les parties de l'air étant plus ou moins branchues, peuvent auſſi ſe dilater plus ou moins dans le poumon, qui eſt compoſé de cellules très-déliées de différente grandeur & figure.

Or quelques-unes des parties de l'air peuvent bien, après y être entrées ſous un certain volume, ſe dilater de telle ſorte qu'elles ne puiſſent plus repaſſer par les mêmes ouvertures qu'elles étoient entrées, mais il ne faut pas croire qu'elles y demeurent toujours en cet état, parce que le nouvel air que l'on reſpire les preſſe, & diminuant de leur volume, leur re-donne la liberté de repaſſer & de ſe renouveller ainſi inceſ-ſamment.

Dans une inſpiration douce & naturelle, il n'y a propre-ment que le diaphragme & les muſcles intercoſtaux qui agiſ-ſent pour l'inſpiration, & dans les vieillards, où les racines des côtes ſont comme ſoudées avec les vertebres; de même que j'ai trouvé dans un jeune homme de trente ans ou envi-ron, la plévre totalement oſſifiée d'un côté & de l'épaiſſeur

d'un écu, & de l'autre en partie offifié & en partie cartilagineufe, l'infpiration alors ne fe fait que par le feul mouvement du diaphragme.

Toutes les fois qu'on a befoin de pomper beaucoup d'air
pour foueter, pour ainfi parler, le fang qui commence à crou-
pir dans les vaiffeaux du poumon, on fait machinalement une
grande infpiration qui s'accomplit non-feulement par les mufcles dont on a parlé, mais encore par les petits dentelés fupérieurs & par les deux fouclaviers.

Toutes les fois que les poumons font engorgés de fang &
de lymphe, ou que ces liqueurs font épanchées dans la cavité de la poitrine, on eft forcé de faire une grande infpiration, quoiqu'on ne pompe qu'une très-petite quantité d'air.
Alors comme on fe trouve dans une grande oppreffion & à la
veille d'être fuffoqué, on met en action tous les mufcles dont
on a parlé pour dilater la poitrine autant qu'il eft poffible ; on
leve même les épaules, comme pour décharger la voûte de la
poitrine de tout ce qui peut l'appéfantir.

Dans une expiration ordinaire les mufcles du bas-ventre
agiffent prefque feuls aidés du reffort des côtes, qui fait qu'elles tendent toujours à être inclinées vers le ventre, c'eft-à-dire
abbaiffées, & de celui des cellules qui ne demandent qu'à s'af-
faiffer, & de la pefanteur du poumon, mais quand il s'agit de
chaffer l'air promptement ou avec force, comme pour faire
un grand cri, les autres mufcles deftinés à cet ufage fe joignent à ceux du bas-ventre.

Enfin il ne faut pas douter que l'action de tous ces mufcles
ne puiffe être modifiée en plufieurs manieres, fuivant qu'on a
befoin d'une refpiration prompte ou lente, continue ou entrecoupée.

Quand on a été bleffé aux deux côtés de la poitrine, &
que l'air s'y infinue, les poumons ne fe dilatent plus, quoique la poitrine fe dilate, parce que l'air pouffé a bien plus de
facilité à fe gliffer par les ouvertures des playes pour aller remplir la cavité de la poitrine, qu'à fe mouvoir vers la trachée-
artere, ce chemin étant plus long & plus difficile.

Dans un pareil cas il faut toujours panfer ces fortes de playes
l'une après l'autre.

Il eft à remarquer que quand l'ouverture de la playe eft pe-

tite , l'air paſſe en partie par les narines dans les poumons , &
en partie par la playe ; c'eſt pourquoi les poumons ne ſe dilatent pas tant qu'à l'ordinaire , & l'on voit que l'air qui a été
pouſſé par la playe dans la poitrine en reſſort à chaque expiration avec bruit & ſifflement.

Voilà comment la poitrine ſe dilate & ſe reſſerre dans les
hommes , dans les animaux à quatre pieds & dans les oiſeaux ;
mais dans les autres animaux les organes qui ſervent à ces
mouvemens ſont très-différens : il y en a pluſieurs , par exemple , qui n'ont ni côtes , ni diaphragme , comme les grenouilles , les tortues , les limaçons , les inſectes , cependant la nature leur a donné des organes particuliers pour déterminer
l'air à entrer & à ſortir des receptacles & des tuyaux qui leur
tiennent lieu de poumons. Mais comme cette matiere ſeroit
d'une trop longue diſcuſſion , je me contenterai de dire un
mot de la reſpiration des poiſſons.

Dans ceux qui ont des poumons comme les baleines , les
dauphins , &c , la dilatation & le reſſerrement de la poitrine
ſe fait comme dans les animaux à quatre pieds , & ces poiſſons
ſe tiennent toujours à fleur d'eau pour reſpirer l'air. Pour les
autres poiſſons tout le monde ſçait qu'ils ont des ouïes , mais
tout le monde ne ſçait pas que ce ſont ces parties qui ſervent
de poumons aux poiſſons : la charpente des ouïes eſt compoſée de quatre côtes de chaque côté , qui ſe meuvent , tant ſur
elles-mêmes en s'ouvrant & ſe reſſerrant , qu'à l'égard de
leurs deux appuis , le ſupérieur & l'inférieur , en s'écartant de
l'un & de l'autre , & en ſe rapprochant. Le côté convexe de
chaque côté eſt chargé ſur ſes deux bords de deux eſpeces de
feuillets , chacun deſquels eſt compoſé d'un rang de lames
étroites , rangées & ſerrées l'une contre l'autre , qui forment
comme autant de barbes ou franges d'une plume à écrire revêtues d'une membrane très-fine & parſemée d'un million de
vaiſſeaux ; ce ſont ces franges qu'on peut appeller proprement
le poumon des poiſſons , & qui ſont fort vermeilles quand ils
ſont vivans.

Voilà une ſituation des parties fort extraordinaire & fort
ſinguliere , la poitrine eſt dans la bouche , auſſi-bien que le
poumon , les côtes portent le poumon , & l'animal reſpire
l'eau.

Les ouïes ont une large ouverture sur laquelle pose un couvercle composé de plusieurs pieces d'assemblage, qui a le même usage que le rameau d'un soufflet. Chaque couvercle est formé avec un tel artifice qu'en s'écartant l'un de l'autre, il se voûte en dehors pour augmenter la capacité de la bouche, tandis qu'une de leurs pieces, qui joue sur une espece de genou, tient fermées les ouvertures des ouïes, & ne les ouvre que pour donner passage à l'eau que l'animal a respiré, ce qui se fait dans le temps que le couvercle s'abat & se resserre.

Voyons maintenant comment ces organes s'ouvrent dans le temps de la respiration des poissons.

La bouche s'ouvre & les lévres s'avancent; par-là la concavité de la bouche est allongée, la gorge s'enfle, les couvercles des ouïes ont le même mouvement que les panneaux d'un soufflet, & en s'écartant l'un de l'autre, ils se voûtent en dehors.

Tout cela augmente & élargit en tout sens la capacité de la bouche du poisson, & détermine l'eau à entrer dans sa cavité, de même que l'air entre par la bouche & les narines dans la trachée-artere & les poumons par la dilatation de la poitrine; dans ce même temps les côtes des ouïes s'ouvrent & s'écartent les unes des autres, leur centre est élargi, le sternum est écarté en s'éloignant du palais; ainsi tout conspire à faire entrer l'eau en plus grande quantité dans la bouche, & c'est par ce moyen que se fait l'inspiration des poissons.

Ensuite la bouche se ferme, les lévres auparavant allongées se racourcissent, sur-tout la supérieure, par le moyen d'une petite peau en forme de croissant qui s'abbat comme un rideau de haut en bas, ce qui empêche l'eau de sortir, le couvercle s'applatit sur la baye de l'ouverture des ouïes; dans ce même temps les côtes se serrent les unes contre les autres, leur centre se retrecit & le sternum s'abbat sur le palais.

Tout cela contribue à comprimer l'eau qui est entrée par la bouche, elle se présente alors pour sortir par tous les intervalles des côtes, & par ceux de leurs lames ou franges, & elle y passe comme par autant de filieres, & par ce mouvement une petite bordure membraneuse, qui est au bas de chaque couvercle, est relevée, & l'eau pressée s'échappe par cette ouverture; c'est ainsi que se fait la respiration dans les poissons:

on voit donc par-là que l'eau entre par la bouche, & qu'elle sort par les ouïes par une espece de circulation, entrant toujours par la bouche & sortant toujours par les ouïes, tout au contraire de ce qui arrive dans les animaux à quatre pieds, dans lesquels l'air entre & sort alternativement par la même ouverture de la trachée-artere.

Voilà tout ce qui concerne les mouvemens de la respiration des poissons.

Voyons à présent pour qu'elle raison les mouvemens de la respiration se font si réguliérement dans les animaux.

Dès que le fœtus vient au monde, il est forcé de respirer, ainsi qu'on l'a démontré ; & dès qu'il a commencé il ne peut plus s'en passer.

Tâchons de découvrir pourquoi cette fonction est si nécessaire.

Pour y réussir il faut examiner ce qui se passe dans un animal à qui on a lié la trachée-artere. Premierement, il meurt presque dans l'instant, & il ne meurt que parce que le cœur cesse de battre.

Le cœur ne peut cesser de battre que par le ralentissement & la suppression du cours du sang dans les poumons, & ce ralentissement ne vient que parce que le commerce de l'air avec le sang a été intercepté par la ligature. Il faut donc découvrir comment l'air qui passe par la trachée dans le poumon facilite le passage du sang du poumon au cœur, & comment il entretient sa chaleur & sa fluidité.

Il semble d'abord que l'air peut communiquer au sang toutes les bonnes qualités dont on vient de parler par son seul ressort & par son poids.

C'est ce qu'on tâchera de déterminer, après avoir dit un mot de la nature de l'air & des principales expériences qui ont été faites sur la respiration.

A l'égard de la nature de l'air, on sçait qu'il est plus pesant en un temps qu'en un autre ; qu'il est plus pesant en de certains lieux qu'en d'autres ; qu'il presse par son poids les corps qu'il environne, ce qu'il fait en tout sens ; qu'il se condense, & cela à proportion des poids dont il est chargé ; que ce n'est pas faute d'air grossier que certains animaux meurent dans les lieux où on l'a extrêmement dilaté ; que c'est par ce

même

même poids de l'air que l'on sent une résistance presqu'insur-montable à écarter les panneaux d'un soufflet, dont les ouver-tures sont bouchées ; que la flâme d'une chandelle ou de quel-qu'autre corps que ce soit, a besoin d'air pour subsister ; en-sorte que si l'on enferme ces corps allumés dans de petits vais-seaux, ils n'y peuvent continuer leur flâme, parce que l'air s'y échauffant bien-tôt, & les parties alimentaires se consu-mant fort promptement, & n'en venant point d'ailleurs, cela fait que la flâme s'éteint ; que l'air qui se trouve emprisonné dans les pores des animaux & des végétaux, fait équilibre par son poids avec l'air extérieur qui environne ces corps. De-là vient qu'on ne peut diminuer tant soit peu le poids de l'air extérieur que le ressort de l'air intérieur ne se débande, & qu'en se débandant il n'oblige cet air intérieur à s'élancer en haut.

Les principales propriétés de l'air sont donc sa pesanteur & son élasticité.

La pesanteur est suffisamment prouvée par la suspension du mercure dans le barometre à la hauteur de vingt-sept pouces, & celle de l'eau à trente-trois pieds dans les pompes aspi-rantes.

Son élasticité se prouve par l'expérience de l'arquebuse à vent, & de ces fontaines qui poussent l'eau fort haut par le seul ressort des parties de l'air.

Enfin de tous les corps qui nous environnent, l'air est le plus hétérogene & le plus rempli de parties de differente na-ture. Il reçoit les écoulemens de tous les corps terrestres, & c'est ce qui le rend différent, selon les différens pays, leur situation, les vents qui y régnent & les mineraux qu'ils con-tiennent.

Voilà qu'elle est la nature de l'air.

Parlons à présent des expériences qui ont été faites tou-chant la respiration.

Premierement, lorsqu'on a ouvert la poitrine d'un chien vivant, on voit que les poumons s'affaissent d'abord & se flé-trissent, & que la circulation du sang & le mouvement du cœur cessent en peu de temps, ce qui n'arrive point aux ani-maux dont le sang ne circule point par le poumon ; telles sont les grenouilles, les viperes, les tortues, &c, car on voit que

Tome II.   L

le ventre d'une grenouille étant ouvert, les poumons s'enflent
& fe défenflent au gré de l'animal.

Deuxiémement, lorfqu'on a exaĉtement fermé la gueule
& les narines d'un chien, enforte qu'il ne puiſſe point refpirer, il meurt en peu de temps, ce qui pareillement n'arrive
point aux animaux dont tout le fang ne circule point par le
poumon.

Troifiémement, un chien que l'on a mis dans un vaiſſeau
plein d'air, mais exaĉtement fermé, meurt peu de temps
après; ce qui n'arrive point non plus aux autres animaux dont
on vient de parler.

Quatriémement, le fœtus humain vit dans le fein de fa
mere fans qu'il refpire aucun air, ni qu'il en reçoive aucun
par fa trachée-artere.

Cinquiémement, le fœtus humain & ceux des animaux qui
naiſſent avec leurs enveloppes entières, peuvent fans danger
d'être fuffoqués, vivre quelques temps entre les eaux; au lieu
qu'étant dégagés de leurs enveloppes, ils ceſſent de vivre
ayant une fois reçu de l'air, s'ils ceſſent d'en recevoir.

Sixiémement, ayant par le moyen de la transfufion introduit du fang d'un chien qui a la refpiration libre, dans le corps
d'un autre dont la gueule & les narines font bouchées, & auquel on tire autant de fang qu'on lui en donne, ce dernier
meurt en très-peu de temps.

Septiémement, fi on renferme un chien qui a déja quelqu'âge dans la machine du vuide, il meurt dès que l'air a été
pompé; les chiens nouveaux-nés, au contraire, y vivent plus
long-temps auſſi-bien que ceux d'entre les animaux dont tout
le fang ne paſſe point par le poumon.

Les fentimens font partagés, & l'opinion la plus commune
eſt que l'air ou quelque matiere dont il eſt impreigné entre
dans les vaiſſeaux capillaires du poumon, & qu'il s'y mêle avec
le fang.

Swammerdham rapporte une expérience qui femble le prouver. Il avoit introduit dans la trachée-artere d'un chien, un
tuyau, & il avoit attaché fur ce tuyau un eſtomac deſſéché;
il gonfla enfuite cet eſtomac, & le boucha exaĉtement avec
de la cire; après quoi le preſſant doucement pendant que les
poumons étoient chauds, il remarqua que l'air paſſoit dans
les vaiſſeaux du poumon.

Voici une autre obfervation qui femble confirmer la premiere.

Quand on feringue quelque liqueur par l'artere du poumon, la plus grande partie revient par la trachée-artere en
forme d'écume, ce qui femble prouver que l'air qui eft dans
les bronches peut paffer dans les vaiffeaux du poumon par les
mêmes ouvertures par lefquelles les liqueurs qu'on feringue
dans ces vaiffeaux peuvent paffer dans les bronches ; d'ailleurs
fi l'on fait réflexion qu'il fe fépare du fang plufieurs parties
groffieres qui paffent des vaiffeaux fanguins dans les bronches
pour être chaffées avec l'air dans l'expiration, pourquoi l'air,
qui eft fans comparaifon plus fubtil, ne pafferoit-il pas par ces
mêmes conduits pour fe mêler avec le fang ?

Ces expériences ne me paroiffent pas convaincantes. Pour
ce qui eft de la premiere, on l'a tenté plufieurs fois fans aucun
fuccès, & on doute qu'elle puiffe réuffir fans rompre quelques-unes des cellules du poumon. Quand à la deuxiéme, on
ne croit pas que cette communication ds l'artere foit non plus
naturelle ; car fi cela étoit, il feroit à craindre que le fang ne
fortit par les mêmes voyes par lefquelles l'air eft entré ; d'ailleurs on ne voit pas que quand on feringue quelque liqueur
par la trachée-artere, elle paffe avec la même facilité dans les
vaiffeaux du poumon.

Les expériences fuivantes prouvent beaucoup mieux que l'air
fe mêle avec le fang. La premiere, eft la couleur rouge & vermeille, & la qualité écumeufe du fang contenu dans la veine
du poumon, lequel eft très-différent de celui qui coule dans
l'artere, lequel eft épais, groffier & d'un rouge foncé ; cependant cette preuve ne paroît point encore convaincante à ceux
du parti contraire ; ces changemens, difent-ils, peuvent être
expliqués par le feul broyement & dérangement des parties du
fang caufé par le reffort des particules d'air renfermées dans
le poumon.

La deuxiéme preuve eft fondée fur les obfervations fuivantes. Quand on tire du fang des veines à un animal, &
qu'on le reçoit dans un plat, toute la partie de ce fang qui
eft expofée à l'air, devient d'un beau rouge, & cette partie ainfi
colorée n'a que l'épaiffeur d'une feuille de papier. Si on ôte
cette premiere couche, la partie du fang qui eft immédiate-

L ij

ment au-deſſous & qui eſt noire , ſera changée en peu de temps en la même couleur par le même attouchement de l'air.

Tout le monde ſçait que ſi l'on fouete & qu'on agite le ſang à meſure qu'il coule dans le plat , il ſe convertira preſque tout en une écume d'un rouge très-vermeil. Si l'on met du ſang arteriel dans la machine du vuide , on voit qu'à meſure qu'on pompe l'air ce ſang devient obſcur & noir , & qu'à meſure qu'on le fait rentrer il reprend ſa couleur d'écàrlate : il y a donc lieu de croire par toutes ces expériences que le ſeul attouchement de l'air ne ſuffit pas pour imprimer au ſang cette couleur rouge , mais qu'il doit ſe mêler intimement avec lui.

La troiſiéme ſe tire de la réciprocation des mouvemens de la reſpiration , qui eſt telle qu'une inſpiration doit toujours être ſuivie de l'expiration , c'eſt-à-dire que l'air qui a ſéjourné quelques momens dans le poumon doit être renouvellé , autrement on eſt en danger d'être ſuffoqué , par la raiſon que l'air qui eſt entré dans le poumon , & dont la partie la plus épurée s'eſt mêlée dans le ſang , n'eſt plus propre à la reſpiration , ainſi il eſt repouſſé pour faire place à un nouvel air qui puiſſe fournir au ſang une nouvelle matiere propre à entretenir la vie.

L'expérience ſuivante de *M. Hooke* prouve admirablement cette penſée. Il avoit ouvert la poitrine d'un animal vivant , & ayant introduit un ſoufflet double dans la trachée-artere , il tenoit les poumons toujours tendus , par ce moyen il s'apperçut que le ſang circuloit librement dans le poumon , & que le chien vivoit tout de même que s'il reſpiroit véritablement ; mais pour rendre cette expérience d'une plus longue durée , il piquoit avec une aiguille la membrane du poumon en plûſieurs endroits , afin que l'air qui s'échappoit par ces ouvertures & qui faiſoit l'office de l'expiration , fît place à un nouvel air. On ſe ſert tous les jours de cette expérience , lorſque l'on veut prolonger la vie à un animal auquel on a ouvert la poitrine ; & quand après avoir ceſſé de pouſſer de l'air dans ces poumons , le cœur ceſſe de battre , l'on y en pouſſe de nouveau , & on s'apperçoit auſſi-tôt que le cœur recommence à battre comme auparavant.

Les poiſſons , les inſectes & les plantes ne vivent qu'autant que les liqueurs qui leur ſervent de nourriture ſont remplies d'air.

La quatriéme preuve est fondée sur des observations qui sont encore plus importantes. On remarque que dans la partie obtuse de l'œuf, il y a un petit valon qui est placé entre les deux membranes de la coque, & qui augmente de jour en jour. L'air n'est ramassé de la sorte dans cette partie que pour le trouver à propos dans les premiers momens de l'incubation, & préparer & broyer de telle maniere le blanc & le jaune, qui ont été fondus par la douce chaleur de la femelle, qu'il s'en puisse faire de nouveaux liquides capables de fournir la matiere de la nourriture & de l'accroissement du poulet. On sçait par quel artifice l'air de ce balon pénétre au travers des membranes du blanc & du jaune jusqu'au liquide de l'amnios, & comment toute la matiere qui sert à la nourriture du poulet est tirée de ce liquide.

Or comme la nourriture que le poulet reçoit après qu'il est éclos, n'est qu'une génération continuelle, il faut que les sucs qui y sont employés reçoivent aussi les mêmes préparations que quand le poulet étoit dans l'œuf. L'on sçait que le liquide de l'amnios & toutes les liqueurs renfermées dans l'œuf ne devenoient propres à la nourriture & à l'accroissement du poulet que par leur mélange avec l'air : on doit donc demeurer d'accord que dans tous les lieux où il y aura un liquide propre à la nourriture de l'animal, & qu'il sera démontré que l'air y est porté, il faut, dis-je, nécessairement conclure que l'air se mêle réellement avec ce liquide.

Ce qui se passe dans la respiration des insectes est encore une preuve que l'air se mêle avec les liqueurs destinées à la nourriture des animaux.

Nous avons observé, après *M. Malpighi*, que dans tous les insectes, au lieu d'un cœur, il s'y en trouve plusieurs, placés dans le dos, selon la longueur du corps. Ces cœurs ont la forme d'une olive, & s'ouvrent les uns dans les autres. Leur battement ne se fait pas en même temps, mais successivement du premier au deuxiéme, du deuxiéme au troisiéme, &c.

Nous avons aussi observé que leurs poumons ne sont pas renfermés dans un seul endroit comme dans l'homme & dans les autres animaux, mais qu'ils sont composés de plusieurs tuyaux formés d'une lame argentine, tournée en spirale, qui se distribuent à la maniere des arteres par plusieurs rameaux, généralement dans tous les visceres & dans toutes les parties ; que leurs ouvertures sont aux côtés de chaque anneau dont ils sont composés.

La raison de cette étonnante distribution vient principalement de la matiere des liqueurs qui sont contenues dans les tuyaux de ces animaux ; comme elles sont extrêmement gluantes & visqueuses, & par conséquent très-propres à se lier entr'elles, & à se coller à la superficie de leurs tuyaux : il a fallu premierement, au lieu d'un cœur en faire plusieurs ; car s'il avoit été unique, il n'auroit jamais eu assez de force pour pousser la liqueur de l'endroit où il eut été situé jusqu'aux dernieres extrêmités des parties de ces animaux ; ainsi il a fallu multiplier ces cœurs à proportion de la grandeur de l'animal, & faire passer cette liqueur d'un cœur à l'autre ; il a fallu enfin qu'il sortit de chacun de ces cœurs plusieurs canaux qui la distribuassent, non pas dans les parties les plus éloignées, mais dans leur voisinage seulement.

Ainsi chaque canton de l'animal, pour ainsi dire, a son cœur & son aorte particuliere, mais parce qu'il doit se nourrir des liquides distribués de cette maniere, & qu'ils ne peuvent être rendus propres à cet usage que par leur mélange avec l'air, il s'ensuit qu'ayant prouvé qu'ils ne peuvent pas être distribués par un seul cœur, à cause de leurs viscosités ; ils n'ont pas pû aussi être préparés dans un seul poumon renfermé dans une seule partie de l'animal ; mais il a fallu en distribuer plusieurs de tous côtés, à la maniere de la ramification des arteres. C'est pour la même raison que dans les plantes leurs trachées ou poumons sont répandues dans toutes les parties qui les composent ; & si leur séve n'est pas dans toutes aussi visqueuse que le sang des insectes, elles ont du moins une dureté plus ou moins grande, & quelques-unes une hauteur prodigieuse ; il a donc fallu se servir d'une méchanique pareille à celle des insectes, en donnant à chaque portion de la plante ses trachées ou poumons particuliers pour lui fournir l'air qui en se mêlant avec la séve la rend propre à la nourrir ; ce même air étant dilaté & condensé par reprises, tant par la chaleur du jour & par le froid de la nuit, que par les différentes fléxions que les plantes reçoivent par les vents, frappe contre les tuyaux qui portent ce suc nourrissier des plantes & en facilite la distribution.

Enfin on ne peut pas douter qu'il n'y ait des pores dans les vaiſſeaux ſanguins du poumon, qui donnent paſſage aux parties de l'air, ſi l'on fait réflexion ſur ce qui arrive quand l'air eſt infecté; car puiſqu'on voit régner certaines maladies où le ſang eſt tantôt fondu & tantôt coagulé, & que ce ſang n'a reçu d'ailleurs aucun changement; puiſqu'on voit encore que la plûpart du monde eſt attaqué indifféremment de la même maladie, on doit néceſſairement conclure que l'air fournit au ſang les mauvais levains dont il eſt chargé.

Cette force merveilleuſe de l'air ſe remarque ſur tous les corps vivans; la ſéve, comme on a déja dit, ne peut être propre à la nourriture des plantes qu'autant qu'elle eſt impreignée de l'air renfermé dans leurs trachées. Si les inſectes ont la vie plus dure, & ſont, pour ainſi dire, plus vivaces que l'homme & que les autres animaux, cela ne vient que de ce que chaque petite partie a ſon cœur & ſon poumon, & par conſéquent ſon principe de vie & de mouvement, au lieu que les parties des autres animaux ſont obligées de puiſer par le moyen de la circulation ce même principe dans leur poumon, qui eſt renfermé dans leur poitrine; auſſi voit-on que dès que le ſang qui arroſe ces parties eſt privé de ce commerce, elles ſont ſans force & ſans chaleur.

Si les poiſſons vivent dans l'eau, ce n'eſt que par le moyen de l'air dont elle eſt impreignée; c'eſt pourquoi, dès qu'elle en eſt purgée, ils meurent preſqu'à l'inſtant, & il eſt à remarquer que l'action de l'air ſur le ſang des poiſſons ne ſe fait que dans leurs ouïes, & qu'il leur eſt encore néceſſaire pour remplit la veſſie qui leur aide à nager.

Le fœtus, quoique renfermé dans le ſein de ſa mere ou dans l'œuf, ne vit & ne ſubſiſte que par le moyen de l'air dont les liqueurs qui lui ſervent de nourriture ſont actuellement chargées.

J'avoue qu'il n'eſt pas aiſé d'expliquer qu'elle eſt cette action de l'air ſur le ſang; cependant nous tâcherons de la découvrir après avoir montré ce qui ſe paſſe dans le poumon dans le temps de la reſpiration.

Nous avons vû de qu'elle maniere la poitrine ſe dilate & que l'air s'inſinue par la bouche & la trachée-artere dans les poumons, tant par ſon poids que par ſon reſſort: or il eſt aiſé de concevoir que cet air s'infinuant dans toutes les petites cellules du poumon, les gonfle & les rend fphériques, ce qui fait qu'elles ne touchent prefque qu'en un point les vaiffeaux fanguins, & qu'ainfi fi le fang y coule plus librement, comme cet air eft pefant & capable de reffort, il doit dilater toute la fubftance du poumon & les tuyaux des bronches.

Comparons à préfent cet état du poumon des adultes avec celui du poumon du fœtus. Dans ce dernier tout eft affaiffé, les vaiffeaux font repliés en mille manieres les uns fur les autres; ainfi le fang ayant beaucoup plus de frottement à effuyer trouve plus d'obftacle. Il eft donc vrai que fi l'artere du poumon y portoit une auffi grande quantité de fang qu'après la naiffance, il s'y arrêteroit, & gonfleroit tellement les vaiffeaux, qu'il ne manqueroit pas d'interrompre la circulation du ventricule droit au gauche, & de caufer quelqu'inflammation dans le poumon, qui feroit bien-tôt fuivie de la mort du fœtus, ce qui n'a garde d'arriver après la naiffance, parce que l'air que l'enfant refpire gonflant toute la fubftance celluleufe du poumon, comme il a été dit, non-feulement il redreffe, mais encore allonge tous les vaiffeaux & rend au fang une voye très-libre pour paffer du ventricule droit au gauche : enfin il le force de couler inceffamment vers ce même ventricule, & en même temps il le broye, il le divife & le fépare en une infinité de molecules de différentes formes, groffeurs & figures qui peuvent s'infinuer facilement par les ouvertures des cribles propres à les recevoir, c'eft-à-dire qu'il devient propre à fournir la matiere de toutes les filtrations & celle de la nourriture à tout le corps.

Il ne refte plus qu'à examiner de qu'elle maniere fe fait ce mélange de l'air avec le fang, & qu'elle eft l'action de l'air fur le fang.

Le fang eft compofé de parties tenaces qui font très-propres à fe lier les unes aux autres, ainfi l'air n'en peut pénétrer qu'une partie très-mince. Voici qu'elle eft l'adreffe de la nature pour faire que chaque particule de fang puiffe être touchée par l'air. Premierement, elle a formé le poumon d'un amas & d'un nombre prefqu'infini de petites cellules qui s'ouvrent les unes dans les autres. En fecond lieu, elle a difpofé les vaiffeaux capillaires du poumon de telle maniere qu'ils forment

mille

mille contours & mille lacis très-déliés qui couvrent les surfaces de ces petites feuilles, & qui s'abouchent les uns avec
les autres.

L'usage de ce nombre infini de cellules est de multiplier
les vaisseaux, & d'étendre la petite quantité de sang qui est
fournie par le ventricule droit sous une très-grande superficie, afin que par ce moyen chacune de ses particules puisse
être plus facilement & en moins de temps pénétrée par les petites parties d'air, de même que quand on veut qu'un dissolvant pénétre facilement un corps, il faut auparavant le broyer
& le pulverifer, parce que toutes les petites parties se trouvant
environnées de celles du dissolvant, en sont d'autant plus facilement pénétrées & divisées. C'est encore pour le même sujet
que la séve est répandue dans les feuilles de la plante, afin
d'être plus facilement touchée par les rayons du soleil & des
particules de l'air.

Les mêmes changemens que nous venons de faire voir que
le sang reçoit en passant par les vaisseaux du poumon, il les
reçoit encore en passant dans les contours labyrintiques que
les arteres capillaires font dans les visceres ; car étant forcé de
passer par tous ces chemins extrêmement étroits & tortueux,
& qui communiquent les uns avec les autres, il se brise &
se réduit aussi dans un poussiere imperceptible, & les petits
ressorts de l'air mêlé avec lui étant de nouveau comprimés par
des passages si étroits, & n'en ressortant que pour entrer dans
les glandes, ou dans les muscles où ils sont plus au large, le
ressort se débande avec impétuosité contre les particules du
sang, ce qui augmentant encore l'atténuation de ses parties,
& par conséquent son mouvement le dispose à se filtrer d'autant plus aisément dans les glandes.

Enfin ces petits ressorts souffrent une infinité d'autres compressions, tant par les différentes fléxions des membres que
par les divers mouvemens intérieurs. C'est pourquoi, si-tôt
que ces compressions cessent, elles se débandent de nouveau
& fouettent continuellement les parties du sang qu'elles environnent.

Pour mieux faire sentir la nécessité de l'usage des poumons, il faut observer qu'ils ont une situation différente, se

Tome II.   M lon les divers animaux, & que le commerce qu'ils ont avec le cœur est aussi différent.

Dans le fœtus les sucs nourrissiers ont été préparés dans les poumons de la mere avant que de lui être distribués, parce que les poumons du fœtus sont sans action ; c'est pourquoi il a des conduits particuliers qui ont une telle communication avec les ventricules du cœur, qu'ils soulagent & déchargent non-seulement le poumon, mais encore chaque ventricule, & font en même temps passer presque tout le sang qui vient de la mere dans l'aorte, qui le distribue à tout le reste du corps. Après la naissance le cœur reçoit le sang par le ventricule droit, qui le distribue immédiatement dans les poumons, qui lui sont contigus, & de-là dans le ventricule gauche qui le répend ensuite dans toutes les parties.

Le cœur des grenouilles, des serpens, des tortues & des autres animaux qui leur sont analogues, n'a qu'un ventricule, & on voit qu'à chaque circulation le sang qui revient des poumons de même que celui du reste du corps est porté dans ce ventricule, qui à chaque battement en pousse les deux tiers dans l'aorte, & l'autre dans les poumons où il reçoit les mêmes préparations que le sang des autres animaux ; ensuite revenant dans le cœur, il se remêle avec celui qu'il y rencontre, & le cœur les distribue à toutes les parties, & c'est ainsi que toute la masse du sang s'impreigne peu à peu des particules de l'air.

Dans les poissons les uns ont des poumons, & aux autres les ouïes leur en tiennent lieu, & dans ceux-ci tout le sang qui sort du cœur, qui n'a aussi qu'un ventricule, est poussé dans les arteres des ouïes, d'où sans reprendre le chemin du cœur il s'insinue dans le tronc formé par la réunion de ces arteres capillaires, lequel les distribue ensuite par tout le corps. Dans les insectes les trachées des poumons se distribuent par une infinité de rameaux dans tout le corps à la maniere des arteres. Dans les plantes les trachées sont répandues dans toutes les parties qui les composent. Dans les vers de terre on découvre à chaque côté de l'anus une trachée, qui montant le long du corps jusqu'à la tête, se partage à droite & à gauche en plusieurs tuyaux.

On voit par cette énumeration que les fonctions du cœur & celles des poumons ne font pas fi étroitement unies qu'on le penfe, & que ces parties ont chacune, par rapport au fang, un ufage fort différent ; le cœur eft le maître reffort du mouvement circulaire du fang, & les poumons lui communiquent une matiere fi active & fi pénétrante, que toutes les qualités qu'il a pour nourrir & vivifier les parties en dépendent ; mais cela fe fait diverfement, fuivant que l'exige la différente œconomie des corps vivans. C'eft pourquoi avant que le fang foit pouffé du cœur par l'aorte dans toutes les parties du corps, il reçoit des poumons ces qualités fi utiles à l'animal, ou par une voye fort éloignée, comme dans le fœtus, ou par un chemin plus court, comme dans l'homme adulte, ou bien il les reçoit fur le champ, comme dans les grenouilles & les tortues.

Outre tous les avantages de la refpiration dont nous venons de parler, c'eft encore une de fes propriétés de faire que le fang paffe plus librement par le poumon ; dans l'expiration les vaiffeaux font repliés, les cellules affaiffées & les anneaux des bronches rentrent les uns dans les autres, comme il a été dit ; ainfi fi le poumon n'étoit enflé par l'air qu'on refpire, & fes vaiffeaux tendus, le fang ne pourroit point paffer dans fes vaiffeaux, &c.

De la Voix.

La voix eft un bruit de reverberation que l'air enfermé dans la poitrine excite en fortant avec violence, & en frotant les deux membranes dont l'anche de la glotte eft compofée, enforte qu'il en ébranle & froiffe les petites parties, dont le retour caufe une agitation dans l'air, capable de faire impreffion fur l'organe de l'ouïe ; c'eft-à-dire que l'air fortant avec violence par cette petite fente, forme néceffairement un fon, parce que le paffage eft étroit, de même que le vent fait bruit dans un lieu ferré. Mais d'autant que ce fon eft informe, ou du moins n'a qu'une feule & groffiere figure, comme il fe voit en ceux qui touffent, il a fallu que le larynx fut garni de plufieurs mufcles par le moyen defquels l'ouverture de l'anche étant diverfement dilatée ou refferrée, l'air qui y paffe foit, pour ainfi dire, tourné en plufieurs différentes figures, de même que les lévres, felon l'ouverture & la forme que nous leur donnons, rendent un sifflement harmonieux.

De-là eft venu cette diftinction de la voix en grave & en aigue. Le ton de la voix eft bas & grave, quand la glotte fait une fente bien longue ; car pour lors la longueur de chaque membrane dont l'anche eft compofée, les rendant lâches & peu tendues, leurs tremblemens font rares & lents, ce qui fait le ton grave : l'aigu fe fait par des caufes oppofées, c'eft-à-dire quand la fente eft petite & étroite, les membranes font tendues, ce qui rend leurs tremblemens fréquens.

La glotte eft donc l'unique organe de la voix, la trachée-artere ne fait rien au fon de la voix, ni au retentiffement, ou raifonnement, on la doit confidérer fimplement comme le porte-vent de l'orgue.

On ne parle & on ne chante qu'en rendant l'air. Le canal de la trachée-artere ne peut produire aucun fon de voix que par l'air qui y paffe de bas en haut dans l'expiration : or il faudroit que cet air y pafsât non-feulement avec vîteffe, mais avec violence ; mais cela n'eft pas ainfi lorfqu'en chantant on eft obligé de reprendre haleine, on refpire avec une extrême vîteffe, & toutefois fans bruit, parce que la glotte eft relâchée, mais dans le fens actuel on rend l'air lentement & avec un ménagement extrême.

De plus l'air en fortant des poumons ne trouve rien qui lui faffe obftacle ni violence, depuis le fond du poumon jufqu'au bas de la trachée-artere, paffant infenfiblement des bronches plus étroites aux plus larges ; il en trouve encore moins, depuis le bas du large canal de la trachée-artere jufqu'à la glotte exclufivement. Or jufques-là nulle violence ne donne nul fon, mais l'air pouffé lentement venant à fe préfenter à la glotte étroite par fes lévres plus ou moins bandées, y paffe avec une vîteffe plus ou moins grande, mais toujours précipitée, ce qui fait qu'il l'agite violemment, &c ; ainfi il agite violemment en paffant les petites parties des deux levres de la glotte, les met en reffort & leur fait faire des vibrations qui caufent le fon ; car la voix eft un fon, & tout fon eft l'effet d'un air battu violemment.

Ce fon ainfi formé va retentir dans la cavité de la bouche & des narines, fur-tout par les narines. Cela fe connoît par l'altération du fon de la voix ; dans les rhumes de tête , la voix devient plus fourde & plus obfcure , & moins claire. Il ne faut pas confondre cette altération de la voix avec celle qu'on appelle enrhouement , parce qu'elle a quelque reffemblance au fon d'une roue mal graiffée ; car celle-ci eft caufée par la trop grande humidité & le froncement des lévres de la glotte , & de la tunique intérieure du larynx , ce qui rend la voix baffe & rude.

Si le palais eft trop caverneux , & que la cavité de la bouche & celles des narines n'en faffent qu'une feule , foit par un vice de conformation , foit par l'érofion des os , comme cela arrive fouvent dans la maladie vénérienne , la voix fe perd dans un fi grand vuide & devient creufe à peu près comme feroit le fon de la voix enfermée dans un mafque.

La concavité des narines fait beaucoup plus que la bouche à l'agrément de la voix , & fait voir combien eft fauffe la phrafe populaire , parler ou chanter du nez , puifque quand le nez eft bouché , le fon de la voix n'eft défagréable que parce qu'on ne chante & qu'on ne parle que de la bouche , & que le fon qu'elle jette n'eft pas mêlé de celui des narines , comme chacun peut s'en appercevoir en chantant la bouche fermée ; car alors la voix n'a rien de défagréable , au lieu que fi l'on chante de la bouche feule , le nez étant ferré , alors le fon de la voix tient de celui de la voix du canard , ce qui s'appelle parler ou chanter du nez.

Par ce qu'on vient de dire , il eft aifé de juger que toutes les différentes confiftances des parties de la bouche , même de celles qui font les plus délicates , contribuent au retentiffement de la voix , chacune en leur maniere , & très - différemment , enforte qu'on peut dire que c'eft de cette efpece d'affaifonnement de plufieurs différens retentiffemens que réfulte tout l'agrément de la voix de l'homme , inimitable à tous les inftrumens de mufique.

Il y a des cas où le fon fe produit par l'air qu'on refpire , & où le canal de la trachée - artere peut avoir quelque part au raifonnement.

Premierement , c'eft ce qui arrive manifeftement dans les toux convulfives nommées vulgairement quintes ; car après avoir touffé à perte d'haleine , l'air pompé violemment de dehors en dedans, & de haut en bas par la poitrine, au travers de la glotte qui eſt en convulſion, c'eſt-à-dire retrecie, jette en entrant par cette fente un ſon plus aigu que celui de la toux, & quelquefois à la quinte de celui-ci, ce qui peut-être la raiſon du nom qu'on a donné à ces toux.

Ce ſon formé par le cours précipité de l'air pompé violemment de haut en bas, étant porté dans le canal de la trachée-artere, elle y répond par un retentiſſement ſi éclatant, que ſouvent il ſe fait entendre des maiſons voiſines & d'un côté de rue à l'autre : mais ce ſon n'eſt pas la voix dont il s'agit.

On peut donc conſidérer la cavité de la bouche & des narines comme le corps d'un inſtrument à vent, au moins pour les raiſonnemens.

Ce raiſonnement eſt proportionné aux tons jettés dans la bouche après avoir été formés par les différentes ouvertures de la glotte. Car la concavité de la bouche s'allonge & s'accourcit ; elle s'allonge toujours à l'occaſion de tous les tons bas & graves, & elle s'accourcit toujours à l'occaſion des tons haut & aigus. Mais ce n'eſt point pour former les tons, c'eſt pour s'y proportionner plus favorablement, c'eſt-à-dire pour que tous ces tremblemens s'aident mutuellement pour ſe fortifier par la reſſemblance qu'ils ont enſemble, & qui les fait unir & concourir à la production d'un même ſon. Car la cavité de la bouche s'allonge de plus en plus en baiſſant de demi ton en demi ton, de quart de ton en quart de ton, juſqu'au ton le plus bas, & elle s'accourcit de même juſqu'au ton le plus haut ; auſſi voit-on le nœud du larynx ou de la gorge hauſſer & baiſſer alternativement & ſenſiblement dans tous les tremblemens.

Or quand le larynx hauſſe, il accourcit le canal de la bouche, quand il s'abbaiſſe, il l'allonge.

Voici comment ce changement de diminution arrive.

La trachée-artere ſe raccourcit, & raccourciſſant s'élargit elle-même, à l'occaſion de tous les abbaiſſemens de ton qui exigent une plus grande dépenſe d'air, tels que ſont les tons graves ; au contraire, elle eſt allongée & bandée, & par conſéquent étrecie par l'aſcenſion du larynx, dans le fond de la gorge de plus en plus à meſure que les tons vont montant, & par conſéquent dépenſant moins d'air ; cet accourciſſement

& cet allongement se rendent sensibles par le haussement &
baissement du nœud de la gorge, ainsi qu'il a été dit.

De ce qu'on vient de dire, on peut conclure trois choses.

La premiere, que le canal de la bouche augmente, tempere
& modifie le son.

La deuxiéme, que ce canal ne fait rien au ton, mais son
effet est prodigieux pour le raisonnement, & cela se connoît
sur-tout pour les voix de basse, car on en entend plusieurs
qui font sonner les voûtes des Eglises.

La troisiéme, que puisque ce canal ne fait rien au ton, il
s'ensuit que tous les tons viennent de la seule glotte.

La glotte humaine ayant été rendue capable de s'ouvrir ou
de se serrer plus ou moins, & la poitrine capable de pousser
l'air avec plusieurs degrés de force, la voix humaine est rendue plus forte ou plus foible, comme on veut à chaque ton,
& en tous les tons de son étendue naturelle.

Voyons donc d'où dépendent les mouvemens qui produisent les tons de la voix, & puis nous chercherons ce qui fait
les différens degrés de force dans chaque ton.

La glotte humaine mise en état de former la voix, n'est
capable que d'un mouvement propre, c'est celui de ses lévres,
qui consiste à s'approcher l'une de l'autre par la contraction de
leurs fibres qui est toute leur action, & elles s'approchent
quelquefois tellement l'une de l'autre, qu'elles se touchent
dans toute leur étendue, comme cela arrive quand on retient
son haleine.

La voix ne peut être formée que par la glotte ; les tons de
la voix sont des modifications de la voix, ils doivent être produits par des modifications de la glotte : or la glotte n'est capable que d'une seule modification.

Cette modification est l'éloignement ou l'approchement
mutuel de ses lévres ; ce doit donc être par-là qu'elle produit
les différens tons de la voix.

Cette modification comprend deux circonstances, l'une ca-
pitale & premiere pour la production de la voix ; l'autre qui
n'est qu'une conséquence de celle-là, mais une conséquence
si nécessaire & si infaillible que la premiere ne peut être sans
la seconde. La premiere, est que les lévres, depuis le plus bas
ton jusqu'au plus haut, se bandent de plus en plus ; la secon-

de , que plus elles se bandent plus elles s'approchent. Il s'enfuit de la première , que leurs vibrations feront d'autant plus fréquentes , qu'elles approcheront de leur ton haut.

Si les deux lévres de la glotte font également bandées , si les efprits s'y diftribuent également, la voix eft jufte ; mais s'il y a dans les lévres de la glotte , chacune en particulier ou entr'elles , de l'inégalité en quelques-unes de ces circonftances ou en toutes , la voix doit être fauffe à proportion , comme le ton d'une corde de luth eft faux quand la corde eft fauffe , c'eft-à-dire inégale à elle-même en quelques-unes de fes parties , ou mal accordée avec celle du même rang.

Ce n'eft pas que ces deux lévres foient capables de fonner par elles-mêmes , mais elles font capables de frémir , & ce frémiffement ne fçauroit être jufte qu'autant que le frémiffement eft égal à lui-même en chaque lévre , & entre les deux lévres de la glotte : or l'égalité du frémiffement dépend de l'uniformité de chaque lévre en toute fon étendue , & de toutes deux entr'elles.

Chacun peut voir fans diffection les différences d'ouvertures du larynx dans les différens fexes & les différens âges de chaque fexe ; on trouvera moins d'ouverture de glotte , & moins de profondeur dans le canal de la bouche , dans les âges & dans le fexe les plus propres à chanter le deffus , & on trouvera tout le contraire dans les âges & dans le fexe le plus propre à produire les tons qui demandent plus d'air & moins de vîteffe dans le mouvement , c'eft-à-dire à chanter les parties du milieu & les baffes.

Deuxiémement , chacun peut fentir en lui-même le refferrement de cette ouverture , faifant réflexion fur ce qui fe paffe dans fa gorge toutes les fois qu'il veut paffer du filence à la parole , & de la parole à la formation du chant.

Il eft donc certain que les différentes ouvertures de la glotte produifent , ou au moins accompagnent inféparablement différens tons , tant dans les inftrumens à vent naturels , comme la glotte humaine , que dans les inftrumens à vent artificiels , comme les différentes parties de la fymphonie des hautbois.

Dans le fifflement le fon n'eft donc formé que par les feules vibrations des parties des lévres alors extrêmement froncées

tées & agitées par le paffage précipité de l'air qui les fait frémir.
Il eft encore certain que la diminution de l'ouverture haute,
fiffle, & qu'elle eft d'autant plus diminuée, que les tons font
plus hauts dans le ton de la glotte & des anches, & que l'augmentation de cette ouverture baiffe le ton.

Il eft enfin certain qu'une moindre ouverture hauffe le ton,
parce que l'air y paffe plus vîte, & par conféquent avec plus
de violence, & qu'une plus grande ouverture le baiffe, parce
que l'air y paffe moins vîte, & par conféquent avec moins de
violence. Cette vîteffe du paffage de l'air par la glotte, ne
fuppofe nulle précipitation dans le cours de l'air contenu dans
le canal de la trachée-artere, au contraire elle le fuppofe paifible & égal dans tous les fons. Cependant les différens tons
de la glotte viennent des différens degrés de vîteffe de l'air
fortant par cette ouverture, mais c'eft parce que cette ouverture s'ouvre plus ou moins : or fi une même quantité de quelque liqueur que ce foit, pouffée par la même force dans un
même tuyau, fe préfente fucceffivement à des vaiffeaux adjutoirs de différens diametres, elle paffera beaucoup plus vîte
par l'adjutoir de moindre diametre que par celui du plus
grand, cela fe voit fenfiblement dans les différens adjutoirs
des fontaines jailliffantes ; mais la glotte eft un adjutoir qui fe
diverfifie lui-même à l'infini par la facilité qu'il a d'augmenter fon diametre & de le diminuer en tant de degrés entre les
extrêmes de fon augmentation & de fa diminution.

La feconde merveille de la glotte eft d'être capable non-
feulement de produire tous les tons de l'étendue de la voix,
mais encore tous les degrés de fort & de foible dans chacun
de fes tons, & cela par le même expédient de rendre la glotte
capable de s'étrecir & d'être dilatée, & voici comment.

Le fon dépend de la vîteffe, le ton du degré de la vîteffe de
l'air s'échappant par la glotte, & de l'intervalle de fes vibrations ; la force de la quantité de l'air augmentée ; la foibleffe
de la quantité de l'air diminuée : comment donc peut-on conferver le même ton & augmenter la quantité de l'air ; car
une plus grande quantité d'air paffant par la même ouverture
doit paffer plus vîte, & par conféquent hauffer le ton ; cependant nous fuppofons que le ton eft toujours le même, foit
que le fon foit plus fort, foit qu'il foit rendu plus foible ; c'eft

Tome II. N

que la glotte se dilate pour laisser échapper plus d'air , & se
resserre pour en laisser échapper moins ; elle se dilate précisément autant qu'il faut pour le degré de force qu'on veut lui
donner , & elle se resserre autant qu'il faut pour passer du fort
au foible sans changer de ton ; car il est absolument indiffé-
rent pour la vîtesse de l'air , ou que plus d'air se présente à la
glotte dilatée autant qu'il faut pour laisser passer une quantité
d'air de la même vîtesse qu'auparavant, passant du foible au
fort , ou de la resserrer précisément autant qu'il faut pour conserver le même degré de vîtesse , que la vîtesse augmente ou
diminue.

Dans tous les instrumens , ceux qui remuent plus d'air plus
lentement & par des ondulations moins fréquentes , font les
tons bas ; au contraire, ceux qui remuent moins d'air , plus
vîte & par des ondulations plus fréquentes, font les tons aigus.

Une longue & grosse corde moins bandée , une longue
flutte , une cloche plus large & plus profonde , remuent plus
d'air & moins vîte , & par des ondulations plus lentes qu'une
corde plus courte , d'un moindre diametre & plus bandée. De
même une flutte moins longue & d'un moindre diametre , &
une cloche de moindres dimensions , remuent moins d'air ,
plus vîte & par des ondulations plus fréquentes.

Quand la glotte est entierement fermée , l'air qu'on a pris
par la derniere aspiration , ne pouvant sortir de la poitrine ,
elle demeure dilatée comme elle étoit , & le diaphragme demeure baissé , & par conséquent dans l'action de comprimer
tous les visceres contenus dans le ventre.

Tous les muscles qui servent à resserrer la poitrine , & tous
ceux qui servent à comprimer le ventre , font un effort commun contre la glotte fermée , & sont tous soutenus & vain-
cus par la force qui ferme la glotte , puisque pour peu qu'elle
s'ouvrit l'air s'échapperoit.

Mais ces petits muscules n'agissent pas seuls , l'air contenu
dans la poitrine , qui en s'échauffant & se raréfiant de plus
en plus , tend à la dilater davantage par son ressort , conspire
avec eux à cet égard , soutenu de l'applanissement du diaphragme , qui étant alors bandé soutient l'effort des muscles
du bas-ventre.

Les tons haussent à proportion que la vîtesse de l'air lancé augmente, & baiſſent à proportion qu'elle diminue. La force du ſon dans chaque ton augmente à proportion de la quantité de l'air lancé, & diminue à proportion de la quantité du même air diminué : tout cela eſt rendu ſenſible dans le jeu des lévres.

On meſure la quantité d'air lancé par la différence viſible de l'ouverture de cette glotte, & on meſure la vîteſſe par l'impreſſion de cet air lancé, reçû dans le creux de la main, ou par le mouvement qu'il imprime dans quelque corps très-mobile, oppoſé au cours de cet air, comme la flamme ; car cette impreſſion & ce mouvement varient ſenſiblement & viſiblement à chaque changement de ton ; la main préſentée à ce cours d'air ſonnant, ſent plus de froidure à proportion que le ton hauſſe, & moins à proportion qu'il baiſſe, c'eſt-à-dire à proportion que la vîteſſe augmente ou diminue.

De la voix de la Grue.

La trachée-artere, dans les grues, avant que de ſe diviſer en deux branches qui conduiſent l'air dans le poumon, fait pluſieurs replis enfermés dans la partie interne du ſternum, & elle reſſort par l'endroit où elle eſt entrée, qui eſt le haut du ſternum, & enſuite elle deſcend quatre pouces plus bas ; ces replis allongent la trachée de plus de quatorze pouces, enſorte que tout le tuyau étendu auroit environ trente pouces.

Les Anciens qui ont obſervé que la grue eſt celui de tous les animaux qui a la voix la plus forte à proportion de ſa grandeur, ont cherché les cauſes de cette particularité. On dit que cela vient de ſa timidité, parce qu'Homere compare les cris des Troyens qui fuyoient à ceux des grues ; mais il n'y a pas d'apparence que ce ſoit la crainte du froid que les grues fuyent, qui les faſſe crier ſi fort, puiſqu'elles crient de même quand elles retournent en leur pays & dans leurs nids, outre qu'il n'eſt point vrai que la crainte rende la voix forte.

On n'a pas mieux rencontré quand on a dit ques les grues ont la voix âpre, à cauſe que leur trachée artere eſt plus âpre & plus étroite que celle des autres animaux ; car le ſon qui ſe fait par un tuyau étroit & âpre, eſt beaucoup moins fort que celui qui fort d'un tuyau qui eft large & poli, ainfi qu'on l'a expérimenté dans les trompettes, & que l'on éprouve tous les jours dans les tuyaux des orgues qui perdent la force de leur fon, lorfque la pouffiere & les araignées rendent inégale leur fuperficie intérieure. De plus, il n'eft point vrai que la trachée-artere des grues foit plus âpre que celle des autres animaux, il eft bien vrai que j'ai remarqué que la partie qui eft dans le col eft fort inégale, les anneaux étant plus éloignés les uns des autres qu'ils ne font à l'ordinaire ; mais en récompenfe l'autre partie, qui eft renfermée dans le fternum, eft tout-à-fait égale & compofée d'anneaux fort larges & joints immédiatement les uns aux autres, & faifant un tuyau comme d'un feul cartilage offeux, qui n'étoit pas capable de s'allonger & de fe racourcir comme la partie qui defcend le long du col, cette inégalité n'étant faite que pour donner un mouvement libre à la partie qui eft dans le col, dont celle qui eft dans le fternum n'a pas befoin.

Belon a entrevu quelque chofe de la ftructure de la trachéeartere que l'on vient de décrire, mais il n'a point fçu de qu'elle maniere elle étoit allongée par fes différens détours. Il a feulement vû qu'elle ne defcendoit pas tout droit pour aller au poumon, comme à la plûpart des oifeaux, & il a cru qu'avant que d'entrer dans la poitrine elle fe couloit dans la chair, fans fçavoir qu'elle fait des replis en forme de trompette dans l'os du fternum, où étant enfermée comme elle eft dans une partie dure & féche, elle eft bien plus capable de rendre un fon éclatant que fi elle étoit affourdie par la chair.

Mais il y a encore d'autres particularités qui font que la voix de la grue, des canards, des oyes, &c, eft différente de celle des autres animaux, dans lefquels l'organe de la voix différe, de même que la glotte qui eft compofée de deux membranes qui font une fente par laquelle l'air étant pouffé en fait frémir les bords, enforte que ces bords étant rudement fecoués, excitent le fon de la voix qui raifonne dans les cavités du palais & du nez ; elle eft enfuite diverfement articulée & modifiée par le mouvement des lévres & de la langue, qui font les organes qui donnent la forme aux accens de la voix, & aux fyllabes dont la partie eft compofée ; au lieu qu'aux autres animaux la trachée-artere ne contribue en rien au fon de la voix, & ne fert

qu'à conduire l'air du poumon à la glotte qui feule eft capable de la former.

La trachée artere dans les grues, fert comme de trompette.
Dans le jeu de la trompette, les lévres de celui qui joue,
tiennent lieu d'anche, & dans la grue, l'anche au lieu d'être
au commencement de la trompette dans le gofier, eft à
fon extrémité dans la poitrine ; ainfi on peut dire que ces
animaux parlent du ventre avec plus de raifon que certains
hommes, parce qu'il n'eft point vrai qu'ils parlent du ventre,
puifqu'ils ne font rien autre chofe que de rendre leur voix
fourde & étouffée, de maniere qu'il femble qu'elle foit formée au fond du creux du ventre.

Il y a plufieurs expériences qui font voir cette maniere de
voix particuliere aux canards, aux oyes, &c. On lie la trachée
artere au-deffous du larynx, & on l'ouvre au-deffous de la ligature, pour faire que l'oifeau ne puiffe refpirer que par la
playe. L'oifeau refpire comme à l'ordinaire, & rend un fon
pareil à celui qu'il rendoit avant cette playe ; la même chofe
arrive, fi l'oifeau étant mort & le larynx tout-à-fait féparé,
on enfle fortement le poumon de l'oifeau, & qu'enfuite l'on
comprime la poitrine ; car pour lors on entend un fon pareil à
celui que l'oifeau rendoit étant vivant. Cela fe voit encore
plus diftinctement lorfque toute la trachée-artere étant féparée du corps de l'oifeau, l'on fouffle par le bout.

La conformation particuliere de cet endroit de la trachée-
artere, l'appareil des mufcles qui s'y rencontrent, font des preuves bien convaincantes qu'elle fert de glotte interne.

Mais ce qui le prouve encore plus évidemment, ce font les
contours en forme de trompette qui font dans la grue immédiatement au-deffus de cette glotte interne ; car il feroit difficile d'en découvrir l'ufage, fi la voix ne fe formoit qu'au larynx
qui eft dans le gofier.

Aidé de la difpofition de la glotte qui eft large, on peut
croire qu'étant lâche, la longueur de ce conduit fert à rendre
la voix plus grave ; & comme la partie de ce canal, qui eft
dans le fternum, eft large & renfermée dans un corps dur &
fec, cela contribue à rendre ce fon grave plus fort & plus
éclatant.

De la Parole.

Après avoir expliqué comment se forme la voix, il faut examiner comment se forme la parole.

La voix est commune aux hommes & aux bêtes : la parole est propre à l'homme ; il est vrai qu'on enseigne à parler à quelques oiseaux, mais leur langage n'est pas significatif, au lieu que la parole humaine est l'interprête des pensées.

S'il n'y avoit que la glotte, il n'y auroit aucune différence entre les sons qu'elle rendroit & ceux d'une flutte, c'est-à-dire qu'elle ne rendroit que des sons vagues, & non pas des voix ; mais pour leur donner une certaine détermination, la bouche est taillée de telle sorte que ces sons venant à s'y entonner, reçoivent différentes terminaisons quand elle s'ouvre. Si par exemple, on ouvre la bouche autant qu'on la peut ouvrir en criant, on ne sçauroit former qu'une voix en A, & à cause de cela le caractere qui dans l'écriture désigne cette voix ou terminaison de son, est appellé A. Si l'on ouvre un peu moins la bouche en avançant la mâchoire d'en bas vers celle d'en haut, on formera une autre voix terminée en E ; ainsi des autres à proportion.

Il est nécessaire d'examiner comment se font ces battemens de la voix qui en font les différentes articulations, & que l'on exprime dans l'écriture par des caracteres qu'on appelle consonnes.

Quelques-unes sont articulées par les lévres seulement ; ainsi quand on a les lévres jointes sans que les dents le soient, on ne sçauroit former la voix A, qu'en desserrant les lévres d'une maniere qui fait qu'on articule la syllabe BA, dont la derniere lettre exprimant la terminaison du son, c'est-à-dire la voix est appellée voyelle, & la premiere qui marque la maniere dont cette voix est articulée, sonnant avec elle, est appellée consonne, d'où en passant on peut connoître que souvent la voix est très-belle sans être bien articulée ; car le poumon & la glotte peuvent être dans une si bonne disposition, que la voix soit fort agréable ; mais dans la même personne qui aura cet avantage, les autres parties de la bouche peuvent être si mal disposées, que ne se remuant pas assez aisément, & ne se rapportant pas les unes aux autres avec une justesse assez entiere, la voix sera mal-articulée.

Ce qui s'est dit du B avec la voyelle A, se peut dire de la même consonne avec les autres voyelles.

La parole n'est autre chose qu'une voix par laquelle on signifie ce qu'on pense : ce n'est pas qu'on ne puisse joindre ses pensées à d'autres signes qu'à la voix, comme aux caracteres de l'écriture ou à certains gestes, & qu'en effet toutes ces manieres de s'exprimer ne soient des façons de parler, à prendre le mot de parler en général.

Mais parce que la voix est le signe le plus facile, on lui a déféré le nom de parole, laissant aux caracteres celui d'écriture, & aux autres manieres de s'exprimer le nom de signe, qui est celui du genre commun à ces trois especes.

La région de la bouche est donc l'organe de la parole. Cette région comprend le gosier, sa soupape, la langue, le palais, les dents & les lévres.

De toutes ces parties, la principale est la langue ; c'est pourquoi elle est appellée par *EURIPIDE*, *Nuntia locutionis*, la Messagere de la parole.

Les lévres ont aussi leur part dans cette action, par exemple, les lettres F, M, B, P, sont produites par les mouvemens des lévres ; toutes les autres consonnes sont produites par la langue.

La langue recevant la voix qui part de la glotte, par ses divers mouvemens l'a fait réflechir contre le palais, que *Lucrece* appelle élégamment le temple de la langue ; elle se rompt en plusieurs petites parcelles que nous nommons des syllabes ; cette fraction de la voix est aidée par les rugosités naturelles du palais, & par les dents qui en font reverberation inégale : puisque la langue rejoint à l'instant en mille manieres ces syllabes séparées, & cette jonction s'appelle articulation par métaphore des jointures des os, d'où vient qu'*Aristote* a défini le parler l'articulation de la voix par le ministere de la langue, enforte qu'étant distincte, elle peut être réduite par écrit. De même donc qu'un discours est composé de périodes, & les périodes de mots, aussi les mots sont construits de syllabes liées ensemble, & l'on peut comparer le langage à plusieurs pierres précieuses bien-taillées, puis artistement arrangées enfemble & mifes en œuvre. Or cette divifion de la voix en petites parcelles appellées fyllabes, dépend des confonnes que la langue entre-mêle parmi les voyelles ; car tout de même que les voyelles viennent du gofier & de la langue, auffi les confonnes font les productions de la langue, à laquelle il faut affocier les lévres, qui ont beaucoup de part à cette action ; enfin les dents contribuent à cet ouvrage en arrêtant la voix qui s'échapperoit trop promptement hors de la bouche, mais fur-tout en recevant le coup & l'élancement du bout de la langue, ou affermiffant fon mouvement ; c'eft pourquoi les enfans ne commencent à parler qu'après que les premieres dents leurs ont percé, outre que la langue jufqu'à ce temps-là eft trop humide, & fes fibres trop mollaffes, & partant peu agiles & mal propres à tant de différentes infléxions qui font néceffaires pour articuler.

La voix formée dans la glotte étant la matiere de la parole qui s'articule enfuite par la langue dans la concavité de la bouche, il eft impoffible que celle-là, c'eft-à-dire la voix fe perde fans caufer la perte de l'autre, au contraire la voix s'unit très-fouvent à la parole.

Je n'examine point pourquoi les uns prononcent mieux certaines confonnes que les autres, car on connoît aifément que la facilité ou difficulté de prononcer, ne vient que de la difpofition qui fe rencontre dans les parties de la bouche, enforte que fi les mufcles de quelques-unes font bien difpofés, & les mufcles de quelques autres mal, on prononcera bien les lettres, où l'on aura befoin du mouvement des parties qui font dans une bonne difpofition, & l'on prononcera mal les lettres qui dépendent du mouvement des parties qui font mal difpofées ; ainfi les enfans prononcent mieux le B, le D, le P, & quelques autres où l'on n'a befoin que des lévres, ou de quelques dents, ou du bout de la langue, que les lettres où on a befoin de fe fervir du milieu de la langue, ou de la replier jufqu'au haut du palais, comme la lettre R, parce que les fibres de la langue font encore trop molles & trop foibles ; c'eft pourquoi on a coutume en leur parlant de changer le nom des chofes qu'ils connoiffent les premieres, quand il y a des lettres qu'ils ne peuvent prononcer ; & parmi nous on leur défigne leur pere & leur mere, par des mots dont

les

les confonnes font aifées à caufe qu'elles fe prononcent des lévres, des dents & du bout de la langue.

Après avoir remarqué comment fe forme le fon, comment il fe termine en voix, & comment il s'articule en fyllabes par celui qui prononce, il faudroit examiner l'effet qu'il produit dans l'oreille qu'il frappe, & dans le cerveau qu'il ébranle; c'eft ce qu'on a déja exécuté en traitant de l'organe de l'ouïe, il ne refte plus qu'à parler de l'étroite liaifon qui eft entre cet organe & celui de la voix.

Les mêmes nerfs qui répondent aux oreilles, ont des rameaux qui vont au larynx, à la langue & aux lévres, & généralement à tous les endroits qui fervent à former, ou à modifier la voix; fi bien que fuivant l'inftitution de la nature, le même ébranlement des nerfs de l'oreille, qui fait que le cerveau eft affecté du mouvement qu'une voix caufe en l'air, fait auffi que les efprits qui coulent du cerveau dans les nerfs de toutes les parties qui fervent à former la voix, en difpofent les mufcles d'une façon qui répondant à l'impreffion que la voix a faite dans le cerveau, les met en état de former une voix toute femblable; & s'il a été néceffaire que le rapport qu'il y a des nerfs de l'oreille au cerveau fut tel que quand il feroit ému par les ébranlemens de l'air, ce fut en différens endroits, felon la diverfité des bruits, afin que fuivant cette diverfité il put couler des efprits dans les mufcles qui peuvent tranfporter ou arrêter l'animal, felon que les caufes de ce bruit font utiles ou nuifibles à tout le corps; il n'a pas été moins néceffaire qu'il y eût affez de rapport entre les nerfs de l'oreille & les nerfs des parties qui fervent à la voix, pour faire que dès qu'une voix frapperoit l'oreille, auffi-tôt les mufcles de ces parties fe difpofaffent, comme il faut qu'ils le foient, pour en former une toute femblable.

Pour mieux faire connoître cette néceffité, il eft befoin de faire deux réflexions; la premiere, que s'il importe aux animaux que leur cerveau foit ébranlé par le bruit de certains corps avant qu'ils en foient trop proches, afin de les pouvoir éviter; il leur importe auffi que leur cerveau puiffe être ébranlé par le bruit de quelques autres corps, afin d'être tranfporté vers eux quand ils en font plus loin qu'il ne faut pour leur confervation, ou pour leur commodité.

Tome II.   O

La seconde, est qu'à ne considérer chaque animal que selon son espece, il n'y a rien qui lui soit plus nuisible que ceux qui sont d'une espece contraire, il n'y a rien aussi qui puisse lui être si utile que ceux de son espece.

Cela posé, il est évident que rien ne pouvoit être si utile que cette communication qui est entre les oreilles & les parties qui servent à la voix ; car par ce moyen le cri d'une bête venant à ébranler le cerveau d'une autre bête de son espece, il arrive aussi-tôt qu'elle est non-seulement transportée vers celle qui a fait le cri, mais outre cela que les muscles de son gosier se disposent de telle sorte qu'elle fait en même temps un cri tout semblable, & ce nouveau cri frappant le cerveau de celle qui a crié la premiere, fait qu'il coule nécessairement des esprits dans les muscles qui servent à la transporter vers la seconde, de sorte qu'elles se rencontrent plutôt, & peuvent, selon les causes du cri qui les a fait approcher, tirer l'une de l'autre ce qui peut servir à leur conservation.

Cette nécessité de former des cris, ou des voix semblables à celles qui ont frappé les oreilles, n'est pas si générale que cela doive toujours arriver, & il y a deux cas où il faut que cela soit autrement dans les bêtes ; le premier, est lorsque celle qui a l'oreille frappée par un cri n'est pas de même espece que celle qui a fait le cri, car l'on sçait non-seulement que les dispositions des parties qui forment la voix dans les animaux d'espece différente, étant toutes diverses, cela ne peut arriver, mais aussi que ce qui fait qu'une bête pousse un cri semblable à celui que fait une autre bête de son espece, n'est qu'afin qu'elles puissent plutôt être présentes au besoin qu'elles peuvent avoir l'une de l'autre. Le second cas, est qu'il peut souvent arriver mêmes entre ces bêtes d'une même espece, que le cerveau de l'une soit ému par le cri d'une autre d'une maniere selon laquelle il sera plus utile pour celle dont le cerveau aura été frappé de ce cri, que les esprits coulent en d'autres muscles qu'en ceux qui servent à en former un semblable ; par exemple, si un coq fait ce bruit qu'il a coutume de faire, lorsqu'il rencontre du grain, il peut se faire que ce bruit frappant l'oreille des poules, ébranlera leur cerveau d'une maniere à les faire approcher du lieu où est ce grain, sans former une voix semblable à celle qui sera cause qu'elles y seront tranfportées ; comme auffi il peut arriver qu'une bête crie de telle forte, à l'occafion d'un objet dangereux, qu'elle faffe fuir toutes les autres bêtes de même efpece, fans qu'elles faffent un femblable cri ; mais toutes les fois qu'une bête n'eft pas dans ces preffans befoins, qui font toujours ce qui détermine le plus fortement en elle le cours des efprits, dès que fon oreille eft frappée par un cri, ce rapport qu'il y a des oreilles au larynx fait que du même endroit que les nerfs de l'oreille ont ébranlé fon cerveau, il coule néceffairement des efprits dans les mufcles du larynx, qui le difpofant d'une maniere répondante à l'impreffion du cerveau, font que la bête pouffe un cri tout femblable. De-là vient que les oifeaux s'excitent à chanter, que les linottes apprennent avec le temps le chant des roffignols, & tout ce qu'on joue fur des inftrumens, elles apprennent même comme les perroquets à prononcer quelques-unes de nos paroles, parce qu'elles ont la langue & le bec difpofés à les articuler.

Enfin il n'y a perfonne qui après cette difcuffion ne voye pourquoi un animal étant né fourd doit néceffairement être muet, d'autant que la parole étant l'objet de l'ouïe, ce fens eft le feul par lequel il y eft capable d'apprendre l'art du langage.

Du Ris.

Entre les mouvemens des paffions qui alterent la refpiration, le ris eft un des plus confidérables.

Pour découvrir la fource de ce mouvement, il faut auparavant fçavoir qu'elles font les chofes qui les peuvent exciter ; telles font toutes les actions & les paroles plaifantes & facétieufes, l'admiration & la furprife, les careffes, le chatouillement, la vûe & la rencontre d'un ami.

La raifon pour laquelle toutes ces chofes peuvent exciter le ris, c'eft qu'elles peuvent produire quelque forte de joye dans l'ame ; on la reffent manifeftement dans les chofes facétieufes, dans la furprife, dans la rencontre des amis, &c, & l'on ne recherche les occafions de rire que pour le plaifir & la joye que l'on penfe y trouver.

Puifque le ris eft donc *Lætitiæ proles*, il faut tâcher de découvrir pourquoi ce mouvement l'accompagne prefque toujours. Il semble que la premiere passion de joye que notre ame a eue lorsqu'elle a commencé d'être unie à notre corps, a dû être de ce que le sang & les esprits étant dans une très-louable disposition, le cœur s'enfloit par de grands battemens, ce qui faisoit que le pouls étoit plein & tendu, les esprits se cribloient en abondance dans le cerveau, & que par l'effusion & l'épanchement qu'il s'en faisoit dans toutes les parties du corps, il s'y répandoit une douce chaleur, une rougeur & l'embonpoint ; les mouvemens de la respiration étoient très-faciles, la voix grosse & éclatante ; enfin c'est parce que toutes les fonctions de la machine étant devenues plus fortes se faisoient plus parfaitement. L'ame s'appercevant de cette heureuse disposition de son corps, a dû nécessairement en concevoir de la joye. Par-là il est aisé de comprendre pourquoi les enfans ne rient point avant le quarantiéme jour ; car les esprits sont tellement ensevelis dans cette grande quantité d'humeurs qu'ils ont, qu'ils ne sont pas capables de faire leur fonction, mais à mesure que l'humidité se diminue, le corps se fortifie & l'ame acquiert la puissance de rire.

Mais comme l'auteur de la nature ne nous a rendus capables de passions que pour nous lier avec toutes les choses sensibles, tant pour notre conservation que pour celle de la société ; ces passions produisent une telle détermination dans le cours des esprits qu'elles forment en un moment sur le visage & sur le reste du corps, l'air & la contenance qui sont nécessaires pour marquer l'heureuse & favorable disposition, tant de l'esprit que du corps. C'est pour cela que l'illustre *M. de la Chambre* a fort bien remarqué que le ris se fait rarement quand on est seul, & que la plûpart des objets qui l'excitent puissamment dans la conversation, ne l'émeuvent point dans la solitude, de sorte qu'il est vraisemblable que l'ame veut faire voir par le ris qu'elle est sa surprise & sa complaisance ; elle veut en un mot faire part de sa joye aux assistans.

Il ne faut pourtant pas croire que dans ce dessein elle se serve du ris comme d'une marque prise à plaisir, telles que sont celles qui partent de notre choix, mais comme d'une marque naturelle qui a une connéxion nécessaire avec l'émotion qu'elle représente, c'est-à-dire que c'est une des loix de l'union de l'ame & du corps, que toutes les fois que l'ame a de la joye, elle foit accompagnée des émotions des efprits qui font naître le ris, & qui rendent cette joye fenfible, & on ne peut pas comprendre comment certaines gens ont pû s'imaginer qu'il y avoit une liaifon abfolument néceffaire entre le mouvement des efprits & du fang, qui font le ris, & cette émotion de l'ame qu'on nomme joye.

Sur ce principe, il eft aifé de rendre raifon pourquoi le chatouillement excite la joye. Le chatouillement eft un attouchement délicat qui flatte, c'eft-à-dire qui remue la partie de telle maniere que tous les paffages des efprits étant ouverts par leur épanchement, ils lui donnent de la force & de la vigueur, ce qui fait naître dans l'ame quelque fentiment de joye, d'où s'enfuit le ris : il eft fi vrai que l'ame fe plaît à cet attouchement, qu'elle le met au rang des careffes ; de forte que le ris qui l'accompagne eft un témoignage que l'ame rend du plaifir qu'elle reçoit, & que la perfonne qui l'excite lui eft agréable. On ne rit point quand on fe chatouille foi-même, parce que ce mouvement, qui nous eft familier, n'eft point nouveau & ne nous flatte point.

On peut expliquer auffi par le même principe pourquoi le ris excite les autres à rire. Pour cela il faut confidérer que toutes les paffions qui font excitées en nous à la vûe de quelqu'objet qui eft hors de nous, répandent machinalement fur le vifage de ceux qui font frappés, l'air qui leur convient, c'eft-à-dire un air qui par fon impreffion difpofe méchaniquement tous ceux qui le voyent à des paffions & à des mouvemens utiles au bien de la fociété.

Le ris produit fur notre vifage un air qui excite machinalement le ris dans les autres, & agit même fur leur cerveau d'une maniere fi bien réglée, que les efprits qui y font contenus font pouffés dans les mufcules de leur vifage pour y former un air tout femblable au nôtre.

Outre le véritable ris, il y en a un autre qu'on peut appeller diffimulé, tel qu'eft celui qui accompagne la colere, l'indignation, le mépris, celui que caufe cette herbe de la Sardaigne, que l'on appelle *apium rifus*, d'où eft venu le mot de ris Sardonien, celui qui fuccede aux bleffures du diaphragme, & celui qui accompagne les délires & les maux de mere.

Dans les ris de colere, on ne reffent pas en effet du plaifir, l'on feint feulement d'en recevoir, & l'on ne fait qu'imiter les configurations du vifage.

Pour le ris fardonique, je crois que c'eft feulement un effet de la convulfion des mufcles de la face, dont les contractions font femblables à celles qu'ils ont dans le ris, & j'ai beaucoup de peine à croire qu'il y ait un épanchement d'efprits, tel qu'eft celui qui accompagne la joye; l'état & la difpofition où fe trouve le corps en ce temps-là, en eft une preuve affez certaine; il ne fe paffe aucun mouvement particulier, ni dans la poitrine, ni dans le larynx, qui foit femblabe à celui de la joye, & s'il eft vrai enfin que tous ces mouvemens fe rencontrent dans les bleffures du diaphragme, il faut croire que c'eft par quelque difpofition habituelle, & par la grande liaifon qui eft entre les mouvemens convulfifs de ce mufcle & ceux de la face, ou bien parce que l'inflammation du diaphragme caufe le délire, d'où s'enfuit le ris.

A l'égard de celui qui fe remarque dans les délires, il peut venir de ce que l'imagination fe formant des objets ridicules & fâcheux, il fe fait quelque mouvement à peu près femblable à celui qui arriveroit fi on nous difoit quelque chofe de fâcheux; cela excite l'ame à produire le ris, & il eft vrai de dire que malgré l'état où fe trouve le corps, il y a dans l'ame quelque plaifir fecret, ce qui fait que par une fuite néceffaire de l'union de l'ame & du corps nous en avons de la joye.

A l'égard du ris qui accompagne les maux de mere & autres, je les regarde, ou comme un délire qui leur furvient quelquefois & qui leur procure *effufum rifum*, ou comme une fimple convulfion des mufcles des joues & des lévres qui fait ouvrir la bouche & découvrir les dents, *inftar canis rigentis unde exoritur fpafmus cinicus*; le ris qui accompagne les maux de ratte, & celui qui prévient quelquefois l'accès appoplectique, eft de cette derniere efpece.

Après avoir expliqué qu'elle eft la nature du ris, il faut tâcher de rendre raifon de tous les effets que cette paffion produit fur le corps.

Si on confidére le vifage, on voit que le rond fe teint, les fourcils s'abbaiffent, les paupieres fe refferrent aux coins des yeux, & toute la peau qui les environne fe couvre de rides, les yeux fe ferment à demi, ils deviennent brillans & humides , & ceux-là même de qui la douleur n'a jamais pû tirer des larmes , font alors contraints de pleurer ; le nez fe fronce , les lévres fe retirent & s'allongent , les dents fe découvrent , les joues s'enflent & s'élevent quelquefois , leur milieu fe creufe doucement & forme ces agréables foffettes où les Poëtes ont logés le ris & les graces ; la bouche s'ouvre , & fait voir la langue qui trémouffe & qui fe tient fufpendue , & la voix qui en fort n'eft qu'un fon éclatant & entrecoupé que l'on ne fçauroit arrêter , & qui ne finit qu'avec la perte de l'haleine ; le col s'enfle & fe racourcit , toutes les veines font groffes & tendues , un certain éclat agréable fe-répand fur le vifage , mais fi le ris dure trop long-temps , il devient rouge & plombé. Mais tout cela n'eft rien en comparaifon de ce qui fe fait dans la poitrine ; les mufcles intercoftaux , & particulierement le diaphragme , s'agitent fi impétueufement & par des fecouffes fi promptement redoublées , que l'on a de la peine à refpirer , que l'on perd l'ufage de la parole , & qu'il eft impoffible d'avaler quoique ce foit ; une douleur fi preffante s'éleve dans les flancs qu'il femble que les entrailles fe déchirent & que le ventre va s'ouvrir. Dans cet état tout le corps fe plie , fe tord & fe ramaffe ; les mains fe jettent fur les côtés & les preffent vivement , la fueur monte au vifage & la voix fe perd en fanglots & en foupirs étouffés ; enfin la tête & les bras fouffrent les mêmes fecouffes que la poitrine.

Pour rendre raifon de tous ces effets , il faut remarquer quel eft l'état où fe trouve le fang dans la joye.

Le fang coule en abondance dans toutes les parties , le cœur bat avec vigueur , toutes les autres humeurs fe diftribuent avec une grande facilité , parce que les épanchemens d'efprits que fait cette union de l'ame , déterminent toutes les parties mufculeufes à fe refferrer fortement , & les entretient , en fe mêlant continuellement avec elles , coulantes & liquides: enfin tout eft raréfié & dilaté dans le corps.

Cela pofé , on doit remarquer dans le ris que toutes les configurations des parties du vifage dépendent de l'action de leurs mufcles , foit qu'elle fe faffe par la volonté de l'ame , ou bien machinalement , que non-feulement les mufcles de la face , mais tous ceux du col , des épaules , des bras , &c. font dans une contraction très-forte : or c'eft par cette contraction qu'on doit expliquer l'interruption du cours du sang dans ces parties, parce que les veines y doivent obéir plutôt que les arteres qui fournissent toujours à plein canal. C'est d'où vient l'enflure des veines du visage, du col, la couleur rouge, & ensuite plombée de toutes ces parties, & leur gonflement.

Je sçais que *Louver* prétend que cela dépend de la compression de la base du cœur contre ses propres vaisseaux, causée par les mouvemens du diaphragme, ce qui interrompt la circulation du sang ; mais il est plus aisé de l'expliquer par le principe que je viens d'établir, car la même chose arrive dans ces parties dans le temps de leurs convulsions où l'on ne peut soupçonner aucun mouvement extraordinaire dans le diaphragme.

L'éclat des yeux dépend de l'abord du sang & des esprits, & leurs larmes sont causées par la contraction des muscles & l'nterruption du cours du sang dans ces parties, ce qui y produit un gonflement, d'où s'ensuit la compression des glandes lacrymales, & par conséquent les larmes.

On ne peut avaler, parce que les muscles de la langue sont occupés à son trémoussement, & que le larynx est continuellement ouvert.

La voix se coupe & se perd, ou par la compression des nerfs, ou par la convulsion des muscles du larynx, ou faute de l'impulsion subite de l'air.

Pour bien expliquer pourquoi les flancs & les hypocondres sont douloureux, il faut remarquer que les muscles du bas-ventre se bandent & se resserrent fortement dans le ris, & qu'ils repoussent tous les visceres du bas-ventre contre le diaphragme. Pour empêcher qu'il ne s'applanisse & ne descende par trop, ce qui fait qu'il s'éleve plus fréquemment & par secousses pour comprimer les poumons, & pousser l'air comme par parties contre les membranes de la glotte, ce qui produit un son éclatant & inarticulé, qui est un des signes les plus remarquables du ris.

C'est cette forte contraction des muscles du bas-ventre qui battent & compriment les entrailles, qui cause la douleur qu'on y ressent, & c'est cette douleur qui fait que les mains se jettent sur les flancs & les hypocondres, comme si elles devoient les soulager, parce qu'on se sert ordinairement de ce

mouvement

mouvement des mains pour chasser les chose qui nous sont incommodes.

De la Toux.

La toux se fait par une expiration très-forte qui est distinée pour chasser quelqu'humeur qui irrite le poumon, la trachée-artere, ou le fond du gosier.

Il n'y a personne qui ne puisse sentir en toussant & en appliquant sa main sur le creux de l'estomac, les secousses vives & promptes du diaphragme, toute la poitrine se resserrant fortement au même instant que ce muscle se releve très-subitement, tout l'air contenu dans les poumons est fortement exprimé, & c'est ce reflux qui forme ce bruit impétueux qui racle & qui balaye tout ce qui se rencontre en chemin. En un mot, nos poumons nous tiennent lieu en cette occasion de canne à vent, ou de sarbacane; car si l'on peut pousser fort loin des pois & d'autres corps contenus dans des tuyaux par la seule impulsion de l'haleine, il est aisé de comprendre que les crachats & les autres matieres qui se rencontrent dans tout le chemin de l'air pourront être chassés, puisqu'outre l'impulsion de notre haleine, ce tuyau a des fibres qui le rendent capable de compression.

Ce bruit de la toux se fait par l'air qui frotte les membranes de la glotte, & il est tout semblable à celui qui se fait quand on prononce la lettre K.

Quand l'humeur se trouve trop tenue, bien loin d'être poussée au dehors, elle est attenuée davantage par l'impulsion de l'air, ce qui fait la toux séche, qui provient aussi quelquefois de ce que la pituite est trop tenace & n'est pas assez cuite pour obéir à l'impulsion de l'air.

Nous avons dit que ce bruit ou vent, au sortir de la glotte étoit comprimé dans le fond du gosier, ce qui sert à exprimer les sucs qui se trouvent dans les glandes dont il est parsemé, & lesquelles sont ordinairement fort visqueuses, c'est pourquoi il est nécessaire d'une telle compression.

Après ce mouvement de la poitrine qui fait la toux, il faut cracher pour pousser toute la matiere qui a été balayée hors de la bouche.

Si l'on se regarde dans un miroir, on verra facilement

tous les mouvemens que font la bouche & le gofier pour cracher.

Dans la toux, les mufcles du bas-ventre fe bandent fortement pour repouffer avec plus de force le diaphragme ; & les bronches, la trachée-artere & le larynx fe refferrent en même temps ; c'eft pourquoi la toux devient douloureufe lorfqu'il fe rencontre quelque partie malade dans le bas-ventre, ou dans les organes de la refpiration.

Il eft aifé de comprendre qu'elles feront encore plus fortement comprimées par ce mouvement de la toux.

Il y a plufieurs chofes qui peuvent déterminer l'animal à l'éternuement, l'acrimonie de quelqu'humeur qui picote les poumons, la trachée-artere, le larynx, ou le fond du gofier ; peut-être le diaphragme.

Souvent ce mouvement eft employé inutilement par les raifons ci-deffus avancées.

Une fumée âcre, la pouffiere reçûe, ou par la bouche, ou par le nez, excite la toux.

De l'Eternuement.

Ce mouvement convient en quelque chofe avec la toux, & il différe en d'autres.

L'un & l'autre fe fait par une explofion fubite de l'air caufée par un grand relâchement ou recourbement foudain du diaphragme qui a été précédé d'une grande & véhémente infpiration, pour que les poumons s'enflent & fe rempliffent abondamment ; mais ces deux mouvemens différent en ce que dans la toux l'air repouffé va frapper contre le fond du pharynx & du palais où il eft comprimé entierement par la bouche, ainfi que nous l'avons fait remarquer par la prononciation de la lettre gutturale K.

Au contraire dans l'éternuement, l'air qui fort du larynx eft forcé d'entrer dans les narines, parce qu'il trouve le paffage fermé du côté du palais & du pharynx ; ainfi ce flux d'air fert à balayer la pituite & les autres humeurs vifqueufes ou falines qui fe rencontrent dans tout ce paffage, & à déboucher les canaux qui fervent à humecter ces conduits

Cette méchanique nous fait aifément comprendre qu'il eft

inutile de recourir aux mouvemens du cerveau pour expliquer l'éternuement.

Mayow & presque tous les Modernes prétendent que l'éternuement se fait par une forte contraction de la dure mere qui sert à pousser impétueusement les esprits dans les nerfs destinés à la respiration. J'avoue que dans l'éternuement tous les organes de la respiration sont secoués d'une grande force, & que le sang contenu dans les poumons est aussi fortement agité, mais cette détermination des esprits ne vient point du mouvement de la dure mere ; les liqueurs & les matieres qui excitent quelqu'irritation dans les conduits des narines, sont les seules causes qui déterminent l'ame, ou la machine à ce mouvement, & l'on voit bien souvent que ce mouvement ne se fait point par rapport à la respiration, mais seulement pour former un reflux d'air qui puisse balayer toutes les lames du nez.

Quelques-uns prétendent que ce mouvement ne se fait que pour le soulagement du cerveau ; si cela est, pourquoi cette explosion d'air ? Pourquoi affecter de le faire passer par les narines plutôt que par la bouche ? il ne faut pas s'imaginer que cette pituite épaisse & les autres matieres qui coulent par le nez, descendent du cerveau. J'avoue que le cerveau peut ressentir quelque soulagement dans l'éternuement, mais c'est seulement par la commotion que toute la tête souffre dans le temps de ce mouvement.

Il y a plusieurs causes qui peuvent nous déterminer à éternuer, un grand rhume, où tous les conduits des petites glandes du nez se trouvent remplis d'une humeur qui ne demande qu'à sortir. Voici ce qui détermine l'animal à l'éternuement ; une odeur fine & pénétrante, une exhalaison ou fumée âcre & saline, tout ce qui peut chatouiller la tunique intérieure du nez, soit que cette impression vienne des humeurs de notre corps, ou autrement.

Quand au sortir du lit on se présente au grand jour, ou qu'on regarde trop fixement le soleil, on éternue. Cette chaleur fond & attenue la lymphe qui arrose l'œil, & celle qui est contenue dans les points lacrymaux & dans le nez.

Ce mouvement ne paroît point volontaire, car on ne peut ni l'imiter, ni le retenir ; on tâche quelquefois de l'arrêter en se frottant depuis le coin de l'œil jusqu'au bout de la narine, soit pour exprimer la matiere qui cause l'irritation, soit pour imprimer aux fibres du nez un mouvement contraire.

Ce mouvement est fort violent, & agite tout le corps d'une maniere surprenante. Tous les muscles de la respiration, ceux du bas-ventre, ceux de la tête, du col, des lombes sont en action, d'où l'on peut conclure qu'outre les avantages ci-dessus énoncés, l'éternuement ébranle tout le genre nerveux, il secoue les poumons, il agite toute la masse du sang, particulierement celui qui croupit dans l'habitude du corps, d'où on ne doit pas s'étonner que *Forestus* & d'autres bons praticiens ayent remarqué que des malades étant à l'extrêmité sont revenus en santé par l'usage des sternutatoires.

Il y a une observation dans *Fabricius Hildanus* qui prouve bien cette agitation du sang par l'éternuement ; il dit, dans la Cent. 3. Observ. 38, qu'une femme étant attaquée d'un éternuement violent, il lui fit venir ses ordinaires d'une si grande force, qu'on ne pût les arrêter pendant deux mois.

L'éternuement guérit assez souvent le hoquet en secouant l'estomac, tous les nerfs de ce viscere & tous ceux qui servent à la dilatation du thorax.

Le bruit de l'éternuement se fait dans les narines ; il est différent en différentes personnes, parce que la structure & la figure de leurs nez est différente, ou parce qu'on ménage la force de l'impulsion de l'air.

On éternue assez souvent plusieurs fois de suite, une premiere secousse n'étant pas suffisante pour nettoyer les conduits ; ainsi l'impression continuant, il ne faut pas s'étonner si ce mouvement persévere ; on éternue souvent sans rien vuider, par la même raison que dans la toux séche.

Du Ronflement.

Le ronflement est un bruit que la respiration cause par l'ébranlement des membranes de la glotte lorsqu'elles ne sont relâchées qu'à demi.

L'espece de bruit qui est particulier dans le ronflement, est appellé bruit successif rompu, parce qu'il paroît composé de plusieurs bruits qui se suivent de près, de maniere néanmoins qu'on remarque qu'ils font divifés par des petits intervalles, ce qui fait que le bruit du ronflement eft différent de celui de la voix dans lequel, quoiqu'il foit compofé de plufieurs petits bruits qui fe fuivent, il eft vrai pourtant qu'ils fe fuivent de fi près que l'oreille n'en difcerne point les intervalles.

Comme cette efpece de bruit eft ordinairement caufé par l'agitation d'un corps mince que l'air ferré & contraint fecoue de maniere que les fecouffes ne font pas fort promptes, il fembleroit que de toutes les parties minces que le fouffle de la refpiration peut ébranler de la maniere néceffaire à la production du bruit du ronflement, les narines y feroient les plus propres à caufe de leur fubftance mince, ces parties faifant ordinairement un bruit affez femblable à celui du ronflement, lorfqu'en fe mouchant on les fait frémir par le paffage foudain & violent de l'air qui eft pouffé dans cette action.

Mais une feule expérience empêche qu'on ne doive avoir cette opinion, qui eft que l'on imite fort bien le ronflement quand on veut, les narines étant bouchées, & que fi cette imitation eft quelque peu différente du vrai ronflement, ce n'eft que parce que le nez étant bouché les réflexions du bruit ne fe font que contre le palais & non dans les cavités du nez, ce qui apporte quelque changement au fon.

Il ne refte donc plus que les membranes de la glotte à qui on puiffe attribuer ce bruit ; & en effet on fent & on connoît diftinctement lorfqu'on imite le ronflement, que c'eft cette partie-là qui agit.

Mais pour expliquer qu'elle eft la difpofition de ces membranes dans cette action, il faut fuppofer, premierement, que lorfqu'elles font tendues, elles font un fon propre pour la parole ; deuxiément, que lorfqu'elles font abfolument relâchées, elles ne font point de bruit, & qu'elles font dans cet état dans la veille lorfqu'on ne parle point, & dans le grand affoupiffement ; troifiémement, que lorfqu'elles font à demi relâchées, leurs battemens étant quafi libre, ils font plus rares, leur fon eft interrompu, & cela arrive lorfqu'on eft à demi endormi, parce que tous les mufcles du larynx ne font qu'à demi tendus & demi relâchés, à caufe du mélange du dormir qui les relâche entierement, & de la veille dans laquelle ils font fort fouvent tendus pour les actions de la parole qui laiffent une difpofition habituelle dans ces mufcles pour la tenfion.

Cela fe voit dans les chats, qui lorfqu'ils fe font mis à leur aife, quoiqu'ils ne dorment pas & qu'ils foient feulement dans un léger affoupiffement, ont une maniere de ronfler qu'on appelle filer, qui ceffe auffi-tôt que le moindre bruit excite leur attention ; la même chofe arrive à ceux qui ronflent, car ils ceffent dans le moment qu'on fait le moindre bruit, qui leur donnant quelqu'attention, eft caufe qu'ils relâchent les mufcles du larynx & les mettent au même état qu'ils font dans la veille.

Le ralement dans la forte appoplexie & dans les perfonnes mourantes, fe fait par la grande contraction à laquelle l'ame force tous les mufcles, qui manquant d'efprits ne font leur tenfion qu'à demi ; car quoique l'action des mufcles du larynx qui produiroit le ralement total des membranes de la glotte, fut peut être utile dans la grande difficulté de refpirer de l'appoplexie, comme l'action du larynx par laquelle les membranes de la glotte font totalement relâchées dépend de la bonne difpofition des mufcles de cette partie, il eft aifé de comprendre que le manque d'efprits caufant la foibleffe des mufcles du larynx ne peut être mis dans l'état qui lui eft néceffaire pour produire ce relâchement total de la glotte.

Du Hoquet.

La caufe du hoquet eft fort conteftée parmi les Médecins, les uns l'attribuent aux poumons & au diaphragme, & les autres purement au ventricule.

Les premiers prétendent que puifqu'on peut guérir le hoquet en retenant fortement fon haleine, c'eft une marque que ce mouvement vient du poumon, fans cela cette retention feroit inutile.

Les autres ayant remarqués qu'on guérit le hoquet par un peu de boiffon, ont conclu que ce mouvement venoit du ventricule.

Il y en a qui ont attribué le hoquet en partie au ventricule & en partie au diaphragme, mais entre ceux qui font de ce fentiment, on ne convient pas encore fi le bruit qui l'accompagne fe fait dans l'expiration ou dans l'infpiration.

Mayow eft un des premiers qui a remarqué que le hoquet eft une infpiration fubite & véhémente, & que le bruit qu'il produit fe fait en même temps ; ce qui eft très-vrai, & toute explofion d'air qui fe fait dans l'expiration, regarde, ou la toux, ou l'éternuement.

Il eft donc à propos d'établir que le hoquet eft une infpiration prompte, foudaine & très-forte, qui produit un certain bruit, & qui eft caufée par un grand & prompt applaniffement du diaphragme ; car chacun peut expérimenter que dans le temps du hoquet, la poitrine fe dilate & que le diaphragme s'applanit tout à coup, qu'en même temps l'air entre fubitement dans le larynx, & c'eft ce paffage foudain & violent de l'air qui frottant les deux membranes dont la glotte eft compofée, excite ce bruit fec & fourd qui accompagne le hoquet.

Cela eft fi vrai, que lorfqu'on veut imiter le hoquet, fi l'on continue trop long-temps à faire ce bruit, les poumons s'enflent & fe gonflent de telle maniere qu'on ne peut plus refpirer, & l'on eft obligé de s'arrêter pour faire une longue expiration.

On peut comparer ce bruit à celui qui fe fait quand on ouvre fubitement les panneaux d'un foufflet.

La maniere dont fe fait la rumination, nous fait voir fort clairement quel eft le mouvement du diaphragme dans le hoquet, & qu'elle eft fon utilité.

Pour comprendre qu'elle eft la néceffité de la méchanique du hoquet, on a obfervé que le ventricule eft placé immédiatement fous le diaphragme & qu'il lui eft fortement attaché ; fi ce vifcere reffent quelqu'irritation par quelques caufes que ce puiffe être, il fe refferre pour s'en délivrer, mais comme fa contraction n'eft pas bien fouvent fuffifante, le diaphragme vient à fon fecours, & par fa contraction forte & véhémente, il le frappe comme un battoir, il le comprime & l'aide à repouffer tout ce qui peut provoquer fon irritation.

Si l'on veut expliquer méchaniquement ce mouvement, on peut dire que cette irritation du ventricule fe communique au diaphragme par les parties les plus fubtiles de l'humeur

pénétrante qui s'échappe au travers des membranes du ventricule, ou par la communication des nerfs ou des vaiſſeaux
ſanguins qui portent au diaphrgme le levain de cette irritation.

Dans cette hypothèſe il eſt difficile d'expliquer comment
ſe fait la communication de cette irritation au diaphragme,
lorſqu'il n'y a ſimplement dans le ventricule qu'un gros morceau de pain, ou de viande, qui eſt la cauſe du hoquet.

Cette contraction du diaphragme qui aide à former le hoquet, paroît encore plus néceſſaire à l'égard du foye & de la
ratte, qui n'ont point de fibres charnues qui les rendent
capables d'aucune compreſſion pour ſecouer ce qui les peut
irriter.

L'expérience juſtifie cette penſée, car nous voyons que le
hoquet ſurvient aux inflammations du foye & de la ratte, &
dans cette occaſion l'on ne doit point accuſer le ventricule &
le voiſinage des parties, mais on doit conſidérer l'intention de
la nature, qui ſe ſert le plus utilement qu'il lui eſt poſſible des
organes qui lui ſont accordés.

Les cauſes du hoquet ſont en très-grand nombre; premierement, tout ce qui peut exciter quelqu'irritation dans le ventricule, comme le poivre, les ſucs bilieux, acides, âcres, piquans & corroſifs : tout ce qui peut cauſer quelque compreſſion; par exemple, lorſqu'il eſt trop chargé d'alimens, ou
lorſqu'il y a ſeulement dans ſa cavité quelque gros morceau
de pain, ou de viande qu'on a avalé trop goulument.

On a vû des gens attaqués de cette maladie pendant quelques mois par l'enfoncement d'une côte dont l'extrêmité preſ-
ſoit un fort petit endroit du ventricule.

S'il eſt trop comprimé par les parties voiſines, le hoquet ſurvient; c'eſt ce qui ſe remarque dans les gonflemens & les tenſions
des parties voiſines, & c'eſt pour ce ſujet que la toux, ou le ris
trop véhément excite le hoquet. Dans le ris, la palpitation
du diaphragme excite l'eſtomac, d'où s'enſuit le hoquet.

Il ſurvient auſſi lorſque les parois de ce viſcere ſont collées
par des humeurs tenaces.

On guérit du hoquet par la boiſſon; elle lave, diſſout & emporte les ſucs âcres & ſalins qui ſont attachés aux tuniques de l'eſtomac : on en guérit auſſi en retenant ſon haleine, car pour lors la
compreſſion du diaphragme ſur le ventricule continue, & il le

dégage

dégage tout d'un coup. L'éternuement guérit par la même raison. La peur, ou quelque furprife guérit par la diverfion qu'elle caufe, ou par l'ébranlement des fibres & des humeurs.

Souvent toutes ces tentatives font inutiles, mais comme elles nous ont fouvent réuffi, on fe fert des mêmes moyens dans cette occafion.

Pour bien expliquer comment l'éternuement guérit le hoquet, il faut remarquer que dans l'éternuement, les mufcles du bas-ventre font dans une forte tenfion, par laquelle tous les vifceres font repouffés contre le diaphragme ; au contraire dans le hoquet le diaphragme s'étend & s'applanit fubitement, frappe & repouffe le ventricule. Le mouvement du diaphragme eft donc contraire dans l'éternuement & le hoquet, le ventricule eft repouffé tantôt en en haut, & tantôt en en bas, par ces deux mouvemens contraires, & frappés par deux battoirs qui agiffent en des parties oppofées du ventricule ; de-là il arrive que ce qui eft adhérant aux parois de l'eftomac en eft plus facilement féparé par ce mouvement.

De l'Afthme.

L'afthme eft une refpiration difficile & fréquente, accompagnée d'une grande agitation de la poitrine, & qui eft le plus fouvent fans fiévre.

Il fe divife en idiopatique & en fympathique ; l'idiopatique eft celui qui dépend proprement de la mauvaife difpofition du poumon.

Le fympathique dépend de la communication & de la relation des poumons avec les autres vifceres lorfqu'ils font attaqués.

L'afthme fe divife en pneumatique, convulfif & mixte.

Le pneumatique ne regarde précifément que le poumon, ainfi il eft toujours idiopatique.

Le convulfif dépend d'une forte irritation des mufcles qui fervent à la refpiration, & qui fe fait tantôt dans les uns, & tantôt dans les autres.

Le troifiéme arrive lorfque ces deux fortes d'organes font attaqués en même temps. On fait ordinairement trois efpeces d'afthme idiopatique.

Tome II.   Q

La premiere s'appelle difpnée , la deuxiéme retient le nom d'afthme , la troifiéme orthopnée.

La difpnée eft une refpiration fréquente & difficile.

L'afthme eft une refpiration grande , fréquente , avec râlement ou fifflement , dans laquelle les mufcles intercoftaux fe meuvent avec une grande violence.

L'orthopnée eft une très-grande difficulté de refpirer avec extrême agitation des mufcles de la poitrine , & dans laquelle les malades ne peuvent refpirer qu'en fe tenant debout ou affis , ou ayant la tête fort élevée.

Ces trois maladies ne différent que du plus ou du moins ; elles font caufées , ou par le gonflement & la tumeur des poumons , ou par leur flétriffement.

Cette tumeur eft , ou un phlegmon , ou une éréfipele , ou un œdeme , ou un fchyrre.

La caufe de ce phlegmon eft , ou propre , ou particuliere au poumon , comme dans les péripneumonies , ou bien elle eft étrangere , comme dans toutes les fiévres , d'où vient la difficulté de refpirer.

Il y a deux fortes d'œdeme , le premier eft caufé par la lymphe & la férofité qui diftille de toutes les glandes qui font autour des mâchoires , & qui coule par la trachée-artere dans les bronches en forme de catharre ; le plus fouvent le vrai afthme fe produit de cette maniere avec ralement & fifflement.

Le deuxiéme , eft caufé par la nature de la maffe du fang qui fe trouve trop aqueufe & trop fondue.

En troifiéme lieu , je mets au nombre des œdemes les tumeurs des poumons fteatomatiques , mélicerides & athéromatiques ; car elles ne peuvent être rapportées au phlegmon , &c.

Quatriémement , les hidatides font encore de ce nombre , il s'en forme très-fouvent de très-confidérables.

A l'égard du fchirre , il confifte , ou dans la fubftance du poumon , ou dans les bronches endurcies , ce qui fe voit affez fouvent dans les vieillards , ou dans la trachée-artere & le larynx qui font devenus offeux , ce qu'on a vû dans un homme mort à Roterdam , lequel ne pût être étranglé.

On peut rapporter à l'afthme les polypes qui fe trouvent dans les vaiffeaux fanguins du poumon , les anevrifmes de l'artere du poumon , ou de la croffe de l'aorte , ou de fa partie qu'on nomme afcendante, les tumeurs & les fchirres des glandes qui font placées à la divifion de la trachée-artere, & qui compriment les bronches, & qu'on jette quelquefois en touffant.

Le flétriffement & le deffechement des poumons dépend de celui de ces vaiffeaux.

Ce flétriffement arrive auffi dans l'hydropifie de poitrine, quelquefois cette compreffion eft fi confidérable, qu'il fe diminue jufqu'à n'avoir pas la groffeur d'un œuf de pigeon, & pour lors le poumon va au fond de l'eau.

On peut auffi dire que le poumon fe flétrit & fe deffeche lorfqu'il eft rongé par le pus, ainfi que cela arrive dans l'ulcere du poumon, ce qui peut arriver en fix manieres; ou par une péripneumonie, ou par une pleurefie, ou par une vraye efquinancie qui a fuppuré, c'eft-à-dire dont le pus coule par la trachée-artere dans les bronches, ou par un catharre d'une nature extrêmement âcre, ou par un crachement de fang lorfque celui qui eft épanché dans les poumons vient à fuppurer, ou par un empyeme caufé par une playe pénétrante dans la poitrine.

De quelque maniere que cet effet le produife, il occafionne le refferrement, ou la compreffion des bronches : il eft vrai de dire qu'il doit y avoir difficulté de refpirer à caufe qu'il n'entre pas dans le poumon autant d'air qu'il eft néceffaire pour bien faire la dilatation, & pour entretenir le mouvement circulaire des humeurs; c'eft pourquoi le fang n'étant pas affez animé, ni affez atténué pour couler librement dans les vaiffeaux, on fent une oppreffion douloureufe & un poids confidérable dans le poumon; c'eft ce qui irrite les fibres de ce vifcere, & ce qui détermine les efprits à couler en grande abondance dans tous les mufcles qui fervent à la refpiration, qui devient par ce moyen & plus féquente & plus forte; c'eft de-là que provient cette grande agitation de la poitrine qu'on remarque dans le fort de l'afthme.

L'afthme convulfif dépend d'une forte irritation des fibres mufculeufes qui fervent à la refpiration : s'il arrive par exemple que quelque matiere âcre s'étant attachée aux fibres charnues des bronches, ou à quelqu'un des nerfs qui fe diftribuent dans la fubftance du poumon, elle les irrite & les pi-

Q ij

cote d'une maniere forte, cette irritation cause des agitations violentes aux esprits animaux qui se portant tumultueusement & sans ordre dans les organes de la respiration, les obligent tantôt à se serrer, & tantôt à se dilater d'une maniere fort ir-réguliere & fort violente, & c'est dans cette irrégularité d'ins-piration & d'expiration que consiste l'asthme convulsif.

La même chose doit arriver par l'épanchement de quelque sérosité âcre & saline sur les muscles intercostaux, ou sur le diaphragme.

Il est à propos de remarquer que pour produire l'asthme convulsif, il n'est pas nécessaire que l'irritation se fasse tou-jours dans les extrêmités des nerfs qui servent à l'expiration, il suffit que le levain de cette irritation se communique aux principes des nerfs ; car les esprits ne laisseront pas dans cette occasion d'être agités par des mouvemens & d'exciter les mus-cles à des contractions irrégulieres.

L'asthme sympatique dépend de la communication des pou-mons avec les autres visceres, de leur communication avec la tête par le moyen des nerfs, ainsi que cela se voit dans l'ap-poplexie, les affections soporeuses & l'épilepsie ; de leur com-munication avec toutes les autres parties renfermées dans la poitrine, c'est ce qui fait la difficulté de respirer dans la syn-cope, la fiévre, la vraye esquinancie, la pleuresie, dans l'in-flammation des muscles intercostaux, des pectoraux, ou de ceux du dos ; c'est aussi ce qui fait la difficulté de respirer par l'épanchement du sang, de la sérosité, du pus dans la cavité de la poitrine.

Il y a une difficulté de respirer qui dépend de la relation & de la communication des poumons avec le diaphragme, & par son entremise avec les visceres du bas-ventre ; c'est pour-quoi on a difficulté de respirer, si le diaphragme est compri-mé par le ventricule trop chargé d'alimens, ou par la matrice qui dans le temps de la grossesse se jette fort en haut, ou bien s'il est comprimé par les tumeurs du foye, de la ratte, du mésentere, ou par l'amas & le poids des eaux renfermées dans le bas-ventre.

Les maladies propres au diaphragme causent à plus forte raison cette difficulté de respirer, comme son inflammation qui est presque toujours mortelle, ou les hydatides qui se for-ment entre ses membranes.

L'afthme qui fe fait par une férofité qui abreuve & qui gonfle les poumons, eft périodique, & l'accès revient plutôt ou
plus tard, felon que la matiere s'amaffe & fe fermente plus ou
moins vîte, cela eft familier aux fcorbutiques & aux cachec-
tiques.

L'afthme occafionné par un fchirre & par d'autres caufes
femblables, eft perpetuel.

Les caufes évidentes de l'afthme, du moins les principales,
fe prennent, ou du côté de l'air, ou du fang féparément, ou
de tous les deux enfemble.

Au fujet de l'afthme, il faut expliquer ce que c'eft que le
ralement & le fifflement.

Le ralement eft un bruit caufé par une forte & prompte infpiration, par l'ébranlement des narines, des membranes du
palais & de la glotte qui font à demi tendues.

Ce bruit du ralement eft appellé bruit fucceffif rompu,
parce qu'il paroît compofé de plufieurs bruits qui fe fuivent
de près, de maniere néanmoins qu'on remarque qu'ils font
divifés par de petits intervalles, ce qui fait que le bruit du ronflement eft différent de celui de la voix, dans lequel, quoiqu'il foit compofé de plufieurs petits bruits qui fe fuivent, il
eft pourtant vrai qu'ils fe fuivent de fi près que l'oreille n'en
difcerne point les intervalles.

Cette efpece de bruit eft caufé par l'agitation des corps
minces que l'air ferré & contraint fecoue en paffant, de maniere pourtant que les fecouffes n'en font pas fort promptes.
En effet, on fent que les narines frémiffent par le paffage foudain & violent de l'air qui eft pouffé dans la poitrine; qu'outre cela il fe fait un frémiffement contre le palais, mais particulierement dans les membranes de la glotte, ce qu'on connoît diftinctement lorfqu'on imite le ralement.

Voyons qu'elle eft la difpofition du corps qui nous oblige
à raler, & qu'elle eft la difpofition des membranes de la glotte
dans ce tems-là.

Il femble que dans toutes les occafions où le fang s'arrête
& croupit dans les poumons, on fent une compreffion douloureufe qui détermine les efprits à faire jouer les organes qui
fervent à une prompte dilatation; l'air eft pouffé en plus grande

abondance & avec plus d'impétuofité , ce qui fait qu'il fe brife dans les narines & dans la glotte.

Par-là il eft aifé de comprendre pourquoi on rale dans l'appoplexie , dans la péripneumonie , dans la pleurefie ; pourquoi ceux qui ont la poitrine difpofée au crachement de fang ralent toutes les fois qu'ils font couchés fur le dos, & pourquoi enfin le ralement furvient aux perfonnes mourantes.

La glotte fe ferme à demi , & l'air qui eft pouffé impétueufement fe brife en paffant , ce qui fert peut-être à augmenter ce mouvement.

TROISIÉME PARTIE.

Du Bas-ventre & de toutes ses dépendances.

ARTICLE PREMIER.

*Des Muscles du Bas-ventre, des Vaisseaux Ombilicaux,
du Péritoine, du Diaphragme, du Pannicule
charnu, de la Graisse, &c.*

I. *Des Muscles du Bas-ventre.*

L'on sçait que les muscles du bas-ventre sont ordinairement
au nombre de cinq de chaque côté, quelquefois on n'en voit
que quatre, parce que ceux qu'on nomme pyramidaux ne se
rencontrent pas dans tous les sujets ; on leur a donné différens noms, ou par rapport à la direction de leurs fibres, ou
par rapport à leur figure ; par rapport à leur situation, les uns
sont nommés externes & les autres internes ; par rapport à la
direction de leurs fibres, les uns sont nommés obliques des-
cendans ou ascendans, les autres transverses & d'autres droits ;
à raison de leur figure, il y en a deux qu'on nomme pyrami-
-daux.

Celui qui se présente le premier est nommé oblique des-
-cendant, à raison de la direction de ses fibres, & oblique externe, parce qu'il est le plus extérieur. Ce muscle à trois parties, la premiere est composée de six têtes charnues qui sont
figurées comme des dents de scie ; les quatre premieres têtes
s'engagent avec celles du muscle nommé le grand dentelé,
comme des doits engagés les uns dans les autres ; c'est pourquoi on les nomme digitations, dont la premiere est placée
entre la sixiéme & la septiéme des vrayes côtes, la deuxiéme
entre la septiéme & la huitiéme, la troisiéme entre la hui-

tiéme & la neuviéme , & la quatriéme entre la neuviéme &
la dixiéme ; la cinquiéme tête eft placée entre la dixiéme & la
onziéme côtes , & la fixiéme entre la onziéme & la douziéme ;
ces deux dernieres fe joignent au grand dorfal , ou plutôt font
recouvertes en partie par les trouffeaux de fibres qui naiffent
de ces côtes , & qui vont s'unir au plan du grand d'orfal , màis
elles ne s'engagent pas en forme de digitations avec ce mufcle.
On ne voit point auffi qu'elles ayent aucune connexion avec
le dentelé poftérieur inférieur , comme *Vefale* l'a cru, & comme *Cowper* l'a auffi foutenu ; toutes les portions dentelées de
ce mufcle, font couchées obliquement entre deux côtes, &
font chacunes attachées principalement par leurs pointes ou
extrémités, qui font toutes tendineufes, à la partie inférieure de
chaque côte fupérieure, à quelque diftance de leur partie cartilagineufe. Outre ces fix appendices, une portion charnue
naît de la partie inférieure du cartilage de la derniere côte,
dont les fibres defcendent un peu obliquement à la partie
voifine de la côte de l'os des îles, & y font fortement implantées ; aïnfi elles ne vont point à la ligne blanche, & elles
n'ont aucune connexion avec les apophyfes tranfverfes des
verterbres des lombes, comme *Vefale*, *Fallope*, *Spigel*, &
plufieurs autres l'avoient avancé. Enfin la derniere portion
charnue vient d'environ la partie moyenne de la lévre externe
de la partie antérieure de la côte de l'os des îles, & finit vers
fon épine fupérieure. Ces différentes portions charnues, à la
referve de celle qui couvre les lombes, en fe joignant, ne font
qu'un plan très-mince dont les fibres defcendent obliquement
vers le milieu de la partie antérieure du ventre, & à mefure
qu'elles s'avancent vers la région du mufcle droit, elles forment un tendon très-mince qu'on appelle aponévrofe, laquelle
paffant par deffus ce mufcle, fe joint à l'aponévrofe de l'oblique interne qui eft au-deffous, va s'unir avec celle de l'oblique
externe qui eft au côté oppofé à l'endroit qu'on nomme la
ligne blanche, & fe continue jufqu'à la fymphyfe des os pubis. On vient de faire remarquer que vers l'épine fupérieure
de l'os des îles, ce mufcle ceffe d'être charnu, & qu'il fe terminoit ou formoit en une aponévrofe qui continuoit fa route
jufqu'à la fymphyfe de l'os pubis. Comme cette portion de
l'aponévrofe de ce mufcle n'a pas été décrite par les Anatomiftes ,

miftes, je crois devoir en parler. Dès que cette aponévrofe quitte l'épine fupérieure de la côte de l'os des îles, elle fe replie un peu en dedans, & s'unit étroitement à la gaîne tendineufe qui embraffe les mufcles fléchiffeurs de la cuiffe, dans l'endroit où ils paffent dans la finuofité qui eft à la partie fupérieure de la cavité cotyloïde ; enfuite elle continue fa route jufqu'à l'os pubis, & l'on obferve premierement, que la veine & l'artere iliaque fortant de la cavité du ventre, paffent fous cette aponevrofe pour entrer dans la cuiffe ; en fecond lieu, qu'elle eft percée pour donner paffage au cordon des vaiffeaux fpermatiques. Dans l'endroit par où les vaiffeaux iliaques fortent du ventre, il y a un enfoncement creufé à la partie fupérieure de l'os pubis, immédiatement au-deffus du trou qu'on nomme ovalaire. Cet enfoncement eft terminé du côté de l'os des îles par une petite tuberofité, & l'autre par l'épine de l'os pubis, c'eft-à-dire, qu'il eft fitué entre le pfoas & la tête du pectinéus. Cette aponevrofe étant fort tendue au-deffus de cette ouverture, laiffe un libre paffage pour l'artere & la veine crurale ; fon étroite union avec la bande large & aponevrotique qui couvre cette partie voifine de la cuiffe, la tiennent tendue. L'on voit enfuite dans cette aponevrofe, une ouverture oblongue qui donne paffage au cordon des vaiffeaux fpermatiques ; elle s'étend obliquement de la partie inférieure de l'aîne, jufqu'à la fymphife des os pubis, & elle eft terminée de chaque côté par une efpéce de bande ou de pillier dont l'une qui regarde la tête du pectinéus rentrant en dedans, s'attache à une petite éminence en forme d'arête qui eft à la partie fupérieure de l'os pubis, & à laquelle eft auffi attachée la tête du pectinéus ; l'autre qui regarde le pubis, va fe croifer avec une femblable bande de l'oblique externe qui eft au côté oppofé, & à laquelle elle eft étroitement unie. Ces deux bandes ainfi difpofées, recouvrent les infertions des obliques internes, des mufcles droits & des pyramidaux, & defcendent jufques vers le milieu de la fymphife des os pubis, à laquelle elles font fortement implantées.

Une branche de nerf qui vient de la premiere paire de ceux des lombes, paffe auffi par cette ouverture, & fe diftribue à la tunique vaginale des vaiffeaux fpermatiques.

Tome II.   R

Dans les femmes, ce font les ligamens ronds qui paffent par cette ouverture.

Le cordon des vaiffeaux fpermatiques ne remplit pas entierement cette ouverture, le furplus eft fermé par une membrane qui eft un prolongement de celle qui tapiffe la partie interne de ce mufcle, & qui foutient & accompagne les fibres du mufcle cremaftere.

Cette ouverture paroît fort grande en comparaifon des vaiffeaux aufquels elle donne paffage, mais il faut faire attention que le fang qui coule dans ces vaiffeaux venant à augmenter leur diametre, ou par fon abondance, ou par fa raréfaction, il a été néceffaire que l'ouverture par laquelle ils paffent fut affez grande pour y fuffire.

On obferve une très-grande varieté dans l'origine des mufcles qu'on nomme cremafteres; fouvent ils naiffent du replis de l'aponevrofe de l'oblique externe dont on vient de parler, & leur naiffance eft toujours vers la région de l'épine inférieure de l'os des îles.

Les fibres de ce mufcle font à leur naiffance un plan mince: les fupérieures font pour l'ordinaire étroitement unies avec les dernieres fibres charnues de l'oblique interne, & après avoir fait quelques lignes de chemin, elles s'appliquent à la tunique vaginale, & l'accompagnent jufqu'au tefticule.

Le replis de l'oblique externe dont on a parlé a été pris par *Fallope* pour un ligament particulier, cependant fi on examine la chofe avec foin, l'on verra qu'il eft uniquement formé par l'union & le concours des fibres tendineufes de ce mufcle. *Cowper* l'a pris auffi pour un ligament particulier, de même que plufieurs autres.

L'oblique interne ou afcendant, eft le fecond mufcle qui fe préfente; on l'appelle auffi interne, à raifon de fa fituation.

Pour le décrire avec foin, je commencerai par fa partie la plus inférieure; elle naît charnue de la portion de l'aponevrofe de l'oblique externe qui eft collée aux fléchiffeurs de la cuiffe; fes fibres font defcendantes, à la différence des autres qui montent obliquement. La portion charnue de ce mufcle prend naiffance de la lévre interne de la partie antérieure de l'os des îles. La troifiéme eft couchée dans le flanc ou lombe du même côté, remontant obliquement de la crête de l'os des îles, il va s'implanter aux cartilages des quatre dernieres fauſſes côtes , ſans avoir aucune connéxion avec les appophyſes tranſverſes des vertebres des lombes, comme pluſieurs l'on dit. Vers la quatriéme des fauſſes côtes , ce muſcle ceſſe d'être charnu, & les divers plans de fibres charnues dont on vient de parler , font une large aponevroſe qui par en haut eſt attachée d'un côté au bord antérieur des cartilages de la quatriéme & cinquiéme fauſſe côte , à ceux des deux dernieres vrayes , & au cartilage xiphoïde ; de l'autre , cette aponevroſe s'avance vers le muſcle droit , & ſe continue juſqu'à la ligne blanche , où elle s'unit avec ſa ſemblable , qui eſt au côté oppoſé , mais il faut bien obſerver qu'avant que cette aponevroſe ſe joigne au droit , elle ſe partage en deux lames , dont l'une paſſe par-deſſus ce muſcle ; en ſe collant à celle de l'oblique externe , & l'autre paſſe par-deſſous en ſe joignant à celle du tranſverſe , & comme ces deux lames ſe réuniſſent à l'endroit de la ligne blanche , elles enveloppent le muſcle droit , & lui font comme une gaîne , laquelle eſt ſi étroitement collée à ſes interſections tendineuſes , qu'on a beaucoup de peine à l'en ſéparer.

Depuis le cartilage xiphoïde juſqu'au nombril , on voit facilement la diviſion de cette aponevroſe en deux lames qui ſont très-diſtinctes , mais un peu au-deſſous du nombril on ne ſçauroit l'appercevoir , parce que cette aponevroſe s'uniſſant à celle du tranſverſe , avant que de joindre le muſcle droit , les deux ne font plus qu'une ſimple lame. Il faut remarquer que cette gaîne ne paſſe pas le cartilage xiphoïde , parce que la partie du muſcle droit , qui eſt couchée ſur la poitrine , eſt recouverte par l'aponevroſe de l'oblique externe , & par une petite portion de celle du grand pectoral. Enfin il faut obſerver que dans l'endroit où la tunique vaginale paſſe ſous ce muſcle , il n'y a point de trou , comme dans l'oblique externe , & qu'elle paſſe ſimplement ſous ſa partie charnue.

Le troiſiéme muſcle eſt celui qu'on nomme tranſverſe , à raiſon de la direction de ſes fibres. Sa partie ſupérieure eſt toute charnue & attachée au cartilage xiphoïde au bord intérieur des deux dernieres vrayes côtes & de toutes les fauſſes. Sa partie moyenne , qui eſt auſſi charnue , forme à l'endroit des lombes un tendon large & aponevrotique qui s'unit étroi-

tement à celle du grand dorſal , & à celle du dentelé poſtérieur inférieur , & deſcendant vers le ſacro-lombaire , elle ſe
partage en deux lames ; la premiere , vient s'attacher aux appophiſes épineuſes des vertebres des lombes ; la ſeconde , s'engage entre le ſacro-lombaire & le quarré , où elle ſe partage
en autant de tendons qu'il y a d'appophiſes tranſverſes aux vertebres des lombes , & s'y attache fortement. Sa partie inférieure eſt auſſi charnue & attachée à la lévre interne de la côte
de l'os des îles , & à la portion de l'aponevroſe de l'oblique
externe qui eſt attachée ſur les fléchiſſeurs de la cuiſſe. Tous
ces différens plans de fibres charnues étant parvenus au côté
extérieur du muſcle droit , font une large aponevroſe qui paſſe
ſous ce muſcle & ſe colle à celle de l'oblique interne , & ſe
continuant juſqu'à la ligne blanche , elle s'unit avec celle du
même muſcle qui eſt du côté oppoſé. Quoique ce muſcle ſoit
collé étroitement au péritoine , on peut pourtant l'en ſéparer
avec aſſez de facilité , ſi ce n'eſt à l'endroit où ſon aponevroſe
paſſe ſous le muſcle droit où la ſéparation eſt fort difficile , &
il faut obſerver que dans l'endroit de ce muſcle, où paſſe
le cordon des vaiſſeaux ſpermatiques , il n'y a point de trou ,
non plus que dans l'oblique interne , mais qu'il coule ſimplement deſſous.

Le muſcle qu'on nomme droit , fait comme une large bande charnue couchée tout le long d'un des côtés du milieu du
ventre. Par en haut il s'implante aux cartilages de la cinquiéme , ſixiéme & ſeptiéme vraies côtes par des eſpeces d'appendices , & au cartilage xiphoïde ; enſuite il deſcend le long du
ventre juſqu'au pubis , pour s'implanter à la partie ſupérieure
de l'os pubis par un tendon très-fort & très-épais. Dans ſa ſurface extérieure on voit trois lignes blanches qui le traverſent
un peu obliquement , & qu'on nomme communément interſections ou énervations , qui ſont étroitement unies à la lame
ſupérieure de la gaîne dont on a parlé. Ce ſont des eſpeces de
tendons qui le partagent comme en quatre muſcles , puiſque
le racourciſſement de ſes fibres ne ſe fait que d'un tendon à
l'autre , mais très-ſouvent ces tendons ne pénétrent pas toute
l'épaiſſeur , pour lors les fibres de ſa partie interne ont la même longueur de tout le muſcle. Quand même quelqu'une de
ces interſections pénétreroit toute l'épaiſſeur de ce muſcle ,

elles ne font jamais attachées à la portion de la gaîne qui eft au-deffous ; c'eft pourquoi on les fépare toujours facilement de la portion de la gaîne. On ne trouve ordinairement que trois de ces interfeétions, & c'eft prefque toujours depuis le nombril jufqu'au cartilage xiphoïde, quelquefois la troifiéme fe trouve un peu au-deffous du nombril. La portion de ce mufcle qui eft couchée fur la poitrine, eft recouverte par l'aponevrofe de l'oblique externe, & par une petite portion de celle du grand peétoral. Celle qui s'étend depuis le cartilage xiphoïde jufqu'au nombril, eft enfermée dans une gaîne très-épaiffe dont on a parlé, formée par la divifion de l'aponevrofe de l'oblique interne, & par fon union avec celles de l'oblique externe & du tranfverfe. Depuis le nombril jufqu'au pubis, cette gaîne paroît plus mince, & il femble que les aponevrofes qui couvrent ce mufcle font moins épaiffes par en bas. Il faut auffi remarquer que depuis le nombril jufqu'au pubis, ces deux mufcles fe joignent de fort près, mais à mefure qu'ils montent, ils vont toujours en s'éloignant, & cet écartement augmente confidérablement au-deffus du nombril. L'on a obfervé dans plufieurs fujets que dans la portion du mufcle droit qui eft recouverte par le pyramidal, le côté qui regarde la ligne blanche jette plufieurs petits tendons qui s'inférent à la gaîne, ou à la ligne blanche.

La derniere paire des mufcles du bas-ventre font les pyramidaux qui font couchés fur la partie inférieure des mufcles droits, & quoiqu'enfermés dans la même gaîne, ils font revêtus d'une membrane qui leur eft propre ; leur bafe qui eft large couvre une grande partie de l'infertion des mufcles droits, & prend naiffance de la partie fupérieure & antérieure des os pubis. Ces mufcles montent obliquement, & fe retréciffant de plus en plus, fe terminent à une pointe divifée en tendons qui fe perdent à la ligne blanche. Ces mufcles ne fe rencontrent pas dans quelques fujets, & alors la portion inférieure des mufcles droits eft plus forte & plus épaiffe. Quelques Auteurs difent qu'ils n'en ont trouvé qu'un, & que c'eft celui du côté droit qui manque ordinairement. Les mufcles du bas-ventre font parfemés de plufieurs branches d'arteres & de veines ; par en haut & par les côtés ils en reçoivent des intereoftales & des lombaires, & par en bas des épigaftriques. Leurs nerfs

viennent des cinq dernieres paires qui fortent de la moële renfermée dans le dos, & des deux premieres lombaires. Outre
ces vaiffeaux, le mufcle droit reçoit par fa partie fupérieure
& interne une branche d'artere nommée mammaire, laquelle
s'y diftribue & communique par des rameaux collateraux avec
les dorfales & les lombaires. La partie inférieure & interne de
ce mufcle reçoit une artere confidérable que l'on nomme épigaftique, où elle fe diftribue. Environ vers le milieu du mufcle, l'on obferve une anaftomofe très-fenfible de cette artere
avec la mammaire, de même que de fes rameaux collateraux
avec les lombaires, &c.

Expliquons plus particulierement ce que c'eft que la ligne
blanche dont nous avons déja fait plufieurs fois mention.
Cette partie eft formée par le concours & par l'union des aponevrofes des mufcles obliques & tranfverfes, & c'eft proprement la portion de ces aponevrofes qui eft entre les deux mufcles droits, qui étant dégarnie de chair, & d'une couleur blanchâtre, fait paroître une ligne blanche qui s'étend depuis le
cartilage xiphoïde jufqu'à la fymphife des os pubis. On a déja
fait obferver que les mufcles droits fe joignent de fort prês
au-deffous du pubis; ainfi ils ne laiffent en cet endroit que
comme une efpece de ligne qui eft blanche; mais comme ces
mufcles s'écartent de plus en plus à mefure qu'ils montent,
fur-tout au-deffus du nombril, ils laiffent entr'eux un efpace
confidérable en forme de bande blanche, ce qui dépend des
âges & des fujets.

Il y a toujours beaucoup de graiffe entre le péritoine & cette
partie. C'eft au milieu de cette ligne blanche qu'eft placé le
nombril, qui eft une ouverture circulaire percée dans les aponevrofes des mufcles obliques & tranfverfes, & dans la peau
du ventre qui leur eft étroitement unie. En cet endroit les
fibres tendineufes de ces mufcles s'entrelaffent diverfement,
elles fe croifent de telle maniere autour de la circonférence
de ce trou, qu'elles la rendent fort dure & fort épaiffe. Ce
trou eft fermé en dedans par la lame interne du péritoine.
C'eft par-là que paffent les vaiffeaux ombilicaux, qui dans l'homme font au nombre de trois, fçavoir deux arteres & une veine.

Les Auteurs font fort partagés fur la naiffance des arteres
ombilicales. Les uns difent qu'elles viennent des iliaques ex-

ternes, les autres des iliaques internes, & d'autres des hypogaftriques ; pour les concilier l'on va décrire avec foin la branche de l'aorte dont elles tirent leur origine.

Le tronc de l'aorte defcendante étant parvenu vers la quatriéme vertebre des lombes, fe partage en deux branches qu'on nomme iliaques, parce qu'elles coulent le long de la partie inférieure & laterale de l'os des îles. Chaque artere iliaque étant arrivée vers la premiere vertebre de l'os facrum, jette une branche qui defcend dans le baffin appellé iliaque interne, & l'iliaque d'où naît cette branche prend le nom d'externe, parce qu'en continuant fa route elle fort du baffin pour former la crurale. L'iliaque interne defcend dans le baffin l'efpace d'environ un pouce & demi, & va gagner un des côtés du fond de la veffie à la diftance d'environ trois travers de doigt de fon col, & alors elle prend le nom d'ombilicale, d'où l'on voit que cette artere ne peut remonter le long d'un des côtés du fond de la veffie qu'en fe recourbant, ainfi c'eft le tronc de l'iliaque interne qui fe recourbant & fe prolongeant le long de la veffie, fait l'artere ombilicale, & c'eft de la courbure ou partie convexe de ce tronc que partent plufieurs autres arteres. La premiere, qui eft la plus petite, va aux mufcles ploas & iliaque. Les deux qui fuivent, & qui font fort groffes, fortent du baffin par l'échancrure du nerf fciatique, & vont aux mufcles feffiers. La quatriéme, fort du baffin par la finuofité de l'ifchium, & va gagner le dos de la verge. La cinquiéme, fort du baffin par l'échancrure qui eft à la partie fupérieure & interne du trou qu'on nomme ovalaire, & fe diftribue aux mufcles obturateurs & au triceps. Suivant cette defcription, qui eft fûre & conftante, on ne voit point de tronc particulier pour l'artere qu'on nomme hypogaftrique ; c'eft pourquoi pour éviter toute ambiguité & conferver les noms qui font reçûs, il faut dire que le tronc de l'iliaque interne en defcendant dans le baffin, prend le nom d'hypogaftrique, & que c'eft ce même tronc prolongé & recourbé vers le fond de la veffie qui fait l'ombilicale. À l'égard des autres arteres dont on a parlé, ce font des branches de l'hypogaftrique, comme on le dit communément.

Les arteres ombilicales montent le long des côtés du fond de la veffie, mais un peu plus fur le derriere que fur le devant. Dans cette route elles font exactement enfermées dans la même duplicature du péritoine que la veffie, & elles jettent plufieurs rameaux qui fe diftribuent, tant fur la face poftérieure qu'antérieure de la veffie, comme auffi fur les véficules féminales & fur les proftates, & qu'on pourroit nommer cyftiques urinaires, pour les diftinguer de ceux de la véficule du fiel qu'on peut appeller cyftiques biliaires ; à mefure que ces arteres montent, elles s'approchent l'une de l'autre, de forte qu'étant parvenues vers l'extrêmité du fond de la veffie, elles ne laiffent entr'elles qu'un très-petit intervalle où fe loge l'ouraque dont on va parler. Continuant toutes les trois leur route par le milieu de la partie antérieure du ventre & renfermées entre les deux lames du péritoine dans le tiffu cellulaire, elles vont gagner le trou du nombril pour entrer dans le cordon ; dans ce trajet elles font un peu de faillie en dedans, ce qui marque leur route, principalement les arteres. On voit par cette defcription, que les arteres ombilicales fourniffent toujours du fang à la veffie, tant dans le fœtus que dans les adultes, & qu'elles font fituées fi avantageufement qu'elles ne peuvent être comprimées que très-difficilement, foit par les grandes dilatations du rectum, ou par celle de la veffie.

La veine ombilicale tire fon origine de plufieurs branches qui arrofent le placenta & les enveloppes du fœtus ; toutes les branches fe réuniffent en un feul tronc qui eft pofé fur les deux arteres tout le long du cordon, & qui paffant par le nombril dans la cavité du ventre du fœtus, va droit en coulant dans le tiffu cellulaire de la duplicature du péritoine, gagner l'échancrure du foye, pour s'ouvrir au côté gauche du finus de la veine porte. On obferve que la lame interne du péritoine qui la foutient fait un replis qui eft continu au ligament que l'on nomme mal-à-propos le fufpenfoir du foie. On met l'ouraque au nombre des vaiffeaux du cordon. Il eft vrai que dans les animaux il eft creux, qu'il prend naiffance du milieu du fond de la veffie, qu'il s'avance jufqu'au nombril, entre les deux arteres ombilicales, & qu'au fortir du nombril il s'engage dans le cordon, & fait une route dont il ne s'agit point ici ; mais dans l'homme il ne paroît point creux, & plufieurs célébres Anatomiftes en parlent de même ; cependant comme on peut fuivre l'ouraque jufques dans le cordon, &

que

que dans quelques fujets on a vu l'urine contenue dans la
veffie, s'écouler par le nombril; il faut efpérer que par des obfervations réiterées dans des fujets convenables, on pourra s'affurer de la cavité de l'ouraque & de l'exiftence de la membrane urinaire.

Si l'on fait attention à la route que tiennnent ces vaiffeaux,
& que l'on obferve qu'ils font exactement collés contre la
partie interne de la face antérieure du ventre, & enfermés
entre les deux lames du péritoine, l'on jugera aifément que
c'eft le chemin le plus court, le plus fûr & le plus commode
pour faire circuler le fang de l'enfant à la mere, & de la mere
à l'enfant.

Ce n'eft pas ici le lieu de parler des fonctions de ces vaiffeaux par rapport à la circulation du fang du fœtus, nous nous
contenterons de les confidérer fous la forme où ils paroiffent
dans l'adulte.

Après la naiffance, les parois du canal de la veffie fe rapprochent, & fa cavité s'efface infenfiblement, fur-tout aux
environs du nombril : il n'en eft pas de même des arteres,
dont il n'y a qu'une portion qui fe rétrecit, comme nous l'expliquerons.

À l'égard de la veine, comme le fang qui y coule vient du
placenta au fœtus, il eft aifé de comprendre qu'elle doit fe
rétrecir, puifque par la ligature du cordon, la liqueur qui y
paffoit ceffe d'y couler.

Pour ce qui eft des arteres, fi l'on confidere que la portion
de ces canaux qui s'étend depuis l'extrêmité du fond de la
veffie jufqu'au nombril, ne jette aucune ramification, on la
regardera comme un tuyau aveugle, où le fang qui y eft contenu forme comme une efpece de colonne qui y refte fans
circulation & fans prefqu'aucun mouvement, faifant un cail-
lot qui diminue infenfiblement, ce qui fait que leurs parois
fe rapprochent peu à peu, & que leur cavité s'efface; au lieu
que le fang contenu dans l'autre portion de ces arteres, qui
donne plufieurs ramifications à la veffie, circule toujours, ce
qui entretient le canal toujours ouvert.

À l'égard de l'ouraque, il eft aifé d'expliquer comment
il fe forme dans les animaux où il fe trouve creux; car l'urine
ne pouvant plus fe vuider par ce canal, parce que le nombril

Tome II.   S est fermé, la vessie se remplit d'urine, & par son séjour ses parties salines se développent & piquent sa tunique nerveuse, ce qui détermine ses fibres charnues à se mettre en contraction, & à forcer le sphincter à s'ouvrir.

On prétend que la portion qui reste de la veine sert de ligament au foie, mais si l'on fait attention que le foye est attaché au diaphragme par trois ligamens particuliers, dont il y en a un très-large & très fort, & qu'il est attaché aux parties voisines par la veine cave ascendante, la veine porte, le conduit cholidoque, &c, & soutenu par tous les visceres qui sont au-dessous, on jugera qu'il n'a pas besoin d'un appui si foible.

L'on a observé que cette veine a conservé à peu près son diametre dans certaines personnes : cela est si vrai, que dans des cadavres de près de quatre-vingt ans, je l'ai trouvée remplie d'un sang fluide, &c.

Quant à l'ouraque, qui bien souvent est aussi délié qu'un filet, & auquel on attribue l'usage de suspendre le fond de la vessie, on croit pouvoir dire que cet usage ne lui appartient point, parce que la vessie étant exactement enfermée dans la plus grande partie de son corps par la lame interne du péritoine & par la lame externe antérieurement, accompagnée d'un tissu spongieux qui la tient étroitement collée à la partie antérieure du ventre & aux parties voisines, elle est toujours maintenue dans sa situation naturelle, soit qu'elle se remplisse ou se vuide.

En un mot, il est de la veine ombilicale & de l'ouraque, comme du conduit veineux & du conduit arteriel de botal, qui n'ont plus aucun usage par rapport aux vaisseaux dont ils faisoient la communication.

On remarque que le cordon ombilical tombe toujours précisément à l'endroit où il est appliqué à la peau du ventre de l'enfant.

Ce n'est pas ici le lieu d'expliquer comment se fait cette chûte, il suffira de dire qu'après qu'elle est faite, la peau du ventre se cicatrise, & comme elle a plus de surface qu'il n'en faut pour couvrir l'anneau du nombril, elle se plisse & rentre même en dedans, étant retirée par le rétrecissement & le desséchement de ce qui reste des vaisseaux ombilicaux.

Pendant que cette cicatrice ſe fait, les lévres de la circonférence de la plaie s’uniſſent ſi parfaitement, qu’elles ne font plus qu’un même tout ; c’eſt pourquoi la peau du nombril ne peut plus s’entrouvrir que par l’éroſion ou l’inciſion de ſes fibres, mais elle peut prêter & s’étendre : il n’en eſt pas de même du trou du nombril, qui à la vérité ſe reſſerre beaucoup, mais il ne s’unit point dans ſa circonférence, enſorte qu’il peut toujours, par une force ſupérieure à ſon reſſort, être encore dilaté, comme il arrive dans les exomphales & dans les tenſions extraordinaires du ventre.

Cette ſtructure du nombril nous donne lieu d’obſerver ici que l’état de cette partie du ventre eſt différent, ſuivant les différens changemens qui arrivent aux corps. Plus on a d’embonpoint, plus le nombril eſt enfoncé, parce que les chairs & la graiſſe qui l’environnent étant les ſeules parties qui s’enflent & qui groſſiſſent dans l’embonpoint, tandis que celles qui compoſent le nombril demeurent dans le même état, il paroît d’autant plus enfoncé, que ces parties ſont plus élevées ; au contraire dans toutes les tenſions du ventre qui ſe font par des eaux épanchées, ou par des vents renfermés, même par la groſſeſſe, ce nombril qui n’eſt point ſoutenu par les chairs voiſines, ſe jette en dehors, & devient la partie la plus élevée de tout le ventre.

Tandis que nous avons préſente l’idée de la ſtructure du nombril, il ne ſera pas inutile de remarquer, par rapport aux hernies ombilicales, que quoique ce trou puiſſe être forcé & donner paſſage aux parties internes, cependant il ne ſe dilate que très-difficilement, parce que ſa circonférence eſt bordée de pluſieurs fibres tendineuſes très-fortes & fort entrelaſſées les unes dans les autres, ainſi qu’il a été dit, & que d’ailleurs ce trou eſt encore borné par les chairs des muſcles droits, ce qui fait que dans ces hernies il permet bien à l’inteſtin, ou à l’épiploon de ſortir, mais c’eſt toujours ſans qu’il ſoit beaucoup dilaté, au lieu que les inteſtins ayant une fois forcé cette ouverture, & n’étant plus retenus que par des tégumens communs, qui leur font très-peu de réſiſtence, ils s’épanouiſſent & s’étendent tout autour de ſa circonférence avec beaucoup de liberté.

C’eſt pour cette raiſon que dans l’exomphale on ne ſe ſert

plus de future pour fermer le trou du nombril, mais seulement d'une pelotte ronde & mousse.

On a fait remarquer que la route que tiennent les vaisseaux spermatiques en passant dans les aînes, est fort oblique, & c'est à quoi l'on doit prendre garde en faisant la réduction des parties contenues dans le sac herniaire, afin de les faire remonter de biais & le long des aînes.

J'ajoute encore, par rapport au bubonocelle, qu'il n'y a que le seul oblique externe qui soit percé, & même dans son aponevrose; par-là il est aisé de juger que les muscles transverses & les obliques internes ne causent jamais l'étranglement de l'intestin, puisque la tunique vaginale ne fait que glisser pardessous, au lieu que l'ouverture de l'oblique externe par où l'intestin descend dans le scrotum, étant bordée par des bandes tendineuses qui sont dures & fermes, s'oppose au retour de l'intestin, qui ne peut plus rentrer, ou parce qu'il est extrêmement gonflé par des vents, ou par des excrémens, ou parce que ce trou même s'est rétreci par l'inflammation de cette aponevrose; aussi la pratique nous apprend que c'est cette seule ouverture qu'il faut dilater dans l'opération.

Enfin si l'on fait réflexion que l'endroit par où les vaisseaux spermatiques sortent du ventre est exactement fermé par la lame interne du péritoine, l'on verra que les intestins peuvent s'échapper hors du ventre sans forcer cette lame, & l'enfoncer au-dedans du trou de l'oblique externe, ce qui fait le sac herniaire.

Mais quelques liaisons qu'ayent ces réflexions avec l'examen des parties dont nous traitons, elles appartiennent encore à la description des hernies.

Usages des Muscles du Bas-ventre.

On en peut distinguer de deux sortes; les uns généraux qui leurs sont communs, & d'autres particuliers à chacun d'eux.

Examinons d'abord les généraux.

Comme les muscles du bas-ventre doivent lui servir de couverture, ils sont plats, larges & posés les uns sur les autres. Ces muscles embrassent également de tous côtés les parties contenues dans le bas-ventre, & les soutiennent comme autant de mains. Comme ils ont des portions charnues plus ou moins épaisses, & d'autres tendineuses qui sont minces en forme de membranes, aux endroits où la partie charnue de l'un est fort épaisse, elle est recouverte de la partie tendineuse de l'autre qui est très-mince, & au contraire, ces muscles empêchent par ce moyen qu'aucune partie ne se jette trop en dehors, & ne produise quelqu'inégalité dans la surface du ventre, qui doit être polie. Ils empêchent aussi qu'aucun viscere ne retombe par son propre poids, comme il arrive dans les hernies, où le bas-ventre perd sa continuité ; la compression faite par ces muscles est un préservatif naturel contre ces sortes de maladies. De plus, comme le péritoine peut se relâcher insensiblement & prêter en tout sens, il a besoin d'être soutenu par dehors de toutes parts, les muscles du bas-ventre rendent ce bon office à cette membrane, eux seuls peuvent le faire ; ils servent aussi aux mouvemens de la respiration. L'action des muscles droits tend à comprimer le milieu du ventre dans toute sa longueur, & par conséquent à faire regorger à droite & à gauche les visceres qui sont ainsi comprimés, s'ils ne sont retenus & repoussés par d'autres muscles qui pressent sur les côtés ; c'est à quoi servent les obliques, tant externes qu'internes, & les transverses. Les obliques sont disposés de maniere qu'ils peuvent être considérés comme quatre puissantes mains qui se croisent & qui sont placées sur les quatre coins du ventre. Les obliques externes compriment principalement les côtés supérieurs, les internes agissent plus particulierement sur les côtés inférieurs & les tranverses, tant sur le milieu que sur les flancs. Il est donc vrai que ces muscles résistent au regorgement qui se feroit si les droits agissoient seuls, & par conséquent on peut assurer que les deux muscles droits, les quatre obliques & les transverses agissant ensemble, conspirent à applanir & comprimer le ventre en tout sens. Cependant l'expérience fait voir dans les hommes vivans que le milieu du ventre est plus enfoncé que le reste ; la raison en est, que c'est principalement vers la région du nombril que ces muscles se croisent, & où par conséquent la force de leur action se fait le plus sentir ; c'est aussi pour cette raison que ce gros paquet d'intestins qui renferme toute la matiere du chyle & la plus grande portion du colon, est justement placé

dans cette région du nombril , afin d'être plus fortement comprimé. Or il eſt à propos de remarquer que ce ſont ſur-tout
les tranſverſes qui ſont propres à comprimer les viſceres qui
ſont au-deſſous ; c'eſt pourquoi dans les perſonnes qui ont le
ventre fort plat, les muſcles, ſur-tout les droits & les obliques, ne peuvent guere ſervir à cet uſage, étant très-peu convexes en dehors , & il n'y a preſque que les tranſverſes qui ſoient
capables de cette action. Dans la reſpiration ordinaire & tranquille, le diaphragme s'applanit dans le temps de l'inſpiration , & pouſſe, comme on ſçait, tous les viſceres du bas-ventre , qui par la réſiſtence qu'ils trouvent du côté de l'épine &
des os des hanches , ſont obligés de ſe placer dans le milieu de
la partie antérieure du ventre , en forçant le reſſort des muſcles , ce qui produit cette élévation dont on s'apperçoit facilement , ſur-tout quand on eſt couché ſur le dos. Mais il eſt à
remarquer que comme le diaphragme eſt fort élevé pardevant,
& qu'il deſcend fort bas du côté de l'épine , il ne manqueroit
pas de trop pouſſer les viſceres vers la partie antérieure du
ventre , ſi en même temps les muſcles dont nous parlons ne
réſiſtoient à cette impulſion du diaphragme , ce qui fait que
les viſceres ſont plus exactement contenus. Dans l'expiration
le reſſort des muſcles ſe rétabliſſant , repouſſe à ſon tour tous
les viſceres , & les faiſant remonter , facilite ainſi l'aſcenſion
du diaphragme , ce qu'ils procurent d'autant mieux , que comme nous l'avons déja dit , ce ſont à l'égard des parties contenues dans le bas-ventre , comme autant de mains qui les ſoutiennent & qui les portent ; & comme ils ſervent d'appui aux
viſceres de cette partie , ils les empêchent de tirer ſi fort le diaphragme en en bas , & font enforte que ces viſceres ne l'incom-
modent pas dans ſon mouvement. Ce qui ſe paſſe dans les hydropiques , à qui on a été obligé de faire la ponction , eſt
une preuve ſenſible de l'uſage que nous attribuons à ces muſcles ; car ayant été extraordinairement tendus & dilatés par
les eaux renfermées dans le ventre , leur reſſort étant conſidérablement affoibli , ſi l'on n'a pas ſoin de bander étroitement le ventre pour ſuppléer au défaut de ce reſſort , les malades ſe ſentent fort oppreſſés ; ils ne peuvent ni touſſer ,
ni cracher , ni faire aucune des fonctions qui dépendent de
l'expiration ; & comme de jour à autre le bandage devient

lâche, il faut avoir soin de le resserrer, autrement ils tombent dans les mêmes accidens.

On voit par ce qui a été dit, que les visceres du bas-ventre sont remués & poussés doucement & continuellement de haut en bas, & de bas en haut. Cette compression alternative remue sans cesse les alimens qui sont dans l'estomac, ce qui en facilite la digestion ; à l'égard de ce qui est contenu dans les intestins, ce qui est chyle est exprimé dans les veines lactées, & aidé à se rendre dans le réservoir, & ce qui est grossier est pareillement aidé à faire son cours jusqu'à l'anus ; de même l'urine est poussée hors de la vessie : enfin le sang & la lymphe reçoivent aussi de cette compression alternative un secours considérable pour continuer leur route. Il est à propos d'observer que l'action de ces muscles se fait plus ou moins sentir aux visceres du bas-ventre, suivant les différens besoins.

Pour rendre cela sensible, il faut remarquer que le foie, l'estomac & la ratte, qui ont le plus besoin d'être fortement comprimés, sont aussi plus soumis à l'action du diaphragme que les autres visceres du bas-ventre. C'est pourquoi, lorsqu'il est nécessaire de les agiter par des secousses violentes pour les délivrer de ce qui peut être nuisible, le hoquet survient, c'est-à-dire que le diaphragme s'applanit tout à coup avec un très-grand effort, & presse vivement ces parties, & le bruit qui accompagne ce hoquet se fait dans le temps de cette inspiration.

Le diaphragme fait le même effort dans les animaux qui ruminent, lorsqu'après avoir beaucoup mangé ils font remonter l'herbe dans la bouche pour la remâcher de nouveau ; car à chaque fois qu'il en remonte un peloton, on entend la secousse du diaphragme contre leur estomac.

Tout au contraire, lorsqu'il s'agit de tousser, cracher, ou éternuer, les muscles du bas-ventre se bandent tout à coup, & par leur forte compression, obligent les visceres à remonter brusquement, & à repousser subitement & avec effort le diaphragme pour comprimer fortement les poumons, & en chasser avec impétuosité l'air qui prend différentes routes, suivant les différens besoins ; car s'il s'agit de balayer le dedans du nez, l'arcade qui est au fond du palais s'applique contre la langue, qui y contribue aussi par son gonflement, & ferme la communication du pharynx avec la bouche ; ainſi l'air eſt obligé de paſſer tout entier par le nez , comme un vent impétueux , c'eſt ce qui arrive dans l'éternuement.

S'il s'agit d'entraîner ce qui incommode le fonds de la gorge , le palais , ou la cavité de la bouche , la même arcade ſe releve & ferme exactement les ouvertures des conduits du nez qui s'ouvrent & ſe terminent dans le fonds de la gorge , ainſi tout l'air eſt forcé de paſſer par tous les endroits dont on vient de parler , comme il arrive dans la toux.

Il eſt encore à propos d'obſerver que les efforts de ces muſcles ne ſe peuvent faire ſentir pleinement ſur les viſceres , s'ils n'agiſſent enſemble , c'eſt-à-dire que le diaphragme doit s'applânir dans le même temps que les muſcles du bas-ventre ſe mettent en contraction ; car ſi le diaphragme agiſſoit ſeul , n'étant point ſecondé par l'action des muſcles du bas-ventre , ſon impulſion ne ſe feroit ſentir que très-foiblement , comme dans les reſpirations ordinaires , où les viſceres vont ſe loger ſous la voûte de la partie antérieure du ventre , & éludent ainſi l'effort de la compreſſion faite par le diaphragme ; le même inconvénient arriveroit ſi les muſcles du bas-ventre agiſſoient ſeuls , car les viſceres comprimés iroient ſe loger ſous la voûte du diaphragme.

Il faut donc que les muſcles du bas-ventre & le diaphragme agiſſent enſemble , & qu'ils ſe bandent fortement pour comprimer étroitement les viſceres. Dans ce temps-là il eſt ordinaire de retenir ſon haleine , ce qui ſert à tenir le diaphragme en contraction. C'eſt ce qui ſe voit dans les efforts qu'on fait pour aller à la ſelle , quand les excrémens ſont fort endurcis , dans ceux du vomiſſement , de l'accouchement & autres , où ces deux forces ſe joignent enſemble , & agiſſant de concert rendent la cavité du ventre plus étroite en tout ſens ; car par le grand applaniſſement du diaphragme , elle perd de ſa longueur , ſa profondeur eſt diminuée par l'action des muſcles droits & des tranſverſes , & elle ſe retrecit par les côtés par celle des obliques. Ainſi tout le ventre eſt comprimé en tout ſens.

Uſages particuliers des Muſcles du Bas-ventre.

Outre les uſages dont on vient de parler , quelques-uns de
ces

ces muscles en ont d'autres très-importans, & qui leur sont particuliers. Commençons par ceux des muscles droits.

Ces muscles servent à tirer la poitrine en en bas, vers les os pubis, ou à tirer ces mêmes os en en haut vers le sternum. Par les os pubis, j'entends ici toutes les pieces osseuses qui composent le bassin ; comme ces pieces sont étroitement liées, elles ne peuvent se mouvoir que toutes ensemble sur les dernieres vertebres de l'os sacrum.

Or nous sommes les maîtres de changer les points d'appui de ces parties, & de les porter tantôt sur les os pubis, & tantôt sur la poitrine. Que les muscles droits soient destinés à tirer la poitrine en devant, cela paroît fort clairement, lorsqu'étant dans le lit couché sur le dos, l'on veut se relever ; car si pour lors l'on applique la main sur le milieu du ventre, on sentira que ce sont ces muscles qui sont en contraction & qui fléchissent la poitrine, mais quand on est debout, ils ne servent point à cet usage, le poids de la tête & de la poitrine suffisent ; ces muscles sont aidés par les deux petits psoas dans les sujets où ils se rencontrent. Les muscles droits tirent aussi, comme nous l'avons dit, les os pubis en haut vers la poitrine ; cela est prouvé par ce qui se passe dans le cas qui suit. Quand un homme, qui a les jambes coupées ou fléchies, marche en s'appuyant sur ses fesses, soulevant & élevant le tronc de son corps sur ses mains seulement, il est constant que ce mouvement progressif ne se fait que parce que les os du bassin sont portés à chaque fois en avant & en arriere, en avant par l'action des muscles droits, & en arriere par celle des muscles qui sont attachés à l'os sacrum & aux vertebres des lombes, & qu'on nomme sacrés & demi épineux ; en plusieurs autres rencontres, ces mêmes os sont portés en haut vers le sternum. Comme les muscles droits sont destinés à des mouvemens fort considérables, c'est pour cela qu'ils sont doubles & très-épais. Ces muscles sont enfermés dans une gaîne toute tendineuse, dans laquelle ils font leurs mouvemens sûrement & en liberté. Cette gaîne empêche qu'ils ne puissent être déplacés, ou se rompre, quand le corps est fortement bandé pour se pencher en arriere, c'est pour cela qu'ils ne sont pas seulement enfermés dans leur gaîne, mais qu'ils y sont cousus, pour ainsi parler, par les attaches & l'union intime de plusieurs de leurs

fibres tendineuses à cette même gaîne aux endroits de leurs
interfections, & l'on doit remarquer que dans les violentes
contorfions de l'épine en arriere, lorfque nous fommes affis,
& que nos pieds font fermement appuyés, il n'y a que ces feuls
cordages qui foutiennent la poitrine, de même que les maf-
toïdiens foutiennent alors la tête.

L'on voit auffi pourquoi ces mufcles au-deffus du nombril
vont en s'éloignant l'un de l'autre, & en s'applatiffant ; car
ayant par ce moyen une bafe plus large, ils s'attachent à un
plus grand nombre de côtes, ce qui rend leur infertion plus
ferme, cela fert encore à conferver la forme platte & polie de
la partie antérieure de la poitrine. Les interfections tendineufes de ces mufcles en racourciffant leurs fibres d'efpace en efpace, les rendent plus difficiles à rompre, & elles fervent à
fortifier ces fibres. De plus, fi ces fibres avoient la même longueur que le mufcle entier, elles fe racourfiroient de telle maniere qu'elles cauferoient un gonflement très-confidérable au
milieu du ventre, dont la furface doit être polie. C'eft pour
remedier à cet inconvénient que chaque mufcle droit eft comme féparé en quatre par des tendons mitoyens, ce qui fait
que leurs fibres charnues étant très-courtes, leur gonflement
n'eft pas fi fenfible, & c'eft auffi pour le même fujet qu'ils font
enfermés chacun dans leur gaîne ; car elle empêche qu'ils ne
fe jettent trop en dehors dans le temps de leur contraction, &
leur rend le même office que les ligamens tranfverfaux qui
font au poignet rendent aux fléchiffeurs & aux extenfeurs des
doigts.

Paffons aux ufages particuliers des mufcles obliques du bas-
ventre. Le premier, c'eft de faire tourner la poitrine fur les
vertebres des lombes. Dans ces fonctions ils peuvent être
comparés à des mufcles digaftriques, à caufe de l'étroite liaifon de leurs fibres à l'endroit de la ligne blanche. Le deuxiéme, comprend la fléxion laterale de la poitrine vers l'une des
hanches, ou l'élévation de la hanche vers la poitrine. Le mouvement de rotation de la poitrine s'accomplit par la combinaifon de l'action de l'oblique externe d'un côté avec celle de
l'oblique interne de l'autre, d'où réfultent deux forces de
mouvemens de rotation de la poitrine ; car fi par exemple la
portion de l'oblique externe du côté droit, qui eft attachée à

la fixiéme, feptiéme, huitiéme & neuviéme côtes, agit avec
celle de l'oblique interne du côté gauche, qui eft attaché à
l'os des îles, & qui lui eft diametralement oppofée, la poitrine
fera tournée de droite à gauche ; au contraire, fi c'eft la même portion de l'oblique externe du côté gauche qui agiffe avec
celle de l'oblique interne du côté droit, la poitrine fera tournée de gauche à droite : or le centre de tous ces mouvemens
eft fur les vertebres des lombes.

Les mouvemens lateraux fe font par la combinaifon de
l'action des deux obliques d'un même côté, au lieu que dans
les précédens c'eft un mufcle d'un côté qui agit avec celui du
côté oppofé ; par exemple, l'élévation de la hanche droite
vers le côté droit de la poitrine, fe fait par la combinaifon de
l'action de la portion des deux obliques du même côté, qui
eft attachée aux dernieres fauffes côtes & à l'os des îles. Les
exemples fuivans ne permettent pas de douter de ce mouvement des hanches. Si quelqu'un s'appuye à terre fur les deux
jambes, ayant les pieds joints, & qu'enfuite il leve une des
deux jambes toute entiere perpendiculairement, il obfervera
que cette jambe s'éleve de terre d'environ quatre travers de
doigts, ce qui ne peut fe faire que les os qui forment le
baffin ne fe remuent, ou que l'os de la cuiffe ne fe déboete,
& c'eft ce que nous pouvons facilement reconnoître en appliquant la main à côté de cet os.

Voici un autre exemple familier : fi quelqu'un étant couché dans le lit tout de fon long fur le côté gauche, par exemple, les jambes tendues & pofées l'une fur l'autre, enforte que
les talons & les genoux fe touchent & foient de niveau, s'il
veut élever perpendiculairement la cuiffe droite, il s'appercevra que le talon droit abandonne le gauche, & qu'il eft plus
élevé d'environ trois travers de doigts ; c'eft pourquoi, lorfqu'on doute de la luxation d'une des cuiffes, & que pour s'en
affurer l'on fait coucher le malade fur le ventre, ou fur le
dos, les jambes tendues pour comparer les deux talons & les
deux genoux, avant que de faire cette comparaifon, il faut
bien examiner fi les deux hanches font de niveau ; car pour
peu que l'une foit plus élevée que l'autre, cette jambe paroîtra plus courte. Au contraire, fi l'os de la hanche eft tenu
ferme pendant que les deux portions des obliques dont on

vient de parler, font en contraction, la poitrine fera tirée en
en bas vers l'os des îles, & ces mouvemens font plus ou moins
directs, fuivant les différentes combinaifons de l'action de ces
portions de mufcles.

Les mufcles des lombes qu'on nomme quarrés, contribuent auffi à ce mouvement.

Quand à l'ufage des pyramidaux, la ftructure fait connoître
qu'ils ne font qu'auxiliaires aux mufcles droits, &c.

II. *Du Péritoine.*

Tous les vifceres du bas-ventre font enfermés dans un fac
membraneux qu'on appelle péritoine. Ce fac eft compofé de
deux lames : on peut les féparer aifément, depuis le nombril
jufqu'au bas du baffin, & fur les côtés des régions lombaires,
mais elles font étroitement collées dans la partie antérieure de
la région épigaftrique, ou lorfqu'on les veut féparer, elles fe
trouvent fi minces qu'il n'en réfulte qu'une efpece de réfeau.
Le tiffu du péritoine eft fait d'un compofé de filets qui eft très-
ferré & très-ferme, cependant il prête en tout fens aux gonflemens du ventre, comme on le voit dans la groffeffe & dans
l'hydropifie afcite. A l'égard de l'écartement qui fe fait des
deux lames, cela eft très-fenfible dans l'hydropifie enkiftée, à
laquelle les femmes font plus fujettes que les hommes ; cet
écartement eft quelquefois fi confidérable, que l'on en a re-
tiré par la ponction des dix-huit à vingt pintes d'eau, &c.

Si le péritoine eft capable de prêter & de s'étendre, il fe
remet auffi dans fon premier état ; entre ces deux lames il y
a un tiffu cellulaire qui eft plus ou moins confidérable, fuivant les différens endroits du péritoine. Dans la partie antérieure du ventre, la lame externe du péritoine eft collée aux
mufcles tranfverfes, fur-tout à leurs aponevrofes, dans l'endroit où elles paffent fous les mufcles droits, à la réferve de
la ligne blanche, parce qu'on trouve toujours, comme on l'a
dit, beaucoup de graiffe entre le péritoine & cette partie du
ventre, comme auffi le long des îles & des lombes. Par en
haut, il revêt le diaphragme, où il eft étroitement adhérent,
fur-tout à l'endroit des parties tendineufes, & par en bas, tout
le dedans de cette cavité qu'on nomme le baffin, c'eft-à-dire

qu'il revêt la symphise des os pubis, la portion des fléchisseurs de la cuisse qui recouvre la face interne de l'os des îles, les muscles releveurs de l'anus & du coccix, ceux qu'on nomme les obturateurs internes, & les nerfs appellés sciatiques. Dans la région des lombes & la partie postérieure du ventre, il recouvre les muscles des lombes qu'on nomme quarrés, la portion du diaphragme & des muscles psoas qui s'y trouve renfermée, comme aussi le corps des vertebres des lombes. La lame externe du péritoine fournit quatre productions ou allongemens ; les deux premiers accompagnent les vaisseaux spermatiques ; les deux autres, les vaisseaux cruraux qui passent sous l'arcade tendineuse de l'iliaque externe : on peut en compter un cinquiéme qui accompagne la sortie du cordon ombilical. La lame interne du péritoine est très-polie du côté qu'elle regarde les visceres, toujours enduite d'une humeur blanche qui en rend la surface glissante, & fait qu'il ne se colle pas si aisément aux intestins & aux autres visceres qu'il environne, ou qu'il embrasse. Les moyens dont on se sert ordinairement pour découvrir les sources de cette humeur, sont de presser la membrane de dehors en dedans, par ce moyen l'on découvre les petites ouvertures qui fournissent des gouttelettes de lymphe ; deuxiémement, elles sont très-sensibles dans le sac herniaire, qui est fait par un prolongement de la lame interne. La vessie & les arteres ombilicales sont recouvertes du côté de la face postérieure, par la lame interne qui se réfléchit, au lieu que la face antérieure n'est recouverte dans toute son étendue, que du tissu cellulaire. Les reins, les glandes renales, avec tous leurs vaisseaux, sont aussi renfermés entre ces deux lames, & leur tissu cellulaire est si épais & si rempli de graisse, qu'on a donné à cette enveloppe du rein le nom de membrane adipeuse. Les ureteres, les vaisseaux sanguins, sont aussi cachés entre ces deux lames ; le tissu cellulaire y est aussi très-considérable, & l'on doit remarquer que ce tissu cellulaire accompagne le cordon des vaisseaux spermatiques jusqu'au testicule. Dans les femmes, la lame externe du péritoine forme la même gaîne, & renferme ce cordon des vaisseaux uterins qu'on appelle ligament rond, mais l'on observe que le tissu cellulaire y est très-fin & très délié. La lame interne recouvre plusieurs visceres par des allongemens, ou par des redoublemens particuliers en forme de facs. Sous le diaphragme, vis-à-vis l'échancrure ou fciffure du foie, cette lame fe redoublant à droite & à gauche, forme comme deux bandes, qui fe joignent étroitement l'une contre l'autre & font un ligament très-fort & très-large, qui après avoir fait quelque chemin, s'unit au foie, & fe développant de chaque côté, embraffe immédiatement toute la fubftance de ce vifcere ; les autres ligamens qui l'attachent au diaphragme & aux parties voifines, ne font que de fimples prolongemens de cette lame. C'eft encore fous la voûte du diaphragme que la lame interne du péritoine en fe redoublant revêt le trou par où paffe l'œfophage, & qu'après avoir embraffé l'orifice fupérieur du ventricule, elle s'épanouit pour le revêtir & faire la premiere de fes tuniques. On ne voit pas fi aifément comment cette lame revêt la ratte, fur-tout dans l'homme. Dans la région des vertebres des lombes, cette même lame, en fe redoublant de chaque côté, forme le méfentere, comme auffi le mefocolon, & tous les ligamens qui attachent les gros inteftins aux parties qui font dans leur voifinage, ne font que de fimples prolongemens de cette même lame.

Le méfentere étant parvenu jufqu'au canal inteftinal, s'entr'ouvre de chaque côté pour revêtir les inteftins, & la membrane propre du pancreas n'eft qu'un prolongement d'une des lames du mefocolon ; l'épiploon eft auffi formé par un allongement particulier de la lame interne du péritoine ; comme il eft fait de deux lames, l'une eft une continuité de la membrane extérieure de l'eftomac, & l'autre de celle de l'arc du colon.

Dans la cavité du baffin, cette même lame venant à fe redoubler, embraffe les véficules féminales & la proftate, & dans les femmes, elle revêt la matrice, le vagin, les ovaires, les trompes, & par des allongemens particuliers, elle produit tous les ligamens qui fervent d'appui à ces parties & à leurs vaiffeaux.

Lorfqu'on ouvre ce fac membraneux où font renfermés les vifceres du bas-ventre, on n'apperçoit aucune ouverture, ni pour l'entrée, ni pour la fortie d'aucun vaiffeau, ni d'aucune partie, parce que quelques-unes de ces ouvertures font recouvertes par des redoublemens particuliers de la lame interne, comme les ouvertures du diaphragme qui donnent paſſage à la veine cave aſcendante & à l'œſophage.

Les autres ſont recouvertes, parce que les vaiſſeaux coulent entre les deux lames du péritoine ; c'eſt ainſi qu'eſt fermée l'ouverture du diaphragme par où paſſe l'aorte deſcendante & celle du nombril.

L'on demande pourquoi la tunique vaginale n'eſt point ouverte du côté du ventre dans l'homme, comme dans les animaux ; c'eſt que dans ces derniers, elle eſt formée par le prolongement des deux lames, au lieu que dans l'homme, comme elle n'eſt qu'un prolongement de la lame externe, l'interne la recouvre exactement.

L'on demande encore comment eſt fermée cette grande ouverture qui s'étend depuis l'arcade des os pubis juſqu'au coccix par où doivent ſortir l'urethre & le rectum : la portion de l'urethre, qui ſortant de la proſtate va paſſer ſous l'arcade des os pubis, eſt enfermée dans la même duplicature du péritoine qui recouvre la veſſie & par le tiſſu cellulaire, & elle eſt étroitement embraſſée par les côtés, de même que la glande proſtate par les muſcles relèveurs de l'anus, & voilà comment la ſortie de l'urethre hors du baſſin eſt exactement fermée. A l'égard du rectum, il faut ſçavoir qu'étant arrivé à l'extrêmité du coccix, il fait quelque chemin hors de la cavité du baſſin, dans cet endroit il eſt étroitement embraſſé par les muſcles releveurs de l'anus & du coccix.

Tout ce que l'on vient d'avancer touchant la ſtructure du péritoine, peut être démontré en deux manieres ; la premiere, le ventre étant dans ſon entier, on fait une ouverture à la tunique vaginale, un peu au-deſſous de ſa ſortie de l'oblique externe, & l'on ſouffle du côté du ventre autant qu'on le juge néceſſaire, enſuite on l'ouvre & l'on apperçoit que les deux lames du péritoine ſont dégagées dans preſque toute ſon étendue, & que le tiſſu cellulaire, qui eſt entre deux, eſt extraordinairement gonflé & dilaté par l'air qui s'y eſt inſinué : cela ſe voit principalement dans toute la région du baſſin, des lombes, du méſentere & du méſocolon, l'on voit même que l'air s'eſt inſinué entre les deux lames de la portion du péritoine qui couvre le diaphragme, & entre celles qui font le ligament large du foie ; la deuxiéme maniere de le démontrer, c'eſt quand la partie antérieure du péritoine eſt à nud & dé-gagée des muſcles qui la recouvrent, alors on fait une petite inciſion à la lame externe du péritoine, vers la région de l'un ou de l'autre flanc, & l'on pouſſe de l'air à pluſieurs repriſes, ce qui fait que tout le péritoine ſe ſouleve, & par conſéquent que les autres parties qu'on vient de nommer ſe gonflent pareille-ment. Outre ces deux manieres, il y en a une qui le prouve évidemment ; ſi l'on ouvre en été un cadavre qui ait fer-menté, l'on verra que l'air qui s'eſt raréfié diviſe ces deux la-mes très-exactement : enfin l'on peut ſéparer dans un cadavre ſec & maigre, ces deux lames avec de la patience, & il ſem-ble que dans toute l'étendue des régions lombaires, la lame externe eſt pour ainſi dire ligamenteuſe, &c.

Dans les perſonnes graſſes & d'un tempérament humide, & où les muſcles ſont molaſſes, il s'y rencontre en pluſieurs endroits des pelotons de cellules graiſſeuſes, leſquelles impo-ſent ſouvent à celui qui diſſeque, ce qui fait qu'il détruit en partie la lame externe, laquelle pour l'ordinaire ſe trouve très mince dans ces cadavres.

III. *Du Diaphragme.*

Le nom de diaphragme ou de cloiſon tranſverſale, vient de ſa ſituation & de la diſtinction qu'il fait entre la poitrine & le bas-ventre, au lieu que ſa dénomination devroit être tirée de ſon principal uſage, qui eſt de ſervir à la reſpiration.

M. *Stenon* a obſervé le premier, qu'entre les fibres charnues de ce muſcle, les unes ſe terminoient aux vertebres des lombes, & les autres à la circonférence des fauſſes côtes, & que ce qu'on nomme ſon centre nerveux n'étoit formé que par le dé-veloppement des fibres tendineuſes de l'un & de l'autre ventre de ces muſcles, ainſi qu'on le remarque dans le diagaſtrique, avec cette différence que celles-ci vont tout droit, au lieu que celles du diaphragme font pluſieurs entrelaſſemens, mais à proprement parler le diaphragme eſt un double muſcle. Le ſupérieur a beaucoup d'étendue ; lorſqu'il eſt mis à découvert, on voit que le côté droit a plus d'eſpace que le gauche ; ce muſcle ſe trouve toujours après la mort très-voûté du côté de la poitrine. Il eſt compoſé d'un double plan de fibres charnues
qui

qui font environ un pouce & demi de chemin, & qui font
attachées par une de leurs extrêmités à toute la circonférence
des cartilages des dernieres des vraies côtes, & fe continue à
toutes les fauffes. Ce mufcle eft attaché par une appendice
charnue à la partie interne du cartilage xiphoïde. Elle laiffe
de chaque côté un efpace ou écartement fermé par dedans par
la plévre, & en deffous par le péritoine. Cet écartement imite
affez bien la figure d'un V; les fibres de ce premier mufcle
font diftribuées en rayons, dont les fupérieurs ont moins de
longueur que les inférieurs. Vers les fauffes côtes, elles font
fi voifines en cet endroit du mufcle tranfverfe, que l'on diroit
que leurs fibres font confondues. Il eft vrai que les fibres laiffent de petits intervalles qui font occupés par des plans de
fibres du tranfverfe, & par l'autre leurs fibres tendineufes fe
développent & s'entrelaffent avec celles du fecond mufcle que
nous allons décrire; elles font une aponevrofe très-forte que
les Anciens nommoient le centre nerveux du diaphragme. Le
mufcle inférieur eft compofé de fibres charnues qui forment
deux plans fort épais, & qui décrivent des lignes courbes difpofées de telle maniere qu'elles laiffent entr'elles une ouverture qui donne paffage à l'œfophage. Par en bas, ce mufcle fe
fépare en plufieurs appendices tendineufes; celles du côté
droit, qui font beaucoup plus longues que celles du côté gauche, s'implantent vers le milieu du corps de prefque toutes les
vertebres des lombes, au lieu que celles du côté gauche ne
s'attachent qu'à deux ou trois vertebres.

L'une des parties tendineufes de l'un & de l'autre mufcle,
forme par leur épanouiffement le milieu de cette cloifon, &
c'eft ce qu'on appelle le centre nerveux du diaphragme. Dans
l'homme, le péricarde eft étroitement adhérent à fon centre
tendineux, tirant fur le côté gauche, ce qui ne fe trouve point
dans les brutes, à la réferve du finge appellé *Homo fylveftris*, ainfi que l'a remarqué *M. Tifon*.

Il y a trois trous dans le diaphragme; le premier, qui eft
dans fon aponevrofe fur la droite, donne paffage à la veine
cave inférieure; le fecond fert pareillement à laiffer paffer
l'œfophage, & il eft tout entier dans la partie charnue du
mufcle inférieur, dont les fibres font courbées en cet endroit
de telle maniere qu'elles font comme un fphincter qui em-

Tome II.   V

braffe l'orifice fupérieur de l'eftomac ; le troifiéme trou donne paffage à l'aorte defcendante ; il eft fitué entre les deux appendices dont on a parlé, dont les fibres font difpofées de telle maniere qu'elles font comme une arcade fous laquelle paffe cette artere, l'azigos & le canal thorachique.

Le trou par où paffe la veine cave inférieure, eft tout entier, comme il a été dit, dans la partie tendineufe, où l'on voit que fes fibres fe croifent & fe courbent en divers fens, & à peu près comme dans le nombril ; l'étroite connexion du trou de cette veine avec cette ouverture, fe fait par le moyen du péritoine & de la plévre, & l'entrelaffement des fibres tendineufes qui font tellement difpofées en cet endroit, qu'elles tiennent ce trou dans un même degré d'ouverture. Ces fibres qui fe croifent en divers fens, & qui font un tiffu très-compacte, font que cette veine n'eft point comprimée, foit dans la contraction ou dans le relâchement du diaphragme, & qu'elle garde toujours à peu près fon même diametre.

Le paffage de l'œfophage eft fait par la courbure des fibres charnues du mufcle inférieur, qui font comme un fphincter pour l'orifice fupérieur de l'eftomac, ce que l'on voit parfaitement quand on remplit l'œfophage. Cette ouverture par où fort l'œfophage, eft d'une figure ovalaire ; elle embraffe l'orifice fupérieur. En cet endroit, ce conduit reçoit quelquefois un plan de fibres charnues, & fait un petit coude en s'ouvrant dans l'eftomac, ainfi fon infertion n'eft pas perpendiculaire dans l'eftomac ; par cette même ouverture paffent les deux huitiémes paires de nerfs.

Quand à l'ouverture qui donne paffage à l'aorte defcendante, on obferve que c'eft un efpace qui eft entre les deux appendices, & que ce n'eft point un trou, ainfi il n'y a de trous que pour la veine cave inférieure & pour l'œfophage. Le mufcle inférieur donne des plans de fibres qui fe croifent de gauche à droite en s'entrelaffant. *Bartholin* les a affez bien repréfentées.

L'on pourroit rejetter le mot de centre nerveux, & dire que les fibres tendineufes de l'un & de l'autre mufcle forment par leurs concours une aponevrofe, ou tendon plat, qui a la figure d'une feuille de trefle dont la partie fupérieure eft en haut, & fes côtés s'étendent vers le bas, plus ou moins.

Le diaphragme a été regardé comme un muscle digaftrique par plufieurs Anatomiftes, mais *Verheyen* ne fait pas voir pourquoi il le regarde comme un muscle trigaftrique ; car comment dire que le muscle inférieur n'eft qu'un feul muscle, puifqu'il a deux ventres & deux tendons, divifés en plufieurs ; j'avoue que les fibres charnues de ce muscle femblent ne faire qu'un feul ventre, car elles paffent d'un côté à l'autre, en fe croifant plufieurs fois ; ainfi on fe contentera de le regarder comme digaftrique.

Le diaphragme embraffe les parties fupérieures des pfoas, où il forme en cet endroit une anfe.

Bartholin dit que dans les chiens le tendon fupérieur de chaque côté s'implante à l'apophyfe tranfverfe de la derniere vertebre du dos, ou de la premiere des lombes ; dans l'homme, ce muscle a la même attache, c'eft-à-dire celles des lombes ; l'on doit diftinguer les attaches des fibres ligamenteufes qui lient les corps des vertebres ; car les tendons par leurs extrêmités s'effilent & s'épanouiffent comme les fibres des ligamens.

Bartholin a encore obfervé dans le bœuf, qu'à chaque principe du muscle fupérieur du diaphragme, il y avoit un tendon qui communiquoit avec le tranfverfal de l'abdomen, de forte que des parties laterales des deux muscles du diaphragme avec cette partie du tranfverfal à laquelle fe joint ce tendon dont je viens de parler, on pourroit compofer un muscle trigaftrique de chaque côté, qui s'uniroit à la ligne blanche par les tendons des muscles tranfverfaux, & aux vertebres des lombes par les appendices du muscle inférieur du diaphragme.

A chaque côté du diaphragme, vers la derniere des fauffes côtes, approchant des appophyfes tranfverfes des vertebres des lombes, il y a un petit efpace fermé par la plévre du côté de la poitrine, & du péritoine au dedans du ventre, par chacun defquels fort la branche fupérieure du nerf intercoftal.

Les vaiffeaux qui appartiennent au diaphragme font de tous genres ; fes arteres font nommées phréniques ou diaphragmatiques, elles prennent naiffance de l'aorte defcendante, à l'endroit où elle s'engage entre les deux appendices. Elles font au nombre de deux, & quelquefois de trois, dont les unes

V ij

se ramifient au côté droit, les autres au gauche. Elles fournissent au centre nerveux ; quelquefois ces arteres partent du tronc de la cœliaque, près la naissance de l'aorte. Outre ces principales branches, il en reçoit des intercostales inférieures, des péricardines, des mammaires, de celles de la plévre & de celles du péritoine, ce qui établit entre tous ces vaisseaux des anastomoses très-sensibles.

Les veines du diaphragme font la même distribution que les arteres, elles ont les mêmes anastomoses, les principales branches qui retiennent le nom de veines phréniques ou diaphragmatiques, viennent se rendre dans la veine cave inférieure, à l'endroit où elle perce le diaphragme.

Le muscle inférieur a des vaisseaux particuliers qui viennent des lombaires & des adipeuses.

Le diaphragme reçoit deux nerfs très-considérables, qui viennent de plusieurs fibres unies des trois & quatriéme paires des vertebraux du cou ; ces nerfs communiquent avec ceux du bras, & c'est par-là qu'on a coutume d'expliquer la grande sympathie qui se trouve entre ces parties. Ils entrent dans la poitrine où ils communiquent aussi avec les plexus cardiaques. Chaque nerf descend ensuite le long de la partie laterale du péricarde renfermé dans le médiastin jusqu'au centre nerveux, où il se divise en plusieurs rameaux qui parcourent le diaphragme. Il y a des filets qui percent le diaphragme à côté de la veine cave inférieure, & qui s'anastomosent avec des filets qui se détachent du plexus solaire ; cette communication se fait vers la partie supérieure de la glande renale. Le diaphragme reçoit aussi des intercostales ; le muscle inférieur en reçoit des plexus renfermés dans le bas-ventre, & des filets de la branche inférieure du nerf intercostal.

Nous y avons aussi observé des vaisseaux lymphatiques très-considérables qui viennent se décharger dans le réservoir de pecquet, & dans le canal thorachique, de même que dans la veine cave inférieure.

Usages du Diaphragme.

Le mouvement du diaphragme est très-considérable, & on peut dire qu'il fait presque lui seul les inspirations spontanées ;

cependant il faut sçavoir que dans l'inspiration toutes ses fibres
sont tendues, il descend dans le ventre, & que sa superficie
de convexe qu'elle étoit, devient presque plane ; dans cet état
il presse les visceres de l'abdomen & les muscles.

Pour donc bien entendre la fonction de cette cloison musculeuse, il faut remarquer que dans le temps de son relâchement elle est voûtée, & que sa voûte, qui est renfermée dans
la poitrine, diminue de sa capacité. Le foie, l'estomac & la
ratte étant logés dans la partie concave de cette voûte, plus
ces visceres sont repoussés en en haut par la contraction des
muscles du bas-ventre, & plus cette voûte devient profonde
& diminue de la capacité de la poitrine.

Quand les fibres de cette cloison charnue entrent en contraction, de courbes qu'elles étoient elles approchent de la ligne
droite, & par conséquent la voûte de la cloison s'efface, &
elle décrit un plan droit, & la capacité de la poitrine s'augmente à proportion de cet applanissement : il est donc constant
que le diaphragme est voûté & enfoncé dans la poitrine dans
le temps de son relâchement, & qu'il s'applanit dans sa contraction.

Cela posé, tâchons de découvrir la cause qui fait jouer ces
muscles alternativement, & pour y réussir examinons ce qui
se passe dans le fœtus au moment qu'il sort du ventre de la
mere, & voyons comment sa poitrine commence à se dilater.

Ce qui fait que le diaphragme & les muscles intercostaux
sont dans un état de relâchement dans le fœtus, c'est que les
esprits ne coulent pas assez abondamment dans les muscles
pour vaincre la force des muscles antagonistes ; il faut donc
rechercher la cause qui détermine le fœtus à pomper l'air. On
expérimente tous les jours que tout ce qui peut chatouiller les
parties du nez excite une prompte ou une grande inspiration ;
il y a donc lieu de croire que l'air qui entre par les narines du
fœtus, & qui se présente au larynx, est la cause de la premiere
inspiration ; car de même que les premieres gouttes du lait qui
sont entrées dans la bouche & dans le gosier du fœtus, ont
fait jouer tous les ressorts qui sont propres à avaler, de même
aussi ces premieres impressions de l'air sur la tunique intérieure du nez, ont déterminé les esprits à couler en abondance dans le diaphragme & dans tous les muscles propres
à la respiration, ce qui les a mis en contraction.

En deuxiéme lieu, toutes les fois que le sang s'amasse dans le poumon, & qu'il le charge un peu, on sent une douleur inquiete, & on est porté à dilater la poitrine : or on ne peut pas douter qu'au moment que le fœtus n'a plus de liaison avec la mere, le sang qui se trouve dépourvu de la portion de l'air qui l'animoit, commence à s'arrêter dans le poumon, ce qui fait des irritations sur les fibres nerveuses du poumon, qui poussant les esprits qu'elles contiennent vers le cerveau, les déterminent dans les nerfs, qui venant à faire agir les muscles de l'inspiration, la poitrine ne peut se dilater que l'air qui est au dedans des poumons ne se dilate aussi ; ainsi il n'a plus la force de résister à celui qui se présente pour y entrer, & quand l'air n'entreroit pas dans les poumons par la force de son ressort & de son poids, il y seroit poussé par le mouvement de la poitrine, dont la cavité ne peut s'augmenter que l'air qui l'environne ne soit poussé dans les poumons, puisqu'il n'y a aucun autre lieu où l'air puisse se placer que les poumons.

L'air ainsi poussé s'insinue dans toutes les petites vésicules du poumon, les gonfle & les rend sphériques, ce qui fait qu'elles ne touchent presque en un point les vaisseaux sanguins, & qu'ainsi le sang y coule plus librement ; & comme cet air est capable de ressort, il dilate toute la substance du poumon & les tuyaux des bronches.

Comparons à présent cet état du poumon du fœtus qui a respiré avec celui du poumon du fœtus qui est dans le sein de sa mere. Dans ce dernier tout est affaissé, & les vaisseaux y faisant mille plis & replis les uns sur les autres, le sang a beaucoup plus d'obstacle ; ainsi si l'artere du poumon portoit une aussi grande quantité de sang qu'après la naissance, il s'y arrêteroit & gonfleroit tellement les vaisseaux, qu'il ne manqueroit pas d'interrompre la circulation du ventricule droit au gauche, ce qui n'a garde d'arriver après la naissance, parce que l'air que le fœtus respire gonflant toute la substance vésiculaire du poumon, redresse tous les vaisseaux & rend au sang une voie très-libre pour passer du ventricule droit au gauche.

Les changemens qu'apporte l'inspiration, donnent lieu au diaphragme, qui a été dans l'inaction pendant tout le temps que le fœtus a été renfermé dans le sein de sa mere, de s'applanir &

de repouſſer en bas le foie, le ventricule & la ratte, qui étoient cachés ſous ſa voûte, ce qui cauſe l'élévation du ventre ; les muſcles du bas-ventre ſe mettent en contraction, ce qui oblige le diaphragme de ſe relâcher & de ſe porter dans la poitrine ; c'eſt-là comme s'établiſſent dans le fœtus les mouvemens d'inſpiration & d'expiration.

IV. *Structure de la Graiſſe.*

La ſeconde enveloppe générale du corps, eſt la graiſſe ; c'eſt un compoſé de pluſieurs cellules membraneuſes très-déliées, de différente forme, qui s'ouvrent les unes dans les autres, & qui ſont parſemées d'un très-grand nombre de vaiſſeaux.

Les amas de ces petites cellules ſont diſtingués en pluſieurs lobes.de différentes grandeur & figure, qui ſont liés les uns aux autres par des membranes très-fines, & par le moyen de leurs vaiſſeaux ; ainſi leur ſtructure eſt fort ſemblable à celle des glandes qu'on nomme conglomerées ; à proportion que ces lobes forment plus ou moins d'étages, ou lobes les uns ſur les autres, ils rendent la graiſſe plus ou moins épaiſſe. Le plus élevé de ces étages eſt appliqué à la peau, laquelle eſt remplie de pluſieurs enfoncemens propres à loger les lobes qui le compoſent. Le plus bas eſt collé immédiatement aux membranes des parties qui ſont au-deſſous, & cette même enveloppe graiſſeuſe ſe répand & ſe prolonge dans les intervalles de tout les muſcles & les remplit. La cavité de toutes ces cellules eſt remplie de globules huileux, entaſſés les uns ſur les autres, comme des petits grains de millet ; on ne peut pas découvrir ſi chaque lobule eſt revêtu de ſa membrane, mais il eſt ſûr qu'ils ſe fondent très-aiſément, pour peu qu'on les preſſe avec les doigts. Si l'on a ſoin de les enlever & de nettoyer ces cellules, les vuides qui reſtent reſſemblent à ceux que l'on voit dans les cellules des ruches, lorſque le miel en eſt ôté, & dans le corps des gens gras, où ces globules ont été fondus par quelque maladie, on ne trouve à la place de la graiſſe que des membranes feuilletées, parce que les cellules qui les renferment étant vuides, ſe ſont affaiſſées les unes ſur les autres.

La matiere graſſe dont ces lobules ſont formés, y eſt apportée par les arteres dont elles sont parsemées, & elle s'y sépare du reste de la masse par les conduits sécretoires qui partent des côtés des arteres capillaires, ainsi ces cellules servent de couloir & de réservoir.

Cette membrane cellulaire est répandue sous toute la peau, sans en excepter, ni les paupieres, ni la verge, ni le scrotum, ni même le dedans de la conque de l'oreille, & les cellules qui la composent sont par-tout adipeuses, c'est-à-dire graisseuses, si ce n'est à la verge & au scrotum, où elles sont vuides & sans aucuns globules huileux, & par conséquent affaissées les unes sur les autres pour les raisons qu'on apportera dans la suite.

Outre la graisse qui est répandue sous la peau, il s'en trouve en très-grande abondance dans les parties intérieures ; l'épiploon, par exemple, & le méfentere en sont les principaux réservoirs ; il s'en trouve aussi en quantité autour de la base du cœur, des reins & de la vessie ; enfin la moële peut être considérée comme une espece de graisse enfermée dans la cavité des os.

Pour ce qui est de la nature de la graisse, on peut la regarder comme la crême ou le beurre du sang ; sa formation artificielle en est une preuve : on imite les concretions graisseuses par le nutritum ou pommade qui se forme de l'huile d'olive battue avec de fort vinaigre.

Les animaux qui n'ont point de mouvement, ou qui n'en ont que très-peu, sont chargés de quantité de graisse, & l'expérience fait voir que quand on en veut engraisser, on les enferme étroitement, comme le cochon, & à d'autres on leur créve les yeux, comme on fait aux oyes pour leur interdire toute sorte de mouvement ; au contraire, ceux qui sont employés à des exercices violens & pénibles, sont presqu'entierement dénués de graisse.

A l'égard de la différente consistence & de la différente couleur de la graisse, il faut remarquer que celle qui se trouve autour du ventricule, de l'épiploon, du méfentere, des intestins, des reins & des autres parties intérieures, est plus molle, plus onctueuse, plus blanche, & qu'elle se fond plus facilement, parce que les membranes des cellules qui la renferment étant d'une finesse inconcevable, ne donnent passage qu'à la

partie

partie huileufe la plus éthérée & la plus volatile, au lieu que celle qui fe rencontre fous la peau eft plus jaune, plus ferme, & qu'elle fe fond plus difficilement, non-feulement à raifon de la tiffure de fes membranes, qui donnent entrée à des foufres beaucoup plus groffiers, mais encore parce qu'elle eft étroitement liée & ferrée en plufieurs endroits par différens trouffeaux de fibres tendineufes, ainfi que cela fe voit dans la graiffe qui garnit le talon, la paume de la main, mais principalement dans celle qui fe trouve fous les pelottes des pattes des lions, des chats, &c.

Ufage de la Graiffe.

Il y a lieu de croire que la graiffe a différens ufages, fuivant les différentes parties qu'elle couvre. Celle qui eft répandue fous la peau, dans toute l'habitude du corps, fert comme de fourrure, ceux qui font plus gras étant moins fenfibles au froid que les autres; elle contribue auffi à rendre la peau plus douce & plus fouple, en lui fourniffant une humidité huileufe, comme on l'obferve principalement au vifage & à la gorge des femmes; cela eft fi vrai, que les artifans qui préparent les cuirs n'eftiment pas ceux des bœufs qui font trop gras, parce que le tiffu de leur peau eft trop mollaffe.

De plus, fi l'on fait réfléxion que la graiffe remplit exactement tous les intervalles des mufcles, on reconnoîtra que c'eft d'elle principalement que dépend la beauté & la poliffure des parties. En effet, quelque foin que la nature ait pris pour placer artiftement les mufcles, il fe trouve toujours entr'eux des vuides confidérables; la graiffe fait l'office d'une efpece de ouette pour remplir ces vuides, & quand celle qui garnit les yeux & les autres parties du vifage eft entierement fondue, à peine les traits font-ils reconnoiffables.

La graiffe fert comme de couffin à plufieurs parties; c'eft pourquoi il y en a une fi grande quantité fous la peau des feffes, fous celle de la paume de la main & de la plante des pieds.

Si l'on prend garde que la moële & la graiffe font à peu près de même nature, l'on jugera aifément que ces deux parties ont auffi le même ufage.

Tome II.   X

Or l'on fçait que la portion la plus délicate & la plus fine de l'huile contenue dans les petites cellules de la moële, s'infinue entre les fibres offeufes, qu'elle les amollit par fon onctuofité, & qu'elle les rend fouples & fléxibles, & par conféquent moins caffantes; de même on peut penfer que les mufcles, dans le temps de leurs contractions, compriment les petites cellules graiffeufes, & qu'ils expriment la partie la plus fluide du fuc huileux qu'elles contiennent, qui s'infinuant entre ces mêmes fibres, les rend pareillement fouples & fléxibles; c'eft pour cela que les intervalles de tous les mufcles, fur-tout de ceux des yeux, & que les fibres de la langue & du cœur font enveloppés d'une très-grande quantité de graiffe qui les accompagne jufques dans les endroits les plus cachés de ces vifceres.

A l'égard de la graiffe dont l'épiploon & le méfentere font remplis, outre qu'elle peut fervir à conferver la chaleur des parties voifines, mais fur-tout des inteftins, & à huiler leur furface, ce qui les rend plus gliffantes, fi l'on fait attention que leurs cellules graiffeufes ont une etroite liaifon avec leurs vaiffeaux fanguins, dont elles accompagnent jufqu'aux moindres ramifications, on aura lieu de foupçonner qu'une partie de l'huile contenue dans leurs cellules peut rentrer dans le fang par l'entremife des veines méfenteriques & épiploïques, qui fe déchargent dans la veine porte, qui fe diftribuant dans le foie, lui fournit un fang impreigné de parties graffes qui font la principale partie de la bile; ce fentiment eft confirmé par les obfervations que j'ai faites fur le foie des oifeaux & des poiffons; par celles qui ont été faites fur les appendices graiffeufes des grenouilles, qui tiennent au tronc de la veine porte, lefquelles étant preffés dans l'animal vivant, on voit paffer des gouttes d'huile dans le fang de la veine porte: on peut auffi penfer que le fuc huileux fe mêle aifément avec le fang qui circule dans les autres vifceres, & qu'il eft très-propre à corriger l'acrimonie de fes parties falines, qui deviendroient trop âcres & trop piquantes, fi cette fubftance graffe & balfamique ne les adouciffoit continuellement; c'eft pourquoi les gens fecs & maigres font ordinairement fujets à la phtifie, à l'atrophie, aux catharres, aux rhumatifmes, & aux affections hyppocondriaques & fcorbutiques.

Outre les vaiſſeaux qui portent & qui ramenent le ſang des petites cellules graiſſeuſes, *M. Malpighi* prétend avoir obſervé dans l'épiploon d'autres conduits qu'il a nommés adipeux ; il dit que ces conduits ſe rempliſſent ſans ceſſe d'un ſuc huileux, qu'ils ſe diſtribuent par pluſieurs ramifications dans toute l'étendue de cette membrane, & qu'ils font mille contours autour des vaiſſeaux ſanguins qu'ils accompagnent dans leur route. On peut avec juſtice douter de l'exiſtence de ces vaiſſeaux, & *Malpighi* dit qu'il n'oſe pas encore l'aſſurer, quoiqu'il ait travaillé de nouveau à leur recherche avec beaucoup de ſoin & d'exactitude. Pluſieurs célébres Médecins ſoutiennent que le ſuc huileux de la graiſſe peut ſe changer dans de certains temps en la nourriture des parties, parce que pluſieurs animaux, comme les loirs, les marmottes, qui paſſent une bonne partie de l'hyver ſans nourriture & dans une eſpece de ſommeil, ont l'épiploon d'une grandeur extraordinaire, & toutes les entrailles fort chargées de graiſſe, qui n'eſt, diſent-ils, ramaſſée en ſi grande abondance autour des viſceres de ces animaux, que pour fournir dans les grands beſoins & pendant les longs jeunes, la matiere d'une véritable nourriture.

Quoique ce ſentiment ait beaucoup de vraiſemblance, je trouve pourtant qu'il y a une très-grande différence entre le ſuc nourriſſier des parties & le ſuc huileux qui eſt renfermé dans le tiſſu cellulaire de la graiſſe ; le premier eſt gluant & mucilagineux, ce qui le rend propre à s'attacher aux parties & à s'y unir ; l'autre au contraire eſt très-fluide, & n'eſt propre par ſa molleſſe qu'à entretenir leur ſoupleſſe.

Dans les hommes qui menent une vie molle, oiſive & exempte de chagrin, il s'amáſſe une ſi grande quantité de graiſſe qu'il s'en trouve quelquefois ſous la peau plus de deux pouces d'épaiſſeur, & le méſentere en eſt ſi couvert qu'on ne voit plus, ni ſes glandes, ni ſes vaiſſeaux, & qu'il ne paroît plus que comme une couche uniforme & fort épaiſſe de graiſſe, qui eſt ce qu'on appelle communément la panne, laquelle eſt la plus douce & la plus balſamique de tout le corps.

Mais s'il arrive à ces perſonnes de longues maladies, ou que changeant leur genre de vie, ils faſſent des exercices pénibles, les globules de graiſſe ne manquent pas de ſe fondre & d'être tellement diſſous qu'une partie s'échappe par l'inſenſible tranſ-

X ij

piration, l'autre rentrant dans le fang s'écoule par quelqu'autre crible du corps, par exemple, par les reins, & pour lors on voit nager fur les urines une efpece de crême huileufe, ce qui jette le corps dans une maigreur extraordinaire. Mais à proportion que la perfonne reprend fon embonpoint, toutes ces cellules fe rempliffent de nouveau d'étage en étage, & forment une fi grande quantité de graiffe, qu'il s'en trouve quelquefois fous la peau jufqu'à deux pouces d'épaiffeur, comme il a été dit.

Il eft bon d'obferver que les mufcles par leurs différens mouvemens contre les cellules de la graiffe, ne contribuent pas peu à fondre les fucs huileux qu'elles renferment, & par conféquent à les faire écouler, & c'eft une des raifons pour lefquelles les animaux qui font des exercices pénibles font ordinairement maigres. L'on remarque dans toutes les hernies faites par l'épiploon, que quoiqu'il foit toujours chargé de graiffe au-deffous de la tumeur, on le trouve pourtant très-mince à la circonférence interne du trou du nombril, à laquelle il eft auffi fouvent attaché, fur-tout quand la hernie eft vieille : or ce qui le rend fi mince, c'eft que les inteftins frappant continuellement contre le trou du nombril, ou de l'anneau des mufcles du bas-ventre, & en même temps contre la portion de l'épiploon qui s'y rencontre, l'applatiffent & compriment l'huile renfermée dans les cellules qui le compofent, ce qui fait qu'elles s'affaiffent & ne paroiffoient plus que comme une membrane ; les vaiffeaux cependant réfiftant à cette compreffion fourniffent toujours à la portion qui eft dans la tumeur les fucs nourriffiers pour fon accroiffement.

Il ne fera pas hors de propos de faire remarquer que la vie des animaux qui demeurent fi long-temps fans manger peut fe conferver, tant par la nature de leur fang, qui eft fort mucilagineux, que par le repos & par le fommeil tranquille dont ils jouiffent pendant tout l'hyver, & non point par la matiere de la nourriture que la graiffe leur fournit : or c'eft ce fommeil qui empêche la diffipation de la fubftance des parties, que les fonctions de la veille confument néceffairement ; car il faut obferver que dans ces animaux la vie ne confifte que dans le pouls & dans la refpiration : en un mot, dans la circulation du fang, qui pour lors eft très-lente, comme on l'a ex-

périmenté en les ouvrant dans le temps de leur sommeil, &
même dans quelques-uns elle ne consiste que dans le pouls,
comme dans les limaçons qui ne respirent point pendant
l'hyver.

Par-là on voit que la vie d'un animal qui dort est fort différente de celle d'un animal qui veille, en ce que dans le premier, qui n'a précisément qu'à vivre, le seul mouvement de
peu de muscles, sçavoir du cœur & du diaphragme lui suffit,
& par conséquent il ne se fait presque point de dissipation, au
lieu que le dernier étant destiné à un très-grand nombre de
mouvemens, il a besoin de faire agir presque tous les muscles
de son corps, ce qui fait un emploi très-considérable de sang
& d'esprits, sans parler de ceux qui se consument pour l'exercice des sens; il a donc besoin de prendre souvent de la nourriture pour réparer toutes ces pertes.

A l'égard des serpens & des tortues qu'on a enfermées dans
des vaisseaux, & qu'on voit vivre sept ou huit mois sans prendre aucune nourriture, il y a lieu de croire que ce qui les fait
subsister si long-temps, c'est leur repos continuel, & la lenteur
extraordinaire de la circulation des humeurs, laquelle dépend
non-seulement de la nature particuliere du sang, mais encore
de la structure du cœur & des poumons ; peut être que les
sucs huileux fournis par la graisse dont ils ont fait provision
pendant l'automne, ne servent qu'à augmenter la consistence
& la viscosité du sang, & à répandre sur les parties solides &
nerveuses une douce rosée pour les tenir dans leur souplesse naturelle qu'elles perdroient infailliblement pendant une si longue abstinence.

Il ne faut pas s'imaginer que ces animaux reçoivent aucune nourriture, ni aucun accroissement, ainsi que plusieurs
l'on cru, puisqu'on a reconnu par expérience qu'après ce
long engourdissement, ils sont diminués, & qu'ils pesent
moins qu'auparavant.

Du Panicule charnu.

Voyons à présent ce qu'il faut penser de la quatriéme enveloppe universelle qu'on nomme le panicule charnu.

Pour lever toutes les difficultés qui peuvent se présenter

touchant l'exiſtence & la nature de cette enveloppe, il faut ſçavoir que dans les animaux on trouve de chaque côté ſous la peau un muſcle étendu en forme d'enveloppe, dont la partie charnue couvre le ventre, la poitrine & le dos.

Le tendon inférieur de ce muſcle ſe dilate & forme une large aponevroſe qui embraſſe la cuiſſe & la jambe, & s'implante à la peau.

Le tendon ſupérieur s'inſére à la partie ſupérieure & poſtérieure de l'humerus près de l'inſertion du grand dorſal.

Ces muſcles ſervent à rider la peau qui couvre les parties dont on a parlé; mais il eſt à propos de ne point ſuivre nos prédéceſſeurs; ils ne ſe trouvent point dans l'homme, & il y a lieu de croire que *Galien* n'a attribué ces muſcles à l'homme que parce qu'il les avoit trouvés dans les ſinges.

Le reſpect qu'on a toujours eu pour ce grand homme, a porté la plûpart des Anatomiſtes à prendre ſon parti.

Quoique ce muſcle ne ſe trouve point dans le corps humain, & que l'homme ne puiſſe rider ni mouvoir la peau du dos & du ventre, comme les animaux, il eſt pourtant certain qu'il y a des endroits ſous la peau de l'homme où il y a quelques muſcles qui ſont propres à la rider & à la mouvoir; tels ſont les frontaux, les occipitaux, les ſourcilliers, les orbiculaires, le dartos, le ſphincter de l'anus & d'autres ſemblables.

L'action des muſcles frontaux ſervira à expliquer comment ſe fait celle de tous les autres muſcles cutanés.

Les fibres de ces muſcles ſont attachées à la peau d'eſpace en eſpace: or chaque portion de fibres qui vont d'un endroit où elles ſont attachées, à un autre où elles le ſont pareillement, venant à ſe raccourcir, produiſent une ride, parce que faiſant approcher ces deux endroits de la peau, elles deviennent en cet intervalle comme l'arc, & la peau comme la corde.

Comme les fibres de ces muſcles ſont preſque verticales, les rides du front ſont auſſi preſque horiſontales, & il eſt à remarquer que la direction des rides change à proportion de celle des fibres charnues qui cauſent ces rides, en obſervant néanmoins qu'elles coupent preſque toujours ces fibres à angles droits.

Il eſt à propos d'obſerver qu'entre les rides de la peau, il y en a qu'on peut appeller organiques, lesquelles sont formées par l'action des muscles qui sont au-dessous, comme sont les rides du front, des sourcils & autres semblables, & comme les fibres de ces parties sont diversement arrangées, leurs rides sont aussi disposées en divers sens; c'est pourquoi autres sont les rides du front, autres celles du scrotum, autres celles de l'anus, ainsi du reste.

Il y a une autre sorte de rides qui dépend de ce que la peau étant obligée de prêter aux différentes fléxions & extensions des articles, elle est aussi obligée de se rider & de se plisser en des sens qui y sont conformes.

La main étant de toutes les parties, celle que l'Auteur de la nature a destinée à un plus grand nombre d'usages différens, il n'y en a point aussi où l'on remarque un plus grand nombre de pieces osseuses, & une plus grande complication de muscles; c'est pourquoi toutes ces parties par leurs différens mouvemens & la variété de leurs efforts se fléchissant, & se resserrant en une infinité de manieres, tracent dans l'intérieur de la main sur la peau qui les couvre des silions & des lignes d'une diversité infinie.

De la membrane commune des Muscles.

Disons un mot de la membrane commune des muscles qu'on a regardée autrefois comme une cinquiéme enveloppe universelle du corps, on a cru qu'elle le couvroit entierement, de même que la peau & la graisse, & qu'elle embrassoit généralement tous les muscles. Cependant cette enveloppe ne se trouve point dans le ventre, ni dans quelques autres parties, & ce qu'on montre quelquefois pour la membrane commune des muscles, n'est que celle qui est propre au muscle du basventre nommé oblique externe, & on peut y ajouter une portion de la membrane adipeuse qui soutient les cellules de la graisse.

Il est pourtant vrai qu'il y a des parties où les muscles sont revêtus d'une enveloppe commune, cela se voit principalement aux bras & aux cuisses.

Aux cuisses, par exemple, cette enveloppe est formée par l'épanouissement des tendons de plusieurs muscles, elle est continue pardevant à l'aponevrose de l'oblique externe, elle dépend presqu'entierement du muscle facialata, & par derriere elle vient de l'aponevrose des muscles fessiers; en descendant elle reçoit des fibres tendineuses de la seconde tête du biceps, & de plusieurs autres, puis elle embrasse toute la jambe.

Les muscles du bras & de l'avant-bras sont aussi revêtus d'une enveloppe comme formée par le concours de plusieurs fibres qui viennent de divers tendons, ce qui se voit principalement dans l'avant-bras où cette enveloppe tire sa principale origine d'une portion du tendon du biceps; outre qu'elle couvre généralement les muscles de cette partie, elle fournit encore des cloisons qui en séparent les muscles, ce qu'on découvre aisément quand on coupe transversalement l'avant-bras vers son milieu.

Cette aponevrose fait l'office d'un bandage naturel.

Elle contient les muscles dans leur place sans s'opposer à leur mouvement, & elle les contient de telle maniere que dans leur action, leurs gonflemens ne se font point trop sentir audehors; sans cela ces muscles pendant leur action rendroient la surface des bras & des cuisses inégale, au lieu qu'ils jouent tous sous cette enveloppe sans ôter aux membranes cette forme belle & polie que la nature leur a donnée.

De l'Epiploon.

L'épiploon est un corps membraneux dont toute l'étendue est pour l'ordinaire chargée de beaucoup de graisse; elle est contenue dans le tissu cellulaire dont chaque lame est garnie. Cette graisse est plus ou moins abondante, ce qui dépend du tempérament, & du plus ou du moins de nourriture. Il couvre en partie les circonvolutions des intestins grêles; car le foie, l'estomac & la ratte sont à nuds: si cela se rencontre autrement, cela est causé par maladie ou est contre nature.

La largeur & l'étendue de l'épiploon ne peuvent être fixées ni déterminées. L'ouverture des cadavres nous prouve évidemment combien il varie dans ses dimensions. Dans les gens maigres il est peu chargé de graisse, mais dans ceux qui sont replets & qui ont de l'embonpoint, elle y excede; enfin dans

d'autres

d'autres il contracte des adhérences toutes différentes que ses attaches naturelles.

L'épiploon est composé de deux lames ou bandes inégales, un peu écartées l'une de l'autre par leurs parties supérieures, & à mesure qu'elles s'éloignent de leur naissance, elles font approchées l'une de l'autre. La premiere lame naît de toute l'étendue de la grande arcade de l'estomac ; du côté droit elle se continue au pylore, au duodenum, & semble être continue à la membrane adipeuse du rein, où elle paroît faire corps avec la seconde lame qui part du colon ; du côté gauche elle se prolonge par des productions qui soutiennent les vaisseaux courts, & les distributions des vaisseaux de la ratte jusques dans sa partie cave. Cette lame ou bande regarde par sa face extérieure le péritoine, & par sa face interne elle se joint à la face extérieure ou antérieure de la deuxiéme lame.

La seconde lame ou bande de l'épiploon prend sa naissance de l'arc du colon, traversant une grande partie de la région hépigastrique.

Comme ces deux lames ou bandes se trouvent continues entr'elles, & par conséquent fermées par leurs extrêmités inférieures, n'étant ouvertes que supérieurement, il a plu aux Anatomistes de dire que la figure de l'épiploon étoit ressemblante à la gibbeciere d'un chasseur, mais il n'y a aucune ressemblance.

Dans des sujets bien constitués, on trouve qu'il est borné aux environs de presque toute l'étendue de la région ombilicale, mais dans ceux qui font extrêmement gras, il n'a point de bornes, étant capables d'accroissement & d'acquérir un volume très-considérable, comme on le remarque dans nombre d'hernies de toutes especes, où souvent il devient corps étranger.

Comme la lame ou bande antérieure est attachée suivant sa largeur à la grande arcade de l'estomac, & la postérieure à l'arc du colon, comme il a été dit, elles se trouvent très-amples & acquierent beaucoup d'étendue ; par conséquent si l'on renverse le colon sur l'estomac, il sembleroit que ce seroit la lame antérieure qui se replieroit & qui remonteroit sur les intestins pour venir s'attacher à l'arc du colon & former la lame postérieure, qui est continue à la membrane commune de cet inteftin que lui fournit le mefocolon ; mais nous avons avancé que fon origine vient de cet inteftin. Il eft vraifemblable qu'il y a une différence entre la lame du mefocolon & celle qui régne le long de la grande arcade de l'eftomac ; car il paroît que la lame poftérieure eft celle qui couvre la partie antérieure du pancreas , & n'étant qu'un prolongement du mefocolon, elle borne la partie poftérieure de l'embouchure du trou par où l'on pouffe de l'air dans la cavité de l'épiploon. Si l'on examine l'embouchure de l'épiploon dans un fujet fain & d'un certain âge, elle reprefente, en relevant un peu le grand lobe du foie, un croiffant ; fa partie fupérieure eft bornée par le faifceau des vaiffeaux qui entrent dans la partie cave du foie, la partie inférieure forme un rebord faillant fait de la veine cave afcendante & d'une production du péritoine qui la recouvre, communiquant avec le duodenum à l'endroit où la tête du pancreas s'y attache ; ce replis, par fon autre extrêmité, s'attache au grand lobe du foie un peu au-deffus de la partie fupérieure du rein.

Si l'on renverfe l'eftomac fur le foie qui doit l'être auffi ; que l'on fépare les deux lames , la face antérieure du pancreas eft très-fenfible , ce qui conduit dans la cavité formée par l'épiploon ; il ne s'agit alors que de détacher quelques petites productions du péritoine du côté du pylore , pareillement du côté de l'orifice fupéricur , approchant des vaiffeaux ftomachiques , fans toucher à la production de l'épiploon , qui occupe la petite arcade de l'eftomac , & qui fe continue à la partie cave du foie , à la veine ombilicale , à la véficule du fiel , & même au diaphragme vers le ligament du petit lobe , alors on appercevra toute l'étendue de la cavité épiploïque , l'extrêmité du lobe de fpigel à découvert , & comment il eft embraffé par la bafe de cette production de l'épiploon.

La portion du péritoine qui fe trouve à la partie fupérieure de la bafe du lobe de fpigel paroît ligamenteufe , elle s'attache fur la droite à la veine ombilicale , & à la capfule de gliffon ; du côté gauche elle attache la partie poftérieure du fecond lobe immédiatement au diaphragme , de-là ce ligament fe continue jufqu'à l'orifice fupérieur de l'eftomac. La cavité où eft renfermé le lobe de fpigel eft très-étendue ; elle fe continue jufqu'à l'endroit où l'orifice fupérieur de l'eftomac perce le diaphragme.

Si l'on fouffle l'épiploon dans un jeune fujet de trois à quatre ans par fon ouverture particuliere avec un tuyau dont le diametre l'occupe entierement, foit en le garniffant de linge, ou autres chofes, l'on fera foulever la lame antérieure, laquelle formera huit ou neuf boffes, plus ou moins grandes, en forme de cellules étranglées, pour ainfi dire, à leurs entrées par les principales ramifications des vaiffeaux. L'on découvre auffi aifément la production, qu'on voit l'épiploon entre les deux orifices de l'eftomac, laquelle fe continue dans la partie cave du foie, pour embraffer la bafe du lobe de fpigel, ce qui fait que lorfque cette production eft foufflée, elle fait des boffes ou cellules. Ceci s'obferve très-clairement dans les enfans nouveaux nés, l'épiploon n'étant pas encore chargé de graiffe. L'épiploon reçoit des vaiffeaux de tous genres; fes arteres lui viennent de différens endroits, elles retiennent principalement le nom de gaftré-épiploïques; il y en a qui partent de la gaftrique droite, qui prend fa naiffance de l'hépatique; elle fe diftribue le long du fond de la grande arcade de l'eftomac; d'autres branches fe détachent de la gaftrique gauche, qui eft une des branches de l'artere fplénique; elle parcourt la portion de la grande arcade du côté gauche, & s'anaftomofe avec celle du côté droit. Ces principales branches épiploïques fe divifent en nombre de rameaux qui fe diftribuent dans toute l'étendue des deux lames de l'épiploon en forme de réfeau, & comme cette diftribution eft accompagnée des veines, cela donne lieu à l'épiploon de former différens efpaces que l'on ne peut voir que par le fouffle, comme il a été dit; ce nombre de ramifications fe multiplie par une infinité d'autres, dont tout l'épiploon eft parfemé. La lame poftérieure de l'épiploon reçoit fes arteres de celles qui parcourent l'arc du colon, ainfi les unes appartiennent à une branche de la méfenterique fupérieure qui s'y diftribue, les autres viennent des ramifications de la méfenterique inférieure; les arteres duodenales, pyloriques, adipeufes, celles du méfentere communiquent auffi avec; quand à la production de l'épiploon, qui occupe la petite arcade qui eft entre les deux orifices de l'eftomac, elles viennent principalement de l'artere coronaire ftomachique, de l'hépatique & des parties voifines où l'épiploon a des attaches.

Y ij

Les veines épiploïques se rendent dans les branches qui accompagnent les arteres ; elles sont toutes destinées pour la veine porte. Les nerfs qui se distribuent à l'épiploon, sont des filets du plexus stomachique, du splénique, de l'hépatique, &c.

Comme dans le réseau de ces deux lames il se rencontre des grains glanduleux, il n'y a pas lieu de douter qu'il ne soit parsemé des vaisseaux lymphatiques. Dans un épiploon sain & peu chargé de graisse, il se voit dans le tissu cellulaire une espece de ramification sur les côtés des vaisseaux que l'on nomme adipeux, étant considérés formés de la graisse dont l'épiploon se trouve chargé, ce que l'on a vérifié dans nombre d'animaux où l'on a trouvé dans la veine porte des globules huileux. Il est à propos de faire observer que lorsque l'épiploon se trouve exposé à l'air, l'humidité dont il est doué s'évapore, il se desséche ; alors pour peu qu'on le manie, il se colle aux doigts, d'où il en résulte des petits trous qui sont autant d'obstacles qui empêchent de le souffler & d'y voir les différentes cellules dont il est composé. L'usage de l'épiploon, de ses productions & appendices, de même que celles des gros intestins, & même de la masse graisseuse dont se trouvent formés le mésentere, le mésocolon & une infinité de parties voisines ; toutes ces parties ne contribuent pas peu à la sécretion de la bile par les parties huileuses dont toutes les veines mésenteriques supérieures & inférieures, les coronaires stomachiques, les gastré-épiploïques, sont chargées ; & enfin le gros tronc de la veine splénique, qui elle seule rapporte une très-grande quantité de sang de la ratte, où il a été élaboré dans toutes les cellules de la ratte. La circulation lente des veines, qui par leur union forment le tronc de la veine porte, auroit eu de la peine à se faire dans la substance du foie, si elle n'avoit reçu le sang de la ratte par la veine splénique qui le rend capable de couler & de parcourir les parties les plus éloignées du foie ; c'est ce que la nature a prévu, vu que la veine porte fait l'office d'artere dans ce viscere, & que c'est elle qui porte la matiere de la bile pour être filtrée dans les grains glanduleux dont toute la substance du foie est composée ; cette sécretion se fait d'autant mieux, que le sang de la ratte n'est pas pour alterer celui de la veine cave ; car il s'y subtilise & s'exalte dans la ratte, comme il a été dit, pour accélérer le mouvement du fang de la veine porte.

V. De l'Œfophage.

L'œfophage eft un conduit par lequel tout ce qu'on boit, & tout ce qu'on mange, paffe de la bouche dans le ventricule.

La partie fupérieure de ce tuyau, qui eft très-large, s'appelle le pharynx, & en françois le gofier.

La trachée-artere eft couchée fur l'œfophage ; ces deux conduits s'accompagnent jufqu'à la cinquiéme vertebre du dos, où la trachée-artere fe partage & fe plonge dans les poumons, & l'œfophage defcend au côté droit de l'aorte defcendante, couchée fur les vertebres du dos, & il entre enfin dans le bas-ventre par un des trous du diaphragme, & s'ouvre dans le ventricule, & ce trou eft entouré des fibres charnues du fecond mufcle du diaphragme.

Dans ce trajet il touche non-feulement à l'aorte, mais encore à l'azigos & aux poumons ; ainfi quand on boit des liqueurs extrêmement froides, elles peuvent figer & condenfer celles qui coulent dans les parties voifines, & les préparer à cette maladie qu'on nomme pleurefie.

Le côté de la trachée-artere, qui regarde l'œfophage, eft fouple & membraneux, afin de pouvoir fe dilater & prêter facilement quand on avale quelque gros morceau de pain ou de viande. J'ai plufieurs fois obfervé que l'œfophage fe dilate de telle maniere à fon paffage dans la poitrine, qu'il y fait une poche confidérable, & qu'en cet endroit l'ouverture qui répond au ventricule eft fort étroite.

Dans ce cas, prefque tous les alimens que ces gens-là prennent, s'arrêtent dans cette poche, laquelle par fa dilatation comprime la trachée-artere qui eft au-deffus ; pour lors ces perfonnes fe fentant fuffoquer, font des efforts pour vomir, & le vomiffement les foulage auffi-tôt.

Comme l'ouverture qui répond au ventricule fe rétrecit de plus en plus, il y paffe peu de nourriture ; c'eft pourquoi ces gens-là devenant d'une maigreur extrême, tombent à la fin dans une langueur & un épuifement univerfel.

A l'endroit où l'œfophage fe dilate, fes membranes deviennent caleufes & fort épaiffes.

Blasius dans ses observations rapporte qu'un homme de trente-cinq ans mourut après de fréquens vomissemens ; il l'ouvrit, & il trouva, dit-il, un double ventricule, l'un continu à l'œsophage, & l'autre au duodenum : la partie qui séparoit ces deux ventricules étoit fort étroite & cartilagineuse.

Il est aisé de juger que ce premier ventricule n'étoit qu'une simple dilatation de l'œsophage.

La dilatation de ce canal peut arriver, ou par la paralysie qui survient à cet endroit, ou par une forte contraction, ou parce que le ventricule étant fortement comprimé par le poids énorme des parties voisines, il ne peut plus recevoir les alimens, lesquels obligés de s'arrêter dans quelque portion de l'œsophage, la dilatent insensiblement par leur poids & par leur séjour, ainsi que je l'ai vu en quelques rencontres.

L'œsophage est composé de quatre membranes ou tuniques, comme l'estomac & les intestins ; sa portion supérieure, qui occupe la partie antérieure du col, reçoit sa membrane commune du tissu cellulaire, qui est commun au larynx & à la trachée-artere, de même que celui qui couvre les muscles fléchisseurs de la tête & du cou ; lorsque l'œsophage est entré dans la poitrine, il s'engage dans l'espace qui est à la partie postérieure des lobes du poumon ; dans ce trajet, sa membrane commune lui vient de la plévre & du médiastin ; environ à la quatriéme ou cinquiéme vertcbre du dos, on voit deux petits corps glanduleux qui y sont attachés ; à l'endroit où l'œsophage sort de la poitrine par le diaphragme, il se dilate & ne fait qu'une continuité avec l'estomac, c'est ce que l'on appelle l'orifice supérieur de l'estomac.

La seconde enveloppe de l'œsophage est la musculaire, elle est faite de deux sortes de plans de fibres, dont le premier plan a une direction longitudinale ; ce plan est étroitement serré, & l'on remarque qu'à mesure que l'œsophage approche du diaphragme, les supérieures se perdent insensiblement, & il en renaît, pour ainsi parler, d'autres ; les fibres longitudinales de ce conduit sont très-sensibles à sa partie inférieure, & s'épanouissent sur l'estomac, comme il sera dit ci-après ; le second plan de fibres est situé au-dessous du premier, elles sont à peu près circulaires ; cependant elles sont disposées de façon qu'elles s'entrecoupent, ce qui fait qu'on a de la peine à les conduire tout autour de ce canal.

La troifiéme membrane eft la nerveufe ; elle a plus d'étendue que la mufculeufe, elle eft fpongieufe, & foutient des petits corps glanduleux.

La quatriéme tunique eft celle que l'on nomme la veloutée, mais elle eft différente de celle des inteftins ; cette membrane & la nerveufe font étroitement unies enfemble, & font des replis dans toute leur étendue, dont la direction eft de haut en bas. Ces deux membranes viennent fe perdre & s'unir avec celle de l'eftomac.

Les vaiffeaux de l'œfophage lui viennent de différens endroits ; au col, les vertebrales externes lui fourniffent fes arteres ; dans la poitrine, il reçoit une artere particuliere de l'aorte defcendante ; enfin la cœliaque ou la diaphragmati que, lui donnent des rameaux à l'endroit où il forme l'orifice fupérieur.

Les veines s'ouvrent au col dans les vertebrales externes, dans la poitrine il y a un tronc qui va à l'azigos, & inférieurement elles s'ouvrent dans la veine diaphragmatique.

Les nerfs font en grand nombre, puifque l'on voit que ce canal eft entouré de tout côtés par la diftribution des huitiémes paires.

V I. *De l'Eftomac.*

Il eft bon d'avertir qu'en parlant de l'eftomac, il pourra nous arriver de nous fervir, tantôt de ce nom, tantôt de celui de ventricule ; l'un & l'autre font d'ufage en Anatomie, avec cette différence que le mot de ventricule fent plus le latin, au lieu que celui d'eftomac, qui dans fon étimologie grecque, ftomakos, eft employé par les Anatomiftes pour fignifier l'œfophage, eft déterminé par l'ufage commun de notré langue à ne fignifier que ce que nous appellons autrement dans le langage de la profeffion, ventricule ; l'on fçait que l'eftomac, joint à l'œfophage & au duodenum, a la figure d'une cornemufe.

Galien affure qu'il eft placé au milieu du corps, ce que la plûpart des Anatomiftes ont emprunté de lui ; mais ils ne fe font pas bornés à le dire fimplement, ils ont encore prétendu, que dans toutes les différentes fituations, il tient parfaitement le milieu, & qu'il est comme un magasin qui est également à la portée de toutes les parties, & comme un Roi placé au centre de ses états.

Il n'est pas vrai qu'il y ait une égale portion de l'estomac à droite & à gauche, ni que l'estomac s'étende autant sur le derriere que sur le devant : on pourroit néanmoins l'accorder avec quelque justice, à son orifice supérieur ; car dès que l'œsophage a passé par l'espace qui est au côté gauche du diaphragme, il ne fait plus qu'un même corps continu avec l'estomac, lequel s'appliquant dans le côté gauche à une grande portion du diaphragme, occupe tout l'espace vuide qui est entre le foie & la ratte, mais du côté droit il ne le touche en aucun endroit, le diaphragme étant seulement étendu sous la partie concave du foie, qui recouvre sa partie supérieure & son côté droit : on voit par-là qu'entre son côté droit & le diaphragme, il y a toute l'épaisseur du foie, au lieu que par son côté gauche il touche une grande portion du diaphragme, comme il a été dit ; la ratte n'y met pas un grand obstacle, car elle ne couvre qu'une petite portion de l'estomac, & elle n'avance pas tant en devant que le commun des Médecins le pense, mais elle gagne un peu le derriere, penchant en en bas, & tant soit peu sur le côté.

Non-seulement l'estomac se prolonge plus à gauche, c'est-à-dire sous la voûte du diaphragme, qu'à droite, c'est-à-dire sous la partie concave du foie, mais sa forme paroît telle dans l'homme, que sa plus grande portion est placée à gauche, comme y ayant trouvé une plus grande place pour être logé commodément, & d'une maniere plus convenable à ses fonctions.

La forme de l'estomac n'est pas égale par-tout ; si on l'examine légérement d'abord, il paroîtra long & oblong de gauche à droite, ou arrondi en quelque façon selon sa largeur. Il est rond, parce que les corps de cette figure ont plus de capacité & sont moins exposés aux injures ; oblong, parce que l'endroit où il est situé le demande, comme aussi ses deux orifices. Si l'on examine avec plus de soin la forme de l'estomac, l'on verra qu'il est à gauche beaucoup plus ample & plus rond, & qu'allant de là vers la droite, il se rétrecit peu à peu, à mesure qu'il s'approche du pylore ; il est plus mince

au

au côté gauche qu'au droit; sa partie supérieure forme une concavité en forme de croiffant, occupée par une production des cellules de l'épiploon, ce qui fait que les deux orifices font plus voifins, au lieu que sa partie inférieure forme une très-grande convexité.

Ses deux orifices font partie de ce qui concerne sa forme; l'un d'eux, qui reçoit les alimens, eft placé dans l'endroit le plus élevé de sa partie gauche, éloigné de son fond, parce que l'œsophage perçant là commodément le diaphragme a pu s'unir d'abord à l'eftomac, & faire un feul corps avec lui. Mais quoique l'on dife que l'orifice fupérieur de l'eftomac eft dans sa partie gauche, il approche fort néanmoins de son milieu, ce qui paroît d'autant plus manifeftement, que l'eftomac eft plus gonflé.

L'autre orifice de l'eftomac, qui tranfmet aux inteftins les alimens qui ont été digerés, & que les Grecs nomment pylore, appellé autrement orifice inférieur ou droit, eft placé dans la partie droite de ce vifcere, non dans sa partie inférieure, mais dans la plus élevée; car il ne fuffifoit pas que ces deux orifices ne fuffent pas directement oppofés l'un à l'autre, de crainte que la nourriture s'échappât trop vîte de l'eftomac, il a encore fallu que l'orifice inférieur fût tiré de la portion la plus élevée de ce vifcere, afin que les alimens ne puffent pas par leur feule pefanteur échapper de sa cavité, mais qu'ils fuffent pouffés dans les inteftins, plutôt par la contraction de fes fibres, que par leur propre poids, fi-tôt qu'ils ont été digerés.

Les orifices du ventricule ne font pas feulement différens l'un de l'autre par rapport à leur fituation, mais encore par rapport à leur diametre, l'inférieur étant plus étroit que le fupérieur, à caufe que nous avalons de temps en temps de gros morceaux qui font durs, faute d'être fuffifamment broyés; c'eft pourquoi il a fallu que l'entrée de l'eftomac fût large pour faciliter le paffage : au contraire il eft rare qu'il paffe par l'orifice inférieur des morceaux fi durs & fi gros, fans être digerés, quoique pourtant cet orifice puiffe affez prêter pour laiffer paffer autre chofe que les alimens bien digérés, puifque beaucoup de gens fans en être incommodés, rendent affez fouvent des noyaux de fruits, même affez gros, & *Galien* rap-

Tome II.   Z

porte qu'un homme ayant avalé par mégarde une bague d'or,
qu'il tenoit dans fa bouche, la rendit promptement par en
bas.

La capacité de l'eſtomac eſt différente, ſuivant les différens
ſujets ; il n'eſt pas toujours également plein dans la même perſonne, & il embraſſe autant qu'il le peut ce qu'il contient.

Lorſque l'eſtomac eſt fort gonflé, ſa face antérieure n'eſt
couverte, ni du foie, ni du diaphragme, ni de l'épiploon, ni
de la ratte, mais elle eſt immédiatement appliquée au péritoine, & recouverte des muſcles du bas-ventre.

Nous avertiſſons volontiers, & on pourra le reconnoître,
que la deſcription que nous venons de faire eſt preſque toute
tirée de *Veſale*. Elle a paru aſſez exacte pour mériter qu'on
en fît uſage. C'eſt avec plaiſir que l'on rend cette juſtice
à un Auteur ſi célébre, & qui mérite encore d'être ſuivi en
beaucoup de choſes.

On voit par cette deſcription, premierement, que la ſituation de l'eſtomac eſt tranſverſale & oblique, entre le foie &
la ratte ; en ſecond lieu, que l'orifice inférieur n'eſt jamais
de niveau avec le ſupérieur, quand même l'eſtomac ſeroit
trop gonflé, comme on le voit dans les figures de *Veſale* &
d'*Euſtachi*, & comme il paroît auſſi par les deſcriptions qu'en
ont faits tous les anciens Anatomiſtes. Troiſiémement, qu'é-
tant médiocrement gonflé, il préſente non-ſeulement toute
ſa face antérieure, mais encore un peu du deſſous de ſon fond,
ce qui fait que les vaiſſeaux qui coulent le long de ſa grande
convexité, ſe trouvent par-là plus voiſins de la partie antérieure du ventre ; quatriémement, que dans cet état ſa partie
poſtérieure eſt ſoutenue par le méſocolon, & celui-ci par les
circonvolutions des inteſtins grêles.

On peut faire voir la ſituation naturelle du ventricule en
deux manieres, où le péritoine étant à nud, comme on le
met ordinairement dans les Anatomies publiques, tant pour
le démontrer que pour faire voir les vaiſſeaux ombilicaux, ou
en laiſſant le bas-ventre en ſon entier ; dans la premiere adminiſtration, on fait une inciſion au péritoine, depuis le cartilage xiphoïde juſqu'environ trois travers de doigts au-deſſus
du pubis, en conſervant les vaiſſeaux ombilicaux ; enſuite on
fait à chaque côté du nombril une inciſion tranſverſale, obſer-

vant de ne pas trop la prolonger vers les lombes, de crainte que les inteſtins ne s'échappent hors de la cavité du ventre, ce qui dérangeroit la ſituation du ventricule. On renverſe les quatre angles de l'inciſion, & on remplit médiocrement de vent l'eſtomac & les inteſtins.

On voit par ce moyen non-ſeulement la ſituation naturelle de l'eſtomac, mais encore celle des inteſtins, & de la plû-part des viſceres du bas-ventre.

La ſeconde figure du cinquiéme Livre de *Veſale*, repréſente la même coupe.

L'autre adminiſtration qu'on employe pour voir la ſitua-tion de l'eſtomac, le bas-ventre étant dans ſon entier, ſe fait par une inciſion tranſverſale un peu au-deſſous du nom-bril, depuis les bords cartilagineux des côtes inférieures du côté droit, par exemple, juſqu'à ceux des côtes qui ſont à l'oppoſite; ſi l'on veut même ſe faire plus de jour, on peut les couper.

Structure de l'Eſtomac.

L'eſtomac eſt compoſé de cinq tuniques.

La premiere eſt la plus extérieure, qu'il emprunte de la la-me interne du péritoine; elle eſt très-mince, mais d'un tiſſu fort ſerré; elle s'effile facilement ſuivant la longueur du ven-tricule; cette tunique ſert de couverture à la charnue, & elle maintient l'eſtomac dans un certain degré d'extenſion. Cette tunique externe ſe ramaſſe ſur la partie laterale & ſupérieure des faces antérieures & poſtérieures, où il paroît qu'elle tient lieu de deux ligamens qui empêchent que l'orifice inférieur ne s'éloigne du ſupérieur; ce tiſſu membraneux eſt étroitement uni avec les fibres circulaires qui occupent l'eſpace qui eſt entre ces deux orifices; ces deux cordons, s'il eſt permis de les nommer ainſi, réſiſtent pluſieurs mois dans les macérations. Lorſque ces deux replis ſont détruits, & que l'eſtomac en eſt dépouillé, il obéit plus aiſément à l'impulſion du vent dont on le remplit.

La ſeconde tunique eſt la cellulaire, qui accompagne tou-jours les prolongemens de la lame interne du péritoine, & qui s'inſinue même entre les divers plans de fibres charnues, ce que l'on voit visiblement dans un estomac d'un cadavre qui a été gardé quelque temps, sur-tout dans l'été.

La troisiéme est charnue & composée d'un double plan de fibres. Avant que de les décrire, il faut remarquer, premierement, que la portion de l'estomac, qui est à la gauche de l'embouchure de l'œsophage, fait une espece de cul-de-sac; deuxiémement, que depuis cet endroit jusqu'à celui où l'estomac commence à se recourber, il peut être considéré comme un sphéroïde; troisiémement, il faut se ressouvenir que la tunique charnue de l'œsophage est composée de deux plans de fibres dont les extérieures sont longitudinales, & les intérieures diversement arrangées en circulaires. A l'orifice supérieur, les fibres longitudinales, dont la partie droite de l'embouchure de l'œsophage est revêtue, se développent de telle maniere sur la partie supérieure de l'estomac, que celles du milieu s'étendent presqu'en lignes droites, & les laterales s'épanouissent à droite & à gauche; ces fibres sont de différentes longueurs, celles du milieu sont les plus longues, & néanmoins elles ne passent pas l'endroit où l'estomac commence à se recourber; les unes & les autres finissent en s'unissant avec les circulaires, elles paroissent même se terminer en filets tendineux. Les fibres qui recouvrent extérieurement la partie gauche du ventricule faite en forme de cul-de-sac, paroissent aussi être des prolongemens des fibres longitudinales de quelques plans de l'œsophage; elles décrivent des arcs plus ou moins courbés en spirale, & viennent presque toutes aboutir à la pointe du cul-de-sac. Pour bien voir la direction de ces fibres, il faut laisser macérer un estomac sain & charnu, jusqu'à ce que la membrane commune se sépare par filamens; l'on souffle médiocrement l'estomac, on enleve le plus qu'il est possible les petits filamens de la lame externe, alors l'on voit à plaisir les différens contours de ces fibres charnues. Depuis le côté droit de l'embouchure de l'œsophage jusqu'au pylore, l'estomac est embrassé par des fibres circulaires, mais celles qui sont vers l'orifice supérieur ne font que le demi cercle, & ne l'embrassent qu'à moitié, & s'unissent avec d'autres fibres dont nous parlerons; ces fibres circulaires sont beaucoup plus épaisses depuis l'endroit où l'estomac commence à se recourber jusqu'au pylore, où elles font un bourrelet fort épais. Ces fibres font recouvertes dans la partie inférieure du fond de l'eftomac, d'un plan de fibres longitudinales, qui commençant vers la pointe de la partie gauche, fe continuent jufqu'au pylore. Sous les fibres figurées en arc, qui couvrent extérieurement la partie gauche de l'eftomac, on trouve un plan de fibres qui font obliques; celles qui font autour du côté gauche de l'orifice fupérieur, font difpofées de maniere qu'elles embraffent le côté de cet orifice, & s'uniffent avec les fibres circulaires dont on vient de parler; cet arrangement de fibres autour de l'orifice fupérieur fait donc un efpece de fphincter qui ne ferre l'orifice fupérieur que par les côtés; ce plan de fibres, qui eft très-confidérable, ne peut être vu dans toute fon étendue, qu'après avoir renverfé un eftomac fain & charnu, & avoir enlevé la tunique nerveufe & la veloutée; il fe voit de fes fibres qui s'étendent obliquement le long des côtés de l'eftomac, & elles vont infenfiblement fe perdre en s'uniffant avec les circulaires à différentes diftances. Le refte de la partie gauche eft garni de fibres; les cercles y font paralleles, & y deviennent d'autant plus petits qu'ils approchent plus de la pointe de cette partie de l'eftomac.

La quatriéme tunique de l'eftomac, eft celle qu'on appelle nerveufe, à caufe de fon extrême fenfibilité; *Fallope* eft le premier qui lui a donné ce nom; elle eft étroitement collée à la tunique charnue & à l'intérieure, & parfemée d'un très-grand nombre de vaiffeaux, qui après avoir paffé à travers, vont fe diftribuer dans la tunique intérieure. Quand quelque portion de la tunique intérieure a été emportée, & que cette membrane fe trouve à nud, le moindre ébranlement qu'elle reçoit par les parcelles des alimens qui la touchent, caufe une douleur très-vive. Cette tunique eft parfemée de petits grains glanduleux d'une figure ronde & folliculeufe, ils font plus fenfibles dans les replis de la tunique intérieure, & vers le pylore qu'ailleurs.

La cinquiéme tunique, qui eft l'intérieure, fe nomme communément le velouté de l'eftomac, *Velamentum Bombycinum, crufta villofa*; elle eft compofée de plufieurs filets collés étroitement les uns aux autres; ils font implantés à une membrane qui paroît tendineufe; ces filets s'élevant perpendiculairement au dedans de l'eftomac, forment par leurs dernieres extrêmités une efpece de réfeau tout femblable à celui du deuxiéme ventricule des animaux qui ruminent, mais beaucoup plus fin ; cette tunique avant que d'être macérée dans l'eau tiéde, eft molle & lanugineufe, mais elle s'endurcit par la macération. Il eft bon d'avertir qu'elle ne fe trouve point autour de l'orifice fupérieur. Cette membrane eft percée par les ouvertures des corps folliculeux, ou fac glanduleux, qui font de différentes groffeurs ; ils font remplis d'une humeur blanche & mucilagineufe, & s'ouvrent dans l'eftomac par une ouverture fort étroite ; ainfi fa tunique intérieure eft percée par autant de trous qu'il y a de glandes ; dans l'homme ils ne font guéres plus gros que des grains de millet. Quand on examine l'eftomac, peu de temps après la mort, cette tunique fe trouve enduite d'une humeur fort mucilagineufe, qui file en fortant de chaque trou, & après l'avoir nettoyée, fi l'on preffe de nouveau ces petites follicules, l'on voit fortir une nouvelle humeur glaireufe par ces mêmes trous. Quelques-uns croyent que les petits filets de cette membrane font creux, & qu'ils font auffi deftinés à féparer la même humeur que celle des glandes. Comme cette tunique eft beaucoup plus ample que les deux premieres, elle eft obligée de fe pliffer en divers endroits par le reffort des fibres charnues qui embraffent la nerveufe.

Au dedans du pylore, la tunique intérieure & la nerveufe fe redoublent, & forment un rebord circulaire flottant, fitué obliquement, & qui ne laiffe dans fon milieu qu'une petite ouverture, c'eft ce qu'on nomme la valvule du pylore.

La membrane charnue de l'eftomac forme comme une efpece de fphincter ; il eft augmenté par la membrane nerveufe & la veloutée, comme il a été dit. Quoique ces parties foient molles & capables de donner aux alimens digerés le paffage dans le duodenum ; cependant il arrive des cas où le pylore devient cartilagineux à ne pas permettre d'y infinuer un ftylet, ce qui a été confirmé par l'ouverture de plufieurs perfonnes, &c.

Réflections fur la ftructure de l'Eftomac.

L'eftomac eft fitué immédiatement fous la voûte du diaphragme , entre le foie & la ratte ; le pancreas eft derriere , & l'arc du colon eft au-deſſous ; ſa figure reſſemble aſſez bien à celle d'une cornemuſe. L'eſtomac étant placé ſous la voûte du diaphragme , il eſt inceſſamment battu par les mouvemens de la reſpiration , d'où il s'enſuit que les alimens qui y ſont renfermés doivent être continuellement remués , faſſés & plus facilement digerés.

On voit par cette ſituation , que quand il eſt trop chargé d'alimens , il s'oppoſe aux mouvemens du diaphragme ; c'eſt pourquoi on ne peut faire le moindre exercice après un grand repas , qu'on ne ſoit eſſouflé. Mais ſi d'un côté cette ſituation eſt favorable , elle eſt d'ailleurs déſavantageuſe , en ce qu'elle doit obliger les alimens à remonter par l'orifice ſupérieur ; auſſi la nature y a pourvu en embraſſant cet orifice par des fibres circulaires , qui peuvent faire l'office de ſphincter.

L'on voit encore qu'étant couché , il eſt plus avantageux de ſe tenir ſur le côté gauche , parce que dans cette ſituation les alimens ne ſortent pas ſi vîte de l'eſtomac , & ſe digérent mieux ; mais quand la digeſtion eſt faite , c'eſt-à-dire vers les deux ou trois heures du matin , il vaut mieux ſe tourner vers le côté droit pour en faciliter la ſortie ; car dans cette ſituation les alimens agiſſent par leur poids contre le pylore.

Le voiſinage & l'étroite connexion qui eſt entre l'eſtomac & le diaphragme , a fait croire que dans le hoquet le diaphragme étoit la ſeule partie intéreſſée ; cependant j'ai ouvert pluſieurs perſonnes , après un hoquet continuel , qu'on n'avoit pu calmer par aucun remede , je n'y ai trouvé que l'eſtomac ſeul qui fut attaqué , tantôt d'inflammation , tantôt d'ulceration. Il ne faut pas tomber dans l'erreur de ceux qui croyent que le bruit qui accompagne le hoquet vient de l'eſtomac , car il eſt conſtant que ce bruit ſe forme dans le larynx , & que le hoquet eſt une inſpiration prompte & ſoudaine , qui eſt accompagnée d'un grand & profond applaniſſement du diaphragme.

Rien n'eſt plus utile pour le ſoulagement de l'eſtomac , que le hoquet ; car lorſque ſes contractions ne ſont pas ſuffiſantes pour le délivrer de ce qui l'irrite & l'importune , le diaphragme vient à ſon ſecours , & par un grand applaniſſement le frappe comme un battoir , & le ſecoue pour l'aider à ſe dégager de tout ce qui peut cauſer ſon irritation.

Les caufes du hoquet font des humeurs âcres qui picotent, un morceau de pain mal mâché, une côte enfoncée, &c.

On y remedie, premierement, par la boiffon qui lave & entraîne ces humeurs ; deuxiémement, en retenant fon haleine, & empêchant par conféquent le battement du diaphragme contre l'eftomac ; troifiémement, par une foudaine ou une forte paffion de colere, ce qui donne un autre cours aux efprits, & fait une divifion.

Du Rot.

Il fe fait en deux façons ; premierement, lorfque l'eftomac eft rempli de vents, & qu'il eft fortement preffé par les mufcles du bas-ventre, ces vents forcent les fibres de l'orifice fupérieur, & c'eft-là où fe fait cette collifion ou froiffement des particules d'air qui fait cette forte de bruit ; deuxiémement, ce bruit fe fait auffi dans le pharynx. Les rapports ne différent des rots qu'en ce que les paffages font plus élargis, & la vapeur en moindre quantité, ainfi l'air n'y eft point froiffé.

On a fait obferver que chaque ouverture de l'eftomac eft embraffée par un fphincter, & que pendant la digeftion toutes les deux font fermées de maniere pourtant que les alimens qui viennent de nouveau, & qui font pouffés par le mouvement de la tunique charnue de l'œfophage, peuvent dilater l'orifice fupérieur pour entrer dans l'eftomac ; mais dans l'état naturel, il ne doit jamais fortir de vapeurs par cet orifice, à moins qu'il n'arrive à l'eftomac quelque mouvement extraordinaire ; de même les excrémens, ni leurs vapeurs ne doivent non plus remonter par le pylore dans l'eftomac, que le mouvement des inteftins ne foit renverfé, & affez puiffant pour forcer le fphincter du pylore.

Il arrive donc que lorfque l'eftomac eft rempli, il reçoit un fecours confidérable du diaphragme, & des mufcles du bas-ventre dans le temps du vomiffement ; qui ne croiroit que ce mouvement eft uniquement caufé par les contractions violentes de l'eftomac ? Cependant on eft convaincu par plufieurs expériences, qu'elles y contribuent peu, & que les efforts qui accompagnent cette action, viennent principalement des contractions violentes que fouffrent le diaphragme & les mufcles

du

du bas-ventre qui le ferrent chacun de leur côté fi étroitement, qu'il eft comme dans une preffe, de telle forte que la plus grande portion des humeurs qu'il contient, eft obligée de regorger par l'œfophage, la nature délivre fouvent une partie des humeurs qui lui font à charge par le fecours des parties voifines ; cela fe voit dans l'éternuement, dans la toux & plufieurs autres mouvemens. La difpofition de notre machine eft telle, que lorfqu'il y a une partie affligée, le cèrveau eft averti de ce défordre par une méchanique qu'il eft très-difficile de bien expliquer. On peut dire cependant qu'à l'occafion de l'ébranlement qui fe fait dans les nerfs de l'eftomac, les efprits qui refluent vers le cerveau, ouvrent & dilatent les routes qui menent aux nerfs, qui fe diftribuent au diaphragme & aux mufcles du bas-ventre, qui font les feules parties capables de délivrer promptement l'eftomac de ce qui lui étoit à charge.

La partie la plus fenfible de tout l'eftomac, eft fon orifice fupérieur, ce qui fe prouve par ce grand nombre de nerfs dont il eft parfemé, & parce qu'il eft dépouillé du velouté qui tapiffe tout le refte de l'eftomac.

Cet orifice eft le principal organe de la faim ; on a expliqué comment ce fentiment s'excite, comment il ceffe après avoir pris de la nourriture ; pourquoi il ne fe réveille que quand les parties en manquent ; ce même orifice eft le fiége de cette maladie qu'on appelle vulgairement mal de cœur, parce que toutes les fois que cette partie de l'eftomac eft agacée & piquée par quelqu'humeur âcre & corrofive, elle caufe une douleur fi vive, qu'il femble que le cœur foit malade, ce qui fait croire ordinairement que c'eft le cœur qui eft le fiége de cette maladie ; ainfi quand on dit qu'on a mal au cœur, c'eft à l'eftomac, & quand on dit qu'on a mal à l'eftomac, c'eft au poumon, ou à quelqu'autre partie renfermée dans la poitrine.

L'eftomac eft placé entre la véficule du fiel & le pancréas ; il ne peut donc pas fe remplir d'alimens qu'il ne comprime dans le temps de la digeftion ces deux réfervoirs, ce qui fait que la bile & le fuc pancréatique coule en abondance dans le duodenum ; ainfi ces liqueurs fe trouvent à propos dans cet inteftin, lorfque la nourriture y doit paffer.

La capacité de l'eftomac n'eft pas la même dans tous les

hommes, les uns l'ont naturellement fort petit, & d'une tiſſure ſi délicate, qu'à peine ſe ſont-ils mis à la table, qu'ils ſe
trouvent raſſaſiés, & l'odeur d'un médicament ſuffit pour les
purger.

Il y en a d'autres au contraire qui l'ont d'une capacité très-
ample, tels que ſont les fameux yvrognes & les grands mangeurs ; il arrive auſſi ſouvent que l'eſtomac ſe flétrit & diminue de ſa capacité, par de trop grandes abſtinences ; on reconnoît, par exemple, tous les jours dans les maiſons reli-
gieuſes que l'appetit diminue par les jeûnes trop fréquens, &
que l'eſtomac ſe flétrit de plus en plus ; ou bien cela arrive par
des compreſſions très-fortes, comme on voit aux filles qui ſe
ſerrent trop pour avoir la taille plus fine.

Cela arrive encore à ceux qui boivent beaucoup de liqueurs
& principalement aux buveurs d'eau-de-vie, où l'on trouve
après leur mort le pylore tout-à-fait cartilagineux, & dont
l'ouverture ne peut permettre la ſortie d'aucuns alimens, quoique digerés.

Il eſt aiſé de juger que la chaleur du ventricule doit être
conſidérable, à raiſon du grand nombre de vaiſſeaux ſanguins
dont il eſt parſemé ; car la chaleur des parties dépend de la
préſence du ſang : cette chaleur eſt encore réveillée par celle
des parties voiſines, telles que ſont le foie, la ratte, &c.

VII. *Structure des Inteſtins.*

Depuis le pylore juſqu'à l'anus, s'étend un canal qui forme
en deſcendant pluſieurs circonvolutions, & dont le diametre
eſt plus étroit en certains endroits, plus large en d'autres ;
c'eſt ce qu'on nomme les inteſtins.

Comme la diviſion la plus générale de ce canal ſe tire de
ſa différente capacité, on a diſtingué les inteſtins en grêles &
en gros.

Il y en a trois grêles, & autant de gros.

Le premier des grêles a été nommé *duodenum*, parce qu'on
a cru qu'il avoit douze travers de doigts de longueur ; cette
meſure ſe trouve aſſez juſte, ſi on la prend depuis ſa naiſſance
juſqu'à l'endroit où finit ſon dernier contour. Cet inteſtin
commence au pylore, dont il eſt diſtingué par un petit rétre-

-ciſſement, & à meſure qu'il deſcend vers le rein, il fait un contour aſſez étendu, attaché au péritoine ; de-là paſſant du côté droit au gauche, couché ſur la premiere ou deuxiéme des vertebres des lombes, il fait un ſecond contour, traverſant le méſocolon, où il n'eſt pas attaché dans toute ſa circonfé-rence ; cet endroit eſt libre, en forme de croiſſant, ce que l'on peut voir en renverſant le paquet des inteſtins grêlés de gauche à droite, & va finir où commence le jejunum. L'ex-trêmité la plus large & la plus épaiſſe du pancréas eſt attachée à la partie poſtérieure du premier contour du duodenum ; il eſt recouvert par la portion du colon qui va paſſer ſous le foie. Il eſt ordinairement plus large qu'aucun des inteſtins grêles, & fort dilaté à l'endroit de ſon premier contour ; ſon velouté eſt fort épais, étant garni d'un grand nombre de feuillets tranſverſaux aſſez irréguliers, que l'on nomme valvules con-niventes, où l'on remarque une grande quantité de petits grains diverſement arrangés & diſtribués ; ces grains ſont tous poreux, & ſemblent n'être faits que pour être imbibés de la partie la plus épurée des alimens, qui ſort du pylore, mêlée avec la bile & le ſuc pancréatique. Les glandes du duodenum ſont très-ſenſibles : ce ſont de petits corps folliculeux, ren-fermés dans le corps de la tunique veloutée ; elles paroiſſent à la vue un peu plattes, ſi on les examine peu de temps après la mort ; elles ſe trouvent en plus grande quantité au commen-cement de cet inteſtin que vers la fin, où elles ſont diſperſées. Cet inteſtin eſt plus épais que les autres, de même que l'on re-marque dans certains ſujets qu'il eſt conſidérablement dilaté dans ſon premier contour, ce qui retarde ſouvent les alimens à moitié digerés de continuer leur route dans le ſecond con-tour pour paſſer dans le jejunum. Cet inteſtin eſt percé par le conduit cholidoque, dans lequel s'ouvre le pancréatique ; cette inſertion eſt fort oblique, & diſpoſée de maniere que ſon embouchure eſt beaucoup plus étroite que le canal ; il ſe trouve quelquefois que le canal pancréatique a ſon embou-chure particuliere.

Le ſecond des inteſtins grêles ſe nomme *jejunum*, parce qu'étant preſqu'à la tête du canal inteſtinal, c'eſt-à-dire à l'en-droit où commence la diſtribution des alimens, il eſt plutôt vuide que les inteſtins qui le ſuivent ; ſes circonvolutions oc-

A a ij

cupent la région ombilicale, fon commencement eſt une continuité de l'extrêmité du duodenum ; il ſe releve un peu en cet
endroit, s'inclinant vers le côté droit ; ſa couleur eſt différente de celle du duodenum, ce que l'on doit attribuer à la
délicateſſe de ſes membranes ; les circonvolutions de cet inteſtin ſont bornées par celles de l'ileon ; elles ne peuvent ſe jetter
de côté ni d'autre, étant attachées par leur partie concave au
méſantere, qui les tient comme aſſujetties dans le centre de la
région ombilicale ; ſa membrane commune eſt faite du développement des deux lames du péritoine ; l'eſpace que laiſſent
ces deux lames eſt garni de beaucoup de graiſſe, c'eſt ce qui
forme dans toute l'étendue de l'inteſtin un tiſſu cellulaire ;
cette membrane commune eſt très-mince dans toute l'étendue
de ſa convexité, ce qui donne lieu dans certains ſujets, d'appercevoir au travers la membrane charnue & la direction des
fibres longitudinales, de même que les valvules : ſi l'on détache cette membrane, elle enleve avec elle les fibres dont on
vient de parler ; mais ſi on la porte ſur les côtés en approchant
du méſentere, elle ſe ſépare en filets d'une longueur plus ou
moins étendue, ſur-tout ſi l'on laiſſe macérer l'inteſtin. Toute
la parois intérieure de cet inteſtin eſt occupée de valvules con-
niventes aſſez proches les unes des autres, faiſant plus ou
moins le tour de la circonférence de l'inteſtin ; elles ſont plus
élevées que celles du duodenum, plus pliſſées, plus ondoyan-
tes & plus gauderonnées : il paroît qu'elles laiſſent entr'elles
de diſtance en diſtance, des eſpaces ſillonnés ; elles ſont parſemées de petits grains poreux, comme ceux du duodenum,
mais moins ſenſibles à la vue ; les glandes dont l'intérieur de
la membrane veloutée eſt occupée, ne ſont ſenſibles que dans
certains ſujets, quoiqu'exiſtantes ; elles ne ſont pas diſperſées
çà & là, comme les glandes de *Brunner* dans le duodenum,
mais ramaſſées en petits pelotons d'une figure oblongue ; elles
ſont très-apparentes dans quelques ſujets : on les voit facilement dans le chien, & autres animaux carnaſſiers. On les
nomme les glandes de *Peyer*.

Le troiſiéme des inteſtins grêles, qui eſt le dernier, s'appelle l'ileon, à cauſe du grand nombre de ſes circonvolutions, ou parce qu'elles ſont placées autour des os des îles ; il
n'eſt pas facile de diſtinguer l'extrêmité du jejunum du com-

mencement de l'ileon, car si l'on ne fait attention qu'au diametre, il est égal dans toute l'étendue de ces deux intestins;
mais comme le jejunum est un peu plus épais, parce qu'il est
garni d'un beaucoup plus grand nombre de feuillets ou de rides
transversales, lorsqu'on s'apperçoit que les parois du canal
deviennent plus minces, plus transparentes, & moins chargées
de vaisseaux, l'on peut dire que c'est-là où commence l'ileon.
Il est le plus long des intestins grêles, & ses circonvolutions
occupent principalement la région hypogastrique, & le reste
est porté sur les côtés des os des îles. L'extrémité de l'ileon
finit en s'ouvrant dans le colon. On parlera dans la suite de la
forme de son embouchure; elle se trouve du côté droit, où
l'extrêmité de l'ileon se porte en traversant le corps des vertebres. Tout l'intérieur de cet intestin est garni de valvules, qui
sont à peu de choses près semblables à celles du jejunum, les
grains poreux s'y font appercevoir, les glandes par pelotons
également; l'on observe néanmoins qu'il y en a un très-considérable, & de la longueur de deux bons travers de doigts, à
l'extrêmité de cet intestin. Il est bon de faire remarquer que
les valvules changent vers cet endroit de direction, elles se
portent de façon vers l'embouchure de cet intestin dans le colon, qu'elles font comme des lignes sillonnées propres à conduire ce qui est contenu dans les gros intestins.

Les intestins grêles sont revêtus de cinq tuniques; la premiere est un développement des lames du mésentere, comme
il a été dit; la seconde est cellulaire, elle est aussi un prolongement de la membrane cellulaire du mésentere, qui dans
cette partie est rempli de graisse; la troisiéme est charnue,
& composée d'un double plan de fibres, celles de l'extérieur
sont longitudinales, & celles de l'intérieur circulaires; ce dernier plan est plus épais que le premier; la quatriéme tunique
est celle qu'on nomme nerveuse, parce qu'elle est très-sensi-
ble, elle est très-mince, très-déliée & étroitement attachée
au plan intérieur des fibres charnues; la cinquiéme, est appellée fort à propos la veloutée des intestins, étant garnie de
plusieurs petits poils qui sont encore plus tendres & plus lanu-
gineux que ceux du ventricule, & qui forment aussi comme
une espece de réseau; ils sont en très-grand nombre dans le
duodenum & dans le jejunum, mais dans l'ileon ils sont plus

courts & plus rares. Le dedans du duodenum & du jejunum, est garni de plusieurs rides ou feuillets formés par des redoublemens de leur tunique intérieure ; leur situation transversale, & leur figure semi-lunaire, les rendent fort propres pour l'usage auquel ils sont destinés. Cet usage, comme on le dira plus bas, est de retarder la nourriture, & de l'empêcher de couler trop vîte, sans lui fermer absolument le passage : or la disposition de ces feuillets est telle que chacun n'occupe qu'environ les deux tiers de la rondeur que forme la cavité de l'intestin, laissant l'autre tiers vuide, & ce tiers ne laisse pas d'être comme fermée par un autre feuillet qui occupe aussi les deux tiers de la rondeur ; car ils sont toujours placés alternativement, suivant des espaces à peu près égaux : ces feuillets ont encore cela de particulier, qu'ils sont larges par leur milieu, & vont en se rétrecissant vers leur bord, de maniere que le large d'un feuillet se rencontre au droit du vuide de l'autre ; ils ont été décrits par *Fallope.* Les intestins sont garnis de plusieurs amas de glandes, comme il a été expliqué. La tunique intérieure du duodenum en est toute remplie. Ces glandes sont du nombre de celles qu'on nomme conglomerées ; car chaque petit tas glanduleux est composé de plusieurs grains qui ont leur conduit excrétoire commun, lequel s'ouvre dans cet intestin. Ces glandes sont fort différentes de celles qui se trouvent dans le jejunum & l'ileon. *M. Brunner* fait mention de ces glandes. Les glandes de la tunique intérieure du jejunum & de l'ileon ne sont point en grappes, comme dans le duodenum ; c'est-à-dire qu'elles ne sont point entassées, mais rangées les unes à côté des autres ; ainsi elles forment des amas de différente longueur, & pour l'ordinaire de figure oblongue, ou ovale. Ces glandes sont de la grosseur d'un grain de millet, quelquefois un peu plus grosses ; elles sont fort tendres & caves, comme autant de petites vésicules ; elles s'ouvrent chacune par un petit col, entre les poils du velouté ; l'humeur qui en sort, quand on les presse, est blanche & mucilagineuse. Ces amas se rencontrent particulierement dans l'ileon, sur-tout vers son extrêmité, comme il a été expliqué ailleurs ; il y en a moins dans le jejunum : on les voit pour l'ordinaire dans la partie de l'intestin qui est opposée au mésentere, c'est-à-dire, dans sa convexité ; on ne laisse pas d'en trouver aussi dans les feuillets dont on a parlé.

Les gros inteſtins ſont au nombre de trois, le cœcum, le colon & le rectum.

L'ileon finit en s'appliquant à la parois gauche du colon dans lequel il s'ouvre à peu de diſtance de ſon origine, & ce n'eſt que par l'inſertion de cet inteſtin, & par la valvule qui ſe rencontre à ſon embouchure, qu'on diſtingue le cœcum du colon, puiſque ce n'eſt, en effet, que le même inteſtin qui eſt fermé à ſa naiſſance.

Le *cœcum* n'eſt donc autre choſe que ce gros cul-de-ſac qui eſt à la tête du colon, & à qui on a donné ce nom, parce qu'il eſt fermé par l'une de ſes extrêmités; par l'autre, il ne fait qu'un même corps & un même canal avec le colon. Il eſt ſitué au côté droit de la région lombaire, appuyé ſur la membrane adipeuſe du rein à laquelle il eſt attaché; quelquefois ſa ſituation eſt au-deſſous du rein, ſa longueur eſt d'environ trois pouces, & ſon diametre ſemblable à celui du colon. A cet inteſtin eſt attaché une appendice qu'on appelle vermiforme, parce qu'elle eſt ſouvent contournée comme un petit vers. Elle reſſemble à un doigt de gand, étant fermée par l'une de ſes extrêmités; & par l'autre, qui eſt beaucoup plus large, elle s'ouvre dans la cavité du cœcum; cette appendice eſt de la groſſeur d'un gros tuyau de plume, ſa longueur varie beaucoup, ſuivant les différens ſujets; dans quelques-uns elle a juſqu'à cinq pouces de long, ſa tunique intérieure eſt toute glanduleuſe & folliculeuſe, & l'on y obſerve un réſeau très-ſenſible. Nous parlerons dans la ſuite des autres tuniques. La forme de cette appendice eſt un peu différente dans le fœtus, & dans l'adulte, parce que dans le fœtus elle eſt beaucoup plus évaſée par l'extrêmité qui regarde le colon; les bandes ligamenteuſes ſont au nombre de trois, elles s'uniſſent à leur naiſſances, enſuite elles ſe ſéparent pour partager le cœcum comme en trois parties.

Le ſecond des gros inteſtins eſt appellé *colon*, d'un mot grec qui ſignifie retarder, à cauſe du ſéjour que les excrémens y ſont; c'eſt apparemment cet inteſtin qui a donné le nom à la colique dont il eſt le ſiége le plus ordinaire. L'on a déja fait remarquer que l'extrêmité de l'ileon s'applique à la partie gauche du colon: là cet inteſtin monte un peu obliquement, perce le colon, & ſe prolonge au dedans de ſa cavité d'environ quatre à cinq lignes. Dès son entrée, il change fort de figure; car au lieu de faire un trou rond, il s'applatit, pour ainsi dire, & s'allonge de telle maniere qu'il forme deux feuillets situés sur la parois gauche de cet intestin de haut en bas, & à l'opposite l'un de l'autre; ces feuillets ainsi disposés font comme deux paupieres dont l'ouverture ressemble à celle d'un œil ouvert, mais qui au lieu d'être horisontale, est verticale, & tombe perpendiculairement sur la partie gauche du colon. Les extrêmités de chaque feuillet venant à se joindre, font deux angles qui se prolongent fort avant au dedans de la cavité du colon, & y font deux avances considérables; ces feuillets ne font pas un simple prolongement de la tunique intérieure de l'intestin ileon, car chacun d'eux, outre cette tunique intérieure & la nerveuse, est composé d'un double plan de fibres charnues demi-circulaires, dont l'un appartient à l'ileon & l'autre au colon, & ces deux plans font étroitement collés. Ces mêmes fibres venant à se prolonger, aident à former les angles dont on a parlé; quelquefois les deux extrémités s'unissent à l'endroit où elles se touchent, & d'autrefois elles font leur route séparément, mais toujours fort voisines l'une de l'autre; toute cette structure est facile à démontrer par les différentes préparations qu'on peut faire de cette partie. Le colon commence où finit l'extrémité du cœcum qui lui est assignée, quoiqu'il n'en soit que la continuité; en montant il s'attache fortement au rein droit, c'est-à-dire, au péritoine, d'où il continue sa route un peu au-dessous du foie, sous sa partie cave; dans ce trajet il couvre le duodenum, en passant sous le foie; le fond de la vésicule du fiel pose immédiatement dessus. C'est-là où cet intestin se trouve impreigné de la couleur de la bile, qui est plus ou moins forte, & celle qu'il est presqu'impossible d'en détruire la couleur par plusieurs lotions; de-là il va tout le long de la partie inférieure du fond de l'estomac, jusqu'à la rate, en traversant la région épigastrique, & dans ce trajet il est logé entre la partie inférieure de l'estomac & le nombril, & donne naissance à une des lames de l'épiploon, qui n'est qu'un développement de la membrane commune; il descend ensuite jusqu'au rein gauche, où il est aussi fortement attaché au péritoine, & étant parvenu au-dessous du rein, il remonte & fait un grand repli en forme d'S

romaine,

romaine, & qui finit vers la premiere vertebre de l'os facrum ;
l'endroit où l'inteftin colon commence l'S romaine, eft la partie la plus étroite du colon, où les matieres ftercorales fouvent féjournent plus qu'à l'ordinaire, & caufent des accidens
que l'on impute à d'autres parties ; mais celle qui remonte du
rein droit vers le foie, eft toujours la plus large, comme auffi
la plus charnue ; l'S romaine fe trouve dans des fujets hors de
place, fe portant quelquefois jufques au côté droit où elle eft,
pour ainfi dire, flottante par le relâchement des productions
du péritoine qui lui fervent de ligament. Dans le colon on
confidére trois bandes charnues, trois rangs de cellules & de
feuillets, & deux rangs d'appendices graiffeufes ; la plus grande
partie des fibres longitudinales de la partie charnue du colon
& du cœcum, font ramaffées & réunies en trois bandes qui
régnent dans toute leur longueur. Du côté du cœcum, elles
vont fe terminer à fon appendice vermiforme qu'elles couvrent
dans toute fon étendue, & du côté du rectum ces trois bandes
venant à fe développer, font tout le premier plan de fa tunique charnue, qui eft fort épais. On voit par-là que ces bandes
ne font pas de fimples ligamens, mais qu'elles font compofées
de fibres mufculeufes paralleles entr'elles ; on voit auffi que
les cellules de cet inteftin ne font revêtues que d'un feul plan
de fibres charnues, c'eft-à-dire, des circulaires ; car dans le peu
qu'il s'en trouve de longitudinales, elles font fi étroitement unies
avec la membrane commune, qu'elles s'enlevent avec elle ;
c'eft dans la partie convexe où font les deux bandes, dont
l'une eft plus large que l'autre ; la plus étroite eft dans fa partie
concave, & cachée par le tiffu cellulaire. La premiere de ces
bandes, & qui eft la plus confidérable, fe préfente d'abord
quand cet inteftin eft en fituation ; elle eft bien repréfentée
dans les figures de *Vefale*, & fur-tout dans celles d'*Euftachi* ;
elle eft placée vers la partie fupérieure & convexe de cet inteftin, prefqu'à l'oppofite de l'attache du méfocolon. La feconde
eft un peu plus fur la partie antérieure de cet inteftin. La troifiéme eft à l'endroit où eft attaché le méfocolon, & c'eft la
moins forte. Comme ces bandes font attachées au colon dans
toute fa longueur, & qu'elles font la continuité de celles du
cœcum, elles l'obligent de fe pliffer en divers endroits, & de
former des cellules qui font comme autant de demi-globes ;

Tome II.   B b

cela eſt ſi vrai, que ſi l'on dépouille le colon de ſes trois bandes, ces cellules diſparoiſſent entierement. Comme la tunique intérieure de cet inteſtin a beaucoup plus de largeur que le canal, elle forme par des redoublemens particuliers un feuillet à l'endroit de chaque cellule figuré en croiſſant; ainſi il y a trois rangs de feuillets qui ſont placés entre ces bandes. Il y a deux rangées d'appendices graiſſeuſes; elles ſont ſuſpendues entre chaque cellule, & elles ne ſont que des prolongemens de la tunique cellulaire du méſocolon, elles ſe trouvent auſſi dans le rectum; dans les gens gras elles ſont très-longues & remplies d'une très-grande quantité de graiſſe. Les tuniques des gros inteſtins ne différent que du plus au moins; la premiere, qui eſt la commune, leur vient du méſocolon; elle eſt très-mince en certains endroits, & pour ainſi dire, ſi étroitement attachée aux fibres longitudinales, que l'on a de la peine à la ſéparer ſans détruire ces fibres; la deuxiéme eſt la cellulaire; il paroît en la ſoufflant qu'elle paſſe dans les interſtices des plans de fibres de la membrane charnue, ce qui la rend plus épaiſſe que dans les inteſtins grêles; la troiſiéme tunique eſt charnue & compoſée de deux plans de fibres; le premier plan eſt extérieur, ce ſont les longitudinales dont on a parlé; le ſecond plan eſt fait de fibres circulaires, ſemblables par leurs directions à celles des inteſtins grêles; la quatriéme tunique eſt la nerveuſe; la cinquiéme forme la veloutée, laquelle par ſa ſtructure paroît différente de celle des inteſtins grêles, en ce qu'elle eſt moins apparente, & paroît avoir plus de fermeté que celle des inteſtins grêles.

A l'égard des glandes dont le cœcum & le colon ſont parſemés, elles ſont en grand nombre & ſemées dans toute l'étendue de la tunique intérieure; elles ont une couleur différente de celle des inteſtins grêles, ce ſont des follicules d'une figure ronde, reſſemblantes à de petites lentilles; elles ſont nommées ſolitaires.

Le troiſiéme & le dernier des inteſtins eſt le *rectum*, il commence pour l'ordinaire à la premiere vertebre de l'os ſacrum, il paroît diſtingué du colon, quoique continu par un petit rétreciſſement; le rectum deſcend juſqu'à l'extrêmité du coccix, où il fait un petit contour, car il remonte un peu, & redeſcend pour venir ſe terminer au milieu de l'eſpace qui

est entre les deux tuberosités de l'ischion, & s'avançant un peu
en dehors, forme l'anus ; il est ordinairement fort dilaté vers
son extrêmité ; cet intestin est le plus charnu des gros intestins.
Sa situation pour l'ordinaire est le long du milieu de l'os sacrum, où il se jette en dehors de même que cet os ; étant parvenu au coccix, il se releve ; il est étroitement lié aux releveurs de l'anus & à la vessie. Outre ses enveloppes particulieres, il y a un prolongement du péritoine qui l'embrasse vers
son milieu. Les tuniques du rectum sont également au nombre de cinq, comme dans les autres gros intestins. La premiere, est la commune ; elle vient du péritoine ; elle est plus
épaisse & plus facile à lever que dans le colon. La deuxiéme
est la cellulaire ; ordinairement elle est très-garnie de graisse ;
les appendices graisseuses que l'on voit sur la surface extérieure du rectum communiquent avec elle. La troisiéme tunique
du rectum est la charnue, le plan extérieur est très-épais, les
fibres charnues sont longitudinales, celles des trois bandes s'y
épanouissent ; au - dessous des longitudinales on trouve les
circulaires, lesquelles se multiplient & grossissent à l'extrêmité
du rectum, où elles font un bourrelet qui fait comme un
sphincter. La quatriéme est la nerveuse, à laquelle est unie la
cinquiéme, que l'on nomme communément la veloutée ; mais
lorsqu'on examine le rectum après avoir été nettoyé des matieres fécales, on n'y découvre pas ces poils comme dans les
autres intestins ; il est garni de beaucoup de glandes lesquelles
sont semblables à celles du colon ; la tunique nerveuse & la
prétendue veloutée forment différens plis le long de l'étendue
du rectum, & l'on observe entr'autres qu'il y en a un &
quelquefois deux qui sont très-considérables, & qui dans les
personnes constipées se trouvent tellement tendus qu'ils empêchent la sortie des excrémens, à quoi l'on doit faire attention. A quelque distance de l'anus, les plis de la tunique
intérieure deviennent longitudinaux, & se terminent à la circonférence de cette ouverture, où il se fait une union de cette
membrane avec la peau qui est très-mince en cet endroit, laquelle se trouve également plissée ; le rebord intérieur de l'anus
est garni de beaucoup de petites ouvertures lesquelles répondent à autant de petits corps folliculeux.

Bb ij

Du Sphincter, de l'Anus & de ses releveurs.

Les fibres du sphincter forment un ovale; elles se réunissent à chaque extrêmité, & se terminent en une petite pointe dont l'antérieure se joint aux muscles accélérateurs, & au dartos; l'autre s'attache à l'extrêmité du coccix & à la peau de l'anus.

Les muscles releveurs font composés de trois plans de fibres. Le premier tire son origine de la partie interne des os pubis: le second, qui est le plus large, est couché sur le muscle nommé obturateur interne, les fibres de ce plan font une aponevrose qui couvre tout ce muscle. Le troisiéme, qui est le plus petit, sort de l'épine de l'ischion. Chaque plan est composé de plusieurs couches qui descendent obliquement de devant en derriere du bassin, pour embrasser toute la circonférence de l'extrêmité du rectum.

Le muscle qui releve le coccix prend son origine de l'épine de l'ischion, par un trousseau de fibres qui s'épanouissent à mesure qu'elles s'approchent des parties laterales du coccix auquel elles s'implantent.

Du Mésentere.

Le mésentere est un composé de membranes, de glandes, de graisse, & de plusieurs sortes de vaisseaux; comme il y a deux sortes d'intestins, on le divise en mésentere & en mésocolon. Le premier sert à lier les intestins grêles, & l'autre les gros. La figure du mésentere est presque circulaire, elle est très-bien représentée dans la figure d'*Eustachi*, lorsqu'il est séparé des intestins. Toute sa circonférence est garnie de plusieurs plis; ce qui fait qu'il ne ressemble pas mal à cette espece de fraise qu'on portoit autrefois au col, mais vers son centre il ne fait aucun plis. La figure du mésocolon est demi-circulaire, & fort allongée. Cette attache des intestins au mésentere se fait comme celle d'une manche de chemise à son poignet, c'est-à-dire, que six pouces d'intestins, par exemple, sont attachés à un pouce de mésentere, ce qui oblige les intestins à former plusieurs replis; c'est par ce moyen que les in-

teſtins, qui ont environ ſix à ſept fois la longueur de la hauteur de tout le corps, peuvent être renfermés dans un auſſi
petit eſpace que la cavité du ventre. Le méſentere eſt compoſé de deux lames entre leſquelles eſt renfermé le tiſſu cellulaire.

En parlant du péritoine, l'on a dit que ſa lame interne en
ſe redoublant dans la région des vertebres des lombes, formoit
le méſentere & le méſocolon, & que cette même lame formoit auſſi par des redoublemens particuliers tous les ligamens
qui attachent les gros inteſtins aux parties voiſines. Pour la
tunique cellulaire du méſentere, elle eſt auſſi un prolongement de celle du péritoine.

Dans un homme ſain les cellules ſont remplies d'une très-
grande quantité de graiſſe, mais dans ceux qui ſont morts héti-
ques, phtiſiques, hydropiques, &c, cette graiſſe eſt entierement conſumée.

Dans les gens gras, le méſentere n'eſt qu'une panne de
graiſſe qui couvre entierement ſes vaiſſeaux & ſes glandes.

Dans toute l'étendue du méſentere on voit un très-grand
nombre de glandes ; elles ſont ſemés à différentes diſtances
des inteſtins, & enfermées dans ſon tiſſu cellulaire, ce qui
fait que dans ceux qui ont de l'embonpoint, elles ſont couvertes de graiſſe, comme on vient de le faire remarquer. On
a dit que ces glandes étoient ſemées dans l'étendue du méſentere pour marquer qu'elles n'occupent pas ſeulement ſon centre, comme dans les chiens, les chats, & pluſieurs autres
animaux, mais qu'elles ſont répandues depuis ſon centre juſqu'à la circonférence des inteſtins, & diſtribuées de maniere
que les plus groſſes ſont toujours aux environs du contour du
duodenum, les médiocres vers le milieu, & les plus petites au
voiſinage des inteſtins ; elles ſont ſituées tantôt au - deſſus ,
& tantôt au-deſſous de la diviſion des gros vaiſſeaux méſentériques, & il eſt à propos de dire qu'elles ſont en beaucoup plus
grand nombre autour du jejunum que de l'ileon : on en voit
quelques-unes autour du duodenum.

Leur ſubſtance eſt toute ſemblable à celles des autres glandes conglobées, c'eſt-à-dire, toutes pleines de petites cellules,
de ſorte qu'étant remplies d'air & léchées, l'on croiroit que
chaque glande eſt un petit lobule du poumon.

Les glandes du méfocolon font beaucoup plus petites que celles du méfentere, elles font placées autour de cet inteftin, dans l'endroit où les vaiffeaux fanguins forment leurs arcades, tantôt au-deffus, & tantôt au-deffous; elles font en très-grand nombre, mais il y en a très-peu autour du rectum.

Les glandes qu'on appelle lombaires, & dont on fait venir les veines lactées du deuxiéme genre, & que *Thomas Bartholin* a prifes pour le réfervoir même, ne font autre chofe que les groffes glandes méfentériques, qui font vers le centre du méfentere, & autour du contour du duodenum, defquelles fortent immédiatement les veines lactées qu'on nomme du deuxiéme genre, & qui vont s'ouvrir dans le réfervoir.

Quand on ouvre un homme mort quelque temps après le repas, foit d'appoplexie, ou de quelqu'autre genre de mort, on voit fur la furface des inteftins un très-grand nombre de veines blanches qu'on nomme lactées, parce que la liqueur qu'elles contiennent eft blanche comme du lait; ces veines forment fur la furface des inteftins des lacis & des réfeaux fort nombreux, & à chaque côté de l'inteftin on voit un plan de ces veines: pour l'ordinaire il y en a une à chaque côté d'un rameau de veine méfentérique, car ces vaiffeaux ont la même liaifon avec les veines fanguines que les lymphatiques des autres parties. Ces vaiffeaux font garnis d'un très-grand nombre de valvules difpofées deux à deux fort près à près.

Les veines lactées s'anaftomofent les unes avec les autres en divers endroits du méfentere, & en continuant leur route vers fon centre, les unes fe ramifient fur les glandes les plus voifines des inteftins, & femblent fe perdre, pour ainfi dire, dans les cellules de ces glandes. Elles renaiffent enfuite au côté oppofé par d'autres rameaux, qui après avoir fait un nouveau tronc, fe diftribuent de la même maniere dans une autre glande plus éloignée, d'où ils naiffent une feconde fois; c'eft ainfi que ces veines vont de glandes en glandes, en s'approchant de plus en plus de celles qui font au centre du méfentere, où plufieurs venant à fe réunir, elles groffiffent enfin à la fortie de ces dernieres glandes, & vont immédiatement dans le réfervoir dont on parlera. Quelques-unes continuent leur route fans entrer dans les glandes les plus voifines des inteftins, ainfi elles ne paffent pas par un fi grand nombre de glandes.

On appelle veines lactées du premier genre, celles qui depuis les inteſtins vont de glandes en glandes juſqu'à celles qui ſont vers le centre du méſentere, mais celles qui vont immédiate-ment de ces dernieres glandes au réſervoir, ſe nomment vei-nes lactées du ſecond genre. Les premieres ſont déliées, très-nombreuſes, & font une longue route ; les ſecondes ſont beau-coup plus groſſes, en petit nombre, & font très-peu de che-min : on les découvre aiſément vers le contour du duodenum par l'adminiſtration dont on parlera.

Ces vaiſſeaux ont la même ſtructure que les lymphatiques, ce qui donne lieu de croire que ce ſont des lymphatiques des inteſtins. J'ai vu dans différens ſujets des veines lactées ſortir du colon.

L'on ſçait qu'il y a deux arteres méſentériques, & qu'à rai-ſon de leur ſituation, l'une eſt dite ſupérieure, & l'autre infé-rieure ; elles naiſſent immédiatement du tronc de l'aorte ; la ſupérieure eſt placée entre la cœliaque & les émulgentes ; elle eſt deux fois plus groſſe que l'inférieure qui naît du même tronc de l'aorte un peu au-deſſus de l'endroit où elle ſe partage pour former les iliaques : on voit par-là qu'elles ſont ſituées entre la premiere & la troiſiéme vertebre des lombes, de même que les nerfs méſentériques ; ainſi le méſentere a une fort étroite liaiſon avec cette région des lombes, ce qui a donné lieu de croire qu'il en tiroit ſon origine.

Il y auſſi deux troncs de veines dont le ſupérieur eſt nommé la méſentérique ſupérieure, & l'autre l'inférieure. Le ſupérieur s'ouvre dans le tronc de la veine porte, & l'inférieur pour l'or-dinaire dans la veine ſplénique.

L'artere méſentérique ſupérieure, à peu de diſtance de ſon origine, ſe partage en quatorze ou quinze rameaux, dont le dernier ne ſe diſtribue pas ſeulement aux inteſtins grêles, mais encore aux gros, enforte qu'environ au tiers du colon, il communique avec la premiere arcade de l'artere méſenténi-que inférieure : les branches de ces arteres ſe partagent dans leur route en pluſieurs autres, qui communiquant les unes avec les autres, ſe courbent de telle maniere qu'elles forment pluſieurs arcades poſées les unes ſur les autres, & qui ſe mul-tiplient à meſure qu'elles approchent des inteſtins ; c'eſt de la circonférence des dernieres arcades que partent tous les vaisseaux qui se distribuent aux intestins ; il y a un rameau qui se détache de la premiere branche de cette artere, & qui se distribue au duodenum.

L'artere mésentérique inférieure un peu au-dessus de son tronc se partage en deux branches, dont l'une monte pour se distribuer à toute la partie du colon qui est au-dessus, & l'autre à sa partie qui est au-dessous & au rectum ; c'est le dernier rameau de la premiere branche de cette artere, qui s'anastomose avec la mésentérique supérieure. Quand à leur distribution, elle est semblable à celle de la mésentérique supérieure ; la branche inférieure de cette artere descend le long de la partie postérieure du rectum, & prend le nom d'hémorroïdale interne ; à quelque distance de l'anus cette artere communique avec un rameau hypogastrique.

Les veines qui rapportent le sang de ces arteres, sont la mésentérique & l'hémorroïdale ; la mésentérique se décharge dans le tronc de la veine porte, & l'hémorroïdale dans la splénique. La mésentérique forme d'abord quatre ou cinq branches, qui se partagent ensuite en autant de rameaux qui accompagnent ceux de l'artere, & forment les mêmes arcades, dont les plus voisines des intestins reçoivent les rameaux des veines qui en sortent immédiatement ; cette veine rapporte aussi du cœcum & d'un tiers du colon.

La veine hémorroïdale rapporte de l'autre portion du colon & du rectum.

Comme les arteres communiquent entr'elles, les veines ont aussi de fréquentes communications.

L'on a fait remarquer que les veines lactées du second genre se déchargeoient immédiatement dans le réservoir. Le chyle n'y est pas mis en réserve, puisqu'il le pousse dans le canal thorachique dès qu'il l'a reçu ; mais il ne porte ce nom qu'à cause du grand nombre de vaisseaux qui s'y déchargent. Il est placé entre la premiere & la seconde vertebre des lombes, à peu près dans l'endroit où l'artere mésentérique supérieure prend son origine, & vers celui où le tendon gauche du diaphragme va s'implanter aux vertebres des lombes. Il est d'une figure différente en différens sujets ; car dans quelques-uns, il n'est composé que de trois ou quatre gros vaisseaux, tant lactés que lymphatiques, qui partent des glandes situées,

ou

ou dans le centre du méfentere , ou aux environs des autres
parties du bas-ventre. Ces vaiſſeaux ſe féparent & ſe réuniſſent
à pluſieurs repriſes , collés étroitement les uns aux autres.
Deux & quelquefois trois de ces canaux ſe réuniſſent , groſſiſſent , & produiſent enfin le canal thorachique. En d'autres
ſujets ces canaux par leur réunion font une eſpece de ſac longuet , mais toujours plus étroit à proportion que dans les animaux , & ce ſac ſe rétreciſſant , fait le canal thorachique , qui
monte le long du dos , entre l'azigos & l'aorte deſcendante ;
l'azigos eſt à ſon côté droit , & l'aorte au gauche ; les arteres
intercoſtalles paſſent ſur ce canal.

Vers la cinquiéme vertebre du dos , il paſſe obliquement
de droite à gauche , & continue ſa route collé contre l'œſophage , pour aller s'ouvrir dans la ſouclaviere gauche. Son
embouchure eſt recouverte d'une valvule quelquefois ſimple ,
& quelquefois double ; elle eſt diſpoſée de maniere que le ſang
qui revient du bras gauche paſſe par-deſſus ce petit pont-levis
ſans empêcher le chyle d'entrer dans la ſouclaviere ; ce canal
en montant reçoit en différens endroits les vaiſſeaux lymphatiques , qui rapportent la lymphe des parties renfermées dans
la poitrine ; il eſt garni d'un très-grand nombre de valvules
diſpoſées deux à deux , de maniere qu'elles permettent bien
au chyle de monter , mais non pas de deſcendre. On ne parlera point ici des variétés qu'on obſerve dans ce canal , ſoit
dans le trajet qu'il fait le long du dos , ſoit à l'égard de ſon inſertion , on ſe contentera d'avertir qu'on peut facilement &
en peu de temps démontrer en deux manieres le réſervoir &
le canal thorachique ; la premiere , en ouvrant la poitrine ,
& un peu au-deſſus du diaphragme , ayant découvert le canal
thorachique , on y fait une petite ouverture , où l'on cherche
quelques-uns de ces vaiſſeaux lymphatiques , que j'appelle iliaques , ou ſi l'on veut ceux qui paſſent ſur la veine émulgente
gauche , près de l'endroit où elle ſe rend dans la veine cave ,
& on en ouvre quelques-uns : par la premiere de ces adminiſ-
trations , l'on peut ſouffler par l'ouverture faite au canal thorachique , ou du côté d'enhaut , c'eſt-à-dire , vers la ſouclaviere ,
par ce moyen l'on voit toute ſa route le long de l'épine du
dos , & ſon inſertion où l'on peut ſouffler par cette même ouverture du côté du réſervoir , & après l'avoir dépouillé des

Tome II.   C c parties & des vaisseaux dont il est recouvert, & dont on ne parle point ici, on voit la forme & la situation, non-seulement du réservoir, mais encore les veines lactées du second genre, qui sont au nombre de quatre ou cinq gros troncs, comme aussi les vaisseaux lymphatiques qui viennent de toutes les autres glandes contenues dans le bas-ventre, lesquels sont fort gros, & en très-grand nombre; il est à remarquer que l'on force aisément les valvules de tous ces vaisseaux.

Par la seconde administration, c'est-à-dire, par l'ouverture faite à un des vaisseaux iliaques, l'on découvre le réservoir & les mêmes vaisseaux dont je viens de parler, & tout le canal thorachique, sans les offenser, & si l'on veut les conserver, ont peut facilement les remplir d'une injection colorée.

Des fonctions & de la préparation que les alimens reçoivent dans l'estomac.

Les alimens réduits en forme de pâte dans la bouche par la préparation qu'ils ont reçue, descendent enfin dans le ventricule par la méchanique qu'on a expliquée; là cette pâte y reçoit une seconde préparation, qui se fait, tant par le mouvement péristaltique de l'estomac, que par l'action de son levain : en effet, cette pâte est d'abord pénétrée par la lymphe du ventricule, dont les pointes subtiles & tranchantes s'insinuent dans les moindres parcelles des alimens, & font comme autant de petits coins qui les divisent, ce qu'elles font d'autant plus facilement, qu'elles trouvent déja beaucoup de parties ramolies & séparées par la salive; ainsi il se fait une fusion & une dissolution plus parfaite des parties, à laquelle contribue beaucoup le mouvement de l'estomac. Pour le bien entendre, il faut se ressouvenir que la seconde tunique du ventricule est musculeuse & composée d'un double plan de fibres : on voit par l'ouverture des animaux vivans, que l'estomac se comprime & se dilate alternativement en divers endroits, qu'il y rentre comme dans lui-même, & qu'il a un mouvement vermiculaire pareil à celui des intestins, qui le rend propre à piler & à broyer la nourriture; par-là il est aisé de juger que les esprits animaux contribuent en deux manieres à la digestion, car ils font la plus grande force du levain du

ventricule, & ils mettent en mouvement ses fibres musculeuses : il ne faut donc pas s'étonner si leur influence est si nécessaire, & si le ventricule est parsemé d'un si grand nombre de
nerfs ; c'est pour cette raison que ceux qui ont l'esprit tranquille après le repas, & dont le cerveau fait bien ses fonctions, digérent mieux que les autres ; au contraire, toutes les
choses qui peuvent causer la dissipation des esprits, ou en faire
quelque diversion, troublent la digestion, parce qu'elles affoiblissent le levain du ventricule, & qu'elles diminuent aussi le
mouvement : on voit tous les jours que ces accidens arrivent
par les fréquentes évacuations de la sémence, par les saignées
réitérées, par les profonds chagrins, les fortes méditations,
les fiévres ardentes, & tous les exercices violens. Ce mouvement & cette compression du ventricule sur les alimens, est
très-nécessaire pour mêler plus exactement les levains avec les
différentes parties des alimens, & faire ensorte qu'elles en
soient toutes également pénétrées ; deuxiémement pour aider,
& pour augmenter l'activité de leurs parties salines & incisives, de même qu'on augmente l'action du levain de la pâte
en la maniant & en la broyant, qu'en agitant le tonneau où
est renfermé le vin nouveau, on réveille sa fermentation, &
qu'en pressant entre les mains & en frappant avec le battoir
le linge qui a trempé dans l'eau de savon, elle s'insinue plus
facilement dans toutes les petites ouvertures des fils, pour en
faire sortir la crasse. L'utilité de cette compression est encore
prouvée par la différente structure de l'estomac des animaux :
par exemple, ceux qui ruminent ont quatre estomacs, dont les
trois premiers n'agissent sur la nourriture qu'en la broyant, &
ils n'ont point d'autre levain que la salive que les alimens ont
emportée avec eux ; pour le quatriéme, il agit sur la nourriture, non-seulement en la broyant, mais encore par l'action
du levain qui a été filtré dans sa tunique intérieure.

Les animaux qui vivent d'herbes, & qui ne ruminent point
comme les chevaux, n'ont qu'un estomac, mais il est robuste
& musculeux, & sa partie gauche est revêtue en dedans d'une
membrane dure & calleuse, où se broyent les parties dures de
la nourriture, qui sont ensuite renvoyées dans la partie droite.
Les oiseaux qui vivent de grains, ont deux estomacs, sçavoir
le jabot & le gosier ; ce dernier est composé de deux muscles

Cc ij

fort épais, garnis en dedans d'une membrane dure & calleuse; ces muscles se serrent l'un contre l'autre, comme feroient deux mains qui s'uniroient étroitement, & qui s'ouvriroient ensuite par des mouvemens continuels & alternatifs. Dans les insectes qui vivent de racines & de feuilles, il y a plusieurs estomacs; par exemple, celui qu'on appelle *Grillotalpa*, en a trois : cela se voit dans plusieurs autres.

Outre le mouvement propre à l'estomac, il y a des organes qui agissent, tant sur le ventricule que sur les autres parties de la nourriture; tels sont le diaphragme & les muscles du bas-ventre, qui comprimant alternativement l'estomac & les intestins, pétrissent incessamment les alimens.

Il est aisé de juger par tout ce qu'on vient de dire, que ce broyement ne contribue pas peu à la digestion : en effet, les alimens commencent à être divisés dans la bouche par les dents; ils le font encore plus exactement, par la contraction des fibres de l'estomac, dont la force est immense, puisqu'elle est équivalente à un poids de douze mille neuf cens cinquante-une livres, suivant le calcul de quelques modernes; il ne faut donc pas s'étonner s'il n'est point d'indisposition plus fâcheuses à l'estomac que le relâchement de ses fibres. La nourriture étant ainsi broyée & pénétrée par la lymphe du ventricule, il se fait une division & une dissolution très-parfaite des alimens, dont les parties étant désunies, se trouvent en pleine liberté de se joindre avec d'autres, & de faire une composition nouvelle, qui est une espece de bouillie semblable à celle qu'on nomme crême d'orge; cependant cette préparation ne doit point encore passer pour une véritable chylification qui ne s'acheve proprement que dans les intestins, ou la partie la plus pure & la plus spiritueuse des alimens s'unira plus exactement avec des dissolvans pour faire le chyle, comme on le prouvera.

On voit par tout ce qui a été dit que la force qu'à le ventricule pour digérer, provient de la qualité de ses levains & de celle des alimens.

Plus la tunique musculeuse du ventricule est épaisse & renforcée de fibres charnues, plus elle broye fortement les alimens, & plus la tunique intérieure est garnie d'un grand nombre de glandes, plus le dissolvant est abondant.

A l'égard de la qualité des levains, ils font différens, fuivant les différentes efpeces d'animaux, & accommodés à leur nourriture : dans les animaux carnaffiers, par exemple, ils font impreignés de fels très-âcres, qui font non-feulement une diffolution très-prompte des alimens, ce qui les rend très-voraces, mais qui communiquent auffi leur qualité au chyle, ce qui rend leur fang fort âcre, fort bouillant, très-confidérable, & par conféquent contribue au naturel féroce de ces animaux, ce fang étant très-propre pour les rendre fiers, courageux & pleins de force.

Pour ce qui eft des alimens, on fçait que la falive & le levain du ventricule ne font capables de les incifer & de les pénétrer qu'à caufe des parties falines qu'ils contiennent, d'où il s'enfuit que fi les alimens portent avec eux beaucoup de ces fels, ils feront plus faciles à digérer ; c'eft ce que l'expérience nous fait voir dans tous ceux qui font chargés de parties volatiles ou fpiritueufes, ou qui font affaifonnées par des fels âcres & aromatiques. Le pain levé eft plutôt digéré, & nourrit mieux que le pain fans levain ; toutes les chofes qui ont été fermentées & digérées, fe cuifent aifément dans l'eftomac, parce qu'étant déja raréfiées & attenuées par la fermentation, leurs parties fpiritueufes fe dégagent & s'affocient plus facilement avec celles des diffolvans ; au contraire, les alimens d'une nature dure & terreftre, comme les légumes, les viandes crues, font très-difficiles à digérer ; la chaleur du ventricule fert à augmenter l'activité de fon levain ; c'eft pour cela qu'on digere mieux en hyver qu'en été, dans les pays feptentrionaux que dans les méridionaux, & qu'on a plus d'appetit au fortir du bain, parce que les levains étant agités avec plus de force, font une diffolution plus prompte. La chaleur du ventricule eft donc très-confidérable, tant à raifon du grand nombre de vaiffeaux fanguins dont il eft parfemé, que parce que cette chaleur eft encore augmentée par celle des parties voifines, qui font le foie, la ratte, la groffe artere, la veine porte & le colon.

On ne peut pas déterminer précifément le temps de la digeftion ; il eft différent, fuivant la nature & la diverfité des alimens, leur quantité, leurs différentes préparations, & leurs affaifonnemens : il varie encore, felon l'âge, le tempérament, le genre de vie, la diverſité des levains & des climats ; enfin il y a une varieté ſurprenante dans la maniere de ſe nourrir, l'un mange beaucoup, l'autre peu, l'un quantité de viande, l'autre point du tout, comme les payſans ; l'un boit beaucoup de vin, l'autre boit de l'eau ; l'un travaille beaucoup, l'autre ne fait rien ; cependant ces ſortes de gens ne laiſſent pas de vivre, & de vivre long-temps : l'habitude fait encore beaucoup.

À l'égard de la nourriture, différens peuples vivent d'alimens différens, & même d'une nature toute oppoſée ; cependant les uns & les autres s'en trouvent également bien, & jouiſſent d'une ſanté parfaite.

Le temps de la ſortie ne ſe fait pas toujours dans un temps égal, les parties les plus tendres & les plus ſpiritueuſes, ſont les premieres cuites, & ſortent auſſi les premieres, les autres ſont retenues juſqu'à ce qu'elles ſoient digérées ſuffiſamment.

On eſt convaincu de cette prompte ſortie par le prompt rétabliſſement des forces qu'on ſent même en mangeant, ce qui dépend, ſans doute, de ce que la partie la plus tenue des alimens, ayant été fort promptement fondue, a paſſé tout auſſitôt par le pylore dans les inteſtins, & de-là par les veines lactées dans le cœur ; c'eſt ce qui ſe reconnoît par l'ouverture des animaux vivans : par exemple, ſi on ouvre un chien deux heures après qu'il aura mangé un ſoupe au lait ou à la viande, on verra la plûpart des veines lactées pleines de chyle, quoique l'eſtomac ſoit encore rempli d'alimens.

Pour bien entendre comment les alimens paſſent du ventricule dans les inteſtins, il faut remarquer que la portion du ventricule qui doit former le pylore, va toujours en ſe rétreciſſant de plus en plus ; que le pylore eſt fort charnu, & qu'il eſt garni en dedans d'un rebord circulaire, formé de la tunique intérieure percée dans ſon milieu par une ouverture aſſez étroite ; la tunique interne eſt pliſſée tout autour des fibres circulaires. Il faut encore obſerver qu'à meſure que la nourriture ſe fond & ſe diſſout, les parties ſalines, étant plus dégagées & ayant plus de liberté, picotent plus vivement la tunique nerveuſe & les fibres charnues du ventricule, ce qui les oblige à redoubler leur mouvement vermiculaire ; le ventricule ſe reſſerre donc plus fortement, & repouſſe la matiere la plus cuite, qui eſt auſſi la plus fluide, vers le pylore, dont les contractions ſont comme autant de coups de piſton qui for-cent la nourriture de franchir cette ouverture ; cependant com-me elle eſt fort étroite, elle ne donne paſſage qu'à la partie la plus liquide de la portion des alimens qui ſe ſont préſentés à cette porte, l'autre eſt obligée de retomber dans le fond du ventri-cule pour y recevoir une ſuffiſante préparation, afin qu'étant repouſſée par de nouvelles ſecouſſes, elle ſoit en état de paſſer par le pylore dans les inteſtins, & ce qui facilite extrêmement cette ſortie des alimens, c'eſt la compreſſion cauſée par les mouvemens alternatifs du diaphragme & des muſcles du bas-ventre.

Avant que de ſuivre les alimens juſqu'aux inteſtins, il faut examiner en peu de mots quels ſont les ſentimens qui excitent en nous la faim & la ſoif.

De la Faim.

Quand nous ſommes dans la néceſſité de réparer la perte des parties ſolides, la nature nous fait ſentir ce beſoin par la faim, & elle nous avertit de même par la ſoif de la faim : il faut premierement remarquer que la tunique nerveuſe de l'eſ-tomac eſt revêtue d'une membrane en forme d'épiderme, à la réſerve de ſon orifice ſupérieur, qui n'eſt tapiſſé tout à l'en-tour, environ la largeur de trois à quatre travers de doigts, que de la tunique nerveuſe de l'œſophage ; deuxiément, que les deux branches de la huitiéme paire deſtinée pour le ven-tricule, fourniſſent à cette partie ſupérieure un nombre de fibres nerveuſes beaucoup plus grand à proportion que dans tout le reſte de l'eſtomac : ainſi on voit par cette ſtructure que cette partie ſupérieure de l'eſtomac doit être d'un ſenti-ment très-exquis, car elle a une double tunique nerveuſe, un nombre prodigieux de nerfs, & point d'épiderme par-deſſus, ainſi qu'il y en a par-tout ailleurs ; il eſt donc vrai de dire que c'eſt-là le principal organe de la faim : or voici comment ce ſentiment s'excite. La lymphe ſalivaire, dont la tunique intérieure de l'eſtomac eſt ſans ceſſe mouillée, eſt imprégnée de ſels deſtinés à la diſſolution des alimens ; il eſt facile de concevoir que la même ténuité & ſubtilité qu'ils laiſſent pour

incifer les alimens les rend capables de picoter la tunique
nerveufe du ventricule, & fur-tout celle de l'orifice fupérieur,
& de caufer une émotion particuliere dans les efprits qui y
font répandus, laquelle paffant jufqu'au cerveau, excite le
fentiment de faim qui eft accompagné d'un defir preffant &
inquiet de prendre de la nourriture, & ce defir eft fuivi d'une
nouvelle détermination du cours des efprits vers toutes les
parties qui fervent à la préparer; car il faut concevoir que les
efprits contenus dans le cerveau reçoivent par les impreffions
faites fur les nerfs ftomachiques les agitations néceffaires pour
couler avec abondance dans tous les réceptacles de la nourriture, ce qui fait que ceux qui fe mêlent avec leurs diffolvans
les agitent plus puiffamment, & que ceux qui coulent dans les
fibres mufculeufes de ces réceptacles les obligent à fe refferrer
avec plus de force, & à exprimer tous les fucs falivaires qui
étoient en réferve dans leurs glandes pour les befoins preffans
de l'animal. Il eft encore facile de comprendre que la faim
ceffe, parce que les parties falines du diffolvant qui l'exci-
toient, fe font mêlées dans le temps de la digeftion avec les
alimens, & qu'enfuite elles ont été entraînées dans les inteftins, & que la faim fe renouvelle lorfque les glandes du ventricule ont filtré de nouveaux levains. Il eft pourtant affez furprenant que ce defir de manger ne fe réveille que quand les
parties manquent de nourriture, vu que cette liqueur faline
coule en tout temps dans le ventricule. Pour réfoudre cette
difficulté, il faut remarquer que la lymphe, qui eft criblée par
les glandes du ventricule peu de temps après la diftribution
de la nourriture, eft très-douce, parce qu'elle eft délayée par
quantité d'eau, & que fes fels font enveloppés avec les parties
graffes & balfamiques du nouveau chyle; trois ou quatre heures après cette diftribution, plus ou moins, cette même lymphe devient âcre & corrofive, tant par la tranfpiration de fes
parties aqueufes, que par l'exaltation de fes parties falines,
qui font d'ailleurs plus piquantes, parce qu'elles font dépouillées des parties onctueufes du chyle, qui ont été employées
pour la réparation des parties: or c'eft à peu près dans ce même
temps-là que les parties commencent à manquer de nourriture,
& c'eft auffi alors que la nature par une fage prévoyance nous
fait fentir ce befoin par la faim qui augmente, & devient
infupportable

infupportable de plus en plus par l'augmentation de l'acrimonie des fels du diffolvant qui répond à celle du fang. Suivant ces principes, il eft aifé de concevoir pourquoi les jeunes
gens, les perfonnes d'un tempérament fec & bilieux, les gens
de travail, & ceux qui font de longues veilles, ont plus fouvent befoin de manger que les autres.

On demande pourquoi on perd l'appetit en jeûnant trop
long-temps ; cela dépend en général de deux caufes, de l'affoibliffement des levains, & de leur épuifement ; ces levains
s'affoibliffent par la diffipation des efprits animaux, qui en font
la principale force, & par la tranfpiration de leurs fels les plus
volatils. Leur épuifement vient de plufieurs caufes, une partie
s'évacue par la falivation ordinaire ; on crache continuellement, ainfi on diminue de la quantité de ce levain ; l'autre
partie s'évacue, ou par l'infenfible tranfpiration, & par les
fueurs, ou par les urines, ou par les felles, ainfi la membrane
intérieure du ventricule venant à fe deffécher, & à fe rider
faute de lymphe, comprime & refferre les ouvertures des glandes par où couloit le diffolvant : il ne faut donc pas s'étonner
s'il n'y a plus de faim, & s'il ne fe fait plus de digeftion ;
c'eft auffi par-là qu'on pourroit expliquer ces phénomenes.

Pourquoi les perfonnes qui menent une vie auftere, & qui
font de longs jeûnes mangent peu, & pourquoi leur eftomac
devient plus petit & plus ferré. Pourquoi la bouche eft remplie de falive dans le temps qu'on a faim. Pourquoi l'appetit
vient en mangeant, & plufieurs autres queftions touchant
cette matiere ; mais paffons à préfent à ce qui regarde la foif.

De la Soif.

On ne peut pas douter que la tunique nerveufe du gofier &
de l'œfophage ne foit le principal organe de la foif, puifqu'en
les gargarifant on amortit ce fentiment. La foif dépend en
général de deux caufes ; premierement de la féchereffe des
membranes du gofier, laquelle eft caufée par l'air chaud qui
revient de la poitrine, & par l'épuifement de la falive ; pour
lors les fibres de ces membranes, en fe refferrant & fe ridant,
froiffent & pincent les fibres nerveufes du gofier. La feconde
caufe vient des fels âcres & brûlans qui font infiltrés dans

ces membranes, & qui les piquent très-vivement : or ces sels
font ceux-là même que la salive y a laissée, ou ceux qui y ont
été introduits par une nourriture poivrée & salée. Il en est à
peu près du sentiment de la soif, comme de celui de la faim,
c'est-à-dire, qu'il ne se réveille que quand les parties fluides
étant épuisées, ont besoin d'être réparées.

On conçoit aisément que quand on a été quelque-temps
sans boire, la masse du sang doit être dépouillée de ses parties
aqueuses, ce qui fait qu'elle n'est plus en état de fournir aux
membranes du gosier la même quantité de salive qu'auparavant, & le peu qu'il s'en filtre étant chargé de sels âcres &
rongeans, picote vivement ces parties, ce qui leur cause une
ardeur brûlante qui ne peut être éteinte que par la boisson.

Il y a des occasions où la soif n'est point excitée purement
pour réparer l'épuisement des parties fluides ; par exemple,
dans le répas on se sent de temps en temps excité à boire,
non-seulement pour humecter le gosier, qui se dessêche par
les alimens qui emportent la salive, mais encore pour détremper ces mêmes alimens lorsqu'ils sont descendus dans le ventricule ; la soif s'appaise ordinairement par le moyen de l'eau,
parce qu'elle dissout & enleve les sels âcres arrêtés dans les
membranes du gosier, & qu'en les humectant elle les relâche,
ce qui les rend moins susceptibles à l'ébranlement qui cause
la soif ; mais comme on a déja dit, ce n'est pas la seule féche-
resse qui l'excite, puisqu'elle est souvent réveillée par l'usage
des sels âcres & aromatiques, au lieu que rien n'est si propre à
l'éteindre que les acides ; par exemple, les eaux de verjus, de
groseilles & de cérises, &c ; & dans une fiévre ardente, où la
soif est brûlante, on a beau boire de l'eau pure, elle n'est pas
suffisante pour éteindre la soif, au lieu qu'étant mêlée avec
quelques goutes d'esprit de souphre ou de nitre dulcifié, elle
produit un effet infiniment plus prompt & plus efficace.

Il est constant que les hommes & les animaux, de même
que les plantes, ont besoin de s'humecter continuellement
par différentes boissons, & toujours à la faveur de l'eau, car
les vins & les autres liqueurs propres à boire seroient plutôt
capables d'alterer que de rafraîchir & d'humecter, si elles ne
contenoient quantité de ces parties aqueuses qui forment l'humidité, & l'on sçait que c'est l'eau qui fait le corps de toutes

les liqueurs que l'on peut boire, comme du vin, de la bierre, du cidre, & qu'elle fait auſſi le corps de toutes les humeurs de l'animal, comme de la ſalive, de la lymphe, de la bile, des ſucs ſtomachiques & pancréatiques, &c.

L'eſtomac qui ſe remplit de temps en temps des alimens pulveriſés & pêtris d'une eſpece de terre, a beſoin de boiſſon pour les arroſer & les détremper, & pour ſervir à leur macération, à leur digeſtion & à leur fermentation, car la digeſtion naturelle ſe fait principalement par l'action des levains; or ces levains n'ont de force que par leurs parties ſalines, & ces parties ne peuvent ſe diſſoudre que dans les liqueurs dont l'animal ſe remplit, & il eſt à remarquer qu'elles s'échappent continuellement ou par la tranſpiration, ou par les crachats, ou par les urines, ou par les ſelles : ainſi on voit combien il eſt néceſſaire de réparer cette perte par la boiſſon, & qu'une nouvelle humidité vienne ſervir de vehicule aux ſels & aux autres principes du ſang. Ces parties d'eau qui forment l'humidité du corps de l'animal, ſont encore très-utiles en ce qu'elles enlevent les ſels âcres & corroſifs qui ſont arrêtés & croupiſſans dans les fibres & les poroſites des autres parties du corps, & qui y faiſant comme une eſpece de ſaumure, cauſent par leurs piquures une inquiétude par tout le corps, dont nous ſommes délivrés ſur le champ par ce bain intérieur. Quand l'animal a été pouſſé par les piquures & par les émotions faites ſur les membranes du goſier & du ventricule, à chercher des alimens, & qu'il a été diſpoſé à les prendre & à les porter dans ſa bouche par les impreſſions agréables faites ſur les membranes de l'odorat, pour lors les alimens y reçoivent leur premiere préparation, qui ſe fait tant par l'action des dents, que par celle de la ſalive. A l'égard des dents, les unes ſont faites pour trancher & couper, & les autres pour broyer ; & pendant que les dents diviſent les plus groſſes parties des alimens, la ſalive s'inſinue dans les plus petites.

Le broyement des alimens eſt très-utile, car par ce moyen la ſalive les pénétre plus aiſément : elle en tire mieux la vertu & la teinture dans laquelle conſiſtent ces ſaveurs ; c'eſt ce broyement qui prépare, pour ainſi dire, les voyes au diſſolvant de l'eſtomac, & qui fait qu'on avale les viandes plus commodement.

D d ij

L'art imite tous les jours cette méchanique ; car lorsqu'on veut par une infusion ou une décoction, communiquer à l'eau la vertu de quelque simple, on a soin de le piler auparavant, ou de le couper en plusieurs pieces.

L'utilité de cette préparation des alimens est prouvée par l'expérience qui nous apprend que ceux qui avallent de gros morceaux de pain & de viande, sans les mâcher suffisamment, les rendent presque tous entiers, la salive & la lymphe du ventricule n'étant pas capables de pénétrer & de dissoudre ces grosses pieces, si les dents qui sont comme des couteaux, ne les brisent, ne les divisent, & n'en font un espece de hachis ; de même que l'eau ne peut pas dissoudre de gros morceaux de plâtre, s'ils n'ont été auparavant réduits en poudre à coups de marteau.

Cette premiere préparation des alimens est différente, suivant les différentes especes d'animaux & la différente nature des alimens dont ils se servent ; c'est pourquoi les dents des animaux carnassiers, comme des lions, ont une structure particuliere & différente de celle des animaux qui vivent d'herbes, & qui ruminent comme les brebis, les bœufs, les cerfs ; celles des daims sont différentes de celles des chevaux ; les dents des animaux qui rongent les arbres & qui vivent de fruits, comme les écureuils, les bléraux, ont encore une structure particuliere ; mais à l'égard de l'homme, la structure de ses dents fait connoître qu'il peut vivre de toutes sortes d'alimens.

L'altération que les alimens reçoivent en se mêlant avec la salive est très-considérable ; premierement, la salive par sa partie aqueuse détrempe la nourriture & en dissout les sels, & elle agit sur elle avec beaucoup de force par les esprits salins dont elle est chargée ; c'est par eux qu'elle pénétre & qu'elle divise les moindres parcelles des alimens, & qu'elle change presqu'en un instant leur odeur & leur saveur. La salive sert encore à enduire le dedans du gosier par sa partie visqueuse & à le rendre plus glissant pour faciliter l'entrée de la nourriture dans le conduit de l'œsophage : enfin elle est absolument nécessaire à la sensation du goût ; car cette humeur dissolvante ayant la vertu de fondre, pour ainsi dire, les alimens, en détache les sels dans lesquels consiste la saveur qui n'est point sensible dans les alimens avant cette dissolution, parce que ces sels font enveloppés dans les autres parties dont les alimens font compofés ; c'eft pourquoi les fébricitans dans lefquels cette liqueur eft épuifée, n'ont ni goût, ni appetit, & ne peuvent même digérer ce qu'ils ont mangé, & c'eft pour cela qu'on leur défend les alimens folides.

La falive qui s'eft ainfi chargée des parties favoureufes des alimens, fe gliffe par tous les petits trous des premieres enveloppes de la langue, & va fe répandre fur toutes les houpes nerveufes, & fuivant la différente nature des fels dont elle eft impreignée, elle pique, ébranle & preffe diverfement leurs petits filets, ce qui caufe différentes émotions dans les efprits auxquelles font attachées les différentes faveurs ; ces petites houpes ou mammelons, font fort fpongieufes, & par conféquent très-propres à être imbibées de la falive. Elles ont une délicateffe particuliere, qui eft précieufement confervée par deux enveloppes dont elles font recouvertes, & par la chaleur & l'humidité de la bouche ; ces enveloppes les défendent contre les impreffions rudes des alimens, & contre l'attouchement immédiat de l'air ; & la chaleur & l'humidité de la bouche les entretiennent dans la foupleffe qui leur eft néceffaire pour être facilement pénétrés & ébranlés par les fels favoureux ; la falive fert encore à humecter la langue, & la rendre par conféquent plus propre à tous fes mouvemens.

Le mouvement continuel des lévres & de la langue fert à deux chofes ; premierement à remuer & à retourner de tous les fens les alimens, afin que tous les fels favoureux fe développent, & qu'ils puiffent toucher les uns après les autres prefqu'en un inftant les différentes parties des houpes, ou mammelons de la langue, ce qui fert à rendre l'impreffion beaucoup plus forte & la fenfation plus vive. De plus, la nourriture eft ainfi remuée de tous fens, afin que les parcelles des alimens qui n'ont pas été affez broyées, foient remifes fous les dents pour être broyées de nouveau.

Voilà quelle eft la préparation que la nourriture reçoit dans la bouche, tant par l'action des dents que par celle de la falive.

VIII. *Du Foie, de la véſicule du Fiel, & des fonctions de ces deux viſceres.*

Du Foie.

Le foie eſt ſitué dans une grande partie de la région épigaſ-trique, mais principalement dans la partie poſtérieure & ſupérieure de l'hypocondre droit, caché ſous les fauſſes côtes, & la voûte du diaphragme.

Quoique ce ne ſoit qu'un ſeul corps, il ſe continue ſous le cartilage xiphoïde, & s'étend plus ou moins dans l'hypocondre gauche ; cette ſituation fait connoître que ſon étendue occupe les trois régions, poſtérieurement l'hypocondre droit, la région épigaſtrique, & la plus grande partie de ce qu'on nomme vulgairement le ſecond lobe, occupe la partie antérieure de l'hypocondre gauche.

La fente ou ſciſſure qu'on voit vers le centre du foie, a donné lieu aux Anatomiſtes de le diviſer en deux lobes, le droit, qui eſt le plus conſidérable, eſt entierement caché ſous la voûte des fauſſes côtes, comme il a été dit ; il eſt très-épais & très-large par ſa partie ſupérieure ; il deſcend juſques dans la région lombaire, où l'on remarque qu'il pouſſe le rein droit en en bas, ce qui donne lieu d'obſerver une impreſſion en forme d'échancrure à l'extrêmité du foie ; elle eſt plus ſenſible dans l'adulte que dans les jeunes ſujets. Le lobe gauche a moins de volume ; il s'avance au-delà du creux de l'eſtomac, ſe portant à gauche ; ſa ſituation eſt différente de celle du grand lobe, qui eſt perpendiculaire, tandis que celle du lobe gauche eſt un peu horiſontale, incliné de haut en bas, de derriere en devant ; il eſt épais à ſa partie ſupérieure, & ſe termine en biſeau par ſa circonférence inférieure & antérieure.

La partie du foie qui regarde le diaphragme eſt convexe, un peu ronde & polie ; la partie cave eſt rendue inégale par des éminences ou lobes de différentes groſſeurs ; tous les vaiſſeaux qui portent & rapportent, entrent & ſortent par le milieu de la partie cave du foie, excepté la veine cave inférieure, qui eſt ſituée à la partie laterale du grand lobe du foie. On y remarque auſſi beaucoup de vaiſſeaux lymphatiques, de même que fur la mêmbrane propre de fa partie convexe. La figure du foie ne peut guere être déterminée, étant affez irréguliere.

Quant à fa couleur, elle varie fuivant l'âge & le tempérament ; la maniere de vivre peut y contribuer. Il eft ordinairement d'un rouge foncé, quelquefois fa couleur eft un peu plus claire, il tire auffi fouvent fur le jaune brun.

Il eft dans fa totalité plus ou moins ferme & compacte ; dans certains fujets il eft mollet & lâche, dans des ouvertures on l'a vu fi gras, qu'en le coupant les morceaux repréfentoient ces foics gras que l'on trouve dans certaines volailles.

Des ligamens du Foie.

Le foie a plufieurs ligamens ; l'on a cru qu'il étoit foutenu par celui qui fe préfente le premier, qui eft très large & qui s'attache à la voûte du diaphragme, & c'eft lui que l'on nomme à jufte titre le fufpenfoir du foie ; il eft formé d'un repli de la membrane intérieure du péritoine ; il renferme la veine ombilicale. Ce ligament commence précifément à l'ombilic, & à mefure qu'il monte vers la fciffure du foie, il devient plus large ; la veine ombilicale le quitte & entre affez fouvent dans un conduit formé par la fciffure, & fermé par la fubftance du foie ; ce ligament s'attache à la partie interne du cartilage xiphoïde, de-là au diaphragme jufqu'au centre nerveux, s'inclinant un peu à gauche ; ce ligament eft compofé de deux lames, entre lefquelles eft un tiffu cellulaire ; c'eft ce ligament qui forme la plus grande partie de la membrane propre du foie ; la partie intérieure de cette membrane eft hériffée de petits filets très-fins, qui la tiennent avec la furface extérieure du foie, & l'on a obfervé dans des foies de couleur brune, que cette même membrane s'attache & s'infinue dans de petits enfoncemens dont toute la furface du foie eft remplie, ce qui diftingue cette partie en réfeau. On s'eft trompé en mettant en doute que le ligament large ou vertical n'eft pas une production du péritoine ; on fe trompe auffi quand on croit que ce ligament pénétre dans la fubftance du foie, c'eft à-dire, qu'il fournit des productions comme la membrane propre du rein, &c.

Le second ligament eſt celui qui attache le petit lobe du foie au centre nerveux du diaphragme en ſe continuant juſqu'au-delà de la ratte, avec laquelle il communique quelquefois.

Du côté droit, vers la partie laterale, à l'endroit où le grand lobe ſe joint au diaphragme, on voit des plis du péritoine qui font l'office de ligamens ; ſouvent il ne s'en trouve qu'un.

Si l'on détache le ligament ſuſpenſoir, celui du ſecond lobe & les plis du côté droit, & ſi l'on met la partie ſupérieure du foie à nud, juſques à l'endroit où la veine cave inférieure perce le diaphragme, l'on trouve un rebord qui laiſſe un eſpace plus ou moins étendu, occupé par un tiſſu cellulaire très-fin ; ce rebord du péritoine a été appellé le ligament coronaire : mais l'on obſerve ſeulement que le tiſſu cellulaire unit le centre nerveux du diaphragme à la partie convexe du ſommet du foie, principalement du côté droit.

Les Anatomiſtes regardent la veine ombilicale comme un des ligamens du foie, mais elle n'eſt guere propre à cet uſage ; il ſe trouve des cadavres où elle eſt ſi petite, qu'elle peut ſe diviſer en filets ; en d'autres elle conſerve ſon diametre de canal, & il eſt rempli d'un ſang fluide ; c'eſt ce que j'ai vû dans des ſujets de femmes d'un âge très-avancé.

Ces ligamens empêchent que le foie ne varie à droite & à gauche dans les mouvemens de la reſpiration.

Quoique le foie paroiſſe ſuſpendu par ſes ligamens, cela n'empêche pas qu'il ne ſoit ſoutenu par l'eſtomac, & l'eſtomac par les inteſtins ; c'eſt pourquoi quand l'eſtomac eſt vuide, & qu'on eſt long-temps ſans manger, on ſent un certain tiraillement cauſé par le poids d'une partie du foie qui pend en en bas, & tiraille le diaphragme.

Des parties renfermées dans la partie cave du Foie.

La partie cave du foie renferme des éminences que l'on ne peut appercevoir qu'en relevant ce viſcere contre la voûte du diaphragme ; le foie ainſi renverſé, il ſe préſente à droite deux éminences tranchantes, plus ou moins ſaillantes, entre leſquelles la véſicule du fiel eſt logée ; elles appartiennent au grand lobe du foie.

A

A la partie oppofée de l'entrée de la fciffure , prefqu'à la partie poftérieure , il paroît une appendice triangulaire , que l'on nomme le troifiéme lobe du foie , ou le lobe de *Spigelius ;* fa bafe eft large , & fon extrêmité répond à côté du faifceau des principaux vaiffeaux qui font deftinés pour le foie ; un de fes angles eft logé dans le centre de la petite arcade qui eft entre les deux orifices de l'eftomac , tirant du côté du pylore ; cette appendice eft enveloppée par la bafe d'un prolongement du péritoine , qui paroît être la naiffance du ligament du petit lobe du foie : elle eft auffi enfermée dans une cellule de la production fupérieure de l'épiploon , qui occupe la petite arcade qui eft entre les deux orifices de l'eftomac ; l'extrêmité ou la pointe du lobe de *Spigelius* , s'incline un peu à gauche , ce qui eft caufé par les faifceaux des principaux vaiffeaux dont on a parlé.

L'embouchure ou l'ouverture , qui eft fous le grand lobe du foie , répond à la bafe du lobe de *Spigelius :* on en a parlé dans la defcription de l'épiploon.

Des enfoncemens ou échancrures du Foie.

Les principaux fe réduifent à quatre ; le premier , eft la fciffure qui fait la féparation du foie en deux lobes ; il fe trouve , comme il a été dit , dans nombre de fujets en canal ; le deuxiéme enfoncement eft tranfverfal , il eft occupé par le finus de la veine porte ; le troifiéme , eft un petit efpace fitué entre la naiffance du lobe de *Spigelius* & le petit lobe où fe trouve un petit conduit qui , quelques jours après la naiffance , devient cartilagineux , & dans le temps que le fœtus eft renfermé dans le ventre de fa mere , il reçoit le fang de la veine ombilicale pour le conduire dans la veine cave inférieure , à l'endroit où elle perce le diaphragme ; ce conduit eft oppofé à l'infertion de la veine ombilicale , on lui a donné le nom de conduit veineux : dans les animaux ruminans , il eft enfermé dans la fubftance du foie , & ne donne aucun rameau , ni dans le fœtus humain , ni dans les animaux ; le quatriéme enfoncement eft fitué dans la partie cave du grand globe du foie pour loger la véficule du fiel ; le cinquiéme eft en forme d'échancrure ; fa direction eft perpendiculaire , placée à la partie laterale, & un peu poſtérieure du grand lobe du foie, pour le paſſage de la veine cave inférieure, où en paſſant elle reçoit les veines qui rapportent de toute la ſubſtance du foie ; cette échancrure eſt quelquefois formée en canal par la propre ſubſtance de ce viſcere ; on peut en ajouter un ſixiéme, ſitué dans la partie cave du grand lobe du foie ; il varie par ſa ſituation, ſa figure & ſa profondeur ; l'on ne ſçait quel eſt ſon uſage.

De la ſubſtance du Foie.

Dans l'homme, le foie ne peut être diviſé en petits lobes, ni lobules ; toute ſa ſubſtance n'eſt qu'un aſſemblage de petits corps diverſement arrangés, & dont la figure eſt très-différente, en ce qu'il en paroît de ronds, d'ovales, de triangulaires & d'inégaux ; la plus grande partie de cette ſtructure paroît aſſez ſouvent en forme de petits feuillets, ou petites lames entaſſées les unes ſur les autres, & irrégulierement arrangées : toutes ces différentes figures, que l'on reconnoît à la loupe, ſont liés par tous les vaiſſeaux qui s'y diſtribuent ; c'eſt ce que l'on obſerve dans le foie de l'homme, dans celui du bœuf & des autres animaux, étant cuits, en les rompant par morceaux ; car ſi l'on coupe le foie par tranches, l'on n'y peut rien connoître.

J'ai obſervé dans nombre de ſujets maigres, où le foie eſt de couleur tirant ſur le jaune brun, que la ſubſtance de ce viſcere eſt molle ; j'y ai toujours remarqué par le ſecours de la loupe, que toute la ſurface extérieure eſt grenue, & que les arrangemens de ces petits corps glanduleux font un réſeau irrégulier ; que ces mêmes corps glanduleux ont une figure différente entr'eux ; que les uns ſont ronds & marqués dans le centre d'un petit point noir ; que les autres, en forme de petites circonvolutions, communiquent entr'eux, & que dans leur centre il ſe rencontre de pareils petits points noirs, & dans d'autres ce ſont comme de petits ſillons ; les uns & les autres ſont occupés par de petits filets qui ſe détachent de l'intérieur de la membrane propre du foie, comme nous l'avons dit ailleurs. Si l'on rompt un morceau de ce foie cuit, on diſtingue à l'extrêmité des ramifications des canaux biliaires des grains qui y ſont attachés en forme de grappe. Après avoir enlevé avec foin la membrane propre, j'ai essayé, sans succès, de souffler par ces petites ouvertures : enfin en divisant avec la pointe de l'instrument cette substance, j'ai vu que ces petits enfoncemens se trouvent garnis d'une liqueur jaunâtre, & j'ai apperçu la naissance d'un petit filet que j'ai regardé comme le canal excréteur, très-transparent, qui naissoit d'une petite vésicule très-fine & très-déliée ; cette vésicule ouverte, il en sortit un peu de bile, ce qui m'a donné lieu de suivre ce conduit qui en chemin en recevoit d'autres qui, tous unis ensemble, faisoient un rameau qui s'unissoit à l'artere & à la veine hépatique. Si l'on coupe l'espece de foie couleur jaune brun par tranches, on y remarque un réseau glanduleux, ce que l'on ne peut appercevoir dans ceux qui sont de couleur de rouge foncé ; car si l'on examine la substance dans l'état naturel, c'est-à-dire, peu de temps après la mort, on n'y trouve rien de satisfaisant ; de plus, l'on n'y distingue aucuns grains glanduleux ; si on déchire cette substance, il paroît seulement quelques inégalités, qui ne donnent aucunes notions ; si l'on injecte une liqueur colorée fluide, quoiqu'elle parcoure toute la substance, & sans extravasation, on ne voit qu'un tissu de vaisseaux sans appercevoir des grains glanduleux, ni folliculeux ; si l'on pousse de cette liqueur colorée par le canal hépatique, on voit la même chose, ce qui cependant devroit être différent, vu l'origine de ses capillaires : enfin, si l'on injecte un foie sain avec de l'eau tiéde, soit par la veine porte, soit par l'artere hépatique, pour diviser le sang qui y est contenu, & pour en ramollir la substance, l'on ne trouve rien qui approche de grains glanduleux ; si l'on continue cette injection, la substance du foie devient molle ; en soufflant par un de ses vaisseaux, l'on voit des cantons de cette substance se gonfler, se dilater, & l'on voit seulement des vuides en forme de cellules, plus ou moins grands, &c. Après avoir réiteré plusieurs fois ces expériences sur le foie humain, & sur celui de quelques animaux, j'ai pris le parti d'avoir recours à celui du pourceau, qui m'a paru le plus convenable de tous ceux que j'avois travaillés & examinés avec beaucoup d'attention : en effet, si l'on prend un morceau de foie cuit de cet animal, on voit, malgré la membrane propre qui le couvre extérieurement, que la surface extérieure est inégale & grenue ; si on la divife par morceaux, les grains glanduleux s'y diftinguent, fous différentes figures, attachés les uns aux autres par les vaiffeaux qui parcourent cette fubftance, & même on y reconnoît un tiffu cotonneux qui, malgré la cuiffon, fe conferve en partie à la circonférence de ces grains glanduleux; c'eft ce que j'ai auffi obfervé dans le foie de couleur jaune brun.

Pour mieux m'affurer de cette ftructure, j'ai pris un foie de cet animal que j'injectai à différentes reprifes par la veine porte, avec de l'eau tiéde; à mefure que l'eau fortoit, ces grains fe vuidoient du fluide qu'ils contenoient; je voyois que la fubftance molle & fpongieufe changeoit de couleur; j'enlevai la membrane propre qui le couvre, alors je trouvai que la furface extérieure du foie formoit un tiffu réticulaire, dont les mailles étoient occupées par des follicules, ou facs de différentes figures, & dont le tiffu étoit très-fin. Quoiqu'il paroiffe par ce que nous avons dit de la ftructure du foie de l'homme, eu égard à celle de quelques animaux, cela n'empêche pas que ce ne foit une vraie glande conglomerée, & que les glandes dont il eft compofé, n'exiftent effectivement; c'eft ce que j'ai prouvé par l'examen que j'ai fait dans le foie humain de couleur jaune brun, par le moyen de la loupe. Le foie eft parfemé de vaiffeaux de tous genres, les uns portent, & les autres rapportent; de ceux qui portent, les membranes diffèrent entr'elles par leur épaiffeur; l'on voit, par exemple, que les ramifications des branches de la veine porte font plus minces que celles des arteres: quant aux vaiffeaux qui rapportent, les branches du canal hépatique font plus épaiffes que celles des veines hépatiques, qui fe vont rendre dans la veine cave, & fi l'on coupe un morceau de foie cuit, l'on voit que l'artere & le canal hépatique font à peu près de la même ftructure.

De l'Artere hépatique.

L'artere hépatique eft une branche qui part du tronc de la cœliaque; cette artere jette plufieurs branches avant que de s'engager dans la capfule de *Gliffon*; la premiere, eft la grande gaftrique, ou la gaftrique droite; elle fe diftribue le long de la grande arcade de l'eftomac, elle fournit à l'épiploon, & s'anaftomofe avec la gaftrique gauche; la feconde artere qu'elle

donne, eft la pylorique ; la troifiéme, la duodenale ; & la quatriéme, la cyftique : après avoir fourni toutes ces branches,
elle s'engage dans la capfule de *Gliffon ;* couchée deffus le
tronc de la veine porte, à quelque diftance de la partie cave
du foie, elle fe partage en trois ou quatre branches, lefquelles
percent la membrane propre de ce vifcere, pour fe diftribuer
dans toute fa fubftance ; il femble que les ramifications de cette
artere rampent & fe ramifient fur les follicules, feuilles &
lames dont on a parlé, de même que celles de la veine porte,
& de la veine cave, quoique la direction foit différente : la
pylorique & la duodenale naiffent fouvent de la grande gaftrique ; on trouve pour l'ordinaire une de ces groffes branches
qui paffe fous le canal cholidoque, & qui fournit l'artere cyftique.

De la Veine porte.

La veine porte eft formée de la réunion des veines méfentériques fupérieures & inférieures, & du tronc de la veine
fplénique ; elle reçoit auffi les veines ftomachiques : le tronc
ainfi formé fe trouve embraffé d'un prolongement de la tunique intérieure du péritoine, que l'on nomme la capfule de
Gliffon ; cette capfule n'enveloppe pas feulement la veine
porte, mais encore les arteres, les nerfs, le canal hépatique,
& une portion du cyftique ; il paroît que la capfule forme des
cloifons qui féparent les branches du canal hépatique, c'eft-à-
dire, qu'elle enveloppe non-feulement les trois vaiffeaux, fçavoir la veine porte, le canal hépatique & l'artere hépatique,
mais qu'elle fournit encore des cloifons qui les féparent ; la
veine porte étant parvenue dans la partie cave du foie, ne fait
plus l'office proprement de veine, elle s'engage dans un enfoncement où elle fe dilate tranfverfalement pour faire celui
d'artere ; cette dilatation a été appellée le finus de la veine
porte ; ce tronc reçoit tout le fang qui a été fourni par l'artere
cœliaque, & par les méfentériques fupérieures & inférieures ;
de l'intérieur du finus, ou réfervoir de la veine porte, il en
part cinq branches principales, dont il y en a quatre deftinées
pour la fubftance, & la cinquiéme fe porte à la fuperficie ; ces
branches dans leurs diftributions, accompagnent celles de l'artere, des nerfs & des canaux biliaires, & font toutes renfermées

dans des prolongemens de la capsule ; les ramifications de tous ces vaisseaux se croisent en différens sens avec celles qui appartiennent aux branches principales qui se dégorgent dans la veine cave.

L'on croit que la capsule de *Glisson* est capable de ressort, mais non point d'aucune contraction ; il est vrai que le mouvement de l'artere, qui est caché dans cette capsule, pourroit en imposer, mais il est aisé de se détromper ; il n'est pas nécessaire que le sang soit poussé avec tant de vîtesse dans le foie, où il se doit cribler une huile très-fine ; le cours du sang doit être lent, c'est ce qui le rend propre à cette sécretion.

La veine porte fait la fonction d'artere à l'égard du foie. Il y a donc des veines qui en doivent rapporter le sang qui a fourni la matiere de la bile ; les veines sont celles qu'on doit véritablement appeller hépatiques, leurs ramifications & leurs liaisons avec les branches de la veine porte, sont de se croiser ensemble dans un sens opposé à la distribution de la veine porte, de l'artere hépatique & des nerfs.

Les principales branches hépatiques se jettent dans la veine cave inférieure, à l'endroit où elle perce le diaphragme.

A l'égard des veines qui rapportent le sang de l'artere hépatique, *Bianchi* prétend qu'elles se vuident dans la veine cave, *Raw* veut qu'elles se vuident dans l'azigos, ce qui paroît impossible, & quoique cette veine soit couchée sur la partie laterale du corps des vertebres, je n'ai jamais observé des veines sortir de la substance du foie pour se rendre dans l'azigos ; il y a donc lieu de croire que le sang des veines de l'artere hépatique prend la même route que celui de la veine porte, & qu'elles se déchargent dans celles de la veine cave.

Des Nerfs.

Les nerfs qui se distribuent dans le foie viennent d'un plexus que l'on nomme à ce sujet plexus hépatique ; il est bon de faire observer que la branche supérieure de l'intercostale forme un plexus considérable, auquel on a donné le nom de plexus solaire ; il est couché dessus le tronc de l'artere cœliaque, & adossé avec le plexus splénique, qui est du côté opposé ; ce grand plexus donne origine à l'hépatique, au mésentérique supérieur, & en partie au renal ; il s'en détache un trousseau pour le plexus méfentérique inférieur ; les branches du plexus hépatique ont une étroite liaifon avec les arteres qu'ils embraffent en divers endroits, avant que de fe cacher fous la capfule ; ils accompagnent la diftribution de l'artere hépatique dans toute fon étendue ; ils fourniffent à la veine porte, & aux ramifications du conduit hépatique ; il y a des nerfs de ce même plexus qui fe diftribuent aux parties voifines du foie.

Du Canal hépatique.

Les rameaux capillaires naiffent des follicules, des grains, feuillets ou lames, dont la fubftance du foie eft compofée ; ils ferpentent autour des rameaux de la veine porte, & des arteres, & forment des branches qui groffiffent de plus en plus, & étant parvenues fous le finus de la veine porte, au nombre de trois, de quatre & de cinq, elles fe réuniffent en deux, & enfuite elles ne forment plus qu'un feul canal appellé pore biliaire, ou canal hépatique ; toute la diftribution de ce canal dans la fubftance du foie, accompagne pareillement celle de l'artere de la veine porte & des nerfs.

Obfervations fur la fituation du Foie.

Nous avons dit en parlant de la fituation du foie, qu'il fe trouve continuellement expofé aux mouvemens du diaphragme, ce qui lui eft très-néceffaire pour faciliter la diftribution des liqueurs dont il eft arrofé, principalement de la bile.

On voit auffi par-là que toutes les tumeurs qui lui furviennent doivent caufer une difficulté de refpirer, & rendre le ventre pareffeux, parce que les excrémens ne montant qu'avec peine dans le colon, s'y deffèchent par leur féjour.

Les abfcès du foie font plus ou moins dangereux, fuivant leur différente fituation.

Ceux qui fe trouvent dans la partie convexe du petit lobe, peuvent fe vuider en dehors, parce que dans l'inflammation du foie fa membrane & celle du péritoine fe collent enfemble ; ainfi l'abfcès venant à créver, ou à être ouvert, la matiere fe vuide en dehors.

On en a vu aussi dans la partie convexe du grand lobe, dont la matiere ayant percé le diaphragme, a fait un empieme.

Les premiers guérissent ordinairement, mais ceux qui se forment dans la partie cave sont toujours mortels, parce que leur matiere s'épanche dans la capacité du ventre.

On a vu plusieurs fois que ces abscès ne se crévent point, & que la matiere qui y étoit contenue, s'est vuidée par les selles ou par les urines.

Il est constant que presque toutes les jaunisses sont causées par l'embarras, & les obstructions qui se forment, ou dans les branches du conduit hépatique, ou dans le cystique, ou enfin dans le cholidoque; j'ai vu la vésicule du foie tellement dilatée, qu'elle contenoit environ une chopine de bile, & le conduit cholidoque d'un grand pouce de diametre; cependant il n'y avoit aucun embarras, ni dans le foie, ni dans la vésicule, ni dans le conduit hépatique; il n'y avoit simplement que l'extrêmité du conduit cholidoque qui étoit exactement bouché par un schirre du pancréas.

Pour l'ordinaire l'écoulement de la bile est intercepté par des pierres qui se forment au dedans de la vésicule du fiel, ou du conduit cholidoque, & cette interception est, ou totale, ou seulement en partie, suivant que ces pierres ferment plus ou moins exactement le passage. Voici un fait remarquable sur ce sujet.

Une personne âgée de soixante & onze ans, fut attaquée trois ou quatre mois avant sa mort d'une jaunisse universelle, & d'une colique dont les accès revenoient de cinq en cinq jours; ainsi elle pouvoit être appellée colique quinteuse. Les accès de cette colique commençoient par un frisson intérieur qui se répandoit par tout le corps; le malade sentoit ensuite des douleurs fort grandes dans l'hypocondre droit, qui s'étendoient vers la région du ventricule, & qui étoient suivies de grands soulevemens d'estomac & de nausées; il ne rendoit pourtant que quelques glaires après de violens efforts. Tout ce désordre se passoit sans qu'on pût remarquer aucune altération dans le pouls; l'accès finissant, il se répandoit de la bile par tout le corps, ce qui causoit cette jaunisse, laquelle diminuoit avant l'autre accès. Ces accès furent un peu calmés par

l'usage

l'ufage des remedes : le malade parut fe mieux porter ; mais quelque temps après, il eut une fluxion fur la poitrine, avec une fiévre aigue, dont il mourut en peu de jours. On l'ouvrit, & on trouva un abfcès dans le poumon qui étoit la caufe de fa mort ; mais voici celle de fa colique & de fa jauniffe. On trouva que la véficule du fiel étoit extrêmement dilatée, enforte qu'elle defcendoit trois travers de doigt au-deffous de l'extrêmité du foie ; le canal cyftique n'étoit guere plus gros qu'à l'ordinaire, mais l'hépatique étoit de la groffeur du pouce, depuis fa fortie du foie jufqu'à l'inteftin ; toutes les branches de ce conduit au dedans de la fubftance du foie étoient fi dilatées, que leur diametre furpaffoit celui des branches de la veine porte. La caufe de cette dilatation étoit une pierre placée au dedans du conduit cholidoque, à l'endroit où il vient percer l'inteftin ; elle étoit ronde, jaune & groffe, comme une petite prune, médiocrement dure, car en la preffant il s'en détachoit de petits grains. Tout le refte du corps étoit fain.

Il eft aifé de reconnoître par cette obfervation la caufe de la jauniffe, & du retour périodique de la colique ; car comme la pierre qui étoit vers l'infertion du canal cholidoque empêchoit l'entrée de la bile dans l'inteftin, cette liqueur refluoit abondamment dans la véficule, & dans le conduit hépatique, ce qui caufoit une grande dilatation, laquelle ne fe remarquoit point dans le canal cyftique, peut-être à caufe de quelqu'embarras qui étoit à l'entrée de ce conduit.

Il y a lieu de croire que de cinq en cinq jours il fe faifoit un amas fi confidérable de bile, que tous les vaiffeaux en étant remplis autant qu'ils le pouvoient être, cette liqueur, tant par fon abondance que par fon acrimonie, les obligeoit à fe refferrer plus fortement qu'à l'ordinaire, d'où il arrivoit que la bile fe préfentant en plus grande quantité que de coutume, forçoit la réfiftance que lui faifoit la pierre, & s'ouvroit par ce moyen un paffage dans l'inteftin, ce qui caufoit la colique & diminuoit la jauniffe ; & le débordement ceffé, la pierre refermoit fi exactement l'extrêmité du conduit cholidoque, que rien ne pouvoit plus paffer jufqu'à ce qu'il fe fît une nouvelle décharge pareille à la premiere.

Cette colique commençoit par des friffons à caufe de l'irritation des tuniques des vaiffeaux biliaires, & des autres membranes ; la douleur dans l'hypocondre étoit produite par le gonflement & la tension extraordinaire de ces conduits & de la véficule.

Le vomiffement & les naufées venoient, ou pàr la tranfpiration de la partie la plus fubtile de cette bile, qui s'infinuoit dans les tuniques du pylore & du ventricule, ou par la communication de quelque portion de cette même bile qui montoit dans le ventricule.

Le pouls ne s'altéroit pas beaucoup, parce que tout ce défordre fe paffoit dans l'hypocondre, & que le fang étoit d'ailleurs dans une affez bonne difpofition.

Nous difons donc, premierement, que le foie eft placé fous la voûte du diaphragme, qu'il occupe la région la plus confidérable de fa partie inférieure ; deuxiémement, qu'il touche & s'applique à toute fa partie droite, à la réferve qu'à l'endroit où il eft attaché à la onziéme & douziéme côtes, il en eft un peu éloigné, & n'y tient que par des ligamens ; troifiémement, que le foie a toute fa partie moyenne à la droite du diaphragme, mais non pas à celle du côté gauche, quoiqu'il en occupe une grande quantité, fçavoir toute l'antérieure jufqu'à l'endroit où ce côté gauche du diaphragme commence à s'appliquer au milieu des côtés : comme le diaphragme tient au péricarde dans l'homme, il ne faut pas s'étonner fi quand il eft fortement tiré en en bas, on en fent un tiraillement.

Le foie ne s'étend jamais au-delà de la largeur du diaphragme, fi ce n'eft qu'il eft un peu au-deffous du cartilage xiphoïde. Sa fituation eft très-avantageufe, car ce grand vifcere a befoin d'être battu fans ceffe, ce qui fert à entretenir la fluidité des liqueurs dont il eft arrofé, & à en faciliter la circulation.

Sympathie qui dépend du voifinage & de la connéxion.

Quand le foie groffit, ou par maladie, ou par nourriture trop abondante, il caufe difficulté de refpirer ; il caufe auffi le vomiffement, & rend le ventre dur & pareffeux.

Les altérations de ce vifcere, principalement fon inflammation, fe communiquent facilement au ventricule, au colon, & au diaphragme, d'où vient le vomiffement, le hoquet, la dureté du ventre, les matieres qui paffent par le colon étant defféchées & endurcies, & la difficulté de refpirer, avec une toux féche, les urines jaunes, & de la jauniffe dans toute l'habitude du corps, &c.

Toutes les tumeurs du foie caufent une difficulté de refpirer ; elles caufent auffi le vomiffement, ainfi que l'on a dit ; elles rendent le ventre dur & pareffeux par la compreffion du colon ; quand il fe fait des embarras &. des obftructions dans les petits canaux qui portent la bile, il s'en fait un reflux dans la maffe du fang, ce qui caufe cette maladie qu'on appelle jauniffe.

Confentement du Foie par la communication des vaiffeaux.

Nous commencerons par ceux de la bile, & nous examinerons comment fe forme la jauniffe, & ce que c'eft que le flux hépatique. Dans la jauniffe, toute l'habitude du corps eft d'une couleur plombée ou jaune, les urines font de la même couleur, & les excrémens blancs ou grisâtres.

Il y a un très-grand nombre d'obfervations fur ce fujet, par lefquelles on eft convaincu qu'il y a toujours quelqu'obftruction dans la véficule & dans le conduit cyftique, ou dans les branches du canal hépatique, ou dans le canal commun, ou dans la fubftance même du foie, ou par l'union des parois des vaiffeaux.

De la Jauniffe.

Il eft bon de remarquer qu'il eft quelquefois très-difficile de découvrir ces obftructions ; elles peuvent être, par exemple, dans les racines des conduits excrétoires : mais ce qu'il y a de plus avantageux pour notre opinion, c'eft que l'inflammation feule du foie produit la jauniffe fans aucun appareil de concrétion.

Dans l'inflammation, le gonflement & la tenfion des glandes compriment les petites racines des conduits excréteurs ; fitôt que l'inflammation ceffe, la jauniffe difparoît.

Cette penfée eft très-conforme à la pratique de la Médecine, qui nous apprend que tous les remedes qu'on appelle hépatiques, & qu'on employe dans cette maladie, font âcres, amers & déterfifs, chargés de fels volatils & fondans. On met en usage les fientes de brebis, d'oye, infusées dans le vin, &c.

Tous les remedes préparés avec l'acier, se mettent en usage; les racines d'orties pigrieches, de la grande chélidoine, les cloportes sont aussi d'usage.

Dans la jaunisse, toute l'habitude du corps est, ou jaune, ou plombée, ou noirâtre, les urines sont de la même couleur, & teignent en jaune les linges qu'on y trempe, les excrémens sont blancs ou grisâtres, les malades ont des lassitudes par tout le corps, & des douleurs dans l'hypocondre droit.

On a ouvert un très-grand nombre de malades morts de cette maladie, & on a presque toujours observé que la distribution de la bile étoit, ou tout-à-fait supprimée, ou en partie interceptée, ou dans la vésicule, ou dans le conduit cystique, ou dans l'hépatique, ou dans le canal commun, ou dans les branches de ces conduits répandus dans la substance même du foie, comme il a été dit ailleurs.

La cause la plus générale de ces obstructions, sont des pierres qui occupent la cavité de ces conduits; elles sont aussi causées par des tumeurs du foie, formées dans le voisinage de ses vaisseaux, ou par celui des parties voisines, ou par l'adhérence des parois de ces tuyaux, ou ce qui est assez ordinaire, par une bile épaisse, visqueuse & gluante, qui s'attachant aux parois de ces conduits, s'y desséche & s'endurcit.

Enfin j'ai ouvert plusieurs sujets attaqués de la jaunisse, & entr'autre un dans lequel je trouvai seulement la vésicule du fiel cartilagineuse, de même que le conduit cholidoque; la même observation a été faite par *Rhoau*; ou bien cette obstruction est causée par la compression du mammelon du conduit cholidoque, ce qui arrive en deux manieres, ou par une forte contraction du duodenum, ou par sa grande tension. Exemple de sa trop grande contraction : *Ettemuler* rapporte qu'il traitoit une femme qui de temps en temps étoit attaquée d'une cardialgie très-violente, laquelle étoit suivie d'une jaunisse universelle; que cette jaunisse disparoissoit au bout d'un, ou de deux jours; mais comme la cardialgie revenoit à la moindre occasion, la jaunisse ne manquoit point de corriger l'accès & de revenir; le ventre s'ouvroit quelquefois, & se formoit aussi; la malade étoit très-abbatue, & avoit une soif très-grande ; toutes les fois que cet accès devoit revenir , elle sentoit une vapeur âcre & acide , qui s'élevoit de son estomac. Il la traita avec la poudre cachectique d'*Herman* , & avec les autres remedes alkalins , & capables d'absorber l'acide. Cet Auteur remarque fort judicieusement, que cet acide austere, qui étoit dans le ventricule venant à l'irriter , causoit des mouvemens convulsifs , non-seulement dans le ventre , mais encore dans les parties voisines , ce qui faisoit naître cette cardialgie violente , une difficulté de respirer , & des douleurs dans la région du dos & des lombes , par la forte contraction du duodenum ; le mammelon du conduit cholidoque étant fermé , la bile refluoit dans la masse du sang , & causoit la jaunisse , & le ventre étoit fermé ; ce mammelon n'étant plus serré , elle couloit dans les intestins , & le ventre faisoit sa fonction. On a plusieurs exemples que des gens sont tombés dans la jaunisse par des coliques violentes.

Or l'on sçait que le cours d'une liqueur étant arrêtée en quelqu'endroit que ce puisse être , il s'en fait d'abord un reflux ; c'est ce qui se voit dans les obstructions des ureteres ; l'urine dans cette occasion se dégorge par tous les cribles : la même chose se doit dire des obstructions des conduits de la peau , de celles des glandes pancréatiques & des intestins.

Il ne faut donc pas s'étonner si le cours de la bile étant interrompu , il s'est fait un reflux dans la masse du sang , & ensuite un dépôt , non-seulement dans la peau de toute l'habitude du corps , mais encore au dedans de toutes les parties intérieures, ce qui se voit par la couleur des urines & du blanc de l'œil.

On pourroit demander pourquoi *Silvius* & *Willis* ont avancé, qu'il se forme quelquefois des jaunisses sans obstruction dans les conduits de la bile , ce qui leur a donné lieu , particulierement à *Silvius* , de former des hypothèses fort ingénieuses.

Il se peut faire que ces Auteurs ayent ouverts des sujets icteriques , sans y avoir remarqué aucune obstruction considérable ; cependant il est vrai de dire que jamais la jaunisse ne survient sans quelqu'obstruction ; elle pourra être , par exemple , aux racines des conduits biliaires , qui sont infiniment plus déliés que des cheveux : alors il sera difficile de remarquer cet embarras; mais ce qu'il y a de plus remarquable c'est que la seule tenfion des petits grains glanduleux du foie, est fuffifante pour rétrecir les trous du crible, & par conféquent pour caufer ce reflux, ce qui fe remarque dans toutes les inflammations du foie.

Quant au flux hépatique, fon vrai caractere est que les matieres qu'on rend par le bas font féreufes, fanguines, ou plutôt femblables à la lavure de chair.

Il n'y a eu perfonne qui jufqu'à préfent ait pu nous donner une idée nette de cette maladie. *Silvius* s'est contenté de dire qu'il n'a vu aucune obfervation fur cette maladie. Tous les Anciens & les Modernes ont dit que cette maladie étoit produite par l'imbecillité & l'atonie du foie ; les autres ont dit que la fubftance du foie étoit pourrie ; c'est pourquoi ne pouvant plus féparer le fang de la bile, il les laiffoit paffer tous deux enfemble ; ainfi dans ce fentiment, cette maladie est un flux de bile fanguine, mais l'expérience nous apprend que très-fouvent le foie fe trouve fain dans cette maladie.

Pour expliquer cette maladie, il est à propos de remarquer que le flux ordinaire des femmes est affez femblable aux flux hépatique : en effet, c'est l'écoulement d'un fang fort féreux, qui fe filtre au travers de la tunique intérieure de la matrice, & l'on obferve que fi ce flux devient trop abondant, il caufe les mêmes accidens que le flux hépatique, tout le corps devient froid & languiffant, toutes fes fonctions fe diminuent par la perte de la chaleur & des efprits.

Il est donc vrai de dire que ces maladies ne font différentes qu'à raifon des lieux par où fe fait l'écoulement de la liqueur. On peut confidérer le flux hépatique comme un dégorgement d'une matiere féreufe, d'un rouge pâle, caufé par la défunion des particules du fang, & par un relâchement des glandes du pancréas & des inteftins.

Cette altération du fang est établie par la nature des maladies qui précédent le flux hépatique ; pour l'ordinaire ce font des fiévres chaudes, malignes, colliquatives, des longues diffenteries, des cachexies, des affections fcorbutiques & hypocondriaques.

Dans toutes ces maladies le fang fe trouve dépouillé de fes parties fpiritueufes, la chaleur est extrêmement affoiblie ; ainfi

la circulation devient lente , tardive , la férofité eft prefque
toute féparée de la partie fibreufe ; ce fang épais qui ne coule
plus avec la même facilité dans les glandes, laiffe paffer, non-
feulement fa férofité , mais encore la portion la plus fluide de
fa partie fibreufe, ce qui teint fa férofité ; le relâchement des
glandes facilite beaucoup ce paffage.

Les accidens qui accompagnent ordinairement le flux hépatique, font encore des preuves de cette altération du fang.
Les malades ont des hémorragies par le nez , par le fondement , des enflures édemateufes dans les jambes.

Je ne voudrois pas nier que ce flux ne foit quelquefois accompagné de l'érofion de vaiffeaux capillaires de la tunique intérieure des inteftins , particulierement celui qui furvient à la
petite verole , & aux longues diffenteries.

Il n'eft pas difficile d'expliquer pourquoi ce flux eft indo-
lent , c'eft que les parties falines fe trouvent comme noyées
dans une grande quantité d'eau.

De la véficule du Fiel.

C'eft un petit vifcere creux , en forme de veffie allongée ,
compofé de parties membraneufes , mufculeufes & nerveufes ,
& parfemé de vaiffeaux de tous genres ; il fert de réfervoir
à une partie de la bile filtrée par la fubftance du foie , qu'il
reçoit par des conduits particuliers que l'on nomme hépaticyf-
tiques , ou bien cyftépatiques ; ils s'ouvrent à quelques diftances du col de la véficule du fiel , comme il fera expliqué.

La figure de la véficule reffemble à une petite poire dans
l'état naturel , mais on obferve que dans nombre de fujets elle
acquiert un volume très-confidérable , & principalement dans
les maladies du foie, ou par celles aufquelles elle eft expofée ;
fa fituation dans la partie cave du foie , eft dans le grand lobe
un peu antérieurement ; l'enfoncement où elle eft logée eft
borné par deux éminences plus ou moins faillantes , & un peu
tranchantes , comme il a été dit en parlant du foie ; fa connéxion avec le foie fe fait par une production de la membrane propre de ce vifcere , qui l'attache par fa partie poftérieure ; cette membrane l'embraffe dans toute fon étendue ,
& lui fert de membrane commune ; fa partie antérieure , c'eft-

à-dire, son col n'y est pas attaché immédiatement ; il est libre & soutenu par deux petits ligamens qui viennent de la membrane propre, dont l'un est à droite & l'autre est à gauche en forme de croissant ; il se trouve souvent que celui du côté droit se continue le long du conduit cystique ; à l'endroit de sa naissance, il couvre une petite échancrure qui pénétre dans le foie ; le ligament du côté gauche laisse un petit espace en forme de sinus, ce qui paroît en renversant la vésicule sur le côté droit. Le volume de la vésicule du fiel & sa figure, ont déterminé les Anatomistes à la diviser en trois parties principales ; la premiere, est un cul-de-sac ovale, plus ou moins gros, qui se termine vers l'extrêmité inférieure du bord du grand lobe, c'est ce que l'on nomme le fond de la vésicule du fiel ; il se trouve assez souvent, soit par maladie, soit par le séjour d'une bile trop épaisse, ou par des pierres, qu'il excede de plus d'un pouce le foie ; cette variation ne peut être déterminée : la seconde partie de la vésicule est opposée à la premiere, le rétrecissement que l'on y remarque lui a fait donner le nom de col, de l'extrêmité duquel naît un conduit nommé cystique ; la troisiéme partie retient le nom de corps, comme étant plus ample & ayant plus de circonférence.

La situation de la vésicule du fiel, considérée l'homme étant debout, se trouve cachée dans la partie cave du grand lobe ; dans cet état son fond & son corps sont, pour ainsi dire, perpendiculaires, mais un peu de biais, & lorsque le fond excede l'extrêmité du foie, surtout quand on est debout, & que la vésicule est extrêmement tendue, on peut sentir son fond au tact ; leurs parties antérieures portent dessus une portion de l'arc du colon, du duodenum & du pylore, & sur quelques portions de l'épiploon ; ce qui est prouvé, puisque tous ces endroits sont teints de la couleur de la bile qui transpire au travers de ses membranes. Pour ôter toute équivoque de ce que l'on a dit que les parties antérieures de la vésicule portent sur les visceres, c'est qu'on suppose la vésicule vue dans un foie renversé, &c. Quant au col de la vésicule & de son conduit, il y a quelques remarques à faire ; premierement, nous avons dit que son col n'est pas immédiatement attaché au foie ; secondement, qu'il y a à droite & à gauche un petit ligament ; troisiémement, que le col de la vésicule se trouve placé à côté

du

du sinus de la veine porte ; ainsi son conduit ne peut avoir une direction droite : aussi observe-t-on qu'après avoir coupé la capsule en long, écarté ses parois, les vaisseaux qui passent par-dessus, & les petites glandes conglobées, de même que le tissu cellulaire qui le couvre ; on voit, dis-je, que ce conduit en situation, est pour l'ordinaire assez petit à sa naissance, qu'il se porte un peu de haut en en bas en se courbant, qu'ensuite il descend pour se joindre au conduit hépatique par le moyen d'un tissu cellulaire ; ayant fait quelques lignes de chemin, il ne fait plus qu'un corps avec l'hépatique, que l'on nomme conduit commun, ou conduit cholidoque ; de cette maniere ces deux conduits sont comme paralleles, & ne représentent point un Y, comme nombre d'Anatomistes l'ont cru ; car cette figure ne leur convient que lorsque le foie est totalement renversé, que ces conduits sont mis à nud & tiraillés : il paroît que lorsqu'on est debout, ou couché sur le dos, l'estomac étant plein & les intestins, la vésicule peut être pressée, tant par la pesanteur du foie sous laquelle elle est placée, que par la résistance qui peut arriver de la part des fluides ou solides qui y sont contenus ; l'on pourroit dire la même chose quand on est couché sur le côté gauche ; il n'en est pas de même quand on est couché ou penché sur le côté droit, le grand lobe s'applique contre la face intérieure du péritoine ; les visceres ne peuvent changer de place, ni de situation, étant retenus par le mésentere & le mésocolon ; alors il paroît que la vésicule du fiel doit prendre plus d'étendue, pareillement son conduit, ce qui doit faciliter la sortie de la bile qu'elle contient, aidé de la contraction de ses fibres.

Comme l'on n'est pas entierement persuadé & convaincu que dans l'animal vivant la bile du canal hépatique remonte dans la vésicule du fiel, il n'y a pas lieu de douter que celle qui vient y est apportée par les canaux hépaticystiques ; à cet effet, l'on a dit que dans un sujet sain, où il n'y a aucune obstruction, ni des adhérences contre nature, le col de la vésicule est libre, qu'elle est seulement attachée par ses ligamens, que ses canaux excréteurs ne se trouvent jamais vers son col, mais dans la portion antérieure & postérieure de la vésicule, à l'endroit où elle est attachée au foie ; & comme il y a un tissu cellulaire en cet endroit, les arteres, les veines,

Tome II.   G g les nerfs & les vaisseaux lymphatiques, qui parcourent les membranes de la vésicule, pourroient en impoſer ; il n'y a que l'injection particuliere & colorée qui les faſſe diſtinguer. L'on voit en détachant la véſicule & le tiſſu cellulaire du foie, pluſieurs filets qui ſont attachés à cette partie de la véſicule ; ces filets ſont, ou vaiſſeaux ſanguins, ou nerveux, ou biliaires, & ils font une communication entre la véſicule & les rameaux biliaires hépatiques, comme dans les oiſeaux, & les animaux à quatre pieds ; dans le bœuf ils ſont très ſenſibles.

Quand on examine le canal cyſtique dans ſa vraie ſituation, il fait deux coudes très-viſibles ; pour les bien voir, il faut lever médiocrement le foie, dégager les membranes, comme il a été dit ailleurs, enſuite baiſſant un peu le foie, on les apperçoit par la ſituation naturelle qu'on lui redonne ; ce conduit dans nombre de ſujets paroît extérieurement inégal & rempli de petites boſſes ; ce ſont les differens plis de la tunique intérieure qui les forment ; ces petites boſſes ſont plus ſenſibles dans un canal deſſéché, où l'on voit que ces petites valvules ſont ſituées alternativement, & que les unes ont plus d'étendue que les autres ; dans les lions, les tigres, les ours, elles ſont très-conſidérables, & font pluſieurs cellules qui communiquent entr'elles　Ces valvules ſont diſpoſées de maniere qu'en les voyant deſſéchées, il paroît qu'elles ſont diſpoſées ſeulement à donner la facilité à la bile qui eſt dans la cavité de la véſicule, de ſortir, & de s'oppoſer à celle qui remonteroit du canal hépatique dans la cyſtique. Les enveloppes ou membranes qui compoſent la véſicule du fiel, ſont au nombre de quatre ; la premiere, eſt un prolongement de la membrane propre du foie ; c'eſt elle que l'on nomme ſa membrane commune ; elle eſt unie & attachée à la deuxiéme par un tiſſu cellulaire, qui dans les perſonnes d'embonpoint ſe trouve rempli de graiſſe, de même que dans les animaux. La deuxiéme membrane eſt charnue ; les fibres qui la compoſent ſont diverſement arrangées : on peut les conſidérer par leurs épanouiſſemens & directions ſemblables à celles de la membrane charnue de la veſſie, y en ayant de longitudinales, de tranſverſes & d'obliques ; celles du fond de la véſicule paroiſſent former des tourbillons, comme dans le fond de l'eſtomac : ſi l'on examine avec ſoin celles qui approchent du col,

on voit qu'il y en a de circulaires que l'on peut regarder comme un fphincter. La troifiéme membrane eft la nerveufe ; elle
foutient par fa partie extérieure un grand nombre de glandes
plattes & lenticulaires ; elles font toutes folliculeufes, & on
peut les fouffler aifément ; elles font très-apparentes dans certains fujets, même ayant foufflé & fait fécher la véficule ; ces
glandes ou follicules font couvertes d'un tiffu cellulaire. La
quatriéme membrane eft réticulaire, parfemée de tous les canaux excréteurs des glandes ; il paroît fur ce réfeau un velouté
très-ras ; le corps réticulaire de cette membrane eft en petit,
tout femblable à la tunique intérieure du deuxiéme eftomac
des animaux qui ruminent : on donne auffi le nom de lacunes
à ces glandes. L'intérieur du conduit de la véficule, à quelque diftance de fon col, eft fillonné par des plis longitudinaux, & l'on obferve auffi que les plis en forme de valvules
font interrompus à peu près de même que les valvules des inteftins grêles. La véficule reçoit fes arteres principalement
d'une des branches de l'hépatique ; cette artere fe diftribue
dans toute l'étendue de fes membranes ; fes capillaires s'anaftomofent avec ceux de la membrane propre du foie. Les veines
qui rapportent le réfidu, forment un tronc qui fe jette dans la
veine porte. Les nerfs qu'elle reçoit lui viennent du plexus hépatique dont on a parlé, & de quelques filets du plexus ftomachique. Enfin elle a des vaiffeaux lymphatiques qui fe rendent
dans ceux du foie & de la veine porte.

Des fonctions du Foie au fujet de la bile.

Il eft conftant que le véritable ufage du foie eft de cribler la
bile qui eft mêlée dans le fang, & de la faire couler dans l'inteftin duodenum par le conduit cholidoque.

Pour expliquer en peu de mots comment fe fait cette filtration, il faut premierement remarquer que l'artere hépatique eft trop petite pour fournir cette quantité de bile qui fe
crible à chaque circulation : il a donc fallu un plus grand vaiffeau qui pût contenir & diftribuer la matiere d'une féparation
fi abondante : la veine porte eft ce vaiffeau qui fait l'office
d'artere, parce qu'elle fe ramifie dans la fubftance de ce vifcere, & qu'elle y diftribue le fang comme dans les arteres.

G g ij

Mais pour mieux faire comprendre que la veine porte fait l'office d'artere, il faut remarquer que dans toutes les autres parties du corps, c'est le sang arteriel qui leur fournit la matiere des liqueurs qui doivent y être filtrées. Ce sang arteriel a toutes les conditions favorables à cet usage, il a une fluidité & une ténuité très-considérable, & il est poussé par deux impulsions très-fortes ; la premiere, est celle qu'il reçoit du cœur, & la deuxiéme, est celle qui lui est communiquée par les arteres. Toutes ces conditions manquent au sang veineux, & on ne conçoit pas aisément comment celui de la veine porte qui a été dépouillé de ses parties les plus spiritueuses, & dont le cours est très-lent, pourroit servir à la filtration de la bile. Il y a une méchanique qui supplée en quelque maniere à ces inconvéniens, car le sang de la veine porte est poussé par des impulsions différentes ; premierement, par les mouvemens de la respiration ; en deuxiéme lieu, par tous les battemens des branches de l'artere hépatique, car les rameaux de la veine porte & ceux des conduits biliaires étant renfermés sous la même enveloppe avec ceux de l'artere hépatique, ces vaisseaux doivent être frappés à chaque pulsation de l'artere hépatique. La deuxiéme impulsion dépend des gaînes que la capsule de *Glisson* fournit à l'artere & au conduit hépatique, lesquelles après avoir été dilatées par l'entrée du sang qui coule dans l'artere, & la bile dans le canal hépatique, tendent à les remettre dans leur premier état ; de plus, le sang de la veine porte étant entré dans les glandes du foie, se mêle avec le sang & les esprits que les arteres & les nerfs y apportent continuellement ; le sang ainsi préparé va se rendre dans les rameaux capillaires de la veine porte, se filtre dans les glandes du foie, & au même instant la bile s'insinue dans les petits conduits biliaires qui forment par leur réunion le canal hépatique ; mais ils ne vont pas tous se rendre dans ce canal, car il y en a qui forment huit ou dix canaux particuliers, lesquels percent obliquement & en divers endroits la portion de la vésicule qui est en deçà de son col, & leur insertion est telle qu'elle regarde toujours le fond de la vésicule.

Le sang ainsi dépouillé de ses parties bilieuses repasse dans les veines qui vont se décharger dans la veine cave.

Nous allons dire deux mots de la route que tient la bile,

quand elle eſt une fois entrée dans les rameaux du conduit hépatique.

Il y a eu de tout temps de grandes conteſtations ſur le mouvement de la bile ; mon deſſein n'eſt pas d'examiner ici toutes les opinions des Anciens là-deſſus, mais comme le ſentiment de *Silvius* ſur cette matiere a fait grand bruit, & qu'il trouve des partiſans, j'ai réſolu d'en parler.

Il diſoit premierement, que la bile n'étoit pas une liqueur mêlée dans le ſang, & qui ſe ſéparât dans le foie, mais que dans la véſicule il y avoit un levain qui changeoit en bile le ſang qui lui étoit apporté par les arteres cyſtiques, que cette bile diſtilloit de toutes les membranes de la véſicule dans ſa cavité, & que de là ſortant par le canal cyſtique, elle tomboit en partie dans le duodenum par le canal cholidoque, & qu'elle montoit auſſi en partie dans le foie par le conduit hépatique, pour ſe mêler avec le ſang dans la veine cave.

Mais à parler franchement, cette opinion eſt extrêmement ſuſpecte & mal établie. Premierement, parce qu'elle eſt contraire à la ſtructure du foie. Deuxiémement, par les expériences de *Malpighi*, il avoit ouvert un jeune chat, & après avoir lié le canal cyſtique, & coupé même la véſicule, afin d'ôter tout ſoupçon, il avoit auſſi lié le canal commun près de l'inteſtin ; cependant il obſerva que le conduit biliaire s'enfloit beaucoup du côté du foie, & quand il vouloit repouſſer la bile en haut, elle revenoit en même temps, & gonfloit le tuyau juſqu'à la ligature ; enſuite il lia l'inteſtin au-deſſous de l'inſertion du conduit cholidoque, après avoir défait la ligature du conduit cyſtique, & pour lors la bile couloit avec abondance dans l'inteſtin, & le gonfloit comme une veſſie. Troiſiémement, la différence qui eſt entre la bile de la véſicule & celle du canal hépatique, fait aſſez connoître que la véſicule n'en eſt pas la ſource ; car celle du canal hépatique devroit être plus amere & plus jaune, ce qui eſt contraire à l'expérience. Quatriémement, pluſieurs animaux n'ont point de véſicule du fiel. Cinquiémement, ces canaux ne communiquent pas dans les oiſeaux ; enfin, on ne peut ſe ſauver par les glandes milliaires de la tunique intérieure de la véſicule, puiſqu'elles ne ſervent qu'à préparer & fournir une liqueur qui l'enduit & la défend contre l'acrimonie de la bile.

Toutes ces preuves ont obligé *Silvius* à se rétracter.

Voyons quel est le mouvement de la bile, & comment la vésicule s'en remplit. Il faut d'abord faire attention à la différence qui se trouve entre la bile de la vésicule, & celle du canal hépatique. La premiere est plus amere, plus épaisse & plus foncée ; cette différence ne vient que de son séjour dans la vésicule qui donne lieu à l'évaporation de quelques parties aqueuses & de quelque portion de la bile la plus volatile. Il y a lieu de croire que la bile ne se mêle point avec le sang, si ce n'est par maladie, l'une & l'autre bile coule vers l'intestin, celle du canal hépatique y coule presque continuellement, & les mouvemens de la respiration en sont la cause principale. La bile est mise en réserve dans la vésicule pour devenir plus active & plus pénétrante, & elle ne se vuide qu'en faveur du chyle, & c'est principalement dans ce temps qu'elle coule dans l'intestin.

Le gonflement de l'estomac & du pylore peut aussi y contribuer beaucoup, ainsi l'on voit qu'elle ne coule que de temps en temps : deux choses y contribuent, premierement, la situation de la vésicule, dont le fond est renversé ; deuxiémement, l'anneau circulaire qui est à l'extrêmité de son col.

Ce qui l'oblige donc à se vuider, c'est que la bile par son séjour contracte un tel degré d'acrimonie, qu'elle picote pour lors plus vivement sa tunique nerveuse & charnue, ce qui fait qu'elle se met en action ; sa tension y contribue aussi.

Outre ce qu'il a été dit de la séparation de la bile par la veine porte, il est bon d'observer que le sang en étant dépouillé, elle avoit besoin de recevoir un fluide actif pour diviser & accélerer le mouvement de celui qu'elle contient, & c'est ce que l'on trouve par le mélange du sang qui lui vient de la ratte. L'on sçait que l'artere splénique a un diametre très-considérable pour un viscere tel que la ratte, il s'y subtilise de nouveau ; & comme la matiere de la bile est ensevelie, pour ainsi parler, dans le sang de la veine porte, il faut l'animer pour lui donner de la force & de la vigueur ; c'est donc la veine splénique qui rapporte de la ratte, qui entrant dans la formation de la veine porte, fournit un sang propre à cet usage.

Pour terminer les usages de la bile, il y a des personnes qui

confidérent la bile comme un excrément, mais les obfervations fuivantes font décifives fur cette queftion.

Dans tous les porc-épics, & dans toutes les autruches que
j'ai difféqués, j'ai trouvé que le conduit cholidoque s'ouvroit
au dedans du pylore, & que fon extrêmité étoit tournée vers la
cavité du ventricule, enforte qu'il falloit néceffairement que
toute la bile s'y déchargeât. On ne peut donc plus douter que
la bile ne foit d'une grande utilité pour la digeftion, puifqu'elle
fe mêle dans ces animaux avec la nourriture contenue dans
l'eftomac.

Ce qu'on obferve d'ordinaire touchant la fituation & le voifinage des canaux qui fervent à porter la bile & le fuc pancréatique, eft ce qui vraifemblablement a donné lieu à l'opinion
de *Silvius* & de beaucoup d'autres qui ont foutenus que la
bile fermentoit en fe mêlant avec le fuc pancréatique qu'ils
fuppofoient acide, & que c'eft par le moyen de cette fermentation que le chyle s'épuroit, & fe féparoit des parties groffieres des alimens, & qu'il en recevoit fa faveur & fa couleur;
en effet, ils ont vu qu'ordinairement la bile & le fuc pancréatique fe joignent, ou avant que d'entrer dans l'inteftin comme dans quelques animaux qui ruminent, ou en y entrant
comme dans l'homme, dans la plûpart des oifeaux, des poiffons, ou qu'enfin ils font prêts de s'y joindre, comme dans
les chiens & dans quelques autres animaux ; mais rien ne
prouve mieux que ces liqueurs ne font pas faites pour fe mêler
& fermenter enfemble, que l'infertion de leurs canaux dans
les inteftins des autruches & des porcs-épics, où fuivant ce
qu'on vient de dire, celle du canal de la bile eft éloignée de
celle du pancréatique de plus de vingt pouces : la bile eft donc
intimement mêlée avec la nourriture dans ces animaux, &
parcourt près de deux pieds d'inteftins avant que de rencontrer
la lymphe pancréatique, ce qui eft une preuve convaincante
que le prétendu mélange de ces liqueurs & leur fermentation
n'ont rien de réel.

De plus, fi l'on goutte le fuc pancréatique dans les animaux
vivans, on n'y apperçoit aucune aigreur fenfible, non plus que
dans la falive.

Tout cela combat l'hypothefe du mélange de ce fuc avec
la bile, & en même temps les conféquences qu'on voudroit

en tirer par rapport à l'office que quelques-uns ont cru qu'il lui rendoit en tempérant son acrimonie.

Voici quelques expériences qui peuvent servir à faire connoître plus particulierement la nature de ces liqueurs ; en faisant couler la bile & le suc pancréatique dans le duodenum d'un animal vivant, on a vu qu'il ne se faisoit aucun bouillonnement : on a fait aussi plusieurs expériences en divers temps, en mêlant la bile avec les esprits de nitre, de vitriol, de sel & de souphre, & on a observé qu'elle se cailloit toujours, plus ou moins, par ces mêlanges sans aucune fermentation, ou du moins très-peu sensible, & que sa couleur venoit d'un verd plus ou moins foncé ; au contraire, quand on la mêloit avec les sels volatils d'urine, de corne de cerf & de suye, on s'appercevoit qu'elle devenoit plus fluide, plus coulante, & d'une couleur plus vive, & quand on la mêloit avec quelque sel lixiviel, son amertume en devenoit plus insupportable.

On peut tirer quelqu'utilité de ces expériences pour la pratique de la Médecine ; si l'on fait réflexion, par exemple, sur les premiers mêlanges faits avec différens acides, l'on connoîtra que rien n'est plus capable de changer la consistance de la bile que ces sortes de sels ; ainsi quand on verra des matieres rendues par le vomissement ou par les selles, remplies d'une bile verte ou de couleur de rouille, on aura lieu de présumer que les acides dominent dans les premieres voies, pourvu toutefois que ces changemens ne viennent point des médicamens, car souvent la bile prend ces mêmes couleurs quand on a pris quelques préparations de vitriol ou de mars ; cela étant, il est aisé de voir pourquoi on employe si utilement dans ces maladies les poudres de perles, de coraux, d'yeux d'écrevisses, de cachou, & tous les autres absorbans qui agissent également en émoussant & en adoucissant les pointes des acides, mais il n'en faut pas faire un trop long usage, afin d'éviter les embarras & les concrétions qu'ils peuvent produire dans les premieres voies.

Si l'on fait quelqu'attention sur la deuxiéme expérience, on verra que rien n'est plus propre pour conserver la bile dans sa fluidité & dans sa couleur naturelle, que les sels volatils ; enfin les mêlanges faits avec les sels fixes, donnent à connoître que quand les principes salins de la bile sont ou affoiblis,

ou

ou en trop petite quantité, il faut avoir recours aux sels lixi-
viels des plantes, aux amers & aux saponaires.

IX. *De la structure de la Ratte.*

J'ai observé que dans les bœufs, les moutons, & les autres
animaux ruminans, la ratte étoit enveloppée de deux membranes; l'extérieure est si serrée, qu'elle ne donne point passage
à l'air qu'on a poussé dans la ratte; elle est parsemée d'un très-
grand nombre de vaisseaux sanguins, qui sont des ramifications de ceux qui arrosent l'intérieur de la ratte; outre ces vaisseaux, j'ai plusieurs fois observé dans les vaches & les chevaux
que j'ai ouverts vivans, que toute la surface de cette membrane étoit arrosée par une infinité de petites racines lymphatiques qui se réunissoient, & formoient des branches fort
grosses & fort apparentes, lesquelles serpentoient sur la surface de cette membrane : toutes ces branches formoient enfin
deux ou trois troncs qui accompagnoient celui de la veine
splénique, & qui se venoient joindre au tronc lymphatique-
hépatique. Je n'ai jamais pu conduire les racines de ces petits
canaux lymphatiques jusques dans la substance de la ratte. La
membrane intérieure embrasse immédiatement toute la substance de la ratte; son tissu n'est point si serré qu'elle ne donne
passage à une bonne partie de l'air qui a été poussé dans la
ratte : toutes les fibres qui traversent le corps de ce viscere,
presqu'en ligne droite, aboutissent de part & d'autre à la surface interne de cette membrane; c'est pourquoi on ne la peut
séparer qu'après avoir coupé toutes les extrêmités de ces fibres.

Presque toute la substance de la ratte n'est autre chose qu'un
tissu de cordes ou fibres dures, fermes & solides, qui forment
des mailles de toutes sortes de figures; pour les bien examiner,
il faut enlever la membrane propre, laver le tissu dans plusieurs eaux tiédes, pour faire sortir le sang, détruire les petites
cellules cotonneuses, les glandes, &c; alors on découvrira
cet entrelassement qui fait plaisir à voir.

On a cru que ce tissu de fibres étoit formé par les dernieres
divisions des arteres, veines & nerfs capillaires de la ratte,
mais on peut raisonnablement en douter, si l'on fait réfléxion
que l'ordre que ces fibres tiennent dans leurs ramifications est

entierement contraire à celui des vaisseaux sanguins, lesquels vont toujours en diminuant à mesure qu'ils se partagent, au lieu que les ramifications des fibres de la ratte sont entierement différentes, puisqu'elles ne grossissent point par l'union de leurs fibres voisines, & qu'elles ne diminuent point en grosseur par le nombre de leurs ramifications.

M. *Malpighi* prétend qu'elles sont musculeuses, & dans une lettre qu'il m'a écrite, il les compare à ce muscle réticulaire qui embrasse les vésicules des poumons, & qui sert à les comprimer pour chasser l'air qu'elles contiennent dans la cavité des bronches.

Il y a aussi lieu de croire que les fibres qui traversent le corps du placenta sont de la même nature.

Nous avons remarqué que ces fibres musculeuses qui sortent de la tunique interne de la ratte, vont en traversant le corps de ce viscere, s'attacher à la partie opposée de cette même membrane, ce qui nous donne lieu de croire qu'elle n'est autre chose que le tendon de toutes ces fibres musculeuses ; & comme l'expérience nous apprend que les tendons se durcissent & deviennent osseux très-souvent, il ne faut pas s'étonner si on trouve si fréquemment cette tunique de la ratte cartilagineuse, & d'autrefois osseuse.

L'action de ces fibres paroît fort nécessaire dans la ratte ; car le sang qui s'épanche dans les grandes cavités de ce viscere, y séjourneroit par trop, & y souffriroit quelque coagulation, si par la contraction de ces fibres musculeuses, ce sang n'étoit incessamment battu & exprimé par autant de reprises qu'il se fait de contractions, & c'est ce qui se fait d'autant plus facilement, que ce sang y reprend comme une nouvelle fluidité par le moyen de ce grand nombre d'esprits animaux que les nerfs y apportent.

M. *Malpighi* a le premier observé qu'outre ces fibres, il y avoit dans la ratte plusieurs cellules membraneuses qui s'ouvroient les unes dans les autres, que ces cellules remplissoient les vuides des mailles formées par les fibres spléniques, & qu'elles étoient soutenues par elles, & par les vaisseaux sanguins, de la même maniere que nous voyons que les parois & les voûtes des batimens sont affermis par les poutres. La figure & la grandeur de ces cellules changent & s'accommodent à la situation & à l'étendue du lieu où elles sont placées. Enfin il paroît que toutes ces cellules membraneuses sont formées & tirées du développement du canal veineux.

Si on vuide tout le sang d'une ratte en y féringuant de l'eau tiéde par l'artere splénique, elle devient blanche comme de la neige ; & si après l'avoir remplie d'air, on la laisse sécher, pour lors on n'y voit ni cellules, ni aucune apparence de veine, mais seulement un tissu de fibres qui s'entrelassent les unes dans les autres, & avec les ramifications de l'artere ; cela a donné lieu à plusieurs Anatomistes modernes de croire que ces cellules étoient imaginaires, & que celles qui paroissent dans les rattes qu'on a desséchées avant de les blanchir, ne sont que des pellicules formées par le sang extravasé entre les fibres de la ratte, & étendu & dilaté en forme de membrane par l'action du vent qu'on a poussé par la veine splénique ; ce qui fait paroître un amas de cellules : on verroit, disent ces Messieurs, la même apparence, si l'on jettoit du sang sur un tas de crin bien resserré ; car ce crin & ce sang venant à se dilater & à se sécher en cet état, feroient paroître plusieurs cellules qui rempliroient les intervalles du crin.

Quoique la conséquence qu'on peut tirer de cette observation soit très-possible, il est pourtant vrai qu'elle ne détruit point l'opinion de *M. Malpighi* ; car ces Messieurs n'ont pas remarqué que la membrane fine & déliée, qui compose les cellules, est entierement détruite & emportée par la lavure, ce qui fait qu'elles disparoissent entierement, & qu'il ne reste que les fibres dures & musculeuses qui les embrassent. *M. Malpighi* prétend qu'il y a des glandes renfermées dans ces cellules, & attachées aux extrémités des vaisseaux ; il dit aussi qu'on ne peut les découvrir qu'en déchirant la ratte, & en la ratissant légerement, ou bien en la lavant plusieurs fois avec de l'eau tiéde.

Quand on pousse de la liqueur à injection par l'artere, elle revient presque toujours par la veine, c'est-à-dire, qu'elle remplit le corps de la ratte ; ceci n'arrive pas dans celle de l'homme, à moins que la liqueur ne soit poussée avec force ; l'on voit par-là, & assez clairement, que les arteres capillaires se vuident immédiatement dans les cellules & dans ce qui tient lieu de veines dans ces animaux.

H h ij

Higmor a cru que dans les bœufs & les autres animaux ruminans, la veine fplénique fe perdoit à fon entrée dans la ratte,
& fe terminoit par quelques grands pores dans la fubftance de
ce vifcere, mais nous avons obfervé avec *M. Malpighi*, que
la veine entrant dans le corps de la ratte, quitte une de fes
tuniques qui s'incorpore avec la membrane interne de ce vifcere, & que l'autre, quoique très-déliée, coule tout le long
d'environ un pouce dans fa fubftance, & perd la forme de
veine ; outre ces grandes ouvertures, il y a d'autres petits trous
que *Malpighi* nomme des ftigmates, & qui ne répondent à
aucunes branches d'arteres, ou ce qu'on peut appeller veine,
mais feulement à quelques cellules de la ratte.

La membrane qui forme ce canal veineux & les branches,
eft fi déliée, qu'elle fe déchire au moindre effort ; outre cela
elle forme en plufieurs endroits comme un réfeau dont les efpaces paroiffent tout-à-fait vuides, ce qui lui fait perdre la
figure de canal. Il y a lieu de croire que les extrêmités de ces
conduits veineux venant à fe dilater, produifent toutes les
cellules dont nous avons déja parlé.

Il y a toujours deux cordons de nerfs qui fe trouvent renfermés à chaque côté de l'artere, fous la capfule de l'aorte,
& qui l'accompagnent dans toutes fes ramifications.

A l'égard de la capfule, il eft certain qu'elle eft formée par
la tunique interne de la ratte, qui fe repliant en dedans, forme une enveloppe commune à tous ces vaiffeaux, & fe partageant avec eux, les accompagne dans toutes leurs routes, ainfi
que cela fe voit dans le foie, les reins, &c.

Les vaiffeaux, tant artériels que veineux, dans les ruminans, n'ont qu'une feule entrée, ce qui eft différent dans
nombre d'autres animaux.

De la Ratte humaine.

La ratte eft fituée dans l'hypocondre gauche, fous la voûte
du diaphragme, mais elle n'y tient point fi fortement que le
ventricule & le foie : elle eft placée derriere le fond de l'eftomac ; fa figure imite affez bien la langue : elle a deux faces,
une antérieure, & une poftérieure ; celle-ci eft convexe, elle
eft du côté des fauffes côtes & du diaphragme ; fa partie anté-

rieure eſt légerement concave, elle regarde le fond de l'eſtomac ; l'arc du colon eſt placé au-deſſous de ſon extrêmité inférieure ; elle s'étend quelquefois juſqu'au rein gauche ; elle eſt couchée un peu obliquement ; elle eſt plus ou moins longue, plus ou moins large, plus étroite par ſa partie ſupérieure que par l'inférieure ; ſon milieu a plus de ſurface que ſes extrêmités ; une grande partie de ſa circonférence eſt tranchante & comme découpée en différens endroits ; elle approche auſſi de l'ovale : enfin ſes dimenſions dépendent de l'âge & du tempérament.

La couleur de la ratte varie ; elle ſe trouve dans des ſujets d'un rouge brun couleur de lie de vin ; dans d'autres d'un rouge plus vif : il ſe trouve ſouvent dans les cadavres qu'elle eſt pâle & blanchâtre.

Dans les perſonnes ſaines elle eſt bornée à ſix à ſept pouces de longueur ; ſon épaiſſeur va à un bon pouce, ſur ſa largeur on lui peut donner trois grands travers de doigts.

La ratte a des attaches particulieres en forme de ligamens, elle eſt comme ſuſpendue au diaphragme par un prolongement de la tunique intérieure du péritoine ; ce ligament eſt, pour ainſi dire, vertical : outre cette attache, il ſe rencontre d'autres productions qui rendent ſa connexion aſſez ferme au voiſinage du colon & du rein. L'épiploon ſe prolonge par des productions qui ſoutiennent ſes vaiſſeaux, & les accompagnent dans leurs diſtributions intérieures. Les vaiſſeaux courts ne ſont que des rameaux, tant artériels que veineux de ces mêmes vaiſſeaux, ce que l'on ne doit pas regarder comme des parties capables d'aſſujettir la ratte, &c.

L'on rencontre aſſez ſouvent dans la portion de l'épiploon, qui ſe porte vers la partie cave de la ratte, des corps ronds de la groſſeur d'une aveline ; ils ne différent en rien de la couleur, de la conſiſtance & de la ſtructure de la ratte ; le nombre eſt quelquefois de deux, trois & quatre ; ils imitent par leurs figures, les glandes conglobées, mais la ſtructure les diſtingue, &c.

La ſubſtance de la ratte de l'homme n'a qu'une ſeule membrane qui lui eſt propre ; cette tunique paroît, pour ainſi dire, tendineuſe, ſa ſtructure eſt denſe & ferme, & s'oſſifie quelquefois, comme il a été dit. L'on a peine à croire qu'elle ſoit une production de l'épiploon , & même du péritoine , ce dont on peut juger par son examen.

J'ai nombre de fois vu des rattes entrecoupées dans le milieu par un ou deux sillons assez profonds ; la même chose se rencontre à sa circonférence. Il est vrai de dire que l'épiploon se continue jusques dans les parties les plus enfoncées de la scissure & des enfoncemens entrecoupés de la partie cave de la ratte.

L'intérieur de la ratte ne paroît être qu'un tissu & un entrelassement de vaisseaux de tous genres , ce que l'on voit par une injection fine ; les veines accompagnent la distribution des arteres dans toute sa substance, ce qu'il est aisé de voir en enlevant la membrane propre ; si on lave dans plusieurs eaux la ratte pour la dégorger de tout le sang qui est contenu dans les cellules , alors la distribution se fait appercevoir ; le contraire arrive dans les ruminans , où la veine ne conserve son canal qu'environ un pouce dans l'entrée de la ratte , comme il a été dit.

Les glandes de la ratte sont dispersées dans sa substance ; elles sont molles , friables & cotonneuses ; elles sont aussi folliculeuses ; les capillaires des arteres les soutiennent , les cellules les renferment , &c.

Pour ne pas se tromper dans les préparations des especes de rattes , l'on observera quelques circonstances. Premierement, lorsqu'on blanchit la ratte d'un veau , l'intérieur reste entierement réticulaire, la même chose s'observe dans le bœuf; secondement, que celle du mouton est toute vésiculaire, ou cellulaire; troisiémement, dans celle de l'homme, quoique bien lavée & desséchée , on ne découvre qu'un tissu cellulaire, mais à la vérité plus fin : si la ratte a été injectée, ces cellules sont parsemées de capillaires; quatriémement, si on examine toutes ces différentes rattes, après les avoir fait macérer pendant quelques jours, & leurs substances à découvert, tout l'intérieur étant bien lavé jusqu'à ce que l'eau reste claire , pour lors on ne découvre dans les unes & les autres qu'un réseau ou corps réticulaire plus sensible dans le bœuf que dans le mouton , & dans le mouton que dans l'homme : ces différentes préparations peuvent souvent en imposer,

Des vaisseaux de la Ratte.

L'artere fplénique eft une des branches du tronc de la cœliaque ; cette artere s'incline vers le côté gauche, où elle paffe le long de la partie poftérieure & inférieure du pancréas, en faifant des zigzags jufqu'à l'extrêmité de ce corps glanduleux ; dans ce trajet elle lui donne des rameaux arteriels ; enfuite elle fe partage en plufieurs rameaux, lefquels s'engagent dans les portions de l'épiploon, qui vont vers la ratte ; ces vaiffeaux s'entrelaffent & fe féparent de nouveau ; ils entrent féparément dans la fente ou fciffure de la ratte, pour fe diftribuer dans toute fa fubftance : ces ramifications font accompagnées de l'épiploon & de la membrane propre en forme de gaines.

Toutes les veines prennent naiffance des extrêmités des arteres, elles font les mêmes ramifications dans la fubftance de la ratte ; des capillaires il réfulte des rameaux qui fortent de l'intérieur de ce vifcere par où entrent les arteres ; ils fuivent la route des arteres renfermées dans les productions de l'épiploon : tous ces rameaux fe réuniffent en un feul tronc qui régne le long de l'artere fplénique, dans toute l'étendue poftérieure du pancréas ; elle en reçoit les veines. La veine fplénique eft plus groffe que le tronc de l'artere, elle aide à la formation de la veine porte.

L'artere fplénique à l'extrêmité du pancréas, donne une artere à la partie gauche de l'eftomac nommée gaftrique gauche, une ou plufieurs à l'épiploon appellées gaftré-épiploiques gauches, & trois à quatre rameaux qui fe diftribuent au fond de l'eftomac, qui retiennent le nom de vaiffeaux courts, ou *Bas-breve :* il y a autant de veines qui rapportent, qui fe déchargent dans les ramifications de la veine fplénique.

Les nerfs qui font deftinés pour la ratte partent du plexus fplénique, formé par la branche fupérieure du nerf intercoftal gauche : il embraffe l'artere fplénique ; il eft adoffé au plexus folaire, &c ; tous les filets de nerfs qui en partent fe ramifient fur le tronc de l'artere fplénique, comme des branches de lierre qui entourent un arbre, & fuivent la diftribution de fes rameaux dans tout l'intérieur de la ratte : dans l'homme,

l'artere, la veine & les nerfs font dans leurs principales ramifications enveloppées dans une même gaîne, que l'on doit
regarder être faite par l'allongement des productions de l'épiploon & de la membrane propre de la ratte.

L'on peut s'affurer de cette gaîne par ce qui fuit ; après
avoir injecté une ratte, telle qu'elle foit, avec l'eau tiéde, &
l'avoir dégorgée du fang épanché, & avoir détruit en partie
les cellules & les glandes, on la fouffle par la veine pour la
remplir d'air ; on fait une ligature au vaiffeau pour retenir l'air :
quand on croit que la fubftance de la ratte eft plus qu'à moitié
féche, il ne s'agit que de l'ouvrir dans l'étendue du trajet des
vaiffeaux ; alors la gaîne qui n'eft pas encore defféché eft très-
fenfible.

La ratte eft quelquefois fujette à des altérations qu'elle communique aux parties voifines. J'ai ouvert en divers temps des
fujets dont la ratte étoit d'une groffeur extraordinaire, toute
gangrenée & pleine d'une matiere pareille à de l'encre. La
partie voifine du diaphragme étoit percée ; l'inflammation de
la ratte s'étoit communiquée à cette partie.

Cette maladie avoit commencé par une grande douleur au
côté gauche, la fiévre, le vomiffement, la difficulté de refpirer, &c.

L'inflammation de ce vifcere caufe bien fouvent le vomiffement. Très-fouvent auffi la ratte eft repouffée contre les
fauffes côtes par les gonflemens du ventricule, mais plus fouvent par ceux du colon, comme il a été remarqué ; ainfi on
croit fouvent que la ratte eft attaquée lorfque le mal eft dans
une autre partie.

Quelquefois fes ligamens fe relâchent de telle maniere
qu'elle tombe dans l'hypogaftre, & pour lors elle comprime
la veffie, & même le rectum, ce qui fait qu'on a de la peine
à uriner & à rendre les excrémens, & on ne peut fe coucher
qu'avec peine fur le côté fain, parce que le poids de ce vifcere étend par trop fes vaiffeaux.

Elle tomba dans une femme de cette ville il y a quelques
années ; tous les Médecins crurent qu'elle avoit une mole dans
la matrice, & en effet on s'y pouvoit facilement tromper ; mais
on reconnut par l'ouverture que c'étoit la ratte qui formoit la
tumeur, & qui occupoit toute la cavité de l'hypogaftre.

Cette

Cette partie eft fujette à des gonflemens extraordinaires, & à s'engorger d'humeurs : j'ai vu une femme d'environ 35 ans, dans laquelle la ratte prit un tel accroiſſement, qu'elle occupoit l'hypocondre gauche dans prefque toute ſon étendue, la région lombaire, & enfin ſon extrêmité tomboit dans l'hypogaftre ; on traita pendant pluſieurs mois cette groſſeur de ſkirre ; la femme devint dans un état très-fâcheux : les alimens ne pouvoient reſter dans l'eſtomac par la compreſſion qu'il ſouffroit ; les urines & les excrémens ſe trouvoient en partie ſupprimés ; tous ces accidens lui occaſionnerent une hydropiſie aſcite dont elle mourut : en ayant fait l'ouverture, je tirai la ratte, le volume dont elle étoit me détermina à la peſer ; ſon poids alloit à dix-huit livres & plus, &c.

L'engorgement d'humeurs dans la ratte eſt une indiſpoſition qui eſt très-familiere à ceux qu'on appelle mélancoliques & rateleux, & c'eſt elle principalement qui a donné lieu à tous les différens ſyſtêmes touchant ce viſcere. Ceux qui ſont ſujets à ſes gonflemens ſouffrent d'autres accidens conſidérables ; ils piſſent ſouvent & beaucoup, à peu près comme les chiens qu'on a ératés ; leurs urines ſont claires & aqueuſes ; leur pouls lent & foible ; ils crachotent continuellement, ils ſaignent ſouvent du nez, & ſont ſujets aux hémorroïdes ; ils reſpirent avec peine, & ſouvent avec de profonds ſoupirs, & ne peuvent marcher ni courir ſans ſe ſentir fort oppreſſés ; ils deviennent maigres, ils ne peuvent ſupporter les débauches, ni les excès de boire, & on voit ſur leur peau des taches livides & noires : enfin ils ont de temps en temps des rapports aigres.

Tous ces accidens peuvent en impoſer aux plus éclairés, & je ne m'étonne pas que prefque tous les Médecins, tant anciens que modernes, ayent accuſé la ratte dans cette occaſion. Ils conviennent que l'uſage de ce viſcere eſt de filtrer une ſéroſité acide & auſtere, & qu'elle en eſt le réſervoir.

Les ſentimens ſont partagés touchant l'uſage de cette acidité. Les uns ont cru que la ratte fourniſſoit au ventricule cet acide pour ſervir comme de levain propre à fermenter & à digerer les alimens ; les autres qu'elle ſervoit à épaiſſir le ſang, & à lui donner une certaine conſiſtance qui empêche qu'il ne foit trop précipité dans fon cours ; les autres enfin ont foutenu que cette faveur auftere & acide étoit la bafe de tous les fermens que les glandes contiennent, & dont la premiere matiere venoit de la ratte.

Dans ce fyftême ils ont cru trouver une extrême facilité à expliquer tous les accidens qui accompagnent les gonflemens, les obftructions & les fquirres de ce vifcere : mais fans m'arrêter à combattre toutes ces erreurs, il eft aifé de faire voir que tous ces Auteurs ont pris l'effet pour la caufe ; car il eft conftant que quoique les gonflemens de la ratte fe rencontrent fouvent avec tous les autres accidens que je viens de rapporter, il arrive auffi quelquefois qu'ils ne s'y rencontrent pas ; ainfi on a tort de s'en prendre à ce vifcere : il faut donc tâcher de découvrir quelque caufe plus formelle & plus immédiate.

Il y a lieu de croire que tous ces accidens font des vices & des fuites de la mauvaife difpofition du fang qui eft trop épais & trop vifqueux. En effet, l'expérience nous apprend que dans les mélancoliques les levains de la nourriture agiffent de telle maniere fur les alimens, que leur partie tartareûfe fe diffout & fe développe la premiere, ce qui fait que l'aigre domine & prend le deffus. Il arrive au fang en cette rencontre, ce que l'on voit arriver au lait & aux autres liqueurs qui fe coagulent d'un côté & fe liquéfient de l'autre ; c'eft-à-dire, qu'il s'en fait du fromage & du petit lait ; ce fang eft donc épais, & la férofité en eft prefque toute dégagée.

Sur ces principes, il eft aifé d'expliquer les accidens dont on a parlé ; premierement, de ce que les parties du fang font groffieres & pefantes, il s'enfuit qu'il fe fépare peu d'efprits au cerveau, & ces efprits ont peu d'activité ; c'eft pourquoi le pouls des rateleurs eft petit & fréquent, ils font naturellement pefans, & le moindre travail les laffe ; c'eft la fubtilité des efprits & du fang qui eft la principale caufe qui rend le corps difpos, qui éveille l'efprit & qui échauffe l'imagination. Quand ces gens marchent un peu plus vîte qu'à l'ordinaire, ou dans des lieux difficiles, la refpiration devient fréquente & oppreffée, car les mufcles qui fe refferrent & fe relâchent continuellement, pouffent le fang enfermé dans leur épaiffeur, & le pouffant avec abondance vers le cœur & les poumons, rendent par ce moyen la respiration plus précipitée ; mais comme ce sang, qui est épais & grossier, a peine à se raréfier & à couler avec la vîtesse nécessaire par la substance du poumon, n'obéissant pas à l'agitation qui lui est imprimée, il étend les vaisseaux du poumon & étrecit ceux de la trachée-artere, d'où vient que l'air a peine à pénétrer les bronches, & à s'insinuer dans la substance du poumon.

Comme les effusions du sang dans les poumons sont fréquentes, il faut que ces décharges dans le ventricule gauche soyent aussi fréquentes ; ainsi les mouvemens d'inspiration & d'expiration doivent être fréquens, selon les loix de la respiration.

Ajoutez à cela que les gonflemens de la ratte empêchent l'applanissement du diaphragme.

Les rateleux crachotent & urinent souvent ; car comme la sérosité du sang se trouve en quelque sorte exprimée de la masse, elle s'échappe avec une extrême facilité par les filtres des reins & des glandes salivaires, ce qui fournit la matiere de ces urines & de ces crachats continuels. Les urines sont claires & aqueuses ; la couleur de cette liqueur ne vient que de la dissolution de ses parties salines & sulfureuses, mais dans les rateleux, les humeurs ne se raréfient point, les soufres sont enveloppés ; c'est pourquoi les urines demeures claires, & ainsi du reste.

Il s'agit à présent d'expliquer d'où vient que la ratte dans cette occasion est si sujette à se gonfler. Nous avons vu que la substance intérieure de ce viscere n'est autre chose qu'un tissu celluleux dans l'homme, fort lâche & spongieux, & par conséquent très-propre dans certaines occasions à se dilater. Il est impossible de pouvoir comprendre d'où dépend cette facilité, lorsqu'on n'examine la ratte que dans l'état où elle se présente après la mort ; car le sang dont elle est toujours remplie, & qui se coagule au dernier moment de la vie, la durcit de telle maniere qu'il est vrai de dire que sa structure est comme voilée.

Cette structure étant connue, il ne faut pas s'étonner si le sang impur des mêlanges, & par conséquent incapable de circuler avec facilité, cause si souvent des obstructions & des squirres dans ce viscere. Voyons d'où viennent les gonflemens

fubits qui lui arrivent. Il faut remarquer qu'il n'y a point de
de vifcere qui à proportion de fon volume ait une fi groffe artere ; en fecond lieu, que fa fubftance eft facile à s'étendre ;
troifiémement, quelle eft la nature du fang, s'il eft épais, peu
coulant, & fi fes parties font attachées enfemble ; une chaleur
ordinaire n'eft pas capable de les féparer & de les raréfier confidérablement ; mais fi elle devient exceffive, & fi beaucoup
d'efprits s'y mêlent avec une forte agitation, les parties du
fang fe détachent & fe dilatent tout-à-coup ; c'eft ainfi qu'on
ne voit point frémir le lait fur un feu moderé avant que de
bouillir ; mais fi le feu eft grand, il fe fait une élevation fubite : lors donc qu'une joie extraordinaire, ou quelqu'autre
paffion agite fortement le fang & les efprits, cette agitation
fe doit faire fentir à ce vifcere plutôt qu'à tout autre, premierement par la groffeur de fon artere, par celle de fa ftructure,
& par la difpofition du fang : or quand la ratte s'enfle fi fort ;
elle empêche la refpiration.

On voit aifément pourquoi les rateleux font fujets aux hémorroïdes, comme il a été dit ; c'eft à raifon de la difpofition
méchanique de ces vaiffeaux, qu'on nomme hémmorroïdaux,
dont la direction eft droite & perpendiculaire, & par conféquent ce fang épais n'y peut circuler que très-difficilement, &
venant à s'y arrêter, il dilate les foupapes.

On demande comment ces humeurs fe diffipent & fe réfol-
vent, & pourquoi en ce temps-là on a les urines troubles, &
des vomiffemens d'un fang noir & vitriolique, de forte qu'on
diroit que c'eft de l'encre. On veut fçavoir fi ce fang fe décharge par le *vas breve* dans le ventricule, comme croit toute
la Médecine ancienne.

Nous avons vu la difpofition des vaiffeaux qu'on nomme
vas breve, & nous avons remarqué que la ratte ne peut rien
envoyer au ventricule par ces vaiffeaux, & que cela eft abfolument contraire aux loix de la circulation.

Lorfque ces humeurs étrangeres, dont la ratte eft chargée,
ont été atténuées par leur féjour dans ce vifcere, leur partie
la plus fubtile picote vivement les fibres charnues & mufculeufes dont elle eft remplie, & les oblige à faire toutes enfemble une forte contraction qui repouffe dans les vaiffeaux
fpléniques cette matiere cuite & préparée à fa façon, & le fang

s'en décharge, ou par le vomissent, ou par les selles, ou par la matrice ; mais dira-t-on, cette couleur n'est-elle pas une preuve convaincante qu'il sort de la ratte, & qu'il se vuide immédiatement à sa sortie dans le ventricule ?

Il est vrai que presque tous les Médecins déterminent la nature des humeurs par leurs différentes couleurs, mais on est présentement revenu de cette erreur, & on sçait que les humeurs ne se colorent diversement qu'à raison de leurs différens principes, & de leurs différens dégrés de fermentation.

Des fonctions de la Ratte.

Jusqu'à présent on a fait des progrès très-considérables dans la connoissance de la structure de la ratte, mais pour ce qui regarde ses usages, il faut avouer qu'on ne s'y trouve pas encore fort avancé ; cependant je ne laisserai pas que de proposer mon sentiment sur cette matiere.

On n'a point trouvé d'autres vaisseaux qui puissent rapporter de la ratte que la veine splénique & les lymphatiques ; l'une ramene dans la veine porte, & les autres dans le réservoir ; c'est pourquoi, dit *Silvius*, tout le sang qui sort de la ratte se mêle à la masse, & par conséquent ce viscere n'en sépare rien qui puisse être inutile & nuisible.

Je ne vois point qu'on ait encore proposé de sentiment plus raisonnable que celui de *Malpighi*. Il est évident, dit il, par la structure de la ratte, que le sang doit y séjourner quelque peu, car il coule comme d'un petit canal dans un grand, puisqu'il tombe des extrêmités des arteres capillaires dans les cellules de la veine splénique : or le sang ainsi répandu dans les cellules de la ratte, doit recevoir quelques qualités nouvelles, c'est-à-dire, une plus grande fluidité & ténuité ; & cela se fait par son mêlange avec les esprits, que les nerfs de la ratte, qui sont en très-grand nombre, y apportent continuellement ; deuxiémement, par la contraction des fibres musculeuses qui entrent dans sa composion, par laquelle ce sang ainsi arrêté & répandu dans ces cellules, est broyé & comprimé ; le sang ainsi préparé, est plus fluide, plus plein d'esprits, plus abondant en lymphe, plus exactement mêlé, d'un plus beau rouge : pour ce qui est de la multiplicité des fibres & des cellules de ce viscere, c'est une méchanique que la nature employe pour une plus grande & plus facile altération & attenuation du sang.

On voit par-là que l'influence des esprits dans la ratte est doublement nécessaire; premierement, pour attenuer le sang; deuxiémement, pour mettre en action les fibres musculeuses : ainsi il ne faut pas s'étonner si dans les maladies où les esprits sont embarrassés, ou en petite quantité, la ratte grossit & s'enfle si facilement; mais on est en peine de sçavoir à quoi peut servir cette altération que le sang reçoit dans la ratte.

Il faut remarquer que la ratte se rencontre dans tous les animaux, & que tout le sang qui revient de ce viscere va toujours se jetter dans la veine porte : on doit donc croire que ce mêlange est de quelque usage à l'égard du sang qui entre dans le foie par la veine porte; car la situation de la ratte dans certains animaux est telle, que le sang qui en revient pourroit plus facilement se jetter dans la veine cave que dans la veine porte : or puisque la nature affecte si fort dans tous les animaux de mêler le sang qui revient de la ratte avec celui qui entre dans le foie, cela peut donner lieu de croire que ce sang aide au foie à faire ses fonctions, dont la principale est la séparation de la bile; & pour concevoir comment il l'aide en cette occasion, il faut remarquer que le sang qui doit fournir la matiere de la bile, est purement veineux, & par conséquent elle est étroitement mêlée avec les autres parties du sang : or c'est par le mêlange du sang préparé dans la ratte que celui de la veine porte est rendu plus fluide, plus coulant, & que les liens qui tenoient les parties de la bile comme emprisonnées, sont rompus & relâchés, &c.

X. *Du Pancréas.*

Les glandes conglomerées sont différentes entr'elles par leur structure & par les différentes liqueurs qu'elles séparent du sang. De toutes celles que nous connoissons, le pancréas est le seul qui approche le plus par sa structure des glandes parotides ou maxillaires supérieures, des maxillaires inférieures & des sublinguales. Il y a donc lieu de croire que la liqueur filtrée par le pancréas doit être analogue à la salive. Pour ce

qui eſt du thymus, tant dans le fœtus humain que dans les animaux , l'on n'a pas encore rien découvert de particulier.

Le pancréas eſt une glande conglomerée , ſituée en partie
derriere le fond de l'eſtomac , & en partie ſous ſa face poſtérieure & inférieure : il eſt auſſi recouvert par l'arc du colon.

Comme la ſituation du pancréas ne peut paroître qu'en dé-
rangeant nombre des parties contenues , l'on peut cependant
trouver un expédient très-aiſé & très-facile pour le découvrir
dans toute ſon étendue , il ne s'agit que de détacher l'une ou
l'autre lame de l'épiploon , ſoit celle qui régne le long de la
grande convexité du ventricule , ou celle qui eſt attachée
dans l'étendue de l'arc du colon ; il ne faut qu'écarter le
colon du ventricule , alors toute la face antérieure ſe montre
à découvert : ce ſeul moyen donne lieu de voir ſa ſituation
qui eſt tranſverſale.

Cette direction varie ſuivant les ſujets , ce qui dépend de
l'âge , de l'embonpoint , de la bonne ou mauvaiſe configuration de la colonne de l'épine , & des parties contenues avec
leſquelles il a connexion ; il eſt plus ou moins incliné vers
l'une ou vers l'autre de ſes extrêmités. Le pancréas eſt enfermé dans un tiſſu cellulaire , & recouvert de la lame interne
du péritoine , qui forme le méſocolon ; ſa face poſtérieure
paſſe ſur l'aorte & ſur la veine cave inférieure , environ vers
la premiere vertebre des lombes.

Sa figure approche de la langue du chien ; il a dans l'adulte
un demi pied ou environ de longueur ; il eſt large de deux
travers de doigts , & épais d'un pouce.

Il s'engage par ſa partie ſupérieure , qui eſt fort large & fort
épaiſſe , dans l'eſpace que laiſſe le premier contour du duodenum qu'il occupe entierement , & où il eſt étroitement attaché ; cette partie eſt du côté droit , & quoiqu'elle ne ſoit
qu'une continuité du pancréas , l'on a cependant obſervé que
les petits conduits excréteurs de ces grains glanduleux qui partent de cette maſſe , forment par leur réunion un conduit particulier qui s'ouvre dans le canal commun , quelquefois au-
deſſus dans le mamelon , & quelquefois au voiſinage en perçant les tuniques de l'inteſtin. La diſtribution de ces petits
conduits eſt différente dans cette partie glanduleuſe que
celle qui ſe fait dans le reſte de l'étendue du pancréas ; ſa

partie oppoſée ſe porte du côté gauche, elle diminue inſenſi-blement de volume, & ſe termine vers la partie cave de la ratte, où elle eſt ſoutenue par les productions de l'épiploon.

Si l'on ſépare la production du méſocolon & le tiſſu cellu-laire, l'on diſtingue toute la ſurface ſupérieure du pancréas; elle eſt inégale par les différens grains dont il eſt compoſé. Le pancréas a une membrane propre qui le couvre partout; elle fournit par ſa partie interne des petits filets qui pénétrent ſa ſubſtance: quand à la ſtructure du pancréas, c'eſt un com-poſé de pluſieurs grains glanduleux qui s'uniſſent les uns aux autres en forme de petits tas, ou de petites grappes, plus ou moins groſſes, ſéparées entr'elles par un tiſſu cellulaire, qui fournit comme une membrane à chacun; ils ſont auſſi unis par la diſtribution des vaiſſeaux: ces grains ſont mollets, & ont moins de conſiſtance que ceux qui compoſent les glandes maxillaires auxquelles nous les avons comparés, tant par leur ſtructure que par leur couleur blanche, & enfin par l'uſage de la liqueur qu'ils filtrent.

Les grains glanduleux de l'extrêmité du pancréas ſont petits, mais à méſure qu'on approche de l'extrêmité ſupérieure, ils augmentent en groſſeur; de tous ces grains il part un con-duit excréteur; ils s'uniſſent pluſieurs enſemble pour former un rameau qui gagne le milieu de la ſubſtance du pancréas, & s'ouvre dans le conduit commun: il arrive la même choſe du côté oppoſé; la naiſſance du conduit commun eſt très-fine, mais à méſure qu'il s'avance dans le corps du pancréas, il groſſit peu à peu; étant parvenu proche le duodenum, il eſt très-apparent, blanc en couleur, très-mince par ſon tiſſu; l'em-bouchure de ce conduit ſe joint au cholidoque, où tous les deux percent obliquement les membranes de cet inteſtin; ils s'ouvrent dans un mamelon formé d'un plis de la tunique ner-veuſe & de la veloutée; cette embouchure commune paroît très-étroite, quelquefois l'un & l'autre canal s'ouvrent ſépa-rément, & ont une direction différente, ce que l'on voit en paſſant une ſoie de pourceau dans chacun dans l'inteſtin; le diametre du conduit pancréatique, ou de *Virſugus*, eſt de la groſſeur d'un ſtylet ordinaire: l'on remarque dans certains ſujets deux embouchures, par conſéquent deux conduits.

Il n'eſt pas toujours aiſé de découvrir ce conduit, vu qu'il
eſt

eſt placé dans le milieu de la ſubſtance du pancréas ; il fait dans ſon trajet quelque petite infléxion d'un côté à l'autre, ce qui n'eſt pas toujours ſenſible à la vue : quand j'ai dit qu'il n'eſt pas toujours aiſé de le découvrir, c'eſt qu'il eſt très-enfoncé, & ſouvent un filet de nerf ou d'artere peut en impoſer ; pour ne pas ſe tromper, il faut renverſer le pancréas du côté de ſa face poſtérieure, écarter les lobes glanduleux à deux lignes de diſtance de l'inſertion du cholidoque, alors le canal ſe fait appercevoir ; il eſt plat, & comme tranſparent : on peut le ſuivre juſqu'à ſon extrêmité, pour voir les rameaux collateraux qu'il reçoit de toute la ſubſtance de ce viſcere.

Pour bien voir la diſtribution des conduits, & celle du commun, il faut injecter une liqueur colorée, enſuite les découvrir d'un bout à l'autre ; ces ramifications font le même effet que l'artere ſplénique injectée dans le veau, après avoir été blanchie, &c.

Le pancréas reçoit ſes arteres de pluſieurs endroits ; l'artere ſplénique paſſe le long de ſa face poſtérieure, pour venir à la ratte ; dans ce trajet elle lui donne des rameaux qui s'y diſtribuent, que l'on nomme arteres pancréatiques ; du côté de ſa partie ſupérieure, comme il eſt très-large, & qu'il eſt étroitement uni au duodenum, comme il a été dit, il reçoit des rameaux de la grande gaſtrique, qui part de l'hépatique, de même que de celle que l'on nomme duodenale, & de pluſieurs autres arteres qui ſont à ſon voiſinage.

- La veine ſplénique eſt la réunion de toutes les ramifications veineuſes de la ſubſtance de la ratte ; elle reçoit les vaiſſeaux courts, la gaſtrique gauche, les gaſtré-épiploïques ; elle paſſe le long de la face poſtérieure du pancréas renfermée en partie dans ſa ſubſtance ; dans ce trajet elle reçoit les veines qui rapportent de ce viſcere, & de pluſieurs autres parties voiſines ; elle entre dans la compoſition de la veine porte.

Les nerfs du pancréas ſe détachent d'un plexus que l'on nomme ſplénique, de l'hépatique, du plexus ſolaire, du méſenterique ſupérieur : ils accompagnent particulierement la diſtribution de l'artere & de ſes ramifications.

Le pancréas eſt ſujet à des embarras & des concrétions conſidérables qui ſont accompagnées de très-fâcheux accidens ; ils troublent la digeſtion par la compreſſion qu'ils cauſent au ventricule, mais particulierement au duodenum ; les malades fentent un grand poids fous le diaphragme, principalement quand ils font debout, ils ont de la peine à refpirer, tant parce que cette humeur comprime le diaphragme, que parce qu'elle s'oppofe à fon applaniffement : ils ont des douleurs de colique par la compreffion que fouffre la portion du colon qui traverfe le bas-ventre, les lombes font appefanties : ils ont fouvent une diarrhée bilieufe, parce que le fuc pancréatique ne coulant plus dans les inteftins, ne peut plus tempérer la bile, ce qui fait qu'elle picote trop vivement les inteftins.

Tous ces fymptômes ont été remarqués par les Auteurs dans ceux qui avoient quelque skirre confidérable au pancréas.

Nous avons furtout une belle obfervation fur ce fujet dans *Riolan*, qui eft celle faite après la mort de *M. de Thou*, l'un des plus célébres Hiftoriens de fon temps. Il ouvrit fon corps, & il trouva le pancréas skirreux, & qui étoit auffi gros & auffi pefant que le foie, fes glandes étant de la groffeur d'un œuf de pigeon ; le foie étoit auffi skirreux, mais la ratte étoit flétrie, & fi petite qu'elle ne pefoit pas une once.

A l'occafion de cette flétriffure, il eft à propos de faire remarquer une erreur groffiere de *Riolan* fur l'ufage du pancréas & de la ratte ; il croit que le pancréas peut fuppléer à la fonction de la ratte, qui eft de purifier le chyle qui doit entrer par la veine porte dans le foie, & il prétend fe fonder fur de bonnes obfervations, parce qu'il avoit remarqué que quand le pancréas étoit fort gros, la ratte étoit fort petite ; mais cet Auteur n'a pas fait réfléxion que le pancréas ne peut devenir gros & skirreux qu'il ne comprime les vaiffeaux qui vont à la ratte : il ne faut donc pas s'étonner fi la ratte fe flétrit faute de nourriture.

Le pancréas devient quelquefois purulent, & le pus fe vuide quelquefois par fon canal dans le duodenum ; ainfi les matieres purulentes qui fe vuident par les felles, peuvent venir d'ailleurs que des inteftins. La liqueur du pancréas fe dégorge quelquefois fi abondamment dans les inteftins, qu'elle caufe une diarrhée féreufe qui fe diftingue des autres, parce qu'elle fe fait fans aucunes tranchées, ou en termes de l'art : *citra catharum & ventriculi querelas.*

En parlant de l'obftruction des conduits biliaires, l'on a fait remarquer que la tête du pancréas étant fort groſſe & fort skirreuſe, comprimoit de telle maniere l'extrêmité du conduit cholidoque, que le cours de la bile en étoit entierement inter-rompu. Les tumeurs du pancréas ſont difficiles à connoître, parce qu'il eſt recouvert d'une portion du colon & du ventri-cule.

XI. *Des Reins, des Ureteres, de la Veſſie, &c.*

Les reins ſont ſitués dans la région des lombes de telle ma-niere qu'une partie eſt cachée ſous les dernieres fauſſes côtes, & l'autre deſcend dans cette région du côté de la partie poſté-rieure de l'os des îles.

Ils ſont enfermés dans un ſac formé par un replis particu-lier du péritoine, lequel eſt ordinairement ſi couvert de graiſſe, que les Anatomiſtes l'ont appellé la membrane adipeuſe du rein.

Le droit eſt au côté de la veine cave, & le gauche au côté de l'aorte deſcendante ; ils ſont éloignés l'un de l'autre d'en-viron trois pouces, ſéparés par le corps des vertebres des lom-bes ; le droit eſt pour l'ordinaire ſitué un peu plus bas que le gauche, à cauſe du poids & du volume du foie qui eſt au-deſ-ſus ; cependant ce n'eſt pas une régle générale, il ſe trouve des ſujets où ils ſont paralleles entr'eux.

Leur figure reſſemble aſſez bien à celle d'une féve d'aricot, c'eſt-à-dire, qu'ils ſont convexes en dehors, & légérement concaves en dedans ; la convexité regarde les fauſſes côtes, & la concavité le corps des vertebres des lombes ; leur partie extérieure eſt en forme d'arc, elle a plus d'étendue que la par-tie cave ; l'arc commence ſupérieurement de dedans en de-hors, auſſi obſerve-t-on que le rein eſt plus épais par ſa partie ſupérieure & antérieure que par l'inférieure, où l'arc finit in-ſenſiblement, & ayant dans le milieu de leur partie cave un enfoncement en forme de croiſſant garni de beaucoup de graiſſe, par où entrent les arteres & les nerfs, & par où ſor-tent les veines, les ureteres & les lymphatiques.

Dans les adultes leur longueur eſt d'environ cinq travers de doigts ſur trois de large, & un & demi d'épaiſſeur ; cha-que rein a deux faces, une poſtérieure, qui eſt ſoutenue par le muſcle triangulaire fléchiſſeur des lombes & le pſoas, une

K k ij

antérieure, sur laquelle le cœcum est fortement attaché du côté droit, & le colon du côté gauche, non pas immédiatement, car l'on a dit que les reins sont enfermés dans un sac formé par le péritoine.

Quelquefois il ne se rencontre qu'un rein placé transversalement sur le corps des vertebres des lombes ; j'y ai toujours trouvé deux ureteres : dans certains sujets j'ai observé qu'un rein étoit fondu, & n'avoit que la grosseur d'une noix ordinaire, & que l'uretere étoit dans son état naturel.

La couleur des reins tire sur un rouge foncé, approchant de la surface extérieure du foie ; il arrive cependant assez souvent que la couleur de l'un & de l'autre viscere varie.

La membrane qui leur est propre les embrasse immédiatement, & comme dans le fœtus leur substance est divisée en plusieurs lobes, cette membrane forme par des productions particulieres autant de loges qu'il y a de lobes, & quoique peu de temps après la naissance de l'enfant ils s'effacent entierement, la substance du rein devenant très-polie, ces cloisons ne laissent pas de subsister ; c'est ce qui se remarque principalement dans ces maladies où toute la substance intérieure du rein ayant été ruinée, il ne reste que sa membrane propre, qui est devenue dure & calleuse, & dont le dedans conserve encore toutes les loges qu'elle avoit formées pour séparer les différens lobes ; cette membrane est étroitement unie par sa partie extérieure à la membrane adipeuse, & les vaisseaux de l'une communiquent avec l'autre ; elle est composée de deux lames occupées par un tissu cellulaire ; c'est la lame interne qui fournit les prolongemens dans la substance qui la divise en lobes, comme il a été dit ; c'est pour cette raison que quand un rein se consume par des dépôts ou ulceres, l'intérieur reste celluleux & membraneux ; j'ai vu nombre de ces maladies, & où chaque rein contenoit une pinte d'urine ou environ.

La membrane propre s'enfonce dans la partie cave du rein jusques dans le fond du sinus ; elle accompagne les vaisseaux sanguins dans leurs distributions.

La substance du rein n'est qu'un amas de glandes & de tuyaux qui leur sont particuliers ; sa partie extérieure est parsemée d'un lacis de vaisseaux ; cette partie est nommée corticale ou glanduleufe ; elle a l'épaiffeur d'une ligne ou environ, ce qui dépend du volume du rein. Si l'on partage un rein par fa partie convexe dans fa totalité, on y diftingue une fubftance molle, fpongieufe, compofée de tuyaux diverfement arrangés ; leur direction eft rayonnée, ils font diftingués entr'eux par les vaiffeaux capillaires, & par un tiffu particulier qui en change la couleur.

Outre la fubftance glanduleufe, on voit fenfiblement qu'à l'extrêmité des arteres capillaires il fe trouve attachés plufieurs petits grains en forme de grappe manquée ; ils font fufpendus chacun par un capillaire qui part du tronc principal : on les obferve dans le rein de l'homme, & dans différens animaux avec la loupe, fans injection, ou avec une injection fluide & colorée, comme je l'ai démontré plufieurs fois.

Comme il n'y a pas lieu de douter que les tuyaux qui partent des glandes ne foient les canaux excrétoires pour la décharge de l'urine, auffi obferve-t-on qu'ils fortent de toute l'étendue de la circonférence de ce vifcere, par conféquent ils prennent une direction différente, c'eft-à-dire, que ceux du centre fe portent en ligne droite, & ceux des côtés prennent une direction oblique.

Ces conduits fe ramaffent en faifceaux, d'où il en réfulte des corps féparés entr'eux, la bafe eft large & l'extrêmité fe termine en forme de pinceau de figure conique : on leur a donné le nom de mamelons ; on en compte pour l'ordinaire dix à douze : chaque mamelon eft embraffé par une production ou appendice de l'uretere en forme d'entonnoir, enforte que quand on ouvre un des conduits de l'uretere jufqu'à fon extrêmité, l'on voit que la bafe du cône du mamelon y eft enfermée comme un gland dans fon calice, c'eft-là pourquoi on lui a donné ce nom. Chaque mamelon eft percé vers fon bout par plufieurs petits trous par où diftille l'urine ; ces tuyaux font très-fins & fi preffés, qu'on les peut effiler.

On diftingue la fubftance du rein en trois parties, la fupérieure glanduleufe, elle eft l'organe de la fécretion ; celle du milieu compofée des corps rouges plus ou moins foncés, eft glanduleufe, folliculeufe, vafculeufe & différente dans certains animaux ; mais fi l'on fait bien attention à cette partie, l'on remarque que ce n'eft autre chofe que les canaux excréteurs qui se réunissent ; la troisiéme partie est mamillaire ou papillaire, elle termine & forme les mamelons dont on a parlé, & dont la couleur est différente des deux autres.

Quoiqu'il paroisse que les glandes occupent principalement toute la partie extérieure, & y forment plusieurs amas ou lobes qui décrivent des contours serpentins, &, pour ainsi dire, vermiculaires ; cela n'empêche pas qu'outre le corps glanduleux, il ne se trouve dispersé dans la substance du rein des petits grains particuliers dont on a parlé, très-sensibles, tant dans l'homme que dans les animaux.

Les arteres & veines du rein sont nommées émulgentes, ces vaisseaux entrant par sa partie cave, sont reçus dans une capsule cellulaire, qui se détache de la membrane adipeuse, jusqu'à leur entrée dans la substance, où perçant la membrane propre, elle les accompagne dans leurs distributions.

Les arteres sortent des côtés de l'aorte par un seul tronc, & quelquefois par deux branches ; j'en ai trouvé jusqu'à trois.

Ce tronc coulant sous la veine, se partage en deux autres branches, qui se subdivisent en parcourant la partie cave du rein, & qui s'avançant vers son centre dans le sinus, se partage de nouveau en plusieurs rameaux qui remontant par la partie droite & la partie gauche du rein, font plusieurs arcades placées les unes sur les autres, & qui s'abouchent entr'elles, de telle sorte que celles du côté droit communiquent avec celles du côté gauche, & forment comme une espece de berceau au-dessus de chaque mamelon, & vont ensuite se distribuer par un million de rameaux & de capillaires, qui en serpentant arrosent surtout la partie glanduleuse. On peut comparer cette distribution de vaisseaux à celle des méfenteriques à l'égard des intestins.

Les veines font la même route que les arteres, & contribuent par conséquent à la formation de ces arcades, de même que les appendices des entonnoirs de l'uretere. Les veines, à la sortie de la substance du rein, forment plusieurs rameaux entourés du tissu cellulaire de la membrane adipeuse, ensuite il en résulte un tronc considérable qui s'ouvre dans la veine cave inférieure ou ascendante.

Les nerfs qui se distribuent dans les reins, partent d'un plexus que l'on nomme renal, formé de plusieurs branches qui

ſe détachent du plexus ſolaire, & de deux ou trois de la branche inférieure intercoſtale ; ces nerfs ſuivent principalement
la route des arteres. Du côté gauche, le plexus ſplénique fournit pour le plexus renal gauche.

L'uretere eſt un canal qui eſt deſtiné à recevoir les urines
filtrées dans le rein pour les tranſmettre dans la veſſie ; comme
il fait l'office d'aqueduc, il doit être conſidéré & diviſé en
trois parties ; la premiere, eſt celle qui eſt enfermée dans le ſinus
de la partie cave du rein ; la deuxiéme eſt la portion qui s'étend
dans la région lombaire & dans l'hypogaſtrique ; la troiſiéme
concerne ſon inſertion dans la partie poſtérieure de la veſſie.
La premiere partie renferme pluſieurs particularités auſquelles
il faut avoir égard. L'uretere occupe le milieu du ſinus, il eſt
garni de tous côtés d'un tiſſu cellulaire, & entouré de quelques rameaux d'arteres & de veines ; là il ſe dilate en forme
d'entonnoir de figure un peu ovale & plat ; la baſe de cet entonnoir donne naiſſance à trois conduits, un preſque dans le milieu, c'eſt-à-dire, qu'il eſt un peu oppoſé à l'embouchure du
conduit de l'uretere ; des deux autres, l'un eſt à droite &
l'autre à gauche ; ſuivant la ſituation du rein, ils décrivent
une direction différente ; celui du milieu ſe porte un peu obliquement, & les autres s'étendent ſur les côtés ; il ſe trouve
des ſujets où la diviſion n'eſt que de deux conduits, & un des
deux ſe diviſe en trois. Pour s'aſſurer de la figure de l'entonnoir & des conduits qui en partent, il ne s'agit que de ſouffler
l'uretere, & y maintenir l'air par une ligature, alors on dégage l'artere, la veine, & le tiſſu graiſſeux : on les détruit, ce
qui donne lieu de voir à nud toute l'étendue de l'entonnoir ;
ſi l'on releve un peu les bords de la ſubſtance qui fait l'entrée
du ſinus, l'on trouve tout à découvert la dilatation de l'entonnoir & les conduits, qui ſe dilatant par leurs extrêmités, embraſſent la naiſſance des mamelons, & forment les entonnoirs,
ce qui fait cette eſpece de réſervoir qu'on nomme mal à propos le baſſin du rein.

Pour l'ordinaire il n'y a qu'un artere pour chaque rein, il
s'en eſt cependant trouvé qui en avoient deux & même trois.
Il ſe détache de toute la circonférence des entonnoirs pluſieurs
appendices qui montent en s'entrelaſſant avec les vaiſſeaux
ſanguins, pour former pluſieurs arcades qui ſont continues

les unes aux autres, & qui forment une espece de berceau ou réseau, par les mailles duquel passent tous les petits tuyaux urinaires qui doivent se rassembler en mamelon ; ainsi on peut dire que les mailles de ce berceau servent à lier les différens paquets de tuyaux urinaires. On a dit que chaque entonnoir se rétrecit & forme une espece de canal qui fait très-peu de chemin, & c'est la réunion de cette partie des conduits qui fait cette espece d'entonnoir, & qui en se resserrant forme l'uretere ; il se rencontre assez souvent deux mamelons, & quelquefois trois dans un entonnoir. L'entonnoir se dilate considérablement dans ceux qui ont des pierres dans le rein, il devient dur, calleux, & même dans certains cas les mamelons se consument, d'où il arrive que les entonnoirs font comme autant de petites fossettes ; j'en ai trouvé où l'on pouvoit placer un œuf de poule, tant l'entonnoir étoit dilaté.

Pour décrire la deuxiéme partie de l'uretere, il faut se souvenir qu'elle est renfermée dans toute son étendue dans le tissu cellulaire du péritoine, & qu'elle commence par un conduit plus ou moins étroit, qui n'est que le resserrement de l'entonnoir ; le commencement de ce conduit se trouve couvert du côté droit par la partie convexe du duodenum, & par l'avance antérieure & inférieure du rein ; les vaisseaux spermatiques passent obliquement par-dessus, & descendent à son côté extérieur, pendant que la veine cave ascendante est au côté intérieur ; l'uretere est couché dessus le muscle psoas ; parvenu vers le bassin, il abandonne le cordon des vaisseaux spermatiques, s'incline en dedans, & passe sur la division des vaisseaux iliaques ; il s'enfonce ensuite dans la partie laterale du bassin, où il fait un petit contour en passant sur la naissance de la veine ombilicale, & derriere le canal différent ; en cet endroit il se trouve un repli du péritoine en forme de croissant, que l'on peut regarder comme commun à la vessie & au rectum, au travers duquel passe l'uretere.

Du côté gauche l'uretere se trouve couvert à son commencement par la naissance du jejunum & de la partie inférieure du rein, comme du côté droit ; sa situation est entre l'aorte descendante & les vaisseaux spermatiques, il parcourt ensuite la même route que celui du côté opposé.

Ce canal dans sa route varie assez souvent, il se contourne dans des sujets presqu'en S romaine.　　　　　　　　　Les

Les ureteres ne font pas de fimples aqueducs, ils ont des fibres mufculeufes qui font leur deuxiéme membrane placée entre l'extérieure & l'intérieure ; les fibres en font longitudinales, & il y en a de circulaires, ce qui eft très-vifible dans le cheval, & dans le bœuf : il eft vrai qu'on peut les diftinguer dans l'homme, & furtout dans ceux qui ont fouffert. La membrane extérieure leur vient du péritoine. Quand à la troifiéme, on la confidére comme nerveufe ; fa furface intérieure eft percée de petits pores prefqu'infenfibles, qui l'humeCtent à tout inftant, & que l'on peut voir en la preffant de dehors en dedans, l'uretere étant ouvert.

Si l'on fait une feCtion longitudinale à une portion de l'uretere, on voit que la membrane nerveufe fe pliffe dans fa longueur, ce que l'on peut attribuer à fon élafticité, & à fon propre reffort.

Les fibres mufculeufes dont elles font garnies, fe mettant en contraCtion, pouffent le liquide qu'elles contiennent, & affez fouvent des pierres qui tombent des reins, comme l'expérience le démontre tous les jours.

Les ureteres ont ordinairement la groffeur d'une plume à écrire, & dans ceux qui ont été travaillés de colique néphretique, ils font quelquefois dilatés de la largeur du pouce, ainfi que je l'ai obfervé très-fouvent.

La troifiéme partie de l'uretere concerne fon infertion dans la veffie ; fa partie inférieure eft étroitement collée au mufcle releveur de l'anus, enfuite elle fe courbe un peu de dehors en dedans, & côtoye le canal déférent ; elle perce obliquement les trois tuniques qui compofent la veffie pour s'ouvrir un peu poftérieurement dans fa cavité, à quelque diftance de l'embouchure de l'urethre, un peu au-deffus de la proftate ; l'embouchure au dedans de la tunique intérieure eft oblongue, & fait un petit rebord flottant, de couleur pour l'ordinaire rougeâtre ; l'embouchure de l'uretere du côté oppofé, eft vis-à-vis ; comme la proftate eft affez fouvent d'un volume confidérable, il paroît comme un monticule à l'endroit des infertions, fait par un repli de la tunique nerveufe.

Des glandes renales.

A la partie fupérieure & antérieure des reins, font placés

des corps glanduleux que l'on nomme les glandes renales,
les glandes atrabilaires, & enfin les reins fuccenturiaux.

L'une de ces glandes eft fituée du côté droit, & l'autre du
côté·gauche. La glande renale du côté droit, eft recouverte
du pylore & du commencement du duodenum, celle du côté
gauche, d'une portion de la ratte, & de l'extrêmité du pancréas qui regarde la partie cave de la ratte.

Si l'on enleve l'eftomac, la ratte & tout le canal inteftinal,
ces glandes fe font appercevoir dans leur fituation naturelle,
c'eft-à-dire, que leur furface antérieure paroît de couleur jaunâtre, plus ou moins foncée, enveloppée d'un tiffu cellulaire,
qui eft auffi plus ou moins épais, ce qui dépend de l'âge & de
l'embonpoint ; ce tiffu cellulaire n'eft qu'un prolongement de
la membrane adipeufe des reins.

Les glandes renales font féparées l'une de l'autre par la
veine cave afcendante, & par l'aorte defcendante.

Leur pofition eft telle, que par leur extrêmité fupérieure elles
fe portent un peu en dehors, ce qui fait qu'elles fe trouvent éloignées des gros troncs dont nous venons de parler. Par leurs
extrêmités inférieures elles s'approchent, fçavoir la glande renale droite de la veine cave, & la gauche de l'aorte, & fe trouvent, pour ainfi dire, engagées entre ces vaiffeaux & les reins.

L'extrêmité fupérieure de celle du côté droit eft auffi couverte par la partie poftérieure du grand lobe du foie ; leur
partie poftérieure & fupérieure porte deffus la partie inférieure
du diaphragme.

La fituation & la pofition qu'on leur a affignée par leur
étendue, tant fupérieurement qu'inférieurement, le foie totalement emporté, & le diaphragme à nud, fait voir qu'elles
forment chacune un croiffant dont la convexité de l'une regarde l'autre. Elles font larges par en haut, & plus étroites
par en bas. La portion cave du croiffant embraffe la partie fupérieure du rein, & eft étroitement liée avec la membrane
adipeufe de ce vifcere.

Voilà la véritable figure que ces glandes prennent dans le
fœtus & dans les fujets d'un certain âge ; car dans les adultes
elles diminuent confidérablement, changent de figure, de
couleur, & dans les perfonnes graffes il arrive fouvent que le
tiffu graiffeux, qui leur eft particulier, eft fi collé à la furface

extérieure de la glande, qu'elle paroît confondue; de plus, la glande dans cet âge eſt mollaſſe & ſe déchire aiſément, ce qui fait qu'il eſt difficile de la diſtinguer.

La face antérieure de cette glande eſt ſillonnée par les vaiſſeaux qui la parcourent; elle eſt inégale dans toutes ſes faces par les grains glanduleux dont elle eſt compoſée.

Cette glande eſt comme diviſée en deux par une ligne; elle eſt plus ſenſible dans le fœtus que dans les ſujets avancés en âge: la partie ſupérieure de cette glande eſt plus large que le reſte du corps; elle ſe termine inſenſiblement à l'extrêmité du croiſſant: cette partie eſt convexe, & porte ſur le diaphragme; elle paroît comme une partie ajoutée par ſa ſuperficie, mais ce n'eſt qu'une continuité de la glande; elle reſſemble à une crête de coq, ou au ſommet d'un caſque. La deuxiéme partie, qui forme la partie du croiſſant, eſt celle qui embraſſe la partie ſupérieure & antérieure du rein: en cet endroit il paroît une petite appendice un peu recourbée, le reſte du croiſſant ſe continue entre le rein & la veine cave aſcendante du côté droit, & du côté gauche vers l'aorte.

L'on a dit que la ſubſtance de ces glandes eſt molle: elles ont chacune une cavité plus ou moins étendue, traverſée de pluſieurs filets qui s'attachent d'un parois à l'autre: on obſerve dans l'intérieur de ces cavités pluſieurs petites embouchures qui répondent à la diſtribution de la veine; ces cavités contiennent une liqueur jaunâtre, ou ſaffrannée, qui teint les doigts; elle eſt en plus grande quantité dans le fœtus, & l'on remarque qu'à meſure que l'on avance en âge, cette liqueur varie en couleur: ſi l'on jette de l'eau tiéde dans une de ces cavités, on y apperçoit un réſeau très-fin, qui ne paroît être qu'un lacis de vaiſſeaux par le moyen d'une injeſtion fluide.

Les arteres qui ſe diſtribuent dans ces corps glanduleux, leur viennent pour l'ordinaire des émulgentes, quelquefois de l'aorte & de la cœliaque; la diaphragmatique leur fournit aſſez ſouvent des rameaux; ces arteres dans leurs diſtributions communiquent avec les arteres adipeuſes.

Les veines ſe rendent dans les veines émulgentes, & l'on obſerve que le principal tronc eſt très-gros à proportion du volume de la glande; ſi l'on pouſſe une liqueur ſolide dans la veine émulgente, la cavité de la glande ſe remplit, ſi elle eſt

fluide pareillement : enfin fi l'on pouffe de l'air, il y entre &
fait foulever la glande ; ces expériences font connoître que
les embouchures, dont ces cavités font parfemées, communiquent avec les veines, & que la liqueur qui eft filtrée
par les grains glanduleux qui les compofent, eft reprife par
ces vaiffeaux.

Les nerfs viennent de la branche fupérieure de l'intercoftale
& du plexus rénal.

Pour ce qui concerne l'ufage de ces glandes & leurs fonctions, il y a lieu de croire que la liqueur qui eft reprife par les
veines fe mêle avec celui de la veine émulgente, & elle paroît
avoir plus d'utilité dans le fœtus & les jeunes fujets, que dans
les adultes.

Des fonctions des Reins.

On ne peut douter que la matiere de l'urine ne foit fournie
par la férofité du fang, & celle-ci par la boiffon & la partie
aqueufe des alimens. Voyons comment fe fait la féparation de
cette férofité dans les reins.

Les uns ont voulu qu'il y eût dans cette partie un levain particulier & propre à donner à la férofité du fang l'odeur, la faveur, & la confiftance de l'urine ; d'autres, qu'il y avoit un
levain qui précipitoit la férofité du fang, & qui faifoit le
même effet fur cette liqueur que la préfure fur le lait. D'autres
enfin, comme *Willis*, y ont mis un levain fondant ; mais tous
ces prétendus levains font imaginaires, & toutes ces préparations inutiles ; car puifque toutes les petites parties d'eau qui
doivent fournir la matiere de l'urine, font fimplement confondues avec le fang, fans y avoir aucune liaifon, elles ont
une entiere liberté de paffer par les pores fécretoires, de fe dégager du refte de la maffe, & d'enfiler les conduits excrétoires
qui la conduifent jufqu'aux mamelons ; c'eft par leurs petits
trous que l'urine tombe goutte à goutte dans les petits entonnoirs de l'uretere, de là dans le conduit commun que l'on a
appellé le baffin, & enfin dans le canal même de l'uretere.

L'on pourroit demander quelle eft la caufe qui pouffe l'urine
dans ces petits tuyaux qui font enfermés dans le rein. Il y a
lieu de croire que les mouvemens de la refpiration y contribuent beaucoup, comme auffi les battemens de toutes les bran-

ches d'arteres qui arrofent la fubftance du rein, & qui embraffent étroitement les petits tuyaux urinaires, lefquels en fe dilatant & en fe refferrant à diverfes reprifes par l'entrée & la fortie du fang artériel, les preffent par conféquent, ce qui les oblige à fe vuider dans le réfervoir de l'uretere.

Il arrive quelquefois que les arteres font fi fort dilatées par l'abondance du fang, & les petits tuyaux fi preffés, qu'il fe fait une entiere fuppreffion d'urine, laquelle ceffe auffi-tôt que le malade a été faigné.

L'urine defcend enfuite le long de l'uretere, & enfin dans la veffie ; mais il faut remarquer que ce n'eft pas feulement par fon poids, parce que ce canal eft de lui-même capable de fe refferrer par l'action de fes fibres charnues qui compofent une de fes tuniques. Quoiqu'en difent certains Auteurs, il n'y a point de chemin de l'eftomac à la veffie, & il n'y a point d'autres canaux qui portent aux reins la matiere de l'urine que les arteres ; ainfi il n'eft point néceffaire d'avoir recours à ces voyes extraordinaires pour expliquer le prompt paffage des eaux minerales ; pour réfoudre cette difficulté, il fuffit d'avoir égard, premierement à la vîteffe de la circulation, qui eft telle que dans une heure toute la maffe du fang a circulé au moins dix à douze fois par le cœur, à plus forte raifon celui qui circule par les reins, parce que l'artere qui y porte le fang eft fort voifine du cœur, fort groffe, que le fang y paffe avec une très-grande liberté, & que l'eftomac étant à jeun, les eaux minerales peuvent paffer avec une très-grande facilité & prefque fans aucun mêlange, jufqu'aux reins, dont les canaux étoient déja pleins.

Des accidens qui arrivent aux Reins par la fituation du cœcum & du colon.

Le cœcum porte fur le rein droit, & le colon fur le gauche ; par conféquent il ne faut pas s'étonner fi quand ils font gonflés & tendus, ou par l'urine, ou par des pierres, ou par quelque inflammation, ils compriment les mufcles pfoas, ce qui produit l'engourdiffement & le froid qu'on fent aux cuiffes & aux jambes dans la colique néphretique ; c'eft auffi par-là qu'on explique pourquoi dans la même maladie on a de la peine à se tenir droit , & tous les autres accidens qui l'accompagnent ; & c'est aussi par la route de l'uretere qu'on reconnoît le progrès de la douleur ; on voit aussi pourquoi l'exercice est si propre à faciliter la distribution de l'urine.

J'ai vu plusieurs fois des reins dont la substance étoit entierement consumée , & il ne restoit plus que leur seule membrane avec les cloisons qu'elle forme ordinairement pour séparer les différens lobes. Cette membrane dans les uns étoit beaucoup plus épaisse qu'à l'ordinaire , & dans les autres elle étoit calleuse , comme on l'a dit ci-devant ; quelques-unes des cloisons ou loges , étoient pleines de gravier , d'autres de petites pierres , & l'on auroit dit en les ouvrant que c'étoit un gosier qu'on ouvroit , d'autres enfin ne contenoient qu'une seule pierre qui les remplissoit exactement.

Le cœcum & le colon étant fortement attachés aux deux reins , comme on a dit , il ne faut pas s'étonner s'il est souvent si difficile de distinguer la colique ordinaire d'avec la néphretique , quoique pourtant elles ayent chacune leur caractere particulier ; & puisqu'ils portent à plomb sur ces mêmes parties , on ne doit point douter que quand elles sont attaquées , par exemple , de quelque inflammation , la chaleur des excrémens retenus dans ces intestins , n'augmente de beaucoup celle des reins ; d'où il suit qu'en ces occasions les lavemens émolliens , ou d'eau de riviere , & de tout ce qui est propre à tempérer l'ardeur des reins sont très-utiles , que s'il se trouve quelque embarras dans ces parties , il est encore beaucoup augmenté par le poids des matieres. C'est pourquoi il est important de se tenir pour lors le ventre libre , tant par les lavemens que par les purgatifs les plus doux , & c'est par cette même connexion de ces intestins avec les reins , que leurs abscès se communiquent à l'un de ces intestins : j'en ai vu plusieurs exemples.

Dans ces sortes de maladies , après avoir rendu chaque jour par les urines environ une chopine de pus pendant cinq à six semaines , on est surpris de voir que les urines sont beaucoup moins chargées de matiere purulente , & que le pus a pris son cours par les selles.

De la Veſſie.

La veſſie eſt ſituée au milieu de la partie inférieure du ventre, immédiatement au-deſſus du rectum dans les hommes,
& entre la matrice & ce même inteſtin dans les femmes.

Elle eſt enfermée dans un repli particulier par ſa partie
poſtérieure que la lame interne du péritoine lui donne, ſans
rien changer de ſa continuité, elle ſe continue ſeulement juſqu'à l'ouraque ; cette diſpoſition du péritoine fait que la veſſie
eſt hors de la cavité où flottent les inteſtins.

La partie antérieure de la veſſie eſt recouverte de la lame externe du péritoine ; cette membrane, dans cet endroit, eſt lâche, & s'attache à la partie ſupérieure des os pubis. Entre ſes
fibres charnues & cette lame, il ſe trouve un tiſſu cellulaire,
ſouvent feuilleté, qui empêche aſſez ſouvent la diſtinction de
cette lame ; ces deux productions forment la tunique extérieure
de la veſſie ; elle tient au nombril par l'ouraque, & elle eſt fortement attachée à la partie interne des os pubis, par deux gros
trouſſeaux de fibres charnues ; tous ces liens la tiennent collée
contre la partie antérieure des os pubis & du ventre, quand elle
eſt pleine : elle eſt auſſi aſſujettie par les arteres ombilicales.

Sa figure reſſemble aſſez bien à une bouteille ronde renverſée ; c'eſt pourquoi on la diviſe en deux parties, qui ſont le
fond & le col, dans les hommes ſon col eſt embraſſé par la
proſtate, & les véſicules ſéminales ſont attachées à ſa partie
poſtérieure ; & dans les femmes ce col eſt étroitement collé au
vagin.

Sa capacité eſt différente, ſuivant les différens ſujets ; ſon
col ſe rétreciſſant en forme d'entonnoir, donne naiſſance au
canal de l'urethre ; elle eſt percée un peu au-deſſus de ſon col
poſtérieurement par les deux ureteres qui coulent fort obliquement entre ſes tuniques avant que de s'ouvrir dans ſa cavité.

Outre la membrane commune qui lui vient des deux lames
du péritoine, qui eſt la premiere, on en compte encore trois ;
par conſéquent la deuxiéme eſt charnue, & principalement
compoſée de deux plans de fibres dont les extérieures ſont
droites, embraſſant le fond & les côtés de la veſſie, s'étendent
de haut en bas, & ſont longitudinales ; elles s'im-

plantent à fon col , à la réferve de deux paquets qui vont droit s'inférer vers la fymphife des os pubis. Les intérieures font obliques circulaires, c'eft-à-dire , qu'elles l'entourent circulairement , mais de biais ; les extérieures croifent les intérieures en divers fens. Quelques-unes de ces fibres s'avancent un peu au-deflus de la proftate ; elle a néanmoins une tunique charnue qui lui eft propre. La troifiéme tunique eft celle qu'on nomme nerveufe ; elle fait des plis en divers endroits , ce qui fait croire qu'elle a plus d'étendue que la charnue. La quatriéme ou l'intérieure, qui fert comme d'épiderme à la troifiéme , eft percée par plufieurs petits trous , d'où découle une humeur blanche qui l'enduit ordinairement , & ces trous répondent à autant de petits grains cachés derriere cette tunique. L'urethre eft un canal qui s'étend depuis le col de la veffie jufqu'au bout du gland. La portion de ce tuyau, qui va depuis la proftate jufqu'à la naiffance des corps caverneux , eft entourée de fibres charnues , & fes fibres font continues à celles de la tunique charnue de la proftate. Dans l'homme ce canal eft appliqué & collé entre les deux corps caverneux , à leur partie inférieure , & dans les femmes il eft placé immédiatement au-deffus du vagin.

Il eft aifé de juger par la connexion qu'a la veffie avec le rectum , pourquoi quand elle fouffre quelque inflammation , on a peine à aller à la felle , de même pourquoi le rectum étant enflammé , ou trop dilaté par les matieres qui y font retenues, on a de la peine à uriner.

La veffie eft quelquefois fi fortement comprimée par la matrice dans le temps de la groffeffe , qu'elle eft obligée de s'allonger & de fe jetter vers l'une ou l'autre des aînes , & par le poids de l'urine qu'elle contient , elle defcend & tombe dans le fac de la hernie , dans celles qui font attaquées de cette maladie , ainfi qu'on l'a vu.

Il eft aifé d'expliquer par la différente fituation & conformation de l'urethre dans les hommes & dans les femmes , pourquoi les premiers font plus fujets à la pierre. Dans l'homme l'urethre eft long , droit , recourbé , ce qui fait que le gravier qui tombe des reins dans la veffie s'y amaffe & s'y arrête facilement , l'urine ne le pouvant entraîner aifément , à caufe de l'étreciffement & de l'obliquité du paffage ; dans les femmes

au contraire l'urethre eſt court, large & droit tout enſemble ;
ce qui fait que le gravier eſt facilement emporté par l'urine.
L'inflammation du périnée bouche quelquefois le col de la
veſſie.

Il ne ſera pas inutile de dire deux mots du ſiége de la gon-
norrhée. Il eſt certain que pour l'ordinaire cette maladie réſide
dans la proſtate ſupérieure, & que le virus cauſe la même altération dans ce corps glanduleux que le mercure dans les ſalivaires ; c'eſt pour ce ſujet que dans la plûpart de ceux qui
étoient attaqués de cette maladie, & qu'on a ouverts, on leur
a trouvé ces parties rouges, enflammées & plus groſſes qu'à
l'ordinaire.

Comme cette glande eſt fort groſſe, parſemée de quantité
de vaiſſeaux, & garnie de dix ou douze conduits excrétoires,
il ne faut donc pas s'étonner ſi elle peut fournir à un écoulement ſi abondant.

Mais on ne doit point croire que ce ſoit la ſeule partie attaquée ; car on ne ſçauroit douter que les véſicules ſéminales ne
le ſoient auſſi, puiſqu'il arrive très-ſouvent que cet écoulement venant à s'arrêter, les teſticules ſe gonflent : or nous
avons vu qu'il n'y a point de communication entre la proſtate
& les véſicules, & qu'ils n'en ont point auſſi avec les déférans ;
il faut donc que le gonflement du teſticule vienne par le reflux
de la liqueur qui s'écouloit auparavant des déférans & des
véſicules ſéminales.

J'ai dit que pour l'ordinaire la proſtate ſupérieure eſt le ſiége
de la gonorrhée, parce qu'il arrive quelquefois que ce ſont les
proſtates inférieures qui ſont affectées dans cette maladie, ce
qu'on peut reconnoître par le ſiége de la douleur : en effet,
on voit des gens qui ne ſe plaignent que du mal qu'ils ſentent
dans l'endroit du périnée où ſont placées ces glandes.

Quand la gonorrhée réſide dans la proſtate ſupérieure, on
ſent de la douleur dans le col de la veſſie, l'urine eſt brûlante
& cuiſante en urinant, & la matiere qui s'écoule eſt jaune ou
verdâtre.

Dans la gonorrhée, qui a ſon ſiége dans les proſtates inférieures, on ne ſent point de douleur au col de la veſſie, mais
ſeulement à la racine de la verge ; elle ſe continue quelquefois le long du canal de l'urethre, l'urine eſt moins brûlante,

Tome II. M m

la matiere qui s'écoule eft moins teinte, moins gommeufe & file, &c.

Fonctions de la Veffie.

L'urine qui a coulé par les ureteres dans lans la veffie y eft retenue, parce que fon col eft exactement fermé par la contraction des fibres de fon fphincter, lequel eft forcé de s'ouvrir, premierement, par la contraction des fibres de la membrane charnue de la veffie; car les fels qui entrent dans la compofition de l'urine venant à fe développer par fon féjour, picotent plus vivement la tunique nerveufe de la veffie, ce qui détermine les efprits à couler abondamment dans les fibres de la veffie, qui fe mettant en contraction, font qu'elle fe rétrecit en tout fens. En deuxiéme lieu, par la compreffion faite par les mufcles du bas-ventre, ce qui fe reconnoît en ce que nous urinons beaucoup plus facilement en retenant notre haleine.

A l'égard de la contraction des fibres de la veffie, cela fe reconnoît en ce que toutes les fois que leur reffort a été forcé par une trop grande quantité d'urine, fes fibres n'agiffant plus, on ne peut plus uriner fans le fecours de la fonde. Nous fommes les maîtres de déterminer les efprits dans les fibres de la veffie: cette détermination vient auffi de ce que l'urine eft en trop grande quantité, ou trop âcre.

Le col de la veffie ouvert, l'urine coule par le canal de l'urethre qui eft auffi ouvert, & elle fort hors du corps.

Si-tôt que cette contraction ceffe, le fphincter qui n'eft plus forcé, ferme le col de la veffie; pour chaffer les reftes de l'urine, les mufcles accélerateurs qui embraffent à l'endroit du bulbe & au-deffous de la proftate un efpace affez confidérable du canal de l'urethre, fe mettent en contraction à plufieurs reprifes, & chaffent jufqu'aux moindres gouttes.

Des principes de l'Urine.

L'urine eft compofée de fel, de foufre & de terre. L'eau fait la principale partie de l'urine, ce qui fe reconnoît par l'évaporation; il y a fix fois plus d'eau que d'autres principes: le fel fe découvre par le goût & auffi par l'évaporation; car à mefure que l'urine s'évapore, elle devient plus âcre; fon foufre paroît par son odeur quand elle commence à se pourrir, par la qualité gluante, par la formation du phosphore. Quand on la fait évaporer, il ne reste au fond du vaisseau qu'un sédiment gluant, noirâtre, qui se fond à l'air, & qui contient un sel très-âcre. La terre paroît dans le sédiment qui reste après l'analyse.

Plusieurs choses peuvent varier la proportion qui est entre les principes de l'urine, par exemple, une boisson d'eau copieuse, rend l'urine aqueuse, douce, peu chargée de sel & de soufre; la chaleur & le travail dissipent une très-grande quantité de sérosités par l'insensible transpiration, ce qui fait que celle qui se sépare dans les reins est plus épaisse, plus colorée & plus âcre; celle qu'on rend après une longue abstinence, est en petite quantité, très-âcre, très-salée, de méchante odeur, très-rouge & difficile à retenir; la diversité des alimens contribue aussi à cette varieté.

Le sel & l'huile sont combinés de telle maniere qu'ils rendent l'urine détersive, savonneuse, &c.

Des changemens qui arrivent à l'Urine.

Les urines rouges & sanglantes sont des suites des blessures des reins qui sont causées, ou par quelque coup, ou par chûte, ou par le mouvement des pierres contenues, ou dans les reins, ou dans la vessie, ou par l'usage des cantharides, ou par celui des puissans diurétiques, ou litonthriptiques, qui sont le plus souvent composés de sels très-âcres qui déchirent la substance intérieure du rein; toutes ces causes font que le sang s'échappe des vaisseaux, & qu'il se mêle avec l'urine, à laquelle il communique cette teinture rouge. Souvent sans l'action d'aucune de ces causes les urines sont rouges & sanglantes; j'ai connu deux vieillards fort sains, & qui n'ont jamais eu aucune douleur néphretique, dont les urines devenoient rouges & sanglantes périodiquement presque tous les mois; cela duroit deux ou trois jours pendant lequel temps ils ressentoient quelque chaleur dans la région du pubis & du périnée, & quelque ardeur d'urine; j'ai connu aussi une jeune Demoiselle qui a eu pendant six mois des urines rouges & sanguines, sans en ressentir aucune altération sensible; elle étoit fort bien réglée.

Des Abscès & des Ulceres des reins.

Les causes les plus ordinaires sont, ou des inflammations qui se sont terminées en suppurations, ou des attritions faites par le mouvement des pierres : cette derniere cause est la plus ordinaire, comme l'a fort bien remarqué *Fernel*, parce que, dit-il, l'on voit souvent que les urines sont sanguinolentes avant que d'être purulentes, & que le malade n'a presque pas de fiévre ; très-souvent il arrive que l'écoulement de ce pus n'étant pas libre, il s'en fait des amas très-considérables, qui font des tumeurs dans les lombes, & la matiere par son acrimonie ronge bien souvent la peau en cet endroit, & s'échappe par l'ouverture ; on a vu des pierres sortir par ces endroits ; elle s'épanche aussi dans la capacité, & ronge quelquefois le périnée ou l'extrêmité du rectum, & sort par ces endroits ; il y a nombre d'observations sur ce sujet.

On rend des urines purulentes par des empyemes de la plévre, des poumons, ou par des abscès du foie, de la ratte, ou de quelqu'autre viscere ; lorsqu'on est convaincu qu'aucun de ces visceres n'est attaqué, & que les urines sont purulentes, c'est une marque que l'abscès est, ou dans le rein, ou dans la vessie, ou dans la prostate, ou dans l'urethre, ou dans le rectum.

On peut par tout ce qu'on vient de dire & d'expliquer, distinguer le siége de la maladie ; ce qui mérite le plus d'être considéré, c'est qu'on voit souvent couler avec l'urine du pus, de la sémence, de la pituite, & même une matiere chyleuse ; ainsi il faut chercher des moyens de bien distinguer ces différentes substances ; quand c'est de la sémence, elle ne va presque jamais au fond du verre, & on la voit nager sur l'urine, à la moindre agitation du vaisseau, & même se développer en filets, dont les uns sont longs, les autres plus courts, lesquels composent des petits tas qui ressemblent à des petits flocons d'une laine fort blanche & fort légere ; si c'est de la pituite elle est tenace, visqueuse, & s'attache tellement aux parois du vaisseau, qu'on ne peut l'en séparer par aucune agitation, d'ailleurs elle ressemble à un blanc d'œuf, tant par sa viscosité, que par sa consistance ; si c'est du pus, il change de couleur &

de confiftance à la moindre altération du fang, & il fe fépare
en plufieurs parcelles à la moindre agitation du vaiffeau ; il eft
puant, particuliérement fi on l'examine quand l'urine eft encore chaude : outre cela, on rend les urines purulentes avec
douleur & avec peine.

On peut donc bien reconnoître fi c'eft du pus, mais il n'eft
pas fi aifé de déterminer s'il vient des reins, ou de quelques
autres parties, &c.

Un homme d'une grande confidération dans cette ville,
rendit pendant deux ans du pus par les urines. Cet écoulement
étoit accompagné d'une ardeur affez confidérable, & il étoit
fi fréquent qu'il pouvoit paffer pour un diabete ; les Médecins,
qui étoient en grand nombre, ne firent pas difficulté de dire
qu'il avoit la pierre. On appella les plus célebres Opérateurs,
qui ne pouvant pas s'affurer de fon exiftence par la fonde,
ne voulurent point en reprendre de le tailler ; quelques-uns
foupçonnoient qu'il y avoit ulcere dans la veffie, mais quand
ils faifoient réflexion qu'elle eft très-mince, ils ne pouvoient
pas s'imaginer comment elle pouvo t fournir une fi grande
abondance de pus : outre qu'un tel ulcere auroit dû la ronger
& l'ouvrir, & par conféquent donner lieu au pus de s'épancher
dans la capacité du ventre.

On l'ouvrit après fa mort, & l'on trouva que la veffie étoit
épaiffe d'un pouce, calleufe, endurcie & purulente ; c'eft ce
qui fe remarque dans la tunique du poumon, du foie, & de
toutes les parties attaquées de pourriture. Il ne faut donc pas
s'étonner fi un fac fi épais pouvoit fournir une fi grande abondance de pus. Un des reins étoit fi dilaté qu'il avoit la forme
d'un grand fac ; fon enveloppe étoit dure, épaiffe & calleufe, &
fa capacité toute remplie de pus ; toute fa fubftance étoit confommée, de forte qu'il ne reftoit aucun veftige de vaiffeaux.
L'uretere étoit dur & calleux. Cet homme, qui étoit d'un fentiment fort vif & d'un efprit pénétrant, n'avoit jamais reffenti
aucune douleur dans toutes ces parties pendant deux ans de
maladie.

Nous avons dit que le malade rendoit fes urines en petite
quantité, mais fréquemment. Ce fymptôme venoit de la
veffie ; elle étoit dure & calleufe, & par conféquent elle ne
pouvoit pas affez fe dilater pour recevoir la même quantité

d'urine qu'à l'ordinaire, ni se resserrer suffisamment pour la pousser au-dehors.

L'ulcere des reins rendoit les urines purulentes; ce pus se mêlant avec l'urine, tomboit par les ureteres dans la vessie, & provoquoit le sphincter par son irritation à se relâcher à tout moment pour la laisser sortir. Ce malade ressentoit de la douleur en pissant, parce que l'urethre n'étoit pas si calleuse que le reste, à cause qu'elle ne reçoit & ne garde pas le pus comme les ureteres & la vessie, mais qu'elle lui donne simplement le passage en certains temps. Cette grande abondance de pus venoit de ce que le sang que les vaisseaux du rein lui fournissent continuellement pour sa nourriture, se convertissoit d'abord en pus, lequel tomboit par l'uretere dans la vessie, & passoit d'abord dans l'urethre, ce qui causoit l'ardeur & la douleur en pissant.

Il n'est pas aisé d'expliquer pourquoi l'ulcere du rein étoit insensible; probablement il ne l'avoit pas été dans son commencement, mais les parties de ce rein étant devenues dures & calleuses de plus en plus, leur sentiment fut entiérement aboli, les extrêmités de leurs nerfs étant entiérement dessechées.

Il y a lieu de croire que quelque vaisseau de la substance du rein ayant été ouvert, soit par l'acrimonie du sang, ou par la plethore, ou par de fréquentes courses de cheval, ou par quelque coup, ou par quelque chûte, le sang enfin qui s'étoit épanché avoit formé une vomique, d'où ce mal avoit tiré son origine. Or on sçait, par un nombre d'observations, que toute vomique est insensible, particuliérement par les deux exemples de *Fernel.* Deux Médecins de son temps moururent subitement & sans douleur, par une vomique du poumon, sans que jamais ils pussent s'appercevoir de leur mal.

De l'Ischurie.

Les reins & la vessie sont sujets à d'autres maladies. Il y a deux sortes d'ischurie, l'une qui arrive par le vice du rein, & l'autre par celui de la vessie.

La fausse ischurie arrive & dépend de l'obstruction des
deux

deux reins, ou des deux ureteres, foit par des pierres, ou par des matieres purulentes, foit par une lymphe trop épaiffe & endurcie, du fang grumelé, foit par le rétreciffement des ureteres, caufé par l'union des parois du tuyau, foit par le manque de filtration, caufé, ou par la trop grande tenfion des grains glanduleux à l'occafion d'une pletore des vaiffeaux renaux, ou de leur gonflement par une inflammation, ou par l'amas de quelque matiere étrangere qui remplit toute leur partie glanduleufe, ou de leur flétriffement. *Diemerboech* rapporte là-deffus une obfervation d'un homme qui avoit un rein bouché par une pierre & l'autre ulceré.

On n'a dans ce cas aucune envie de piffer, point de douleur ni de gonflement, ni de chaleur dans l'hypogaftre, ou dans le périnée : la fonde ne fait vuider aucune urine ; on commence à refpirer avec difficulté, cependant on boit & on mange bien, & les purgatifs vuident beaucoup, mais cela fans fuccès : enfin les poumons fe rempliffent, on ne peut pas refpirer qu'avec une extrême difficulté, & le coma ou la léthargie emporte le malade dans douze ou quinze heures.

Il eft à propos de faire remarquer dans cette occafion la facilité qu'a cette férofité qui coule par les reins, à paffer dans la maffe du fang, & fe tranfmettre dans les bronches du poumon, ou dans les inteftins & le pancréas ; mais ce qu'il y a de plus furprenant, c'eft qu'elle fe porte & paffe par les glandes du cerveau.

Si-tôt qu'il fe fait un reflux d'urine, les poumons fe rempliffent, & infailliblement la tête fe charge de cette liqueur urineufe, ce qui fait que les malades meurent toujours en léthargie ; elle s'échappe quelquefois par les autres corps glanduleux ; par exemple, par tous ceux de l'habitude du corps, ce qui fait que les malades deviennent leucophlegmatiques.

Si l'on fait exhaler la férofité du fang fur les cendres chaudes, on voit qu'elle rend une odeur urineufe très-forte, & qu'elle s'exhale prefque toute, ce qui n'arriveroit pas fi elle étoit dégagée de cette partie urineufe.

L'ifchurie, qu'on nomme légitime, arrive lorfque l'urine coulant comme à fon ordinaire dans la veffie, elle ne peut pourtant la vuider, c'eft ce qui arrive, ou par le vice & l'altération de fa tunique charnue, ou par celle de fon fphincter, ou par l'obstruction de son col , ou par celle de l'urethre.

Quant à la membrane charnue , elle peut être enflammée , & pour lors sa contraction est si douloureuse , que le malade l'arrête entierement pour s'épargner cette douleur , & c'est ce qui cause la suppression ; la même difficulté survient aux plaies qu'elle a reçue.

Ou bien elle se remplit extraordinairement , ce qui cause une si grande tension à ces fibres musculeuses , qu'elles en sont énervées , c'est ce qui peut arriver en plusieurs manieres ; on se trouve en compagnie , ou dans quelque occupation qu'on n'ose abandonner , on se retient d'uriner très-long-temps , & c'est ce qui remplit extraordinairement la vessie. Cela arrive aussi par la suppression des esprits , ce qui introduit une para-lysie dans ses fibres charnues , ainsi qu'on le remarque dans les affections soporeuses ; cette paralysie est de longue durée. Elle peut aussi être causée par l'obstruction des nerfs , ou des vaisseaux sanguins qui l'arrosent , ou par quelque chûte sur les lombes , & dérangement dans les vertebres. La vessie se remplit aussi d'une maniere extraordinaire , lorsque son sentiment est entie-rement détruit ; c'est ce qui arrive par ce qu'on nomme son intempérie froide , ou par ses tuniques calleuses , & pour lors non-seulement son ressort est énervé , mais son col est exac-tement bouché : enfin elle se remplit par la compression des parties voisines , c'est ce qui arrive aux femmes grosses par une trop grande dilatation de la matrice , ou à celles qui ont souf-fert un accouchement très-laborieux , car la tête de l'enfant demeurant long-temps au passage , elle comprime le col de la vessie , ce qui empêche l'urine de sortir ; ainsi elle se remplit ex-traordinairement.

L'enfant étant sorti , on laisse vuider tout-à-coup ces uri-nes ; ce qui cause un autre inconvenient , c'est le plissement de la vessie , qui entretient encore la suppression , en ce qu'elle ne peut librement recevoir des ureteres , & se dilater comme il faut.

Cette compression dépend encore des tumeurs du rectum , soit par les excrémens qu'il contient , soit par les tumeurs de ses membranes , ou des tumeurs causées par la trop grande dilatation des sacs hémorroïdaux , ou de l'enflure de la pros-tate qui peut survenir , ou par la disposition du sang , ou dans
une

une gonorrhée, ou par une plaie, comme dans l'opération de la pierre. Quand au sphincter, il peut être trop fortement tendu & resserré par une inflammation, par les tumeurs, & son gonflement peut boucher l'entrée du conduit de l'uretre.

L'embouchure de l'uretre, près le col de la veffie, peut être bouchée, ou par une pierre, ou par du pus épaiffi & condenfé, ou par des grumeaux de fang qui vient, ou des reins, ou de la veffie, ou par une pituite fort vifqueufe, qui s'eft arrêtée à l'entrée de ce paffage, ou par des champignons qui fe font formés au devant de ce trou, ou par l'inflammation de la proftate, ce qui arrive fouvent; l'uretre peut également être bouchée par des excrefcences.

Du flux involontaire d'Urine.

Cette impuiffance de garder fon urine fe peut diftinguer en légitime ou en fauffe; cette derniere fe rencontre dans ceux qui font fains, & dans les malades. A l'égard de ceux qui font fains, elle leur arrive, ou pendant la veille, ce qui fe voit dans les petits enfans, les vieillards, & ceux qui boivent copieufement, ou pendant la nuit, ce qui arrive fouvent aux enfans; dans toutes ces occafions cette impuiffance de la veffie dépend du relâchement de fon sphincter, caufé par une urine trop aqueufe, ou trop vifqueufe, qui s'infinuant entre les fibres de ce mufcle, caufe leur relâchement. Cette maladie fe guérit par les diaphorétiques, les diurétiques, & par les cataplafmes aftringens appliqués au périné.

Dans les enfans elle arrive quelquefois fans aucun vice du sphincter, mais feulement par la trop grande acrimonie de l'urine jointe à quelque déréglement de l'imagination.

Les femmes groffes font obligées d'uriner fouvent, à caufe que leur veffie étant comprimée à tout moment par le corps de l'enfant, cela l'oblige à fe vuider.

A l'égard de ceux qui font malades, cette impuiffance de la veffie dépend de la fufpenfion de l'influence des efprits qui caufe le relâchement du sphincter, ce qui fe voit dans toutes les affections foporeufes.

Le cours involontaire d'urine qu'on peut appeller légitime, eft toujours caufé par quelque maladie du sphincter, comme font fes ulceres, fes bleffures, foit qu'elles viennent de quelque accident, ou de l'opération de la pierre, ce qui arrive également à l'un & à l'autre fexe : cela arrive aux femmes qui ont fouffert un accouchement très-laborieux, où les fibres de la partie fupérieure du vagin, & par conféquent celles de l'uretre ont été déchirées, ce qui leur caufe un flux involontaire d'urine pendant tout le temps de leurs couches, & quelquefois pendant toute leur vie. Il y a une autre impuiffance de la veffie qui furvient aux deux fexes, & qui fe rencontre dans ceux qui font accoutumés de s'affeoir dans des lieux froids & humides, comme les lavendieres, les pécheurs ; cette humidité, qui s'infinue au travers du périné, abreuve de telle maniere les nerfs répandus dans la cavité du baffin, qu'elle les bouche entierement, ce qui caufe un relâchement dans l'un & dans l'autre fphincter.

ARTICLE SECOND.

Des parties de la génération, & de leurs dépendances.

JE crois qu'il n'eft pas befoin d'exciter le lecteur à confiderer la matiere que l'on va traiter avec un efprit très-férieux & très-attentif ; l'on doit être affez prévenu de l'intérêt particulier qu'il faut y prendre, par la néceffité où l'on fe trouve de remédier à tant de fâcheufes maladies, qu'il eft prefque impoffible de guérir, à moins qu'on ne connoiffe à fonds la ftructure & les ufages des parties.

Ce n'eft auffi que cette néceffité abfolue d'en être pleinement inftruits, qui nous engage à approfondir ces fecrets de la nature, dont l'explication n'eft excufable que parce qu'elle eft abfolument néceffaire.

L'on eft perfuadé que le lecteur répondant aux fages intentions que l'on a en développant toutes ces particularités, les apprendra dans les mêmes vues qu'elles lui font enfeignées, & que la retenue qu'exige des proffeffions auffi honorables que celles de la Médecine & de la Chirurgie aufquelles l'on confacre fes études, y correfpondront.

Cette defcription des parties, non plus que leurs ufages, n'eft point faite pour fatisfaire la curiofité, encore moins pour entretenir ou pour fortifier dans le cœur une paffion à laquelle on n'a déja que trop de penchant.

Au refte l'on avertit par avance que l'on tâchera, autant que la matiere le permettra, de ne rien dire qui foit capable de bleffer les oreilles délicates; mais comme il faut néceffairement fe fervir de termes ordinaires, & que ce font ceux-là même qu'on auroit befoin d'éviter, l'on ne compte pas tant fur la modeftie que l'on efpere de faire regner dans toute cette defcription, que fur celle du lecteur; par-là on fe flatte qu'elle réparera tout ce qui pourroit fe gliffer de trop fort dans les termes de la ftructure & des ufages de ces parties.

I. *Des Parties de la génération de l'Homme.*

Pour avoir une jufte connoiffance des parties qui fervent à la génération, il faut obferver que les unes font deftinées à porter la matiere de la femence, les autres à la féparer & à la travailler, les unes à la perfectionner, d'autres à la conferver, d'autres à la pouffer de fes réfervoirs dans le conduit de l'uretre; d'autres fourniffent une humeur qui, fe mêlant avec la femence dans l'uretre même, la modifie d'une maniere particuliere; d'autres fourniffent une humeur qui fert à huiler le chemin par où elle paffe; enfin les dernieres fervent à la pouffer hors du corps dans les parties du fexe où elle doit être reçue.

L'on fuivra le même ordre dans cette defcription.

Vaiffeaux des Tefticules.

Les vaiffeaux qui portent la matiere de la femence, font les arteres & les veines fpermatiques, & quelques branches des arteres & des veines hypogaftriques.

Il y a de chaque côté une artere fpermatique; elles tirent leur origine de la partie antérieure de l'aorte, un peu au-deffous des émulgentes; la droite paffant par-deffus le tronc de la veine cave, defcend obliquement l'efpace d'environ un pouce & demi, pour fe joindre à la veine du même côté:

l'artere fpermatique gauche vient auffi fe joindre à la veine du même côté.

On obferve une grande variété à l'égard de l'origine de ces vaiffeaux ; tantôt il y a deux arteres de chaque côté, ou deux veines ; tantôt l'une des arteres naît au-deffus des émulgentes, & des émulgentes mêmes. Ces vaiffeaux ainfi joints, defcendent le long des lombes, couchés fous la lame interne du péritoine, renfermés dans le tiffu cellulaire qui fe trouve en cet endroit, &c.

Dans leur route ils donnent un grand nombre de rameaux, dont les uns remontent pour fe diftribuer fur la membrane du rein, qu'on nomme adipeufe, les autres au péritoine ; d'autres communiquent avec la méfenterique inférieure : l'artere fpermatique continue à defcendre fur le mufcle pfoas ; dans fa route elle jette à droite & à gauche des rameaux au péritoine. Etant parvenue vers l'extrêmité des mufcles du bas-ventre, elle paffe fous le tranfverfal & l'oblique interne, & s'engage entre les deux piliers de l'oblique externe où elle eft renfermée au milieu du trouffeau des veines fpermatiques ; là elle fe divife en deux branches : environ trois pouces au-deffus du tefticule, la plus groffe vient fe rendre à fa partie fupérieure, fur laquelle elle fe traîne, & là elle fe partage en plufieurs rameaux qui percent la membrane albuginée, & qui ferpentant tous dans fa fubftance, l'arrofent & jettent une infinité de petites racines chevelées ; l'autre branche vient fe diftribuer à l'épididime, mais elle jette un rameau à quelque diftance de la divifion, lequel parcourt toute la furface de l'épididime, en s'anaftomofant par des capillaires avec la premiere branche ; ce rameau remonte le long du canal déférent qu'il accompagne dans prefque toute fa route ; il paffe fous l'artere ombilicale ; il continue jufqu'à la partie poftérieure de la veffie, où l'artere hypogaftrique donne un rameau qui vient joindre le canal déférent, où fe fait une anaftomofe de l'un avec l'autre. Cette communication de l'artere fpermatique & de l'hypogaftrique, ne peut être vue que par injection fluide ; il part des capillaires de ces deux rameaux pour la nourriture du canal déférent.

Il y a un rameau de veines qui fuit la même diftribution.

Chaque veine fpermatique naît de la fubftance du tefticule

par plufieurs petits rameaux qui percent la tunique albuginée; dès leur fortie ils fe réuniffent & forment plufieurs branches, qui après avoir fait quelques contours fur la partie fupérieure du tefticule, forment un paquet très-confiderable qui remonte le long de la tunique vaginale où il eft renfermé, pour entrer par l'ouverture de l'oblique externe.

Ces branches qui jettent en montant plufieurs petits rameaux, qui dès leur naiffance fe féparent & fe réuniffent, s'entrelaffent de telle maniere, qu'elles laiffent entre eux des mailles fort irrégulieres qui font liées & remplies par le tiffu cellulaire du péritoine.

Comme ces divifions & fubdivifions de rameaux de veines diminuent à mefure qu'elles s'éloignent du tefticule, on a comparé tout cet amas de veines à une pyramide dont la bafe regardoit le tefticule & la pointe le rein; l'on a nommé auffi cet entrelaffement de veines, corps variqueux, corps pampiniforme.

Enfin ces branches tortueufes fe réuniffent de chaque côté en un feul tronc; celui du côté droit s'ouvre dans la partie antérieure du tronc de la veine cave inférieure, un peu au-deffous de l'émulgente, & celui du côté gauche, dans l'émulgente gauche.

Le trouffeau de chaque veine fpermatique, quoique enveloppé de la tunique vaginale & d'un tiffu cellulaire, communique par différens rameaux, avec les veines du dartos & des cutanées. Les veines fpermatiques étant entrées par les ouvertures des obliques externes, paffent fous les mufcles obliques internes & tranfverfes, pour fuivre la route des arteres; dans ce trajet elles reçoivent des rameaux de la méfenterique inférieure, & de divers endroits du péritoine, de la membrane adipeufe, &c. Il fe rencontre dans des fujets que l'une ou l'autre veine fpermatique eft double à l'endroit où elle s'ouvre, foit dans la veine cave, foit dans l'émulgente.

Il eft à propos de faire connoître que tout cet amas de vaiffeaux a été nommé par les Anciens le corps pyramidal; d'autres l'ont appellé pampiniforme, parce qu'ils ont cru que leurs entrelaffemens reffembloient à ceux des feuilles des pampres de vignes; enfin il y en a qui l'ont appellé le corps variqueux, mais il ne l'eft point naturellement. Il eft bien vrai que les veines font fort fujettes aux varices, la raifon eft que ces vaiffeaux qui font fort tortueux, décrivent un chemin droit & fort long depuis le tefticule jufqu'à l'endroit où ils fe déchargent, de forte que pour peu que la circulation du fang foit ralentie, il eft obligé de s'arrêter aux endroits de leurs foupapes, ce qui les gonfle & les dilate, & caufe des varices.

Les nerfs qui accompagnent les vaiffeaux fpermatiques jufqu'aux tefticules, viennent du plexus de nerfs qu'on nomme rénal, & du méfentérique inférieur ; mais il faut avouer qu'ils font en très-petite quantité : il n'en eft pas de même de toutes les autres parties employées à la génération.

Des enveloppes des Tefticules & de leurs Mufcles.

Les tefticules font enfermés dans une efpece de fac qu'on nomme *fcrotum*, lequel eft formé par un prolongement de la peau & du tiffu cellulaire, laquelle eft plus fouple en cet endroit qu'ailleurs.

Ce fac eft divifé en partie droite & en partie gauche, par une petite éminence nommée *raphée* ; c'eft une ligne inégale qui s'étend jufqu'à l'anus, & fe continue par le milieu du périné, & infenfiblement du fcrotum à la verge jufqu'au prépuce ; l'on ne peut pas dire que ce foit un redoublement de la peau.

Sous cette peau fe rencontre une membrane charnue nommée *Dartos* ; c'eft un mufcle cutané dont les fibres font étroitement attachées ; on n'en peut déterminer aifément la direction ; elle eft néanmoins telle qu'elles font fi fortement adhérentes d'efpace en efpace, que la peau fe trouve ridée & fillonnée en différens fens.

La peau du fcrotum ne forme qu'un feul fac commun aux deux tefticules ; mais la membrane charnue en forme deux qui font adoffés l'un contre l'autre, & où chaque tefticule eft enfermé. L'on peut découvrir ce double fac, ou en rempliffant d'air le fcrotum, ou en fe donnant la peine de le préparer.

Cette cloifon empêche que les deux tefticules ne frottent fi rudement l'un contre l'autre, & que les altérations de l'un ne fe communiquent fi facilement à l'autre ; cette membrane charnue eſt enveloppée deſſus & deſſous d'un tiſſu cellulaire : c'eſt dans ce tiſſu cellulaire du ſcrotum que ſe forment les hydroceles par infiltration.

Les membranes communes & propres du ſcrotum, ſont capables d'une très-grande extenſion, comme on le voit dans les hernies completes & dans les hydroceles.

Le ſcrotum pour l'ordinaire dans la jeuneſſe ſe trouve toujours reſſerré & très-froncé ; lorſqu'on vient à un certain âge, la peau ſe relâche, le dartos ſe trouve ſans fonction ; & ſi le muſcle cremaſter eſt de la partie, les teſticules & le ſcrotum ſont pendans, ſurtout dans les perſonnes uſées, & principalement dans les vieillards.

Toute la ſurface extérieure de la peau du ſcrotum eſt couverte de poils vers l'âge de puberté ; la ſurface interne de cette membrane eſt garnie de petits oignons où ils ſont implantés ; outre ces oignons on découvre un nombre infini de petits corps glanduleux très-ſenſibles qui filtrent une liqueur particuliere ; ces glandes ſont nommées ſébacées : il en ſera parlé en décrivant les glandes de la peau, &c.

Lorſque l'on prépare le dartos dans toute ſon étendue, l'on obſerve premierement qu'il communique avec des fibres tendineuſes ou ligamenteuſes qui ſe détachent de la ligne blanche ; deuxiémement, qu'il eſt continu avec la membrane qui couvre les corps caverneux ; troiſiémement, qu'il s'attache aux os pubis & iſchions ; quatriémement, que ſa partie poſtérieure communique avec les fibres du ſphincter de l'anus, & s'attache aux coccix.

Entre les vaiſſeaux qui arroſent le ſcrotum, les uns viennent de ceux qu'on appelle honteux, les autres des ſpermatiques, d'autres des iliaques & des hypogaſtriques, & ſes nerfs des lombaires & des ſacrés. Le ſcrotum ſert à ſoutenir, à renfermer & à défendre les teſticules, & c'eſt par le moyen des fibres du dartos qu'il ſe reſſerre & ſe ride, & qu'il embraſſe mollement les teſticules, ce qui favoriſe le cours des liqueurs qui y ſont contenues. Son action eſt fort ſenſible dans ceux qui ſe portent bien, ou quand cette partie eſt expoſé au froid.

Ces mêmes fibres peuvent aider les muſcles cremaſters à ſoutenir les teſticules.

Voilà quelles font les enveloppes communes des testicules ; examinons celles qui leur font propres.

La premiere s'appelle *Vaginale*, parce qu'elle forme en effet une espece de gaîne qui embraffe le cordon des vaiffeaux spermatiques & le testicule même. Pour bien entendre la formation de cette gaîne, il faut obferver que le trouffeau des vaiffeaux fanguins deftinées pour le testicule, defcend entre les deux lames du péritoine, renfermés dans le tiffu cellulaire de cette enveloppe. Ce cordon étant arrivé vers la partie fupérieure de l'aîne, fort du ventre, comme il a été dit, toujours environné de ce même tiffu cellulaire, & là il abandonne la lame interne du péritoine ; l'externe feule fe plongeant & embraffant ce cordon, elle forme la gaîne dont nous parlons, laquelle après avoir coulé fous le mufcle tranfverfe & oblique interne, paffe dans l'oblique externe, & entrant dans le fcrotum, defcend jufqu'au testicule & l'embraffe.

On voit par cette defcription que la lame interne ne faifant aucun prolongement, & que tapiffant tout le dedans du ventre, elle doit couvrir par conféquent l'endroit par où fortent les vaiffeaux fpermatiques, c'eft-à-dire, l'ouverture ou l'entrée du fac de la tunique vaginale.

Dans les animaux cette gaîne étant formée par le péritoine entier, elle eft ouverte du côté du ventre. La raifon de cette différence vient de la différente fituation de l'homme & de celle des animaux ; car l'homme ayant le corps droit, les inteftins portent principalement fur les aînes, & ainfi fi cette gaîne étoit ouverte, ils ne manqueroient pas au moindre effort de tomber dans les bourfes ; au lieu que dans les animaux on n'a point à craindre de pareils accidens, parce que la fituation de leur corps eft horizontale.

Il eft à propos d'obferver que le cordon des vaiffeaux fpermatiques coule le long de la face poftérieure de la gaîne dont nous parlons, renfermé dans le tiffu cellulaire qui garnit ces vaiffeaux, & remplit la tunique vaginale ; c'eft pourquoi fi on le fouffle & qu'on le laiffe fécher, l'intérieur de cette gaîne fe trouve garni de petites feuilles très-minces & délicates, lefquelles quand le tiffu eft bien gonflé, en rempliffent toute la cavité. Le tiffu fpongieux dont on vient de parler, fe termine précifément à la partie fupérieure du testicule,

cule, & peut être regardé comme une seconde enveloppe commune aux vaisseaux spermatiques.

Sur la tunique vaginale on voit un muscle qu'on nomme cremaster ; les Anatomistes ne sont pas d'accord sur son origine ; pour l'ordinaire il vient de l'aponévrose de l'oblique externe, vers l'endroit où il se joint à l'oblique interne ; il s'applique à la tunique vaginale, & à mesure qu'il descend, il s'épanouit & embrasse tout le côté extérieur de cette tunique jusqu'à sa partie inférieure.

La membrane qui ferme le trou de l'oblique externe, en s'épanouissant sur cette gaîne, lie & sert de soutien aux fibres de ce muscle. Cette membrane ainsi revêtue des fibres de ce muscle, a été prise par les Anatomistes, pour une enveloppe particuliere qu'ils ont appellée *éritoïde*, & ils ont nommé la tunique vaginale *élitroïde*, à cause de sa blancheur ou de sa fonction, car *Elitrum* en Grec signifie enveloppe.

Ce muscle est le véritable suspensoir du testicule ; c'est par son moyen que certaines gens font monter & descendre cette partie à leur gré.

La tunique vaginale dont on vient de parler, est commune au cordon des vaisseaux spermatiques & au testicule, ainsi qu'il a été dit ; mais le testicule en a qui lui sont propres ; la premiere est celle où il est enfermé comme le cœur dans son péricarde, nommée tunique vaginale propre. Le dedans de cette gaîne est toujours enduit d'une humeur blanche qui sort par de petits trous qu'on découvre aisément lorsqu'on la presse de dehors en devant ; elle empêche que le testicule ne s'y colle & ne s'y attache ; c'est au dedans de cette tunique que se forment les hydrocelles par épanchement.

La deuxiéme tunique propre est appellée albugineuse, parce qu'on prétend qu'elle a la couleur d'un blanc d'œuf ; elle embrasse immédiatement le testicule & en a la figure ; elle est percée à sa partie supérieure par tous les vaisseaux qui entrent dans le testicule ou qui en sortent ; le reste de la surface est lisse & poli pour lui donner plus de facilité de rouler dans sa tunique.

Cette tunique est fort épaisse, & en quelque maniere musculeuse ; elle est parsemée d'un très-grand nombre de vais-

Tome II.   O o

ſeaux lymphatiques qui naiſſent de la ſubſtance même du teſticule, & qui remontant avec les veines ſpermatiques, ſont
des circonvolutions à peu près ſemblables à celles des veines.
Voilà quelles ſont les enveloppes tant communes que propres
des teſticules.

Des Teſticules.

Les teſticules ſont ainſi nommés, parce qu'ils ſont les témoins de la virilité & de la force.

Chaque homme en a deux ordinairement, & lorſqu'il y en a
a un de bleſſé ou de flétri, l'autre peut ſuffire à la génération.
Les Auteurs rapportent qu'il s'eſt trouvé des hommes qui en
avoient trois, & d'autres deux de chaque côté ; leur figure
eſt ovale, ſemblable à celle d'un œuf de pigeon.

Ils ne ſont pas toujours d'une même groſſeur ; on prétend
que pour l'ordinaire le gauche eſt le plus gros, mais il paroît
que cela arrive rarement.

Quelquefois les deux ſont cachés dans les aînes, d'autrefois il n'y en a qu'un ; quelquefois ils ſont cachés dans le
ventre ; lorſque cela arrive, ils deſcendent dans le ſcrotum
vers l'âge de quatorze à quinze ans plus ou moins ; on voit
des perſonnes à qui ils reſtent toute leur vie dans le ventre ;
& à d'autres pour l'ordinaire un reſte à la ſortie de l'oblique
externe, à quoi l'on doit avoir attention.

La ſubſtance du teſticule n'eſt qu'un amas d'une infinité
de petits canaux qui ſont remplis de ſemence, c'eſt pourquoi
on les appelle ſéminaires.

Cet amas eſt diſtingué en pluſieurs petits paquets couchés
les uns ſur les autres, & partagés par des cloiſons très-fines
qui embraſſent chaque paquet en particulier ; ces canaux
s'étendent depuis le dos du teſticule juſqu'à ſa partie inférieure.

Chaque paquet paroît n'être compoſé que d'un ſeul canal
délié & friſé, qui forme pluſieurs plis & replis de différente
longueur : ces plis ſont joints par des membranes ſi fines qu'on
peut à peine les appercevoir ; ces membranes ſont parſemées
d'un réſeau formé par les rameaux capillaires des vaiſſeaux
ſanguins ; ces membranes ſont des prolongemens de celle qui
embraſſe tout le paquet.

On ne sçauroit déterminer si tout le testicule n'est composé que d'un seul canal, ou s'il y en a plusieurs. S'il étoit possible de les développer, on seroit surpris de leur prodigieuse longueur : *Graaff* prétend qu'elle iroit à plusieurs aunes ; suivant le calcul de *Bellini* elle iroit à trois cens aunes de Florence.

Ces canaux se découvrent aisément dans les animaux, & ils se dégagent & se séparent lorsqu'on les fait macérer long-temps dans l'eau ; mais il n'y a point d'animal où ils soient si gros & si visibles que dans le rat.

Comme la substance du testicule est fort molle, facile à être froissée, & qu'elle est souvent exposée à des frottemens très-rudes, il a fallu que la membrane qui l'enveloppe immédiatement fût très-épaisse.

Au côté intérieur du testicule on voit sortir sept à huit petits canaux qui, peu de temps après leur sortie, serpentent à droite & à gauche, & donnent naissance à l'épidydime ; ce qui est surprenant, c'est que toute la semence qui a été produite dans le testicule, n'en peut sortir que par ces petits canaux pour entrer dans l'épidydime.

Voilà quelle est la naissance de ce corps longuet qui est couché au-dessus du testicule, auquel il est fortement attaché par les deux extrêmités ; les filets dont il est composé, sont creux, aussi bien que ceux du testicule, & serpentant à droite & à gauche, ils forment différens paquets séparés les uns des autres par des cloisons très-déliées qui sont des productions de la membrane dont il est revêtu ; à chaque bout du testicule l'épidydime forme deux pelotons, que *Graaff* appelle globes, dont le plus gros est à la naissance du canal déférent.

L'épidydime n'est donc autre chose qu'un composé de petits tuyaux de la même nature que ceux du testicule, lesquels vont en grossissant à mesure qu'ils s'en éloignent ; enfin ils se réunissent en un seul tuyau, qui grossit de plus en plus, & qui forme ce gros canal qu'on nomme le déférent, lequel peut être regardé comme le conduit excrétoire de l'épidydime ; ce conduit commence à paroître du côté extérieur du testicule, & renfermé dans la tunique vaginale, il remonte le long de l'aîne à côté du cordon des vaisseaux spermatiques,

& entre dans la cavité du ventre par le trou ou l'anfe de l'oblique externe ; en même-temps il fe détache du cordon de ces vaiffeaux, & en fe courbant en forme d'arc, il va fe rendre derriere la veffie, & defcend jufqu'à fon col ; pour lors après avoir reçu les véficules féminales, il paffe au travers de la proftate, & fe coule obliquement fous la tunique de l'uretre pour percer cette éminence qu'on nomme *verumontanum*, à un des côtés de fa tête. Le canal déférent eft un canal dont les parois font fort épais ; fa cavité eft étroite & ronde, & la portion qui defcend aux côtés des véficules, eft beaucoup plus groffe & plus dilatée que le refte du canal, & toute pleine de cellules anfractueufes prefque femblables à celles des véficules.

Quoique le canal déférent foit ferme & compact, il eft capable de fe dilater, comme cela s'obferve dans les chaudepiffes retenues, & dans le farcocele ; par conféquent il eft garni d'un tiffu cellulaire, cotonneux, ce qui eft fenfible dans celui du cheval, après l'avoir foufflé & defféché.

Des Véficules Séminales.

On voit entre le rectum & la veffie deux réfervoirs, que l'on nomme les véficules féminales ; elles font étroitement attachées à la partie poftérieure inférieure, & un peu latéralement à la veffie ; elles font compofées de plufieurs petites cellules qui forment un chemin tortueux, & qui s'ouvrent les unes dans les autres ; c'eft pourquoi quand ces véficules font gonflées, leur figure reffemble affez bien à celle d'un petit inteftin qui formeroit plufieurs petits replis ramaffés & ferrés les uns contre les autres, & qui communiquent entre eux ; chacun de ces réfervoirs eft long de quinze à feize lignes, large par en haut, plus étroit par en bas, où ils forment comme un petit col. L'intérieur de leurs cellules eft garni d'un tiffu réticulaire dont les mailles font remplies d'une moëlle glanduleufe, percée par plufieurs petits trous, dont diftille l'humeur qui les lubrifie ; chaque véficule féminale eft couchée au derriere de la veffie, comme il a été dit, liée aux côtés extérieurs des déférens, & recouverte d'une membrane charnue, parfemée d'un très-grand nombre de vaiffeaux qui

viennent des hypogaftriques, & de plufieurs nerfs dont les
uns viennent du plexus hypogaftrique, & les autres de la deuxiéme & troifiéme paire de l'os facrum. Il fe trouve des fujets
où chaque véficule féminale eft difpofée de telle maniere,
qu'elles forment deux rangs de petites cellules, dont l'un
ne communique point avec l'autre, quoique tous deux fe déchargent par la même ouverture.

Chaque véficule féminale forme par en bas comme un
petit col, qui s'abouche avec le canal déférent tout proche
la proftate, & l'on a dit que ce canal paffoit enfuite au travers de cette glande fans avoir aucune communication avec
elle, & qu'il venoit fe décharger dans l'uretre ; c'eft la derniere portion de ce canal, qu'on peut appeller proprement
le canal éjaculatoire ; quelquefois les canaux déférens s'ouvrent dans les véficules.

De la Glande Proftate.

La glande proftate n'eft autre chofe qu'une groffe glande
de forme ovale qui embraffe le col de la veffie ; à la partie
pofterieure & fupérieure de cette glande il y a une échancrure
qui donne paffage aux canaux déférens qui vont chacun de
leur côté fe rendre dans l'uretre, en perçant la tête de la
petite éminence qu'on nomme *caroncule* ; leurs ouvertures
font obliques, fort voifines, très-étroites, & fituées de telle
maniere que l'une tourne à droite & l'autre à gauche : la
partie échancrée de la proftate fait comme deux cornes, ce
qui a donné lieu de la confiderer comme double ; mais il
eft conftant que ce n'eft qu'un feul corps glanduleux, lequel
eft compofé de quantité de follicules rondes ou ovales, très-
fines, qui forment comme un tiffu fpongieux : & quoique
cette groffe glande ne faffe qu'un feul corps, cependant ces
follicules font féparés en plufieurs petits cantons, & de chacun il en fort un conduit excrétoire qui lui eft propre ; de
forte qu'en foufflant par un de ces conduits, on n'y gonfle
précifément que le canton de cette glande à qui ce conduit
appartient ; ces follicules filtrent une liqueur graffe & onctueufe, laquelle y eft mife en réferve. Cette glande eft revêtue d'une membrane charnue, & parfemée d'un très-grand
nombre d'arteres, de veines & de nerfs.

Après avoir ouvert le col de la veſſie par ſa partie antérieure & le conduit de l'uretre, on voit qu'il ſort de chaque
côté de cette glande huit ou dix canaux qui ſe traînent fort
obliquement ſous la tunique intérieure de l'uretre, & la percent principalement ſur les côtés ; leurs inſertions ſont aux
environs de la caroncule, laquelle eſt ſituée au milieu de la
partie poſtérieure de l'uretre, à peu de diſtance du col de la
veſſie : on la compare mal-à-propos à une crête de coq ; on
l'appelle auſſi communément *Verumontanum*, quoiqu'elle
n'ait aucune reſſemblance avec une broche ; cette éminence
a une petite tête & une queue ; la tête eſt ovale, percée de
chaque côté du trou fait par l'inſertion du conduit de chaque véſicule ; la queue ſe prolonge en dedans de l'uretre le
long de huit ou dix lignes ; cette éminence paroît formée par
le concours de pluſieurs fibres charnues qui viennent du col
de la veſſie, diſpoſés de maniere qu'elles ſervent de ſphincter
aux embouchures des canaux déférens.

Proſtates inférieures.

Outre la glande proſtate dont je viens de parler, on trouve
encore deux autres glandes que j'ai obſervées depuis long-
temps dans preſque tous les animaux, entre la naiſſance des
érecteurs & accélérateurs ; c'eſt-à-dire, qu'elles ſont placées
à chaque côté de l'uretre, un peu au-deſſus de la naiſſance
de ſon tiſſu ſpongieux, environ quatre à cinq lignes au-deſſous de la proſtate ; elles ſont de figure ovale & inégales,
comme dans le chat, le rat & pluſieurs autres, & de la groſſeur d'une petite fraiſe ; dans l'homme elles ſont enfermées
entre les deux plans de fibres charnues du muſcle tranſverſe.
On voit naître de leur partie interne un conduit qui dès la
ſortie eſt étroitement collé à l'uretre, & qui après avoir fait
environ ſix lignes de chemin ſous le tiſſu ſpongieux de ce
canal, vient s'ouvrir dans ſa cavité par une inſertion fort
oblique, préciſément à l'endroit où la verge commence à ſe
courber. Quoique les deux canaux ſoient éloignés l'un de
l'autre de quatre à cinq lignes dans leurs origines, néanmoins leurs inſertions dans l'uretre ſont fort voiſines, &
quand on preſſe ces glandes, elles fourniſſent une liqueur

tranſparente & fort glaireuſe ; elles ſont recouvertes, comme il a été dit, des muſcles tranſverſes, ainſi nommés à raiſon de leur ſituation, leſquels, après les avoir embraſſé, vont s'étendre vers la poſition de l'uretre qui eſt entre le col de la veſſie & ces mêmes glandes.

Structure de la Verge.

La verge à ſa naiſſance eſt compoſée de deux cônes qui prennent leur naiſſance de la partie inférieure la plus épaiſſe des os pubis, au-deſſous de leur jonction.

Ces cônes ſont creux & exactement fermés par leur pointe qui eſt un peu tournée en dedans ; ils remontent le long de cette même partie des os pubis, juſqu'à la hauteur de leur angle, auquel cependant ils ne ſont point attachés ; là s'uniſſant enſemble, ils ne forment plus qu'un ſeul corps en forme de cylindre.

La membrane qui forme ces cônes eſt très-épaiſſe, & compoſée de filets qui ſe croiſent en divers ſens en pluſieurs endroits ; celle du cylindre auſſi très-épaiſſe, eſt compoſée de filets qui s'étendant ſuivant ſa longueur, laiſſent entr'eux par intervalles de petites mailles longues & diſpoſées de même ſens.

Au deſſus & au deſſous du milieu de ce cylindre il y a une gouttiere qui régne ſuivant ſa longueur ; celle de deſſous eſt la plus profonde, & elle eſt plus large à chaque extrêmité, principalement à celle du côté du gland ; celle de deſſus eſt peu marquée, ſurtout à ſa naiſſance ; l'extrémité de ce cylindre ſe termine par deux avances exactement fermées & taillées en glacis, principalement en deſſus, de l'extrêmité deſquelles ſortent pluſieurs filets qui s'uniſſent à la membrane du gland.

Par dedans la cavité de ce cylindre eſt ſéparée en deux dès ſa jonction, par une cloiſon ; c'eſt ce qui a donné lieu aux Anatomiſtes de conſiderer la verge comme compoſée de deux corps, & de les appeller les corps caverneux ou nerveux. Cette cloiſon eſt continue le long d'environ un pouce ; ainſi elle ne laiſſe en cet endroit aucune communication de l'une à l'autre ; tout le reſte eſt diviſé en pluſieurs filets d'un tiſſu très-ferme, diſpoſé en deux rangs, allant d'une gouttiere à l'autre, ainſi le ſang peut paſſer facilement de l'une de ces cavités dans l'autre.

Les fibres de cette cloiſon qui s'étendent de haut en bas, ſont plus courtes, plus épaiſſes & plus nombreuſes, & approchent par conſéquent les parois du cylindre dans cet endroit, ce qui ſert à former les deux gouttieres dont on a parlé.

De ces filets il en part pluſieurs autres plus déliés qui s'étendent de tous côtés & en tout ſens, & s'uniſſant les uns avec les autres, vont s'attacher aux parois de ce cylindre, & forment un réſeau dont les mailles ſont remplies de cellules très-déliées qui s'ouvrent les unes dans les autres, & forment un tiſſu ſpongieux très-fin. La verge eſt ſoutenue par un ligament à reſſort qui prend ſon origine de la ſymphyſe des os pubis, & vient s'attacher au milieu du dos de la verge : la veine vient paſſer ſous ce ligament.

L'extrêmité du corps de la verge eſt cette partie qu'on nomme le gland qui en fait comme la tête ; pour en avoir une exacte connoiſſance, il faut auparavant faire la deſcription du conduit de l'uretre.

Ce conduit eſt commun à l'urine & à la ſemence, & s'étend depuis le col de la veſſie juſqu'au bout de la verge.

Il faut y diſtinguer pluſieurs portions ; la premiere eſt celle qui eſt embraſſée par la glande proſtate ſupérieure ; la ſeconde eſt celle qui eſt recouverte par le muſcle de l'uretre, qu'on appelle tranſverſe, à cauſe de la direction de ſes fibres ; la troiſiéme commence un peu au-deſſous & en dedans de l'arcade des os pubis, & va juſqu'à l'extrêmité du gland ; elle eſt embraſſée & environnée d'un tiſſu ſpongieux qui eſt fort gros à ſa naiſſance, où il forme une tumeur de figure ovale, que *Cowper* a nommée bulbe à cauſe de ſa figure ; ce tiſſu diminue enſuite de ſon volume, & à un pouce près de l'extrêmité des corps caverneux, il commence à s'élargir & à s'épanouir pour aider à former le gland.

Ce tiſſu ſpongieux eſt enfermé entre les deux membranes, dont l'uretre eſt compoſée, & dont l'externe eſt la plus épaiſſe ; mais l'une & l'autre le ſont beaucoup moins que celles qui forment les corps caverneux.

Au

Au milieu de ce tissu il y a une cloison très-fine qui le partage selon sa longueur, & qui est continu à sa naissance. La partie de ce tissu qui couvre le dessous de l'uretre; est beaucoup plus épaisse que celle du dessus, & les cellules en sont plus larges.

Cette production de l'uretre, ainsi revêtue d'un tissu spongieux, fait comme un troisiéme corps caverneux, ce qui paroît en coupant transversalement le corps de la verge; c'est pour cela que quelques-uns disent que la verge est composée de trois colonnes ou cylindres spongieux.

Dans cette même partie de l'uretre, on voit le long de sa partie supérieure plusieurs ouvertures, dont les plus grandes sont dans le milieu, & les plus petites aux côtés; ce sont les embouchures d'autant de fossettes ou lacunes formées par des replis de la tunique intérieure ou de la membrane cellulaire de l'uretre, & remplies d'une humeur qui a la consistance & la couleur d'un blanc d'œuf.

Les plus considerables de ces embouchures sont du côté de l'extrêmité de l'uretre, & dans quelques sujets il s'en trouve qui ne sont éloignées que d'environ quatre lignes de cette extrêmité.

La figure de ces ouvertures est ou en demi-ellipse, ou en demi-cercle; elles sont toutes tournées du côté du gland. Ces ouvertures conduisent à des petites cavités aveugles en forme de cône, & fermées par la tunique intérieure de l'uretre; l'on peut croire que les petites ouvertures qui sont aux côtés, sont moins sensibles & ont la même conformation.

Ces lacunes ont un peu de profondeur, mais elles s'étendent seulement en longueur, & font d'autant plus de chemin pour la plûpart, qu'elles sont plus proches de l'extrêmité, enforte qu'on en voit en cet endroit qui ont jusqu'à quatre lignes de longueur.

Quand on ouvre quelqu'une de ces lacunes, elle paroît percée de plusieurs trous, d'où découle l'humeur qui la remplit. A mesure qu'on approche de la racine de la verge, les ouvertures de ces lacunes deviennent plus petites & en moindre nombre, enforte qu'on n'en trouve point dans les deux premieres portions de l'uretre dont on a parlé.

L'uretre, à quelque distance de l'extrêmité des corps

Tome II.   P p caverneux, s'épanouit, ainsi qu'il a été dit, & forme comme la tête d'un champignon à qui ce canal sert de pied ou de tige, & à laquelle on a donné le nom de gland à cause de sa figure.

Si l'on comprend sous le nom de gland tout ce qui s'étend depuis la couronne jusqu'à sa pointe, tant en dehors qu'en dedans, on peut dire qu'il est composé non-seulement du tissu spongieux de l'uretre, mais encore des extrêmités des corps caverneux ; cela est si vrai qu'on ne peut les séparer l'un de l'autre, & les gonfler chacun à part ; mais si l'on ne considere que sa partie extérieure, on peut dire qu'il est seulement composé du tissu spongieux de l'uretre, parce que tout ce qu'on en voit n'est formé que par son épanouissement, qui est tel qu'il forme comme un conoïde à peu près parabolique par sa partie supérieure, mais arrondi par l'inférieure jusqu'à la naissance du filet ; si l'on coupe le gland vers la naissance du filet, par un plan perpendiculaire à la longueur de la verge, cette partie est tout-à-fait solide, le reste est creusé en coquille, & reçoit les extrêmités des corps caverneux.

La base du gland forme un rebord bien arrondi, qui déborde beaucoup au delà des corps caverneux, & fait un contour presque spiral jusqu'à l'extrêmité du filet.

Les extrêmités des corps caverneux sont exactement fermées, & n'ont aucune communication avec le gland, quoiqu'elles en forment environ le tiers.

La peau qui revêt le gland est très-fine, & parsemée d'un très-grand nombre de mamelons, dont les plus gros sont toujours autour de la couronne, ce qui donne à cette partie un sentiment très-exquis ; sous cette peau l'on trouve aussi une membrane cellulaire, qui est un prolongement de celle de la verge. A l'endroit où finit le couronnement du gland, il y a tout autour un enfoncement en forme de gouttiere, c'est-là où la peau de la verge venant à se replier, forme comme une espece de coëffe ou de chaperon, propre à couvrir le gland, qu'on nomme le prépuce, lequel est attaché sous le gland par un petit prolongement en forme de ligament qu'on nomme le filet ; il y a un petit enfoncement dans le gland propre à le loger ; ce filet est quelquefois si court

& prête fi peu, qu'il empêche l'érection, ce qui fait qu'on eft obligé de le couper.

La peau intérieure du prépuce eft garnie de plufieurs petits amas de glandes, difpofées en grappes, dont les petits conduits s'ouvrent au dedans du prépuce.

Quand on les preffe, on en fait fortir une matiere blanche, & comme elle eft gluante & mucilagineufe, elle fort en filets de même que celle des glandes des paupieres. Dans tous les enfans & dans tous les adultes dont l'ouverture du prépuce n'eft pas affez dilatée pour laiffer au gland une entiere liberté de fe découvrir, il s'amaffe une très-grande quantité de cette matiere autour du gland & de la couronne; mais dans ceux dont le gland eft toujours découvert, il s'en amaffe très-peu, parce que le gland fe nettoye en frottant contre la chemife.

Cette humeur fert à huiler le prépuce & le gland; par ce moyen ces deux parties gliffent facilement l'une fur l'autre. Quelquefois cette humeur s'échauffe par un trop long féjour, & caufe quelqu'ulcération qu'on guérit facilement. Quelques-uns foutiennent que les mamelons pyramidaux qu'on remarque autour de la couronne, font les fources de cette humeur, mais il eft conftant que ce font des éminences purement nerveufes, femblables à celles qui couvrent le refte de la peau, & dont il ne fort jamais la moindre goutte de liqueur.

Les glandes du prépuce font très-vifibles dans le cheval, le chien, le bœuf, le belier & dans plufieurs autres.

Comme la nature fe plaît dans la diverfité des organes propres à faire la même fonction, dans le rat elle a donné un autre arrangement à ces glandes, & une fituation différente. En effet on voit à chaque côté de l'aîne un fac d'un volume très-confidérable à proportion de l'animal, garni de plufieurs petits amas de glandes, dont les conduits excrétoires fe déchargent dans fa cavité; chaque fac en fe rétreciffant & fe plongeant, forme un conduit qui perce le côté voifin du prépuce.

Des mufcles de la Verge.

La verge a une paire de mufcles qu'on nomme *Erecteurs*,

quoiqu'à proprement parler, l'érection ne dépende pas d'eux immédiatement; ils tirent leur origine de la tubérosité de l'ischyon, & montant ils embraffent la racine de la verge, & s'inférent en s'épanouiffant aux côtés des corps caverneux un peu au deffus de leurs racines.

Des muscles de l'Uretre.

Les muscles qu'on nomme *Accélérateurs*, appartiennent à l'uretre; leurs fibres couvrent ce canal long d'environ deux pouces, & font difpofées de telle maniere qu'elles décrivent la figure d'un chevron brifé dont la pointe eft précifément au milieu de l'uretre, & dont les deux bouts viennent fe terminer aux côtés des corps caverneux; à l'endroit de cette pointe il y a un tendon mitoyen; ce muscle recouvre la partie la plus épaiffe du tiffu fpongieux de l'uretre; il fort par un principe charnu du fphincter de l'anus.

Outre ces deux paires de muscles, il y a des muscles tranfverfes, ainfi nommés par rapport à leur direction; ils prennent origine de la partie inférieure des os pubis au deffous des érecteurs; leurs fibres viennent tranfverfalement gagner l'uretre; chaque mufcle tranfverfe fe fépare en deux plans de fibres; le plan fupérieur fe jette à l'uretre deffus le bulbe du tiffu fpongieux, le plan inférieur embraffe de chaque côté les proftates inférieures, quelques fibres fe portent dans le fphincter.

Diftribution des Vaiffeaux artériels.

L'on fçait que le tronc de l'aorte defcendante étant arrivé vers la tête de l'os facrum, fe divife en deux branches aufquelles on a donné le nom d'iliaques.

Chacune de ces branches fe divife encore en deux, la plus groffe qui va droit à la cuiffe, eft appellée externe; la plus petite qui defcend dans le baffin, fe nomme interne. Nous n'avons befoin que de la diftribution de cette derniere branche; elle fe divife en cinq autres.

La premiere eft l'ombilicale, la feconde eft l'hypogaftrique, la troifiéme eft celle qui paffant par le trou ovalaire, perce les mufcles obturateurs, & va fe diftribuer dans le mufcle de la

cuiffe appellé triceps ; la quatriéme eft deftinée pour la verge , & la cinquiéme pour les mufcles feffiers.

Par rapport aux parties que l'on vient de décrire , nous
nous attacherons principalement à la diftribution de la branche nommée hypogaftrique ; on lui a donné ce nom , parce
qu'elle fe diftribue aux parties qui font renfermées dans l'hypogaftre. Cette artere qui fort au deffous de l'ombilicale jette
ordinairement quatre branches principales , dont les deux
fupérieures fe diftribuent à la partie antérieure & poftérieure
de la veffie , & jettent auffi des rameaux confidérables qui
vont aux véficules féminales , & à la portion des déférens qui
leur eft jointe.

La plus haute de ces branches en fournit une qui accompagne le déférent depuis le fond des véficules jufqu'au tefticule ; l'on en a parlé dans la defcription de l'artere fpermatique.

Dans tout ce trajet elle lui donne plufieurs rameaux ; étant
arrivé près de l'épididime , elle lui en fournit auffi plufieurs ,
enfuite elle fe porte vers le dos du tefticule , où elle s'abouche
avec l'artere fpermatique ; ainfi le tefticule & l'épididime reçoivent du fang tant de l'hypogaftrique que de la fpermatique.

Les autres branches de l'hypogaftrique , qui font les inférieures , vont fe diftribuer au col de la veffie , aux proftates ,
& à la partie de l'uretre qui eft renfermée dans le ventre ;
quelques-uns de ces rameaux vont au rectum , & communiquent avec ceux de la méfentérique inférieure ; ils fourniffent
auffi les hémoroïdales internes & externes , en partie par les
communications avec la méfentérique inférieure.

La troifiéme branche de l'iliaque interne eft celle qui paffe
par le trou ovalaire pour fe diftribuer , comme il a été dit ,
au triceps.

La quatriéme branche de l'iliaque interne fort du baffin
par le trou qui donne paffage au nerf fciatique ; à fa fortie
elle paffe par cet enfoncement qu'on appelle la finuofité de
l'ifchyon , & continuant fa route fous les releveurs de l'anus ,
elle jette plufieurs gros rameaux dont les uns fe diftribuent à
ces mufcles , au fphincter & au périné ; enfin elle remonte le
long de la partie interne de la tubérofité de l'ifchyon & du

pubis, & elle fe partage en deux branches, dont la plus groffe coule le long de la partie latérale de l'arcade des os pubis & de la racine de la verge, pour aller fur fon dos où elle fe diftribue; l'autre perce cette racine & s'engage dans fon intérieur. La premiere branche coule en ferpentant le long d'un des côtés de la partie fupérieure de la verge; elle jette dans fa route plufieurs rameaux qui tapiffent la membrane qui compofe le corps caverneux du même côté; environ le milieu de la verge elle jette une branche qui entre dans la cavité du corps caverneux, & dont on parlera.

Enfuite elle continue fa route jufques vers le gland, dans le tiffu duquel elle s'engage en fe partageant en plufieurs rameaux, qui en arrofent une moitié, & qui communiquent avec ceux du côté oppofé; la branche qui eft entrée par la racine de ce même corps caverneux, paffe par le milieu de fon tiffu fpongieux, & jette des rameaux qui s'y diftribuent en tout fens, mais elle n'en parcourt qu'environ les deux tiers; là elle s'abouche avec la branche qui eft fournie par l'artere qui eft fur le dos de la verge, laquelle acheve de fe diftribuer au refte de ce tiffu fpongieux.

Le tiffu fpongieux de l'uretre eft auffi parfemé d'un très-grand nombre d'arteres.

La même branche dont on vient de parler, & qui eft deftinée pour le tiffu fpongieux d'un des corps caverneux, en fournit une qui perce l'une des tumeurs qui font à la naiffance du tiffu fpongieux de l'uretre, & qui paffant par le milieu de ce tiffu, l'arrofe par un nombre infini de petits rameaux.

Quelquefois cette branche ne va que jufqu'au milieu de ce tiffu, & pour lors ce font les rameaux de l'artere qui eft fur le dos de la verge, qui percent ce tiffu en divers endroits, & qui s'y diftribuent.

Diftribution des Veines.

La veine hypogaftrique interne eft compofée de plufieurs branches qui répondent à peu près à celles de l'artere.

On voit naître des côtés de la veffie plufieurs groffes branches qui en rapportent le fang prefqu'à leur naiffance; ces branches s'abouchent les unes avec les autres; enfuite elles se séparent & s'abouchent de nouveau, & forment par ce moyen des lacis.

Ces mêmes branches reçoivent celles des vésicules séminales, & celles qui rapportent le sang de l'artere qui accompagne le déférent ; elles forment ensuite une espece de tronc qui s'ouvre dans l'iliaque.

Il y a un très-grand nombre de veines qui rapportent le sang du gland ; presque toutes par leur union forment un gros tronc qui coule par le milieu du dos de la verge, entre les deux arteres, & qui est enfermé dans la rainure dont on a parlé. L'on a dit presque toutes, parce qu'une partie de ces veines forment par leur réunion un tronc considérable qui rampe sous la peau qui couvre le milieu du dos de la verge ; presque toutes les veines qui rapportent le sang de la peau & des autres enveloppes de la verge, viennent se dégorger dans ce tronc qui forme la veine qu'on nomme honteuse. Ces veines ont entre elles une étroite communication par différentes anastomoses que l'on y voit.

Plusieurs branches qui sortent de la partie latérale & inférieure des corps caverneux, & dans lesquelles s'ouvrent aussi celles qui rapportent le sang du tissu spongieux de l'uretre, viennent se rendre dans la veine qui est au milieu du dos de la verge, & en remontant elles embrassent les côtés des corps caverneux.

Le tronc de cette veine passe précisément sous le milieu de l'arcade des os pubis ; en passant il se partage en deux branches ; chacune descend le long de la partie latérale interne des os pubis & de l'ischyon, & passant par sa sinuosité, elle entre dans le bassin par le trou qui donne passage au nerf sciatique, & va s'ouvrir dans l'iliaque ; ainsi elle fait la même route que l'artere destinée pour la verge. Cette branche en sortant de l'arcade communique avec les veines qui rapportent le sang des prostates tant supérieures qu'inférieures.

Ces veines qui sont en très grand nombre, s'abouchent aussi les unes avec les autres, & forment plusieurs contours ; elles couvrent entiérement les prostates, & la portion de l'uretre qui est entre ces glandes & les os pubis : toutes ces branches forment par leur réunion un tronc qui vient s'ouvrir dans l'iliaque.

Les branches des veines qui se distribuent dans le tissu spongieux des corps caverneux, & dans celui de l'uretre & du gland, sont percées de trous assez sensibles qui communiquent avec les cellules de ce tissu, en quoi elles ressemblent aux veines de la rate d'un veau qui sont percées de la même maniere.

Comme les veines qui rapportent le sang du gland, communiquent avec celles de la veine honteuse, de même on voit quelques-unes des veines qui rapportent le sang des corps caverneux, communiquer aussi avec celles de la veine honteuse, & ces communications se font précisément aux endroits d'où elles sortent des corps caverneux.

La veine qui rampe sous la peau de la verge, & qu'on appelle honteuse, vient se rendre dans une branche de la crurale qui est presque toute cutanée, & qui porte le nom de saphene.

De l'usage des Parties.

Pour bien entendre les fonctions des parties, il faut se ressouvenir que le testicule est un peloton composé d'un nombre prodigieux de petits canaux qui sont garnis en dedans de petits amas de glandes à peu près semblables à celles que l'on voit dans les intestins grêles, avec lesquels ils ont une fort-grande ressemblance, tant par leur structure que par leurs révolutions ; que ces glandes ne donnent passage qu'à la partie saline & volatile huileuse du sang, qui découle ensuite par les ouvertures de ces glandes dans la cavité de ces petits canaux. Mais ce n'est là qu'une préparation très-simple & seulement ébauchée ; car cette liqueur étant obligée de passer ensuite par des canaux qui sont au milieu des plis & des replis, la force qui la fait circuler, l'oblige à se briser sans cesse, & à s'affiner de plus en plus ; la force qui pousse cette liqueur à travers les plis & replis du testicule, seroit capable de la pousser à travers un tuyau qui seroit cinq mille fois plus long que le testicule.

Cette liqueur ne s'affine donc qu'après un million de triturations réitérées à travers des filtres très-étroits, & qui forment un nombre infini de contours. Ce qu'il y a de surprenant, c'est qu'outre cette préparation la nature fait encore circuler la semence dans l'épididime, qui est comme un autre

testicule,

testicule , non seulement pour broier & subtiliser de nouveau cette liqueur par une longue & lente circulation , mais encore pour lui donner tout le temps de se séparer de ses parties les plus aqueuses, qui l'affoibliroient par trop , & qu'il n'y ait que l'esprit le plus pénétrant de la semence qui puisse parcourir les conduits tortueux de l'épididime , & se rendre dans le canal déférent ; l'autre partie n'est pas capable d'un si grand mouvement , étant arrêtée pour être broiée & subtilisée tout à loisir. Cela est si vrai, qu'on peut suivre de l'œil tous ces divers dégrés de préparation : car la semence du testicule paroît seulement grisâtre , & elle est encore fort aqueuse ; celle de l'épididime est plus blanche & plus épaisse ; mais celle du canal déférent est très-cuite, très-blanche, très-écumeuse , & très-spiritueuse.

On ne doit pas oublier que l'artere spermatique, peu de temps après sa naissance, se plonge dans toute sa route dans les circonvolutions de sa veine; or l'abondance du sang dont cette artere est environnée , fournit une douce chaleur qui attenue le sang artériel qui descend au testicule , & le dispose à se cribler avec plus de facilité. Il faut ajouter que les lacis tortueux de ces veines rendant le retour du sang plus lent & plus difficile, facilite aussi la sécrétion de la semence & la rend plus abondante.

Le plus haut degré de perfection qui est communiqué à la semence, dépend de l'imagination , qui par le pouvoir manifeste qu'elle a de remuer les humeurs dans toutes les passions, ne peut pas manquer d'avoir celui d'altérer ces mêmes humeurs; c'est à quoi font bonnes toutes les différentes folies que l'amour inspire à l'homme & à tous les animaux , & l'on ne peut pas douter que l'abondance du sang & des esprits qui est versé dans tous les réservoirs de la semence par l'imagination du mâle frappé de la présence de la femelle , n'augmente de beaucoup l'agitation & la vivacité de cette liqueur. C'est pour cela que les femmes qui ont l'imagination plus vive que les hommes, & qui passent leur vie dans une plus grande oisiveté , font susceptibles d'une passion plus vive & plus piquante.

Examinons maintenant de quelle nature est la semence. La semence est une liqueur fort blanche , gluante , & très-écumeuse, qu'on peut considerer comme l'élixir ou la crême des parties, qui n'a pu être convertie en chair, en os, ou en autre substance, ni dissipée par aucune évacuation ; elle contient quantité de parties grasses & onctueuses, ce qu'on reconnoît principalement parce qu'elle file & qu'elle tache, & gomme le linge ; elle est aussi empreinte de sels âcres, volatils, ce dont on peut juger par son odeur, par le picotement qu'elle excite dans tous les lieux par où elle passe, & par le tempérament des personnes qui sont les plus lascives ; telles sont celles qui sont séches, bilieuses, sanguines, d'une couleur brune, celles qui habitent les pays chauds, enfin pour toutes les choses propres à fournir de la semence & à l'exciter, qui sont chargées de sels âcres & aromatiques ; mais surtout rien ne répare tant l'épuisement de cette liqueur, que les alimens succulens & spiritueux, comme les précis de viande, qui sont comme une semence à demi faite : ainsi comme la vie molle, la bonne chere & les liqueurs rendent les hommes luxurieux ; pour mener une vie continente, & empêcher la trop grande génération de la semence, il faut observer un régime fort austere, c'est-à-dire, boire peu de vin, ne prendre que des alimens peu succulens, *fine Baccho & Cerere friget Venus,* & joindre à ce régime le travail & l'occupation : *Otia si tollas, periére cupidinis arcus ;* par ce moyen il se formera peu de semence, & les vaisseaux qui servent à la travailler, se rétreciront & se flétriront.

Puisque la semence est comme l'extrait & le résidu du suc nourrissier imprégné des parties grasses, salines, volatiles & filtrées avec un grand soin, dans les testicules & dans l'épididime où elle acquiert son dernier degré de perfection, il est aisé de juger que trois choses sont absolument nécessaires pour la rendre prolifique, l'âge compétent, l'abondance des sucs convenables, & les organes propres à cette filtration ; d'où il est aisé de concevoir qu'un homme trop jeune ou trop vieux, ou épuisé par de longues maladies, ou qui manque de testicules, ne peut avoir ce suc prolifique.

Il est constant que les principes propres à former la semence, ne peuvent se dégager que par une vive fermentation & une forte trituration ; or comme dans l'enfance le sang est fort séreux, peu fermenticible, & que les tuyaux dont les teſticules ſont compoſés, ne ſont pas encore développés, le cœur n'ayant pas aſſez de force pour pouſſer les ſucs nourriſ-ſiers à travers ces tuyaux & pour les étendre ; il ne faut pas être ſurpris s'il ne ſe forme pas de ſemence à cet âge ; mais comme les principes du ſang ſe développent de plus en plus, & que la force des ſolides augmente, non ſeulement les ca-naux propres à la filtrer ſe dilatent, mais il s'amaſſe dans le corps plus de ſang & de ſucs nourriſſiers, qu'il ne lui en faut pour croître : ainſi tout eſt diſpoſé à produire de la ſemence, ce qui arrive vers la treiziéme ou quatorziéme année, qui eſt l'âge de puberté ; & comme cette diſpoſition du corps con-tinue ordinairement juſqu'à l'âge d'environ ſoixante ans plus ou moins, ſelon la force du tempérament, il eſt évident que la ſemence doit ſe former & ſe cribler dans ſes couloirs or-dinaires juſqu'à ce temps-là ; après quoi comme la force des ſolides diminue, que la fermentation du ſang s'affoiblit, que la chaleur naturelle devient languiſſante, & que les tuyaux ſéminaires, bien loin de recevoir le ſuperflu du ſuc nourriſſier, ſont dépourvus de leur néceſſaire, il ne faut pas s'étonner ſi les déſirs diminuent & s'affoibliſſent inſenſiblement.

Paſſons à l'uſage de la glande qu'on appelle proſtate. La glande proſtate ſupérieure ſert à filtrer une liqueur onctueuſe qui, s'uniſſant dans l'uretre avec la ſemence qui vient des teſticules, empêche la diſſipation de ce qu'elle a de plus fin & de plus volatil, & en conſervant ſa fécondité, lui ſert auſſi de véhicule.

A l'égard des glandes qu'on appelle proſtates inférieures, comme la liqueur qu'elles filtrent eſt fort glaireuſe & mucila-gineuſe, que leurs conduits s'ouvrent dans la première por-tion de la troiſiéme partie de l'uretre, & qu'elles ſont enfer-mées entre deux plans de fibres charnues, il eſt aiſé de con-cevoir que quand ces fibres ſont en action, elles compriment ces glandes, & pouſſent la liqueur qui y eſt dépoſée dans l'u-retre pour l'humecter & l'enduire continuellement, ſans quoi ce canal ſe deſſécheroit & ſes parois ſe colleroient enſemble ; l'humeur glaireuſe qui eſt préparée dans les lacunes qu'on a vu dans le reſte de ce canal, & qui eſt de la même conſiſtance que celle des proſtates inférieures, a le même uſage.

D'ailleurs le dedans de l'uretre étant enduit de cette humeur mucilagineuse comme d'un velouté, est plus en état de résister à l'acrimonie des sels dont l'urine est remplie.

Dans certaines personnes cette humeur sort goutte à goutte du gland après qu'on a uriné, parce que les muscles qui servent à pousser les dernieres gouttes d'urine, sont alors en contraction ; or ces glandes se trouvent enfermées entre les plans de fibres qui composent ces muscles.

A l'égard des vésicules séminales, il est hors de doute que la liqueur qu'elles contiennent vient presque toute des testicules à qui elles servent de réservoirs ; ce qui se prouve par la communication immédiate qu'elles ont avec les canaux déférens.

Cela se reconnoît même après la mort de l'animal ; car si l'on pousse quelque liqueur par le canal déférent, on voit qu'après être arrivée à leur extrêmité, elle va se rendre dans les vésicules, & qu'elle les remplit, parce qu'elle y trouve moins de résistance que du côté de l'uretre, où aboutit leur conduit de décharge dont l'embouchure est fort étroite & fort oblique ; mais si l'on continue l'injection, & qu'on pousse la liqueur avec assez de force pour dilater l'extrêmité de ce conduit, dans l'instant la liqueur s'échappe dans l'uretre, mais ce n'est qu'après que les vésicules se sont remplies ; si cela arrive dans un cadavre, à plus forte raison dans un corps vivant où l'extrêmité de ce conduit est fermée par un sphincter.

La semence est donc mise en réserve dans les vésicules, & elle s'y épaissit par son séjour ; c'est pourquoi celle qu'on rend après une longue continence, est toujours fort épaisse & fort gluante, au lieu que celle qui coule dans une seconde ou troisiéme action est plus claire, beaucoup moins cuite & moins spiritueuse, puisqu'elle pique beaucoup moins les lieux par où elle passe.

La semence n'est retenue dans ces réservoirs que pour être toute prête à échapper dans les temps nécessaires ; c'est pourquoi l'accouplement des animaux qui en sont pourvus dure très-peu, parce que ces réservoirs peuvent se vuider promptement, & lancer en peu de temps une assez grande quantité de liqueur ; au contraire, l'accouplement de ceux qui n'ont point de vésicules est fort lent, parce que la plus grande portion de la semence qu'ils doivent fournir, étant obligée de remonter du tefticule dans le canal déférent, dont la capacité eft fort étroite, ne peut couler qu'en très-petite quantité ; il faut donc que cette action foit d'une plus longue durée, afin que le mâle puiffe donner autant de femence qu'il eft néceffaire pour féconder ; c'eft ce qui fe voit dans l'accouplement des chiens, des chats, & de plufieurs animaux à quatre pieds.

Dans certains animaux où les canaux qui contiennent la femence forment mille contours labyrinthiques, cette action dure plufieurs heures, & même des journées entieres ; par exemple, l'accouplement des limaçons gris de jardin dure ordinairement dix à douze heures, & la plûpart des infectes demeurent accouplées des journées entieres ; d'autres s'accouplent feulement pendant quelques heures, mais ils fe remettent en action à plufieurs reprifes.

Quelques animaux ne fe féparent qu'avec peine après leur accouplement ; il y en a une raifon très-forte, c'eft que le gland n'acheve de fe gonfler qu'après l'introduction de la verge, comme dans les chiens, ou qu'il ne fe gonfle qu'après qu'il eft entré, comme dans les limaçons, de maniere qu'il ne peut reffortir par où il étoit entré, & ce qui n'arrive que lorfqu'il eft tout à fait relâché & détendu.

La femence féjourne plus ou moins dans fes réfervoirs, fuivant les différentes efpeces d'animaux ; dans l'homme elle y demeure ordinairement plufieurs jours, & quelquefois plufieurs mois ; quoique dans le temps de l'éjaculation toutes ces liqueurs fe mêlent à leur entrée dans l'uretre, il faut avouer que leur vertu eft très-différente, & que celle des tefticules eft la plus effentielle, la plus néceffaire, & pour ainfi dire, l'ame des autres ; premierement, parce que dans tous les animaux il fe rencontre des tefticules ; fecondement, parce que ceux qui ont été coupés, ne peuvent plus engendrer, & fi on en voit quelqu'uns propres à la génération après cette opération, cela n'arrive qu'à ceux qui ont des véficules, lefquelles communiquent avec les canaux déférens, & qui avant la caftration s'étoient remplies de la femence des tefticules.

Mais ces animaux ne peuvent être féconds & prolifiques qu'une ou deux fois, & quoique dans la fuite ils puiffent faire l'érection, & même l'éjaculation, la liqueur qu'ils rendent n'est pas une véritable femence, elle ne vient que des autres glandes qui s'ouvrent dans l'uretre ; mais les véficules qui fervoient de réfervoirs aux canaux déférens, fe flétriffent après cette opération.

Les animaux qui n'ont point de réceptacles pour recevoir & contenir la femence qui remonte des tefticules, comme les chats, les chiens & plufieurs autres, fitôt qu'ils ont été coupés, font incapables d'engendrer. L'érection & l'éjaculation a cependant lieu, mais ils n'éjaculent que la liqueur qui vient des proftates.

On dit qu'on a vu des hommes qui avoient engendré fans tefticules ; ce qui a donné lieu à cette erreur, c'eft que leurs tefticules n'étant pas placés dans leurs bourfes, on a d'abord conclu qu'ils en étoient dépourvus, mais on a obfervé après leur mort, qu'ils étoient renfermés dans le ventre.

Quelquefois les tefticules fe trouvent cachés dans les aînes, pour lors il faut s'en affurer, & l'examiner avec un très-grand foin, pour ne pas prendre les tumeurs qu'ils forment en ces endroits pour des defcentes ou hernies ; car cette méprife fait qu'on tourmente cruellement ou inutilement ces perfonnes par le bandage, & qu'on s'oppofe aux mouvemens de la nature qui les repouffe quelquefois dans leur bourfe ordinaire.

Examinons maintenant comment s'excite ce fentiment qu'on appelle volupté.

Le mouvement rapide du fang & des efprits, & les fonctions continuelles de la veille, non feulement confument la fubftance la plus fubtile, mais ils entraînent auffi les parties les plus folides.

Les alimens ne font pas fuffifans pour réparer éternellement cette perte ; s'ils le font, ce n'eft que pour un temps ; car les organes, à force d'agir, fe defféchent & ferment par ce moyen le paffage aux fucs nourriffiers qui ne font déja que trop groffiers, tant à raifon de l'affoibliffement des folides, que de la perte des parties fpiritueufes & balfamiques du fang, de maniere que la machine s'ufe infenfiblement & fe détruit.

L'Auteur de la nature a fuppléé en quelque maniere à la

néceſſité où l'on eſt de mourir, par des moyens très-ſimples, en engageant par des liens indiſſolubles l'un & l'autre ſexe à un commerce mutuel qui en devroit être la cauſe occaſionnelle, & il nous fait gouter des plaiſirs d'autant plus vifs dans l'uſage des corps ſenſibles, que ces corps nous touchent de plus près; il a été de l'ordre qu'il attachât aux embraſſemens mutuels un plaiſir très-vif & très-piquant, & qui fût autant au deſſus de tous les autres, que la conſervation de l'eſpece eſt au deſſus de l'individu.

L'un & l'autre ſexe ne ſe porte jamais à ces ſortes de mouvemens, que parce qu'il ſent une eſpece de prurit dans les parties naturelles, lequel dépend des piquûres faites par les eſprits ſalins de la ſemence ſur la tunique nerveuſe des organes qui la filtrent ou qui la renferment, leſquelles cauſent une ondulation particuliere dans les eſprits qui y ſont répandus; cette liqueur paſſant juſqu'au cerveau, fait naître des ſentimens ſéduiſans & voluptueux, qui ſont accompagnés d'un déſir preſſant de s'unir à ce qu'on aime, & ce déſir eſt ſuivi d'une nouvelle détermination du cours des eſprits vers tous les organes propres à faire ſortir la ſemence de ſes réſervoirs, & à mettre le corps en état de la darder dans les lieux qui lui ſont deſtinés.

Il eſt donc vrai que les impreſſions faites ſur les fibres nerveuſes des véſicules ſéminales & de la glande proſtate ſupérieure, auſquelles ſont principalement attachés les ſentimens de volupté, font naître tous les mouvemens qui les accompagnent, c'eſt-à-dire, que la verge ſe dreſſe, que la ſemence ſort de ſes réſervoirs pour entrer dans l'uretre, & que dans l'inſtant elle eſt dardée dans les lieux les plus cachés de la fémelle; tous ces mouvemens ſe ſuccedent les uns aux autres par la liaiſon & l'arrangement merveilleux qui eſt entre toutes ces parties.

On voit par tout ce qui a été dit, que la trace que la ſemence fait ſur le cerveau du mâle s'y repréſente dans le même temps que celle qui repréſente la fémelle, (ce qu'on a dit d'un ſexe ſe doit appliquer à l'autre,) & que cela ſuffit pour unir & lier ces deux traces enſemble, auſſi bien que les mouvemens qui en dépendent.

D'où l'on doit conclure que puiſque les eſprits paſſent aiſément d'une de ces traces dans l'autre, & qu'ils réveillent les idées qui leur sont liées par la nature, la seule présence de l'un ou de l'autre suffit pour réveiller en eux l'idée du plaisir qu'ils ont goûté autrefois, & les porter aux mêmes désirs.

Examinons comment se fait le premier de ces mouvemens, je veux dire l'extension de la verge; elle ne peut se dresser que le cours du sang qui revient de cette partie ne soit intercepté, & voici comment cela arrive; l'un des usages des muscles érecteurs, c'est de tirer la verge en dessous & en bas dans leur action, pendant que son ligament la tire dans un sens contraire, c'est par la combinaison de ces deux mouvemens qu'elle est appliquée contre les os pubis, ce qui fait que les vaisseaux qui sont placés sur le dessus de cette partie sont comprimés; or entre ces vaisseaux il n'y en a point qui soit plus compressible que la veine, parce que ses enveloppes sont minces & foibles, au lieu que celles des arteres sont épaisses & dures; il est donc évident que la veine sera comprimée, lorsque l'artere ne le sera pas, ou le sera beaucoup moins.

Le tronc de la veine de la verge étant comprimé, le retour du sang y sera intercepté, cependant le cœur en pousse toujours par les arteres qui sont libres, lequel ne pouvant être repris par la veine, il doit nécessairement s'épancher & regorger pour ainsi dire, dans les cellules de son tissu spongieux, ce qui fait que la verge commence à se gonfler, & parce qu'il en vient continuellement par les arteres, le sang gonfle & dilate par sa quantité les corps caverneux.

Quand au gonflement du tissu spongieux de l'uretre, il n'y a point de partie osseuse qui puisse servir à la compression de ses veines, comme les os pubis servent de point d'appui pour celles des veines de la verge; mais comme les veines qui rapportent le sang du tissu spongieux de l'uretre, passent au travers des muscles qui l'embrassent, & que ces muscles sont pour lors en contraction & le compriment, ainsi le retour du sang y sera intercepté, ce qui l'obligera de s'épancher dans toutes les cellules de ce même tissu, & de les gonfler; & comme le seul battement des arteres ne pourroit remplir que dans un assez long espace de temps les cellules du tissu spongieux de la verge & du gland, parce qu'elles sont très-petites

&

& fort anfractueufes, il a été néceffaire d'employer outre la compreffion des gros troncs de veines, un mouvement d'impulfion & de percuffion, pour ainfi dire, pour remplir plus promptement ces cellules, & c'eft ce qui arrive dans le temps de l'érection, qui ne fe fait que par reprifes & par degrés, tant dans l'homme que dans les animaux.

Or cela vient des contractions réitérées des mufcles qui embraffent les racines des corps caverneux, & qui fervent à pouffer le fang de ces racines dans l'étendue de leurs corps, & des contractions des mufcles de l'uretre qui compriment le bulbe & pouffent le fang vers le gland; car cette partie de l'uretre eft le principal réfervoir du fang deftiné pour la tenfion du gland.

Ces contractions réitérées font donc comme autant de coups de pifton qui font gonfler & tendre la verge.

Or le tiffu fpongieux des corps caverneux & celui de l'uretre étant gonflés à la fois, toute la verge eft dans une dureté & & une érection parfaite; car il arrive quelquefois que la verge fe gonfle, le gland demeurant relâché, & pour lors l'érection eft imparfaite.

Comme il eft abfolument néceffaire que le fang qui remplit les corps caverneux & le tiffu fpongieux de l'uretre, coule toujours, & faffe place à un nouveau fang artériel, de peur qu'il ne s'y coagule, les veines des tégumens de la verge communiquant avec celles qui fortent du tiffu fpongieux des corps caverneux & de celui de l'uretre, reçoivent une partie de ce fang, & le vont décharger par la veine appellée honteufe, dans la veine crurale, qui par fa fituation ne peut être comprimée.

On voit par-là que dans le commencement de l'érection le retour du fang eft intercepté par la compreffion du tronc de la veine qui eft couchée fur le dos de la verge, mais quand les corps caverneux font une fois remplis, celui qui dans la fuite eft fourni par les arteres (lefquelles n'étant point comprimées, ne laiffent pas d'en apporter tout de nouveau tant que l'érection dure) celui-ci, dis-je, eft rapporté par les veines des tégumens de la verge dans la même quantité que les arteres en ont fourni, & quand il arrive qu'il en fort plus de la veine qu'il n'y en eft entré, il eft vifible que l'érection

Tome II. R r

doit cesser, au lieu que s'il en entre plus qu'il n'en peut sortir, ainsi qu'il arrive dans la maladie, qu'on appelle priapisme, il est impossible que la verge ne souffre beaucoup de cette interruption de circulation, comme l'expérience le fait connoître; quelquefois l'on est si vivement touché de la vue d'un objet qui plaît, que les esprits coulant avec une très-grande rapidité dans les muscles érecteurs & accélérateurs, ils se mettent dans une contraction si puissante, qu'ils compriment non seulement les veines de la verge, mais encore les arteres, pour lors il y passe si peu de sang, qu'elle ne peut se gonfler; c'est ainsi que dans la saignée du bras la ligature étant trop forte, l'artere se trouve comprimée aussi-bien que la veine, & rien ne coule par l'ouverture. L'expérience démontre que la verge se gonfle par la méchanique qu'on vient de proposer.

Si l'on pousse quelque liqueur par l'une des arteres qui sont sur le dos de la verge, & si l'on a soin de comprimer le tronc de la veine, on verra qu'à mesure que l'on seringue, la verge se gonfle, s'allonge & se roidit.

On peut aussi le faire voir en liant la verge de quelque animal dans le temps de l'accouplement; car si on la pique avec la pointe d'une lancette, on verra ruisseler le sang presque aussi abondamment que si l'on avoit ouvert une artere.

Pendant que la verge se met dans cette tension, la semence qui bouillonne & qui presse, pour ainsi dire, dans ses réservoirs, y fait des impressions très-vives, qui sont suivies d'un très-grand écoulement d'esprits, & qui obligent les fibres charnues qui les embrassent, à faire de si puissantes contractions, & à les presser avec tant d'effort, que leurs conduits qui s'insérent dans l'uretre, sont contraints de s'ouvrir, & la semence d'y entrer.

Dans l'instant les releveurs de l'anus qui embrassent les côtés de la glande prostate supérieure, se mettent en contraction, & la comprimant fortement, font couler la liqueur qu'elle contient dans l'uretre où elle se mêle intimement avec la semence.

L'on sent manifestement dans ce temps-là que l'anus est étroitement serré & tiré en dedans par la contraction de ces muscles.

Le troisiéme coup de piston qui fait couler la femence jufques dans la portion de l'uretre qui eſt au delà du bulbe,
c'eſt le mufcle qu'on appelle tranfverfe & accélérateur.

Le quatriéme coup de piston qui eſt un des plus forts, dépend de la contraction des muscles qu'on nomme accélérateurs; il eſt particulier. Par ces moyens l'uretre eſt ſi étroitement comprimée, que la femence eſt obligée d'en fortir,
& d'être dardée comme un jet d'eau par un flux continuel;
quoique ce foit par des impulfions interrompues, & qui en
augmentent la vîteffe, cependant le canal de l'uretre va en
diminuant du côté du gland, & dans ce temps-là fon ca-
libre eſt diminué par le gonflement du tiſſu fpongieux qui
l'environne; cela eſt bien prouvé par l'exemple de ceux qui
urinent pendant que la verge eſt en tenfion, car alors le fil
de l'urine eſt beaucoup plus délié; fans cette vive compreffion,
la femence ne feroit que ramper, pour ainfi dire, dans ce canal,
au lieu d'en être pouffée avec vîteffe.

Comme les mufcles accélérateurs font plus forts à leur
naiffance, & le tiſſu de l'uretre plus épais, on voit pourquoi
la compreffion fe fait toujours derriere la femence, ce qui la
fait avancer vers le gland; fitôt que l'évacuation de cette
portion de femence eſt faite, la compreffion de l'uretre ceffe;
mais comme il y en entre de nouvelle, l'uretre eſt de nouveau fortement comprimée, & cette même liqueur en eſt
chaffée; c'eſt pourquoi tout cet écoulement fe fait ordinairement par reprifes.

L'urine ne fort point avec la femence, parce que le col de
la veffie eſt exactement fermé par la forte contraction de fon
fphincter qui l'embraffe.

Il y a principalement trois caufes qui déterminent ces réfervoirs à fe vuider; la premiere eſt la néceffité de fe défem-
plir, qui naît de l'abondance & de l'acrimonie de la liqueur
qu'ils contiennent; la deuxiéme eſt la vue d'un objet qui a
touché le cœur; & la troifiéme eſt le preffentiment des plai-
firs à venir, quelquefois joint au fouvenir de ceux qu'on a
goutés autrefois; mais on a beau penfer à quelque objet qui
flatte, ou même l'appercevoir, ſi les réfervoirs de la femence
fe trouvent vuides, les corps caverneux ne fe gonflent point,
ou du moins très-foiblement; on peut donc avancer que ſi

les objets préfens, où l'idée des abfens mettent les mufcles dont on vient de parler, en contraction & la verge en mouvement, ce n'eft que parce que tous ces fentimens fuppofent ou un reflux d'efprits au cerveau, ou un cours de ces mêmes efprits dans quelques-unes de ces traces, ce qui les détermine à enfiler les nerfs qui aboutiffent aux réfervoirs de la femence, à la faire bouillonner, & à exciter ces impreffions qui font fuivies de fentimens agréables, à l'occafion defquels naiffent tous les mouvemens propres à exprimer la femence dans l'uretre, & c'eft-là la caufe principale des pollutions qui arrivent pendant la nuit.

L'évacuation de la femence eft la principale caufe du relâchement de la verge, parce que faifant ceffer tous les ébranlemens des véficules féminales & des proftates, elle arrête en même-temps le cours des efprits qui entretenoient le gonflement des mufcles qui tenoient la partie en tenfion.

Elle arrête auffi toutes les faillies de l'imagination, & par conféquent la fougue du fang qui fe portoit avec rapidité vers toutes les parties naturelles ; & quand il arrive qu'il ne fe fait point d'évacuation, la tenfion de la verge dure beaucoup plus long-temps, & quelquefois ce n'eft qu'à force de détourner fon imagination que cette partie fe flétrit ; les fibres du réfeau qui environnent les cellules & le tiffu véficulaire des corps caverneux favorifent beaucoup ce relâchement, parce qu'en comprimant les cellules, le fang en eft exprimé plus promptement dans les veines, ainfi la verge fe flétrit plus vîte ; il faut ajouter que le ligament à reffort n'étant plus tendu par une force fupérieure, aide à ramener la verge dans fa fituation naturelle.

On voit, par ce qu'on vient de dire, combien il eft utile aux jeunes gens qui ont du penchant à la galanterie, de fuir les occafions ; car quand on s'eft laiffé une fois emporter à cette paffion, on doit éviter avec un très-grand foin jufqu'aux veftiges les plus foibles de l'objet qui nous a frappé ; car fi le moindre vient à fe renouveller, il donnera lieu aux efprits de paffer en un moment de trace en trace, jufqu'à celle de l'objet principal, comme on l'a déja expliqué.

Le grand abattement où l'on fe trouve après cette évacuation, ne vient pas feulement de la perte de la femence, mais encore de la grande diſſipation d'eſprits qui ſe fait par la puiſſante contraction d'un très-grand nombre de muſcles qui ſont employés à cette action ; cela eſt ſi vrai, que les pollutions qui arrivent pendant le ſommeil, coutent beaucoup moins à la nature, que les éjections de ſemence occaſionnées par les entretiens des deux ſexes ; entre deux hommes également forts, celui qui eſt continent eſt beaucoup plus propre à toutes ſortes d'exercices d'eſprit & de corps, que celui qui eſt adonné aux femmes.

II. *Deſcription des Parties de la Femme, qui ſervent à la génération.*

Les parties qui ſe préſentent les premieres, & ſans aucune diſſection, ſont les levres, la grande fente & le mont de vénus.

Les levres ſont faites par des replis particulier de la peau, garnie en dedans de quantité de graiſſe, ce qui les rend fort épaiſſes & fort tendues, principalement du côté du pubis ; elles ſont ordinairement plus fermes aux filles qu'aux femmes, & mollaſſes & pendantes dans celles qui ont eu quantité d'enfans.

Ces deux levres ſont fort voiſines, & ne laiſſent entre elles qu'un fort petit eſpace qu'on nomme la grande fente, parce qu'elle eſt beaucoup plus grande que l'entrée du vagin : elle s'étend depuis le mont de vénus juſqu'au périné. La rencontre de ces deux levres forme du côté du périné une eſpece d'enfoncement qu'on nomme la fourchette, qui eſt fort tendue dans les filles, & fort relâchée dans les nouvelles accouchées.

Ces deux levres ſont comme deux voiles qui cachent & dérobent à la vue les parties naturelles de la femme ; immédiatement au deſſus des levres on voit ſur le pubis cette élévation qu'on nomme le mont de vénus ; elle eſt faite de la peau qui eſt ſoulevée en cet endroit par une quantité conſidérable de graiſſe ferme & dure.

Toutes ces parties ſont couvertes de poils, qui ſont ordinairement friſés.

En ouvrant ces deux levres, on découvre pluſieurs parties,

qui font le gland du clitoris avec fon prépuce, les nimphes, l'entrée ou l'embouchure de l'uretre, & celle du vagin.

Le gland du clitoris eft une efpece de bouton rond & longuet, auquel les Anatomiftes ont donné des noms fort bizarres, & même de turpitude. Il eft revêtu d'une peau très-mince & très-déliée, pareille à celle des nimphes ; il commence à groffir à l'âge de douze ou quatorze ans ou environ, & augmente toujours à mefure que les filles croiffent en âge, & qu'elles font d'un tempérament vif ; il fe gonfle & fe durcit dès que l'imagination eft frappée de quelque penfée de plaifir. Dans quelques perfonnes il s'allonge d'une maniere extraordinaire, en telle forte qu'il a la forme d'une petite verge, & que celles en qui cela arrive, en peuvent abufer avec d'autres femmes ; ce qui les a fait nommer *Confricatrices* par les Latins, *Tribades* par les Grecs, & *Ribaudes* par les François.

Le gland du clitoris a fon prépuce ; la peau dont il eft formé eft toute pliffée, & de la même nature que celle qui tapiffe les levres.

Les autres parties du clitoris font cachées fous la peau, c'eft pourquoi on ne peut les voir fans diffection : ces parties font deux branches, qui par leur réunion forment un tronc ; ces branches font comme deux efpeces de cônes creux revêtus d'une membrane dont le tiffu eft compact, & dont la cavité eft remplie d'un tiffu fpongieux, & femblable à celui qui remplit les corps caverneux de la verge des mâles ; chaque cône prend fon origine de la partie inférieure des os pubis, & remontant obliquement jufqu'à la jonction de ces os, ils le joignent, & ne font plus qu'un corps qu'on appelle le tronc du clitoris, lequel fait environ un pouce de chemin, couché immédiatement au deffus du vagin, & attaché par un ligament à reffort à la jonction des os pubis ; ce tronc fe termine en dehors par ce petit bouton qu'on nomme le gland du clitoris.

Il y a au milieu du tronc du clitoris une cloifon qui le fépare en deux parties, mais qui n'étant pas d'un tiffu continu, laiffe la liberté au fang & aux efprits de paffer d'un côté à l'autre ; cette cloifon eft femblable à celle qui fe trouve au milieu du tiffu fpongieux de la verge.

Il y a quatre mufcles qui font attachés au clitoris ; les

deux premiers qu'on nomme érecteurs, prennent leur origine de l'ifchyon, & après avoir remonté le long d'environ un pouce, leurs tendons fe développent & forment une gaîne qui embraffe les cônes du clitoris.

Les deux autres mufcles qu'on nomme communément accélérateurs, font attachés par une de leurs extrêmités au fphincter de l'anus, & par l'autre ils s'implantent au côté du tronc du clitoris ; ils font formés de deux plans de fibres fort larges qui embraffent les côtés du vagin.

Le nom d'accélérateurs ne leur convient guere, ainfi qu'on le reconnoîtra quand on parlera de leurs ufages.

Les vaiffeaux du clitoris font les arteres, les veines & fes nerfs.

Au deffus du tronc du même clitoris on voit de chaque côté un nerf, une artere & une veine ; au milieu les arteres & les veines font des branches des hipogaftriques, & chaque cordon de nerfs vient de la deuxiéme & troifiéme paire de l'os facrum.

Ces vaiffeaux font la même diftribution fur le clitoris, que ceux qui rampent fur le dos de la verge, & jettent mille rameaux qui en arrofent toutes les parties.

Immédiatement au deffous des branches du clitoris on découvre de chaque côté un entrelaffement de vaiffeaux qui s'abouchent les uns avec les autres & forment un tiffu fpongieux qui embraffe les côtés & le deffus du vagin ; celui du côté droit communique avec celui du côté gauche.

Tous ces vaiffeaux ne font que des veines, & quand on fouffle dans quelques-unes de leurs branches, tout ce tiffu s'enfle confidérablement.

Sous la partie inférieure du même tiffu font placées les glandes que j'appelle vaginales, dont j'ai fait il y a long-temps la premiere découverte fur les vaches ; ce que j'ai confirmé peu de temps après fur les femmes, & fur les femelles des animaux, que j'ai diffequées ; ces glandes font compofées de plufieurs petits facs ou grains véficulaires à peu près femblables à ceux des proftates des hommes ; elles font longues de quatre à cinq lignes, médiocrement épaiffes & de forme plate, collées immédiatement aux côtés inférieurs du vagin. De la partie fupérieure de chaque glande fort un canal qui remontant au côté du vagin l'efpace d'environ cinq à fix lignes, vient s'ouvrir vers le milieu de l'orifice externe du vagin.

Les nimphes font deux avances en forme d'aîlerons, qu'on appelle ainfi parce qu'on a cru qu'elles préfidoient aux eaux, conduifant l'urine dehors; elles font fituées entre les deux levres vers le haut de la partie honteufe.

Ces nimphes prennent leur origine des côtés du gland du clitoris, auquel elles font étroitement attachées, & defcendant au côté du trou de l'uretre, elles viennent finir vers le milieu des parties latérales de l'orifice du vagin; elles font revêtues d'une peau très-mince, & d'un rouge auffi vermeil que celui des levres, & garnies en dedans d'un tiffu fort fpongieux, ce qui les rend capables d'une tenfion prefque femblable à celle du clitoris; elles font fermes & tendues dans les jeunes filles, & fi voifines l'une de l'autre par en haut, que quand elles piffent, l'urine fort avec fifflement; & les femmes au contraire les ont molles & flafques, principalement quand elles ont eu plufieurs enfans: elles fe gonflent & s'allongent quelquefois de telle maniere qu'on eft obligé de les couper.

On voit immédiatement au deffus de l'orifice du vagin entre les deux nimphes, l'embouchure du conduit de l'uretre qui eft ridée tout à l'entour, & percée de plufieurs petits trous, principalement dans fa partie inférieure; ces trous font les embouchures d'autant de petits canaux longs d'environ deux à trois lignes, plus ou moins, qui tirent leur origine des petites glandes véficulaires qui fe trouvent à la circonférence de l'uretre; on donne le nom de lacunes à ces embouchures : quand on preffe cette partie du conduit de l'uretre, il fort de ces canaux une humeur blanche & vifqueufe, qui a obligé *Graaff* de les regarder comme les proftates des femmes.

Dans l'homme le conduit qu'on appelle uretre eft très-long, étroit & recourbé; dans la femme au contraire il eft court, large & droit; car il n'a qu'environ un pouce & demi de long, & on y peut facilement introduire un tuyau de la groffeur d'une plume à écrire; ce tiffu eft placé immédiatement au deffus du vagin & couvert de fibres charnues, lefquelles après avoir embraffé l'uretre, s'étendent fur les côtés du vagin.

Entre

Entre les parties extérieures, une des plus confidérables eft l'entrée du vagin, puifqu'elle eft le fiege de la virginité. Cette entrée qui naturellement eft plus étroite que le refte du canal, eft garnie, dans les filles chaftes, d'un bord circulaire & membraneux, qui ne laiffe dans fon milieu qu'une ouverture fort étroite; comme la membrane qui compofe ce bord eft un peu pliffée, elle paroît comme diftinguée en plufieurs parties; c'eft ce qui a donné lieu à la plûpart des Anatomiftes de croire que cette entrée eft garnie de quatre éminences charnues qu'ils nomment caroncules myrthiformes, difpofées en croix; ils y en ajoutent même une cinquiéme au devant du conduit de l'uretre, & pour donner plus de grace à ces parties myftérieufes, ils fe les figurent comme un bouton de rofe à demi épanoui; cependant il faut obferver qu'il n'y a point d'autre hymen que ce bord circulaire, & lorfqu'il eft divifé par l'approche du mâle, il en réfulte des appendices plus ou moins formées, dont le nombre n'eft pas toujours fixé, & ce font ces appendices que l'on nomme caroncules.

Le conduit du vagin eft fitué dans la cavité de l'hipogaftre, & couché fur l'inteftin rectum, auquel il eft étroitement attaché, auffi bien qu'au col de la veffie & à l'uretre qui font placés au deffus; une de fes extrêmités aboutit aux parties extérieures, & c'eft elle que nous appellons fon orifice, l'autre embraffe le col de la matrice.

Dans les femmes qui n'ont pas encore eu d'enfans, le conduit a environ quatre à cinq travers de pouce de longueur, enforte qu'on peut toucher le col de la matrice avec le doigt indice; il fe trouve néanmoins des femmes où il a plus de longueur : dans fon milieu il eft large à peu près d'un pouce & demi, mais dans les femmes qui ont une fois accouché, il eft beaucoup plus large, & quelquefois plus court, ce qui fait alors qu'on touche encore bien plus aifément avec le doigt le col de la matrice.

Le vagin eft compofé de trois tuniques; l'intérieure eft blanche, nerveufe, fpongieufe & pleine de rides fituées en travers, lefquelles font en très-grand nombre dans les jeunes filles; elles occupent principalement la partie fupérieure de ce tuyau; on trouve fouvent de la variété dans leur difpofition : ces rides s'effacent & difparoiffent prefqu'entierement dans les femmes débauchées, & dans celles qui ont eu un grand nombre d'enfans, de forte que la furface intérieure de ce même tuyau devient liffe & polie.

Dans les jeunes filles cette même tunique eft molle & fpongieufe, mais elle devient dure & ferme à celles qui font débauchées ; cette tunique eft percée d'un grand nombre de petits canaux qui répondent à autant de petits amas de glandes qui font cachés au deffous, & d'où découle une humeur blanche & féreufe qui mouille inceffamment le dedans de ce tuyau.

La deuxiéme tunique eft charnue & compofée de fibres longitudinales & circulaires, ce qui rend ce canal capable de fe raccourcir & de s'alonger auffi en divers fens ; les parties latérales de fon embouchure font couvertes de ce plan de fibres qui compofent les mufcles qu'on nomme accélérateurs. Il eft bon auffi de faire obferver que les côtés du vagin font embraffés par les releveurs de l'anus ; entre ces deux premieres tuniques ou membranes, il y a un tiffu fpongieux.

La troifiéme membrane qui eft l'extérieure, n'eft qu'une portion de cette partie du péritoine, qui revêt la veffie, la matrice & le rectum.

Ce n'eft pas fans fujet qu'on appelle ce tuyau vagin, parce qu'en effet il fert d'étui à la partie du mâle, en s'accommodant autant qu'il eft poffible à toutes fes dimenfions avec tant de jufteffe, qu'il fe raccourcit & fe rétrecit felon le befoin, de même auffi qu'il fe dilate pour la groffeffe.

Ce tuyau eft parfemé d'un très-grand nombre d'arteres & de veines, qui viennent des hipogaftriques, des hémorroïdales & de plufieurs nerfs qui fortent de la deuxiéme & troifiéme paire de l'os facrum.

On voit au bout du vagin ce qu'on nomme orifice interne de la matrice, qui n'eft autre chofe que l'extrêmité de fon col qui fe termine au dedans de ce canal ; il reffemble au mufeau d'un petit chien nouveau né, au milieu duquel on voit une ouverture fort étroite qui donne paffage à tout ce qui doit entrer dans la matrice & à tout ce qui en doit fortir ; les fages-femmes l'appellent communément le couronnement, parce que dans le temps de l'accouchement il entoure comme une couronne la tête de l'enfant, quand il fe préfente pour fortir naturellement.

Quelques-uns divifent cet orifice en interne & en externe ; l'interne regarde la cavité de la matrice , & l'externe le vagin.

Puifque ce col reffemble à un mufeau, on voit bien qu'il doit être fendu en travers ; il eft fort petit aux femmes qui n'ont point eu d'enfans , & fon ouverture ou fente eft fort étroite ; celles qui en ont eu, l'ont plus gros, plus rond & plus fendu.

Quoique naturellement il foit d'une fubftance dure & ferme, néanmoins dans la groffeffe il s'amollit & fe groffit peu à peu jufqu'au fixiéme mois ; enfuite il s'accourcit & diminue tellement de fon épaiffeur , que dans le dernier mois de la groffeffe, obéiffant peu à peu à la dilatation de la matrice , il ne fait plus qu'un bord très-mince , & dont l'entrée eft de figure prefque circulaire ; vers les derniers mois de la groffeffe il eft enduit d'une humeur glaireufe, qui fuinte & découle de toute fa partie intérieure, & c'eft pour lors qu'il commence infenfiblement à s'entr'ouvrir, ce qui eft un figne que l'accouchement arrivera bien-tôt.

C'eft une chofe véritablement digne de remarque, que les accoucheurs & les fages-femmes expérimentés jugent en touchant ce col avec le doigt, de l'état de la matrice ; & fondant par fon ouverture les enveloppes de l'enfant, ils reconnoif-fent par le plus ou le moins de poids qu'ils fentent, quel peut être fon volume.

La matrice eft fituée au milieu du baffin de l'hipogaftre, entre la veffie & le rectum auxquels elle eft fortement attachée par fon col ; elle n'eft pas toujours précifément au milieu de cette cavité, car quelquefois elle incline plus d'un côté que de l'autre ; elle eft naturellement placée de telle maniere, qu'elle fe porte naturellement de haut en bas. La cavité qu'on nomme le baffin, eft plus large aux femmes qu'aux hommes, non feulement pour donner la liberté à la matrice de s'étendre plus aifément dans la groffeffe, mais principalement pour faciliter la fortie de la tête de l'enfant ; cette fituation de la matrice eft fort avantageufe, car outre qu'elle eft environnée de remparts offeux qui la défendent des injures externes, elle a une entiere liberté de s'étendre durant tout le temps de la groffeffe, du côté d'en haut, les os des ifles étant très-évafés ; ce qui lui facilite de fe porter de tous les fens, fans qu'elle foit incommodée en aucune maniere, non plus que l'enfant, & cela lui procure de fe délivrer plus aifément de fon fardeau au temps de l'accouchement. On ne peut pas bien déterminer la grandeur de cette partie, elle varie felon les différens âges & les différens états où fe trouvent les femmes & les filles, mais les principaux changemens arrivent pendant la groffeffe. Sa figure reffemble affez bien à celle d'une poire, mais un peu applatie par devant & par derriere, fa partie la plus large fe nomme fon fond, & la plus étroite fon col, ainfi qu'il a été dit ; ce fond eft libre & eft en état de fe dilater autant qu'il eft néceffaire pendant la groffeffe. Elle eft tenue ferme dans fa fituation, non feulement par l'étroite connexion qu'elle a avec les parties voifines, mais encore par deux ligamens qu'on nomme larges, à caufe de leur grande étendue, qui ne font autre chofe qu'une portion de la lame interne du péritoine, qui revêt la veffie, la matrice & même le rectum, & qui tapiffe en même-temps tout le baffin de l'hipogaftre & la région des ifles.

C'eft donc par le moyen de ces ligamens que la matrice tient principalement à la veffie, au rectum & même à toutes les parties molles & folides qui compofent le baffin, & que les vaiffeaux qui vont s'y diftribuer, font comme foutenus dans leur route.

Il y a deux cordons qui tiennent à la matrice, & qu'on appelle mal-à-propos ligamens rond, à caufe de leur figure ; ils prennent leur origine des côtés du fond de la matrice, immédiatement fous la naiffance des trompes ; ils defcendent renfermés dans la duplicature du péritoine jufqu'à l'aîne, & fortant hors du ventre par deffous les mufcles tranfverfes & obliques internes, ils s'engagent chacun dans l'anfe de l'oblique externe ; en étant fortis, ils ne font plus revêtus que de la partie extérieure du péritoine qui les accompagne jufqu'au mont de vénus, où ils vont fe rendre en fe partageant en plufieurs filets : il y a deux chofes à remarquer touchant ces ligamens ; la premiere, quelle eft leur fubftance ; la deuxiéme, s'ils peuvent faire l'office de ligamens.

On croît que ce font de véritables ligamens durs & folides ; cependant l'expérience des injections a fait voir qu'ils ne font compofés que d'un grand nombre d'arteres & de veines qui s'entrelaffent & font comme treffés ; ces vaiffeaux font des productions de ceux qui arrofent le corps même de la matrice, ce qui établit une merveilleufe communication entre les parties extérieures & les intérieures de la matrice.

Ces ligamens ne peuvent fervir ni empêcher que la matrice s'étende & remonte du côté du nombril, ni qu'elle defcende dans le vagin ; ils doivent prêter aifément à tous ces mouvemens, car ils n'ont aucun point d'appui, puifqu'ils ne font point attachés aux os des ifles, & qu'ils fe diftribuent fimplement dans la graiffe qui les couvre.

L'enveloppe extérieure de la matrice eft liffe & polie, & c'eft une production de ce que nous avons nommé ligamens larges.

La fubftance eft formée d'un tiffu de fibres charnues pofées en divers plans, qui s'entrelaffent en tout fens, à la maniere de ces mufcles qu'on appelle réticulaires. Ne pourroiton pas la confidérer comme une ftructure femblable à celle du tiffu de la peau, excepté que l'une eft faite de fibres charnues ? Cependant le paralléle ne différe en rien ; la matrice fe dilate dans la groffeffe, la peau fe dilate dans ce temps-là ; la peau fe dilate dans les hydropifies, &c ; la matrice fe refferre après l'accouchement, la peau fe refferre après la ponction ; la matrice paroît fpongieufe, parfemée d'un grand nombre de vaiffeaux, la même chofe s'obferve à la peau. Les intervalles de ces fibres font remplis de cellules membraneufes qui s'ouvrent les unes dans les autres, en décrivant des routes tortueufes, & qui forment comme autant de finus qui fe communiquent avec toutes les branches des veines dont fon tiffu eft parfemé, à peu près de la même maniere que les cellules de la rate communiquent avec les branches de fes veines.

La tunique qui revêt intérieurement la matrice, eft molle & fpongieufe, pour ainfi dire ; elle eft garnie d'un duvet très-fin, compofé de petits poils ou tuyaux creux, & qui fe font apperçevoir fenfiblement quand on fouffle dans quelqu'une des branches des arteres ou veines de la matrice ; & fi l'on ouvre une femme morte dans le temps de fes ordinaires ou vuidanges, on trouve de petites gouttes de fang figé à l'embouchure de ces petits tuyaux, lefquels s'avancent au dedans de la matrice. Dans le temps de la groffeffe, cette tunique ou membrane pouffe dans plufieurs animaux, quelque-temps après la conception, plufieurs petits corps glanduleux qui font comme percés par plufieurs petites cavités qui répondent encore à d'autres plus petites, & qui reçoivent les racines du placenta; & pendant tout le temps de la groffeffe, ces glandes filtrent un fuc qui a la couleur, la faveur & la confiftence du lait, & qui eft retenue dans ces petits réfervoirs qui font creufés dans ces glandes, & fi on les preffe, on voit couler cette liqueur laiteufe de tous ces petits réfervoirs.

Pour fe former une idée jufte de la cavité de la matrice, il faut confidérer celle de fon col & celle de fon fond; celle du col eft étroite, & s'étend plus en largeur qu'en longueur, puifqu'elle eft fituée en travers; dans les jeunes filles, elle eft fi ferrée qu'à peine y peut-on introduire un ftylet de médiocre groffeur. Le dedans de ce col eft percé de plufieurs trous d'où diftille une humeur blanche & vifqueufe dont il eft fans ceffe mouillé, principalement dans le temps de la groffeffe.

Entre les rides différentes qui fe rencontrent dans certaines matrices, font fituées les glandes mucilagineufes qui filtrent la liqueur dont on vient de parler.

Dans les matrices des femmes qui ne font pas groffes, on trouve affez fouvent à la circonférence de l'orifice externe de petites véficules; elles s'étendent au dedans du col de cette partie.

La cavité du fond de la matrice eft beaucoup plus ample à proportion que celle du col; cependant elle ne peut contenir dans les filles qu'une fève de médiocre groffeur.

Cette cavité eft partout égale & fans aucune féparation, & je n'ai jamais vu la cloifon dont parlent quelques Auteurs qui difent l'avoir trouvé féparée en deux parties, dont la droite eft deftinée pour les mâles, & la gauche pour les femelles.

A chaque côté fupérieur de cette cavité, on voit une ouverture qui n'eft autre chofe que l'embouchure des trompes dans la matrice.

La longueur, la largeur & l'épaiffeur de la matrice font différentes, felon la diverfité des âges & des tempéramens. Dans les filles qui n'ont pas encore atteint l'âge de puberté, elle eft très-petite; dans les filles & les femmes qui ont leurs ordinaires abondamment, & qui font fouvent vifitées, elle eft plus groffe, plus nourrie & plus douillette ; celles qui ont eu des enfans, l'ont ordinairement plus groffe que les autres, principalement fi elles font nouvellement accouchées.

Dans celles qui gardent une exacte continence, cette partie a beaucoup moins de volume, & fes vaiffeaux font beaucoup plus petits, & dans celles qui font avancées en âge, elle paroît auffi plus petite & plus retirée en elle-même.

L'on demande fi la matrice devient plus épaiffe à mefure qu'elle s'étend ; *Galien*, *Véfale* & un autre Auteur moderne, prétendent que non ; cependant on eft perfuadé du contraire par le nombre d'ouvertures faites après la mort des femmes accouchées, & d'ailleurs on peut démontrer par la ftructure de cette partie, que la chofe doit être ainfi ; car lorfque dans le temps de la conception la matrice a été touchée de l'efprit féminal, le fang & les efprits font déterminés à y couler très-abondamment, ce qui difpofe les glandes de fa tunique intérieure à fe développer & à croître, & les met en état de filtrer le lait qui doit fervir à la nourriture du fœtus ; mais comme les arteres fourniffent beaucoup plus que les veines ne peuvent rapporter, toutes les cellules qui compofent les principales parties du tiffu de la matrice, s'en rempliffent & fe gonflent extraordinairement ; ce qui fait qu'elle devient plus épaiffe à mefure qu'elle fe dilate, ainfi que l'expérience le fait voir, qui eft en cela différente de ce qui arrive à toutes les autres parties qui deviennent minces à proportion qu'elles fe dilatent, à la réferve de la rate, dont la ftructure s'accommode avec celle de la matrice.

Les vaiffeaux de la matrice font les arteres & les veines, tant fpermatiques que hipogaftriques.

Les arteres & les veines fpermatiques ont la même origine que celle des hommes ; elles defcendent & rampent dans la duplicature du péritoine jufqu'à la région hipogaftrique, & formant plufieurs entrelaffemens tortueux qui s'augmentent à mefure que ces vaiffeaux approchent de l'ovaire, & coulant le long de la partie fupérieure, ils lui fourniffent en paffant un très-grand nombre de rameaux ; ils donnent auffi chacun une groffe branche qui rampe le long de la partie inférieure de la trompe, & qui jette tous les rameaux dont elle eft parfemée.

De plus la branche la plus confidérable de chacun de ces vaiffeaux defcend au côté du fond de la matrice, immédiatement au deffous de la naiffance de la trompe ; elle s'abouche avec les hipogaftriques.

Les arteres & les veines hipogaftriques prennent leur origine des iliaques internes, & peu de temps après leur naiffance elles fe partagent en deux groffes branches, dont l'une monte le long des côtés de la matrice en faifant plufieurs contours pour venir s'aboucher avec la fpermatique, & l'autre defcend le long du vagin, & communique auffi par un rameau confidérable vers le col de la matrice avec la branche au deffus.

Il fe détache un très-grand nombre de rameaux des branches qui montent le long des côtés de la matrice, qui pénétrent en ferpentant dans fa fubftance, & s'avancent jufqu'à fon milieu ; ceux du côté droit communiquent avec ceux du côté gauche, & forment comme autant de tuyaux continus qui traverfent le corps de la matrice ; ces branches qui defcendent au côté du vagin, lui donnent un très-grand nombre de rameaux, de même qu'à la veffie.

Les femmes auffi bien que les hommes ont deux tefticules, mais ils font fort différens en fituation, en groffeur, en figure, en fubftance & en enveloppes.

Ils font fitués au dedans du ventre, fufpendus aux côtés de la matrice, auxquels ils font attachés par un ligament très-fort, que la plûpart des Anatomiftes ont confidérés comme le canal déférent des femmes ; ces tefticules font encore foutenus par les vaiffeaux qu'on nomme fpermatiques, & liés fortement au péritoine & à la région de l'os des ifles, par le moyen des ligamens larges de la matrice.

Ces tefticules que l'on doit nommer ovaires, étant ainfi attachés, font comme fufpendus à la hauteur du fond de la matrice ; leur figure eft différente de celle des tefticules des hommes, n'étant ni fi ronds, ni fi gros, car ils font plus plats par devant & par derriere, & dans les deux fexes de même âge ; ceux de la fémelle font de la moitié plus petits, leur fuperficie eft inégale, la membrane qui les enveloppe, étant plus ou moins foulevée, fuivant la différente groffeur des véficules qui y font entretenues, au lieu que la fuperficie des tefticules des hommes eft fort liffe & fort polie.

Les

Les enveloppes des ovaires font aussi fort différentes, n'étant revêtus que d'une feule & unique membrane fort épaisse & musculeuse qui embrasse étroitement leur substance, au lieu que dans l'homme il y en a plusieurs.

Ils different encore plus dans leur substance; car ils ne font composés que de véficules & de quelques corps glanduleux, au lieu que ceux des hommes font un amas de petits tuyaux; ces véficules font étroitement ferrées les unes contre les autres, & de différente grosseur, les plus grosses dans les femmes ayant à peu près le volume d'un pois; elles font revêtues de deux enveloppes parfemées de mille petits rameaux qui viennent des arteres & des veines fpermatiques, & qui leur fournissent toute la matiere de leur nourriture & de leur accroissement.

Outre ces véficules on voit au dedans des ovaires des femmes & des fémelles des autres animaux, un corps glanduleux de couleur jaune ou cendrée, qui s'augmente quelquefois de telle forte qu'il occupe prefque toute la cavité de l'ovaire.

Le côté qui regarde la furface de l'ovaire, a une éminence en forme de mamelon, qui repousse plus ou moins la membrane de l'ovaire, fuivant fes différens degrés d'accroiffement. Cette glande est composée de plufieurs pieces ou lobes diverfement inclinées les unes à côté des autres, comme attachées aux extrêmités des vaisseaux fanguins, & à une efpece de cordon ombilical; elle est encore entourée de fibres charnues qui s'infinuent dans fa substance.

Dans quelques-uns de ces corps glanduleux, lorfqu'ils font tout-à-fait formés, on voit dans le centre un petit œuf qui tient à une efpece de cordon ombilical.

Il y a lieu de croire que ces corps glanduleux ne font pas faits feulement pour défendre & contenir l'œuf que chacun renferme, & les pousser hors de l'ovaire, mais principalement pour fa génération, & l'on peut croire qu'ils fervent à filtrer & à préparer la matiere qui est enfin portée par les rameaux d'une efpece de cordon ombilical dans le petit œuf qui est le véritable germe de l'animal.

Les œufs des plantes fe produifent à peu près de la même maniere; en effet on remarque que le cordon ombilical fe

Tome II. T t

forme le premier, & que son extrêmité venant à se dilater par le suc nourrissier qui y entre, fait enfin paroître une petite plante.

On a donc lieu de douter si ces vésicules qui paroissoient en tout temps dans l'ovaire, sont de véritables œufs ; l'on pourroit plutôt croire que ce sont comme les réservoirs de la matiere d'où se forme ce corps glanduleux ; il n'est pas certain que ces corps ne paroissent dans l'ovaire qu'après la copulation & l'effusion de la semence du mâle, & qu'ils soient les marques de la fécondation.

Il n'est pas non plus certain que leur nombre réponde exactement à celui des fétus qui sont dans la matrice, car souvent il s'en trouve un beaucoup plus grand nombre, & il y a lieu de croire que la nature n'emploie pas seulement une de ces vésicules, mais même plusieurs pour la formation de ce corps glanduleux ; car lorsqu'il a acquis son dernier degré d'accroissement, il occupe presque toute la cavité de l'ovaire, & l'on y voit peu de vésicules, comme on l'observe dans les cavales & les vaches, d'où l'on peut conclure que cette substance jaune & glanduleuse n'est point une suite de l'impression de la semence du mâle portée dans l'ovaire, mais qu'elle a été formée auparavant, & qu'il y a des œufs qu'on peut appeller inféconds ; ainsi ces vésicules ne sont pas, rigoureusement parlant, de véritables œufs ; elles contiennent seulement la matiere d'où se forme le corps glanduleux, par le moyen duquel le véritable œuf est produit & poussé dans son temps hors de l'ovaire, & il en sort lorsque le mamelon de la glande est tellement poussé par la contraction de ses fibres vers la superficie de l'ovaire, que la membrane dont ce mamelon est recouvert, est enfin déchirée, & le vaisseau ombilical entr'ouvert ; ainsi l'œuf qui y étoit renfermé est poussé dehors ; souvent le mamelon est comme un prépuce renversé tant par l'effort qu'il a souffert, que par la propre contraction de ses fibres, & par celles de l'ovaire ; & l'on voit facilement que son ouverture se continue jusqu'au centre. Quand l'œuf est sorti, ce corps se flétrit, mais l'ouverture du mamelon se découvre encore pendant quelque temps ; il est à propos de faire observer que la couleur de ces corps glanduleux est différente dans les différens animaux ; ils font jaunes dans les vaches, rouges dans les brebis & dans les truies, cendrés dans les cerfs & dans les daims.

Voilà tout ce qui compofe le corps de l'ovaire de la femme : paffons à préfent à ce qui regarde les trompes de la matrice.

Les trompes qui font deux tuyaux fitués aux côtés de la matrice, prennent leur origine des côtés fupérieurs du fond de cette partie, & s'ouvrent dans fa cavité ; ces tuyaux font étroits à leur naiffance, & à mefure qu'ils s'éloignent de la matrice, ils s'élargiffent de plus en plus, en décrivant un chemin tortueux par plufieurs contours qu'ils font à droite & à gauche, & à leur extrêmité ils fe rétreciffent un peu, & forment un épanouiffement qu'on nomme le pavillon de la trompe, qui dans toute fa circonférence eft découpé en frange, plus ou moins profondément, felon les divers fujets ; il fort de ce pavillon une appendice qui va s'attacher au côté voifin de l'ovaire ; une membrane en forme de méfentere, attache la trompe à l'ovaire, & on voit ramper fur cette membrane plufieurs branches d'arteres & de veines qui viennent des fpermatiques.

Ce tuyau eft compofé de trois membranes ; l'intérieure eft molle, fpongieufe & glanduleufe ; elle fert à filtrer une liqueur blanche & onctueufe, dont il eft ordinairement humecté ; mais dans le temps de la conception on trouve dans les trompes une très-grande quantité de cette liqueur, qui fert à relâcher leurs membranes, afin qu'elles puiffent fe dilater autant qu'il eft néceffaire pour laiffer couler aifément l'œuf dans la matrice, & graiffer en même-temps ce conduit de telle maniere que l'œuf n'ait aucune peine à y paffer.

Fallope, *Graaff*, & généralement tous ceux qui font du fentiment des Anciens, fe font perfuadés que cette liqueur étoit une portion de la femence du mâle ; mais il eft conftant qu'ils fe font trompés, puifqu'on trouve la même liqueur dans les trompes des filles & des fémelles qui n'ont jamais eu aucun commerce avec les mâles, ainfi que cela a été vérifié plufieurs fois. Il eft aifé d'ailleurs de faire voir aux partifans de cette opinion, que ce ne peut être une portion de la femence du mâle, puifqu'il eft certain qu'il n'y a que cette li-

T t ij

queur qui ferve à la fécondation, que le corps de la femence ne fçauroit entrer dans la matrice de la plûpart des fémelles, & qu'elle eft rejettée après la copulation.

M. *Buffiere* croit que cette liqueur contenue dans la trompe vient de l'ovaire, & que les petits vaiffeaux lymphatiques qui fe rompent pour ouvrir un paffage à l'œuf fécond, la laiffent couler ; mais il eft inutile d'avoir recours à ces tuyaux, tandis qu'on reconnoît des fources auffi manifeftes que celles qui fe voient dans la tunique intérieure des trompes.

La deuxiéme tunique eft charnue & mufculeufe, compofée de fibres longitudinales & circulaires, difpofées de telle maniere, que par leur action ce conduit peut fe dilater & fe refferrer ; ces fibres, dans le temps de la conception, deviennent beaucoup plus groffes, pour avoir fans doute plus de force & de mouvement pour exprimer l'œuf.

Elles fe développent dans la partie de la trompe, qu'on nomme le pavillon, & s'entrelaffent en divers fens, ce qui le rend capable de fe dilater, d'embraffer, & de ferrer l'ovaire en différentes manieres.

La troifiéme membrane n'eft qu'une portion des ligamens larges ; ce font ces tuyaux qui fervent à conduire l'œuf de l'ovaire dans la matrice, & c'eft pour cette raifon que nous les appellons les *oviducs* des femmes.

Ufages des Parties extérieures.

Les femmes fentent un efpece de prurit dans les parties naturelles, lequel dépend des piquûres faites par les efprits falins de la liqueur dont elles font baignées, & ces piquûres caufent une ondulation particuliere dans les efprits qui y font répandus, laquelle paffant jufqu'au cerveau, fait naître des fentimens voluptueux aux femmes qui vivent dans l'oifiveté & dans la bonne chere.

Dès que leur imagination eft ainfi frappée, les efprits coulent impétueufement dans les organes qui fervent à gonfler, à roidir le clitoris, & à comprimer les réfervoirs du liquide dont les dehors de leurs parties naturelles font baignés; le clitoris fe gonfle par la même méchanique que la partie de l'homme, & le fang remplit fi abondamment le tiffu dont les nymphes font compofées, qu'elles s'enflent & font fort tendues, de même que la membrane qui borde l'entrée du vagin; delà vient auffi que toutes ces parties fe couvrent dans le même-temps d'une couleur rouge & vermeille.

Par tous ces changemens, le chemin par où doit paffer la partie du mâle, eft rendu fort étroit, ce qui fait que dans les approches mutuelles des deux fexes, les parties naturelles font mollement preffées, & le gland reçoit différentes frictions par les rides dont eft garni l'intérieur du vagin, furtout dans fa partie fupérieure.

L'on a fait voir que le milieu du canal vaginal étoit beaucoup plus large que fes extrêmités; cependant il eft rendu fi étroit dans le temps de la copulation, qu'il fe moule en quelque maniere au volume de la partie mafculine; ce rétreciffement dépend principalement de ce que les mufcles releveurs de l'anus qui embraffent les côtés du vagin, fe mettent alors dans une forte contraction; ce qui fait que dans les femmes l'anus eft alors fortement tendu, & même tiré en dedans.

Dès que la partie du mâle eft entrée, elle eft fortement embraffée & étroitement ferrée par les deux plans de fibres qui garniffent l'entrée du vagin.

Le gland du clitoris s'alonge quelquefois, & groffit d'une telle maniere, que les femmes lafcives en abufent.

On demande s'il ne coule point quelque liqueur par ce gland, comme par celui de l'homme?

Plufieurs Auteurs l'ont cru, mais il eft conftant que ce gland n'eft point percé, que l'uretre en eft entierement féparé, & qu'il n'a aucune communication avec aucun des réfervoirs dont on vient de parler, & s'il eft baigné dans certaines occafions, ce n'eft que par la liqueur qui mouille les dehors des parties naturelles.

Il eft important de fçavoir fi cette liqueur eft une véritable femence, c'eft-à-dire, fi elle eft employée à la formation du fœtus; tel a été le fentiment des Philofophes & de tous les Médecins, & il n'y a pas plus de cinquante ans qu'on a commencé à le révoquer en doute.

Les Médecins s'étant apperçus que les femmes & les fémelles de tous les animaux, rendoient une très-grande quantité d'une liqueur blanche, auffi-bien que les mâles, dans le temps

de la copulation, l'ont pris pour une véritable femence, &
ils ont dit que dans les approches des deux fexes, leurs femences étoient dardées dans la matrice, & mêlées fi intimement, que les deux ne faifoient plus qu'une feule & même
matiere. *Semper enim partus dupläci de femine conflat*, dit
Lucrece.

Ovide s'explique agréablement fur ce fujet. *Ad metam pro-
perate fimul, tunc plena voluptas ; cùm pariter victi, fæmina vir-
que jacent.*

Comme les Anciens ne connoiffoient point les fources de
cette liqueur, ils la faifoient venir des tefticules des femmes,
mais aujourd'hui qu'on a découvert tous les organes qui fervent à la filtrer & à la conferver, on ne s'avife plus de recourir aux tefticules.

Quand les fémelles de certains animaux font en chaleur,
comme les cavales & les vaches, elles verfent une fi grande
quantité de cette liqueur, qu'il eft impoffible qu'elle puiffe
venir d'une fource auffi petite que celle des tefticules ; de plus
fi la nature avoit formé les tefticules pour produire de la femence, pourquoi leur ftructure feroit-elle fi différente de
celles des tefticules des mâles ? ceux-ci ne font compofés que
de petits canaux très-déliés, ceux des fémelles ne font qu'un
affemblage de véficules & de petits corps glanduleux. Enfin
feroit-il poffible de concevoir que cette prétendue femence
pût être employée à la formation du fœtus, puifqu'elle n'eft
point dardée dans la matrice, & qu'elle eft toute entiere
verfée dans les dehors des parties naturelles des femmes ?

Le principal ufage de ces liqueurs eft d'agiter fi puiffamment l'imagination des femmes, que malgré toutes les infirmités & tous les dangers où elles font expofées depuis le premier moment qu'elles ont conçu, jufqu'à la fin de leurs couches, à peine font-elles relevées, qu'elles s'expofent au même
péril ; d'où l'on peut conclure que dans le fexe la pudeur eft
plutôt un effet de la vertu que de la nature.

Ces ligamens fervent auffi à humecter & à entretenir la
foupleffe des parties naturelles, de peur qu'elles ne fe defféchent trop par l'action de l'air auquel elles font toujours expofées.

C'eft dans ces réfervoirs qu'eft le véritable fiege de la gonorée des femmes ; car l'expérience fait voir que tous les écoulemens qui accompagnent cette maladie, se font par les ouvertures qui aboutissent à ces réservoirs ; ainsi quand on a dit que cette liqueur est une semence, ce n'est que par rapport au prurit qu'elle cause, &c, car elle ne contribue en rien à la formation de l'enfant.

L'on demande en quoi consiste la virginité. Par ce mot on n'entend autre chose que la difficulté qu'on a pour forcer l'entrée du vagin dans l'accouplement ; il s'agit donc de sçavoir qu'elle est la partie qui peut causer cette difficulté, sans doute c'est l'entrée même du vagin, laquelle est naturellement fort étroite, & de plus bordée par une membrane qui ne laisse dans son milieu qu'une ouverture fort petite, & qu'on a toujours regardée comme la gardienne de la virginité. Il est donc aisé de juger que la partie du mâle ne peut entrer dans le vagin sans en dilater l'entrée avec effort, & sans froisser rudement & même déchirer la membrane dont il est bordé ; & ce froissement sera d'autant plus rude, que les efforts & les approches des deux sexes seront plus violens, & qu'il y aura plus de disproportion entre l'homme & la femme.

Quand le frottement a été assez considérable pour déchirer la membrane dont il est question, les vaisseaux qui se trouvent ouverts laissent échapper quelques gouttes de sang, ce qui rend ce premier combat sanglant ; l'on voit aussi que les nimphes & les autres parties qui ont été rudement pressées, font alors fort tendues, rouges & comme enflammées.

L'on demande si le premier combat doit être sanglant pour être convaincu de la vertu d'une fille ? L'on peut croire que cela n'est pas absolument nécessaire, car plusieurs choses peuvent empêcher qu'il ne s'épanche du sang la premiere nuit des nôces.

1°. La disproportion qui est entre les deux sexes, une fille d'une taille avantageuse, d'un bon tempérament, & qui aura atteint l'âge de vingt cinq ou trente ans, qu'on marie à un petit homme peu avantagé de la nature sur ce point, & d'un tempérament foible & délicat, n'est pas moins vierge pour ne pas répandre de sang la premiere nuit de ses nôces ; d'ailleurs il peut arriver que dans le temps de cette premiere approche elle ait ses ordinaires, ou qu'elle soit prête de les avoir, ou qu'elle soit incommodée des fleurs blanches, car les filles y sont sujettes de même que les femmes ; or on sçait que ces écoulemens relâchent extraordinairement ces parties, & qu'ainsi elles peuvent être facilement pressées & dilatées sans aucune violence.

Mais d'où vient qu'on gardoit si religieusement parmi les Juifs les linges qui avoient servi la premiere nuit des nôces, afin que si le mari vouloit répudier sa femme par quelque caprice, on pût le convaincre devant le juge ; *Et hæc sunt signa virginitatis filiæ meæ, & expandet vestimenta, &c.*

Pour répondre à cette difficulté, il faut observer premierement que c'étoit une maxime religieusement observée chez les Juifs de marier leurs filles fort jeunes, c'est-à-dire, à l'âge de douze à treize ans : ainsi les parties naturelles étoient fort étroites ; rien ne pouvoit contribuer à les relâcher, leurs regles ne faisant encore que paroître.

2°. Que la nouvelle mariée ne souffroit jamais la premiere approche de son nouvel époux que long-temps après l'évacuation de ses ordinaires.

3°. Que le climat rendoit ces filles d'une température fort séche & par conséquent fort étroite.

Cela posé, il est aisé de comprendre que dans la premiere visite la partie du mâle ne pouvoit forcer le passage qu'après de violens efforts ; ce qui causoit un écartement & un froissement très-grand : ainsi il s'ouvroit toujours quelques vaisseaux qui ne manquoient pas de teindre le linge.

Mais si les débris de la virginité sont si marqués, d'où vient qu'un grand Roi a soutenu qu'il étoit aussi difficile de découvrir le chemin que fait la partie du mâle, que de connoître dans la mer celui d'un vaisseau ?

On répond que si la défloration vient d'arriver, si l'homme qui en est l'auteur est bien fourni, que la fille ait toujours été sage, & que ses parties naturelles soient bien saines, l'on croit qu'il est aisé de connoître la perte de la virginité.

Les nimphes & toutes les parties extérieures tendues, douloureuses, la membrane hymen déchirée, l'entrée du vagin très-dilatée, seront des témoins assez fideles de cette perte ; on voit même que la nouvelle épouse marche d'une maniere contrainte

contrainte par la douleur qu'elle reſſent dans ces parties ;
mais ſi l'on attend quelque temps à chercher des marques
de cette défloration, on aura de la peine à la reconnoître,
parce que les nimphes & les autres parties reprennent leur
couleur & leur conſiſtance naturelle, & que l'entrée du vagin ſe reſſerre ; la nature travaille à rapprocher les parties
élargies, & à réunir celles qui ont été diviſées ; pour la
membrane hymen, elle ne peut pas la rétablir. S'il n'y avoit
autre choſe que la partie du mâle qui s'inſinuât dans ce canal, l'on pourroit être plus aſſuré de la défloration par le déchirement de l'hymen, mais il arrive ſouvent que les filles
Hymenæum digitis celebrant.

L'on demande quels ſont les ſignes par leſquels on peut
connoître ſi une femme a eu un enfant ; ces ſignes ſont fort
équivoques, & il eſt vrai de dire que le déchirement de la
fourchette eſt un des plus convaincans, car les plis du ventre
& la molleſſe ou le relâchement de la gorge n'en ſont pas
toujours des ſignes certains.

L'on peut donc compter ſur la virginité d'une fille quand
l'ouverture du vagin eſt fort étroite, bien bordée, & telle
que nous venons de la repréſenter ; quand la fourchette eſt
ferme, bien tendue, le ventre fort poli, & la gorge ronde
& ferme, l'on ne doit guere ſe mettre en peine de quelques
gouttes de ſang qu'on s'imagine devoir toujours couler dans
la premiere approche : mais ſi la fille eſt fort ouverte, qu'elle
ait la gorge lâche & fort mollaſſe, & la peau du ventre pliſſée, la fourchette relâchée, jouiſſant d'ailleurs d'une ſanté
parfaite, il eſt certain que le mari paroît avoir de juſtes raiſons de craindre, &c.

Des uſages de la Semence.

Il eſt conſtant qu'il y a mâle & fémelle dans toutes les
eſpeces des animaux, & qu'ils doivent s'accoupler pour la
génération ; ce qui fait voir que les deux ſexes concourent à
cette action.

Le mâle peut rendre les œufs de la fémelle féconds en
pluſieurs manieres ; la premiere qui eſt la plus générale & la
plus intime, ſe fait par l'introduction de la partie du mâle

Tome II. V u

dans le vagin de la fémelle ; & la deuxiéme, quand le mâle arrofe de fa femence les œufs de la fémelle au moment qu'elle les rend, & c'eft ce qu'on appelle frayer. La premiere voie eft la plus univerfelle ; auffi voit-on que l'homme, les animaux à quatre pieds, les oifeaux, les tortues, les baleines & plufieurs autres grands poiffons, & prefque tous les infectes, ont une verge, & que tous s'accouplent dans les temps convenables.

La deuxiéme maniere eft très-commune parmi les poiffons ; elle eft rare parmi les infectes ; les grenouilles & les crapaux font diftingués de tous les animaux par leur maniere de s'accoupler & de frayer en même-temps : le mâle eft fur la fémelle pendant douze ou quinze jours en l'embraffant étroitement avec fes pattes de devant, & au moment qu'elle pond par tas fes œufs, il les arrofe de fa femence ; cette jonction eft encore plus particuliere dans tout le genre des limaçons, des limaces & des fangfues ; car quoique tous ces animaux foient hermaphrodites, c'eft-à-dire, que chacun d'eux foit mâle & fémelle, ils ne laiffent pas de s'accoupler. Enfin elle eft encore plus extraordinaire dans les vers de terre qui font doublement hermaphrodites.

La diverfité des fexes fait clairement connoître qu'il y a différens principes de génération ; fi le mâle ne communiquoit rien à la fémelle, fes approches feroient inutiles : cette communication fuppofe quelque transfufion ; le mâle a des organes propres à cet ufage, comme on vient de le montrer ; la fémelle au contraire en a qui ne font propres qu'à recevoir & à renfermer ce que le mâle lui communique, d'où l'on doit inférer que cette multiplication des efpeces fe fait toujours dans le corps des fémelles ; elles feules conçoivent & fourniffent le germe de l'animal. Ainfi quand on entend dire que les coqs font des œufs, que les lievres, les bléreaux font tantôt mâles & tantôt fémelles, on doit écouter ces hiftoires comme des contes faits à plaifir.

Puifque le mâle fournit une liqueur qui eft effentiellement néceffaire à la génération, examinons les effets qu'elle peut produire non feulement dans fon propre corps, mais encore dans celui de la fémelle.

Auffitôt qu'on a atteint l'âge de puberté, les petits canaux es testicules se développent & se remplissent d'une liqueur dlanche qui ne demande qu'à s'échapper de ses réservoirs; pour lors la voix se change & se grossit, la chaleur naturelle augmente, le pouls devient fort élevé, on a beaucoup plus de force & de vigueur, & la barbe commence à croître. Ce n'est pas seulement le corps qui se ressent des bons effets de la semence, elle produit aussi des changemens considérables dans l'esprit.

On voit qu'un jeune homme devient plus poli, qu'il a l'esprit plus ouvert & plus pénétrant, & que son imagination qui étoit auparavant languissante, est plus vive & pleine de feu.

Les mêmes changemens arrivent au sexe, quand les liqueurs séminales commencent à paroître, & à baigner les dehors & le dedans des parties naturelles.

C'est dans ce temps que le bon air, la propreté, la vivacité commencent à briller dans les jeunes personnes par les émotions que cette liqueur cause dans les parties naturelles, par celles qu'elle excite, tant dans la matrice pour l'évacuation des ordinaires, que dans la gorge pour la disposer à se remplir.

Il est aisé de juger par tous les changemens que la semence produit tant dans les mâles que dans les fémelles, qu'il s'éléve continuellement des testicules une vapeur subtile & pénétrante, qui se mêlant avec le sang, sert à rarefier les soufres les plus épais, à briser & à volatiliser, pour ainsi dire, les parties salines les plus grossieres, & à fortifier les solides; par tous ces moyens le sang se trouve beaucoup mieux broyé & plus affiné qu'auparavant, & il devient susceptible d'une fermentation plus vive; tout cela le met en état de fournir au cerveau une très-grande quantité d'esprits, d'où dépend la force du corps, celle de la voix, l'élévation du pouls, l'augmentation de la chaleur, la perfection des fonctions de l'ame, la dureté & la sécheresse des chairs des animaux qui n'ont point été coupés, & l'odeur forte & virulente qu'elles exhalent.

L'on ne peut pas douter que la masse du sang ne soit imprégnée de cette vapeur séminale : ce fait est prouvé & justifié par l'exemple de ceux qui sont eunuques ou par nature,

V u ij

ou par accident ; car leur voix devient grêle, foible & languiffante ; on ne leur voit que du poil follet au menton, le courage & la hardieffe font place à la timidité, ils font valétudinaires, ont l'efprit foible, l'imagination languiffante, en un mot ils ont toutes les foibleffes des femmes fans en avoir les agrémens.

Tout cela prouve qu'il y a une difette d'efprits dans les hommes & dans les animaux qui ont été coupés, que leur fang eft peu propre à fe laiffer broyer, & à fe filtrer dans les différens organes, & c'eft d'où dépend leur foibleffe tant pour le corps que pour l'efprit ; en un mot c'eft par le manque d'efprit féminal que tout fe trouve ralenti, coction, diftribution, fécrétion, circulation, & la vertu élaftique des folides.

La force & la vertu efficace de la femence eft encore prouvée par les changemens furprenans qu'elle produit dans les fémelles dans le temps de la conception.

La femence du mâle opére deux chofes effentielles pour la conception ; la premiere eft la fécondation de l'œuf, la deuxiéme comprend tous les changemens qu'elle produit dans la matrice, dans les trompes & dans les ovaires.

La fécondation renferme deux changemens ; l'un regarde le germe de l'œuf, & l'autre les liqueurs qui l'environnent ; à l'égard du germe, il faut remarquer qu'avant la fécondation on ne voit dans le centre de l'œuf, qu'un réfeau informe, au lieu qu'après la fécondation on y voit l'ébauche de l'animal qui en doit naître.

A l'égard des liqueurs, fi l'on fait couver l'œuf d'une poule qui n'a pas été vue du coq, & qui eft parconféquent infécond, le blanc & le jaune fe changeront dans l'incubation en une liqueur très-corrompue, ce qu'on appelle communément œufs couvis ; au contraire s'il eft fécond, ces liqueurs font altérées, & preparées de telle maniere que le blanc & le jaune fe changeront en un fuc très-propre à la nourriture du fœtus. Avant la fécondation on doit fe repréfenter le germe de l'animal comme un petit compofé de refforts ou d'organes difpofés fi artiftement, qu'ils font toujours prêts à entrer en mouvement, dès qu'il leur viendra d'ailleurs quelque nouvelle force qui mettra en œuvre cette puiffance jufqu'alors fufpendue ; or c'eſt de la fécondation que cette nouvelle force doit venir ; cette fécondation s'accomplit par l'efprit de la femence du mâle , & par-là ce branle donné aux reſſorts excite la vertu des parties qui fans cela fe trouveroient fans action ; tout fe développe à l'approche de l'efprit féminal , tout fe réveille & trémouſſe , pour ainſi dire , pour faire éclore un animal , & le faire fortir de fon ébauche.

Paſſons aux changemens qui regardent la matrice avant la fécondation ; la fubſtance de la matrice eſt ferme, compacte , & fes vaiſſeaux font rétrecis & repliés les uns fur les autres ; la même chofe fe remarque à proportion dans les trompes & dans les ovaires.

Après la fécondation tous les reſſorts de la matrice font mis en mouvement ; le fang & les efprits y coulent en abondance ; les glandes de la tunique intérieure fe développent & fe difpofent à la fécrétion du fuc deſtiné pour la nourriture du fœtus : c'eſt par l'abondance des liqueurs dont cette partie eſt arrofée , que toutes fes cellules fe rempliſſent , & qu'elles fe gonflent , ce qui fait qu'elle devient plus épaiſſe à mefure qu'elle fe dilate , ainſi que l'expérience le fait voir , qui eſt en cela différente de ce qui arrive à toutes les autres parties qui deviennent minces à proportion qu'elles fe dilatent , à l'exception de la rate ; c'eſt auſſi par l'abondance de ces fucs que ces fibres deviennent plus fouples , & par conféquent très-propres à obéir aux dilatations qu'elle doit recevoir en ce temps-là.

Après la fécondation l'ovaire paroît plus gros & plus tendu, fes vaiſſeaux font plus gonflés , le corps glanduleux qui renferme l'œuf, s'augmente & groſſit de plus en plus , les trompes deviennent plus fouples & prêtes à fe dreſſer , & leur pavillon à s'appliquer aux ovaires.

Tous ces changemens & tous ces mouvemens extraordinaires ne font excités qu'en vertu des impreſſions fecrettes que la femence du mâle caufe dans toutes ces parties, & ce qu'il y a de plus furprenant, c'eſt qu'il n'y a que fa partie fubtile qui y foit employée, les plus groſſieres étant rejettées après l'accouplement. Cela paroît démontré par l'exemple des filles dont l'entrée du vagin s'eſt trouvée fermée, à la réferve d'un très-petit trou par où couloient les mois. Quoique ces filles ne foient pas capables de copulation , elles ne laiffent pas de-concevoir. Plufieurs Auteurs célébres nous ont laiffé fur ce fujet des obfervations qui ne peuvent être conteftées.

Cette opinion eft auffi confirmée par les expériences d'*Harvey* fur les biches ; en ayant ouvert plufieurs après leur accouplement, il n'a rien trouvé dans leur matrice ; & par la difpofition des parties qui fervent à la génération dans la plûpart des oifeaux.

L'on fçait que le coq, par exemple, a deux verges trèscourtes ; il ne peut qu'effleurer, pour ainfi dire, l'orifice du vagin : cependant le canal de l'*oviduc* eft d'une longueur trèsconfidérable, & forme plufieurs contours au deffus defquels eft l'ovaire : il n'y a donc pas d'apparence que le corps de la femence puiffe s'élever par un chemin fi long & fi difficile jufqu'à l'ovaire ; d'où il faut conclure qu'il n'y a que la vapeur & l'efprit qui en fort qui ferve à la fécondation.

Ce qui fe paffe dans la fécondation des graines des plantes eft encore une preuve de cette vérité, Les plantes de même que les animaux, ont des organes qui caractérifent leurs différens fexes ; les uns font l'office des tefticules, & font compofés de doubles capfules membraneufes qui ont effentiellement deux loges pleines de pouffiere, qui tient lieu de la femence.

Chaque tefticule eft foutenu par un filet qui lui fert de pédicule, & qui renferme les vaiffeaux fpermatiques ; on y trouve auffi une partie qui tient lieu de matrice & d'ovaire, puifque c'eft le lieu où les graines, qui font de véritables œufs, fe forment & fe nourriffent jufqu'à leur parfaite maturité : à cet ovaire eft attachée une partie qui tient lieu de trompe, puifqu'elle tranfmet aux petits œufs contenus dans l'ovaire, l'efprit volatil de la femence du mâle, c'eft-à-dire, la partie volatile de la pouffiere qui s'échappe & fe détache des tefticules dont on a parlé, Ces trompes terminent ordinairement les ovaires, & elles font diverfement couronnées ; leurs extrêmités fort fpongieufes, font veloutées, velues & panachées. Or ce n'eft point le corps même de la pouffiere qui paffe par le pavillon des trompes, car il paroit exactement fermé, ce n'eft que fa partie la plus volatile,

Enfin s'il eſt vrai que ce n'eſt pas la ſubſtance du minéral, mais ſa vapeur & l'eſprit qui s'en exhale qui fait la force & la vertu des eaux minérales, ſera-t'il moins raiſonnable de penſer que la force de la ſemence ne conſiſte que dans une vapeur fine & ſubtile qui en ſort, & qui s'en élevant par la chaleur des lieux où elle eſt arrêtée, s'inſinue & s'imbibe dans leur ſubſtance, qui étant toute ſpongieuſe, en eſt aiſément pénétrée, d'autant mieux que dans le temps de l'approche des deux ſexes, toute la partie intérieure du vagin & de la matrice, de même que celle des trompes, ſe trouve enduite d'une ſéroſité blanche & viſqueuſe, qui eſt très-propre à retenir les parties les plus ſubtiles de la ſemence dardée par le mâle dans ces parties?

C'eſt par la ténacité de cette liqueur qu'on peut concevoir comment la vertu ſéminale du mâle ſe peut conſerver ſi long-temps dans l'intérieur des parties naturelles des fémelles: on remarque, par exemple, que les poules peuvent pondre des œufs qui ſont féconds pendant pluſieurs mois, quoique pourtant elles n'aient été viſitées du coq qu'une ſeule fois.

Sur ces principes l'on peut penſer que les emportemens d'amour que la nature inſpire à l'homme & aux animaux, ne ſont pas des choſes inutiles; les divers embraſſemens des deux ſexes font que ces parties ſe preſſent de toutes parts, & que l'humeur qui ſert de glu à l'eſprit ſéminal, s'exprime en plus grande abondance, ce qui fait qu'il eſt beaucoup mieux retenu.

Dans les femmes la fécondation ſe fait dans les ovaires même; cela eſt bien prouvé par les obſervations des fœtus qu'on a trouvés dans l'ovaire, dans les trompes, & même dans la cavité du bas-ventre.

L'on ne convient pas de la route que tient l'eſprit ſéminal pour aller à l'ovaire; il y a lieu de croire que c'eſt par ſon mélange avec le ſang qui arroſe le vagin, la matrice, & les trompes: cela ſe prouve par les changemens qu'on obſerve dans la chair de tous les animaux tués après leur conception; cette chair paroît ſenſiblement différente de ce qu'elle étoit auparavant, & cela ſe voit principalement dans les poiſſons, où la chair des fémelles, quelque temps après qu'elles ont frayé, perd entiérement ſon goût & ſa couleur.

Dans les faumons fémelles, par exemple, la chair qui étoit d'un beau rouge & d'un goût agréable avant qu'elles euffent frayé, devient blanche, molle & infipide.

Les femmes après la conception ont des dégoûts, des appétits dépravés, des crachemens fréquens, des envies de vomir, leurs ordinaires font fupprimés.

Tous ces changemens font voir que l'efprit féminal fe mêle avec le fang, & qu'il a le pouvoir non feulement de le changer & de l'altérer, mais même toute l'habitude du corps.

Le fang de la femme ainfi imprégné de cet efprit, le fait paffer jufqu'aux ovaires par la voie de la circulation. Après avoir expliqué comment fe fait la fécondation, il faut à préfent examiner comment l'œuf qui a été touché de l'efprit féminal, fe détache de l'ovaire. L'on peut dire que ce détachement eft un des principaux myfteres de la génération.

Pour le bien concevoir, il faut fe reffouvenir qu'au dedans de l'ovaire il y a un corps glanduleux de couleur jaune, dans le centre duquel eft un œuf; que ce corps touché de l'efprit féminal s'enfle beaucoup & fouleve la membrane de l'ovaire. Son mamelon fe dilate auffi, & commence à s'entr'ouvrir, & comme il eft à la partie la plus élevée du tefticule, il la fouleve encore davantage, & il s'entr'ouvre par des impulfions réitérées, faites tant par la contraction & l'écartement de fes fibres, que de celles de la membrane de l'ovaire. Par tous ces mouvemens il arrive enfin que la membrane de l'ovaire s'entr'ouvre auffi-bien que le mamelon du corps glanduleux; dès que cette ouverture eft faite, l'œuf par le propre reffort du corps glanduleux au centre duquel il étoit niché, remonte peu à peu jufqu'à la furface de l'ovaire. Voilà qu'elle eft l'adreffe dont la nature fe fert pour dégager l'œuf des parties qui l'environnent.

Les œufs d'oifeaux n'ont pas befoin de tous ces appareils, non feulement parce qu'ils font tous détachés les uns des autres, mais parce que le calice qui les enveloppe, s'en fépare à mefure qu'ils groffiffent.

Dès que l'œuf eft forti, ce corps glanduleux fe defféche infenfiblement, & difparoît au bout de quelque temps, enforte que l'ouverture de l'ovaire par où l'œuf eft forti, fe rétrecit fi fort, qu'il n'en refte qu'une légére trace. L'on peut

concevoir

concevoir que cette glande fe defféche tant par la conftric-
tion de la glande même, que par celle de la membrane de
l'ovaire.

On voit par ce qui a été dit, que le gonflement de ce corps
glanduleux fe fait principalement après la fécondation; toutes les fois que j'ai ouvert des vaches & des biches pleines,
j'ai toujours trouvé les reftes de ce corps glanduleux, & pour
l'ordinaire on le voit dans l'ovaire qui répond à la corne où
étoit le fœtus.

Dans les fémelles qui ne portent ordinairement qu'un fœtus, on ne voit qu'une de ces glandes; & dans celles qui en
portent plufieurs, comme les truies, les chiennes, on en voit
autant que de petits.

Il refte à examiner par quel conduit l'œuf eft porté dans
la matrice. L'on va voir que c'eft par les trompes: cela fe
prouve; premierement par les enfans qui ont été trouvés
dans les trompes; nous avons fur ce fujet un grand nombre
d'obfervations importantes; les journaux de France, d'Allemagne, d'Angleterre en rapportent plufieurs; en mon particulier j'ai fait la même obfervation cinq à fix fois; deuxiémement cela eft prouvé par les œufs qu'on a trouvés dans
les trompes mêmes: on en a vu plufieurs fois dans celles des
lapines, & même dans celles des femmes; & voici un fait
qui le démontre; trois jours après qu'une chienne eut été
couverte, on lui ouvrit le côté gauche du ventre, & l'on tira
par la plaie la trompe du même côté; après avoir remarqué
qu'il y avoit dans l'ovaire deux gros œufs, on lia cette trompe
entre l'ovaire & la matrice, & on la remit dans le ventre;
la plaie fut guérie au bout de huit jours, & vingt-un jours
après l'opération on ouvrit de nouveau l'animal, & l'on trouva qu'il y avoit deux petits chiens dans la partie de la trompe
qui regardoit l'ovaire, & que l'autre qui regardoit la matrice étoit vuide. Troifiémement, cela eft encore prouvé,
parce que les trompes de la matrice des femmes & l'oviduc
des oifeaux ont la même ftructure, & que l'extrêmité de
ces canaux qui regarde l'ovaire, eft figurée entiérement de la
même maniere. Quatriémement, le pavillon de la trompe a la
liberté de fe dreffer & de fe tourner à droite & à gauche,
pour s'appliquer aux parties de l'ovaire, d'où l'œuf doit fe dé-

Tome II.   X x

tacher, & les embrasser; cela est démontré par un grand nombre d'observations, & nous avons plusieurs témoins oculaires de ce fait. Cinquièmement, une portion de la partie frangée de la trompe est toujours attachée au côté voisin de l'ovaire, d'où il est aisé de comprendre que lorsque les fibres charnues dont elle est composée, se mettent en contraction, elles doivent l'approcher de l'ovaire; & c'est un avantage que les femmes & les femelles des animaux à quatre pieds ont pardessus les oiseaux, dans lesquels le pavillon n'a aucune connexion avec l'ovaire. Sixièmement, tel est l'arrangement des fibres motrices, tant du pavillon que de la trompe, qu'elle peut se dresser & se tourner du côté de l'ovaire & s'y appliquer.

Cela étant, il est aisé de concevoir que l'œuf étant dégagé de l'ovaire, comme on a dit, & entouré du pavillon, est poussé dans la cavité de la trompe qui se resserre successivement, de telle maniere pourtant que la constriction se fait ordinairement derriere l'œuf; ainsi il passe de l'ovaire dans la cavité de la matrice par le mouvement vermiculaire de la trompe; elle est donc à bon titre nommée le canal de l'œuf; car enfin il n'y a point d'autre chemin pour aller de l'ovaire à la matrice que par la trompe; la liqueur dont ce canal est ordinairement humecté, facilite beaucoup le passage de l'œuf. Enfin nous avons conduit l'œuf depuis l'ovaire jusqu'à la matrice, voyons à présent ce qui s'y passe. Premierement, il faut remarquer que sitôt qu'il y est entré, la matrice se ramasse & se resserre comme pour mieux l'embrasser; là l'esprit séminal agit encore avec plus de force, en s'insinuant au travers des tuniques de l'œuf, & s'unit encore plus intimement à toutes les parties qui le composent. Deuxièmement, que cet œuf est revêtu de deux membranes qui doivent former le chorion & l'amnios; que le chorion contient les premiers linéamens du placenta, & que l'amnios est rempli d'une lymphe très-pure, au milieu de laquelle le fœtus se trouve en raccourci, ensorte que toutes les parties y sont actuellement, quoique les unes tardent plus long-temps à se développer que les autres; de plus il faut croire qu'une partie des racines de la veine ombilicale est déja attachée au chorion; enfin il faut se représenter que les tuyaux de cet embrion , & par conséquent les cavités du cœur & ses vaisseaux sont pleins d'une liqueur qui est comme l'extrait de la semence des mâles & de la lymphe dans laquelle il nage.

Cela posé , on doit considérer que le cœur est encore sans mouvement , mais plein d'une liqueur blanche que j'appelle sang. Il faut aussi regarder ses quatre vaisseaux & toutes leurs branches pleines de la même liqueur.

Considérons de plus que l'œuf étant porté dans la cavité de la matrice , & couvé par sa chaleur , que tous les sucs renfermés dans cet abrégé de l'animal se dilatent & se raréfient par la vertu de l'esprit séminal qui se réveille à cette chaleur , pour lors il se fait seulement une ondulation de toutes les liqueurs dans leurs propres vaisseaux ; & si l'on fait réflexion que quelques momens après la matiere la plus subtile de la semence renfermée dans les petits nerfs du cœur, coule & s'insinue de plus en plus dans ses fibres charnues , on reconnoîtra aisément qu'elle doit les raccourcir , & par ce moyen le cœur venant à se resserrer , il en fait sortir la liqueur qu'il contient par les arteres seulement , à cause des soupapes triglochines.

Cette liqueur ainsi poussée & aidée de tous les mouvemens des parties voisines , chasse tout le sang qui est contenu depuis l'embouchure des arteres jusqu'à celle des veines , à cause de la continuité des canaux , c'est-à-dire , jusqu'aux oreillettes , ce qui les force à se remplir : ensuite les oreillettes dont le ressort est fortifié par la présence de ce sang , venant à se resserrer de nouveau , le font couler dans le cœur , qui le pousse encore comme la premiere fois : elles s'en remplissent de même & le repoussent de nouveau , ainsi alternativement le cœur se remplira & se vuidera de sang ; il se vuidera par l'effort de la contraction , & se remplira par la violence que lui fait le ressort ou le resserrement des oreillettes ; or c'est ce mouvement alternatif de contraction & de dilatation qu'on appelle la sistole & la diastole du cœur , & voilà comment se fait le premier battement de l'embrion contenu dans l'œuf.

Mais si l'on se ressouvient que les premieres racines de la veine ombilicale sont attachées au chorion , il sera aisé de concevoir que l'œuf étant couvé & fomenté par la chaleur de la matrice , ses racines se développent & s'implantent à

X x ij

fa tunique intérieure pour y puifer quelque fuc nourriffier qui eft rapporté par la veine ombilicale dans celle du fœtus, & delà par le conduit qu'on appelle veineux directement dans la veine cave inférieure, fans traverfer le foie, & enfin dans les ventricules du cœur pour fervir de nourriture au fœtus ; dans le même temps une partie du fang contenu dans l'aorte defcendante, repaffe par les arteres ombilicales dans le placenta, ce qui le fait groffir encore plus en dilatant fes petits tuyaux.

Je ne répéterai pas ici tout ce que j'ai dit de la ftructure du placenta ; il fuffit de fe reffouvenir que fa partie qui regarde la matrice, eft compofée d'une infinité de petits tuyaux pareils à ceux d'une racine chevelue, qui s'allongent de plus en plus, & qui ne demandent, pour ainfi dire, qu'à s'accrocher quelque part. Or il faut remarquer que dans le même temps les glandes de la matrice s'enflent auffi & fe groffiffent, & qu'elles font difpofées de maniere qu'elles préfentent aux racines du placenta plufieurs petites cellules pleines de lait, dans lefquelles ces racines s'engagent pour y puifer la matiere de la nourriture de l'enfant, qui pour lors feroit dans le befoin fans ce fecours, les parties nourriffieres de la lymphe dans laquelle il nage, ayant été employées pour le nourrir dans les premiers temps qu'il étoit renfermé dans la matrice.

La liaifon de l'œuf avec la matrice fe fait fort aifément, parce que l'œuf paffant par le conduit de la trompe, fe revêt d'une humidité onctueufe qui fait qu'il s'attache facilement à la matrice, qui eft auffi pour lors baignée d'une pareille liqueur.

L'on voit par-là que l'œuf ne tient point à la matrice, parce que le placenta dans les premieres heures de l'incubation, & peut-être que le fœtus ne fe nourrit pour lors que de la liqueur qu'il porte avec lui, & que dans le même-temps qu'elle eft employée pour fa nourriture, elle fait croître & végéter les racines des vaiffeaux ombilicaux & le placenta, ce qui le détermine à s'accrocher à la matrice.

On voit auffi par cette expofition que cette végétation de l'embrion eft toute femblable à celle des embrions des plantes ; en effet il paroît que dès qu'une femence eft jettée dans la terre, la féve qui l'environne, ramollit fes enveloppes qui tiennent lieu de chorion & d'amnios, ce qui fait qu'elle pénétre plus facilement au travers ; & dans ce paſſage ſes parties les plus groſſieres ſont arrêtées dans les poroſités de ſes membranes.

Cette ſéve ayant ainſi pénétré dans la ſubſtance des lobes qui environnent les feuilles & la racine ſéminale, elle détrempe & diſſout les ſucs qui y ſont renfermés, & fermente avec eux en leur ſervant comme de levain. Ces ſucs ainſi rarefiés, paſſent dans des tuyaux particuliers qui les conduiſent dans la racine & dans les feuilles ſéminales, mais de telle ſorte que comme les plus gros de ces tuyaux aboutiſſent à la radicule, preſque tout le ſuc des lobes coule auſſi directement vers cette petite racine, & s'unit tellement à ces parties, qu'il les fait croître d'environ deux pouces, lorſque les feuilles ſéminales ne reçoivent qu'un fort petit accroiſſement.

Il eſt donc vrai de dire que l'œuf germe dans la matrice, de même que la graine dans la terre ; mais comme lorſque la racine s'eſt accrue & s'eſt avancée dans la terre, elle reçoit alors un ſuc nouveau & plus abondant par les petites bouches de ſes fibres, ce qui fait croître & développer les feuilles ſéminales, de même auſſi l'embrion ayant conſommé le ſuc nourriſſier de la liqueur dans laquelle il nage, & ayant beſoin d'une nourriture plus abondante & plus ſucculente, les racines des vaiſſeaux ombilicaux ſont les premieres parties qui ſe développent, & qui s'attachent à la tunique interne de la matrice par l'entremiſe du placenta.

Diverſes Obſervations touchant les Fœtus trouvés dans l'Ovaire, dans les Trompes, & dans la Cavité du Bas-ventre.

On ne peut s'empêcher de croire que dans les femmes la fécondation commence dans les ovaires, & qu'enſuite elle s'acheve dans la matrice ; & ce qui me fait entrer dans cette penſée, ce ſont les obſervations des enfans qui ſe ſont formés dans l'ovaire, dans les trompes & même dans la cavité du bas-ventre.

Riolan décrit une obſervation qui lui avoit été communiquée par un Médecin de Bourges, nommé *Mercier.* M. de *Saint-Moreſy,* Médecin de Riberac en Xaintonge, a fait en

1682 une autre obfervation qui a beaucoup de rapport à celle de Riolan.

Une dame de qualité avoit accouché huit fois fort heureufement ; & après avoir paffé cinq ans fans devenir groffe, elle le devint pour la neuviéme fois. Environ trois mois après elle tomba malade, elle eut quelques foibleffes qui furent fuivies d'une privation de pouls & de fueurs froides ; elle fe plaignit d'une grande colique à la région de l'aîne droite ; elle fentit tous les préludes d'un accouchement, & mourut enfin au bout de neuf ou dix heures entre les bras de fon Chirurgien. On l'ouvrit, & d'abord que les tégumens furent féparés, l'on vit dans la région hipogaftrique tous les boyaux flottans dans le fang ; on en tira plus de deux livres avec une cuiller : & comme le Médecin qui étoit préfent à l'ouverture, vit qu'il reftoit encore une quantité prodigieufe de ce fang caillé dans le flanc droit, il fe mit à le tirer lui-même avec fa main ; & il fut bien furpris quand parmi les premiers caillots il trouva un petit fœtus mâle de la groffeur d'un pouce, & un tiers moins large, très-bien formé, mais fans aucune enveloppe ; il examina avec foin toutes les parties voifines de l'endroit où il avoit été pris, & il trouva l'ovaire droit de la mere déchiré en long, & par moitié du côté qu'il n'eft pas attaché à la trompe, & toute fa capacité pleine de grumeaux de fang. Tous les affiftans furent convaincus que c'étoit-là le lieu où cet enfant avoit été formé.

Enfin nous avons vu dans l'ovaire une production qui avoit plufieurs parties de la tête bien formées.

Ce qui confirme encore cette opinion, font les hiftoires authentiques des enfans qui fe font trouvés dans la cavité du ventre, c'eft-à-dire, tout-à-fait hors de la cavité de la matrice & de fes trompes, fans que l'une ni l'autre fuffent déchirées, ni qu'on y pût appercevoir aucunes marques qu'ils y euffent été conçus.

Nous avons l'hiftoire fameufe de ce fœtus de Pont-à-Mouffon dont on a tant parlé dans le monde, lequel fut trouvé fur les inteftins, fans qu'il parût dans la matrice ou dans fes trompes, ni déchirure ni cicatrice.

Le jeune *Bartholin* rapporte qu'un curieux de Venife, nommé *Nazarius*, lui a parlé d'une pareille obfervation faite par un nommé *Grandius*.

Nous avons un autre exemple dans les Journaux d'Angle-terre : une chienne ayant reçu un coup de pied lorsqu'elle étoit pleine, avorta ; ses petits moururent dans le ventre ; une partie se dessécha, & l'autre sortit par le col de la matrice ; cela n'empêcha pas qu'elle ne fût couverte une seconde fois : ellle mourut de cette seconde portée ; on l'ouvrit, & on trouva que les trompes étoient remplies des ossemens & des restes de la conception précédente ; de sorte que les conduits ordinaires étant bouchés, cette nouvelle génération s'étoit faite dans le bas-ventre.

Monconis rapporte, sur la foi de deux Chirurgiens d'Orléans, qu'une femme qui étoit morte à l'hôpital en l'année 1662, fut ouverte par M. de la Forêt, Chirurgien, qui trouva entre la matrice & l'intestin rectum, un enfant, sans que la matrice fût en aucune maniere entamée.

Le Journal des Sçavans d'Allemagne, imprimé à Breslaw, fait mention d'un enfant bien formé qui fut trouvé dans le ventre d'une femme, hors de la matrice, entre le rectum & la matrice, sans qu'on y pût remarquer ni ulcere ni cicatrice ; on a vu aussi un pareil cas à Dole, au mois de juin de l'année 1661.

Quelqu'incrédule qui aura vu l'épaisseur de la membrane de l'ovaire, ne pourra douter qu'elle puisse jamais se dilater jusqu'au point de se déchirer ; cependant il est de fait que cela arrive : je l'ai trouvée plusieurs fois déchirée, & le bout du mamelon encore tout ouvert dans les vaches nouvellement pleines.

A l'égard des femmes, nous avons des observations considérables sur ce sujet ; M. Serader qui a mis en ordre celles d'*Harvey* sur la génération des animaux, rapporte dans sa préface, que M. Swamerdam ayant ouvert une femme au sixiéme mois de sa grossesse, qui étoit enceinte de deux gémeaux, il trouva l'ovaire droit fort sain, mais le gauche lui parut enflammé ; il avoit une cicatrice à demi-fermée, & après l'avoir ouvert, il trouva une substance jaunâtre, telle que nous l'avons décrite, dans laquelle il y avoit deux petites cavités d'où étoient apparemment sortis les deux œufs qui avoient donné naissance à ces gémeaux.

Nous avons encore une très-belle observation de M.

Rhuifch qui, ayant diſſéqué une femme nouvellement accouchée, trouva dans l'ovaire une ouverture conſidérable par où s'étoit échappé l'œuf.

M. *Buſſiere*, Chirurgien très-habile, qui a paſſé quelques années auprès de moi, rapporte dans une obſervation qui a été inſérée dans le Journal d'Angleterre, qu'ayant ouvert une femme d'environ vingt-cinq ans, qui étoit auſſi nouvellement accouchée, il trouva dans l'ovaire gauche, l'ouverture par où l'œuf qui avoit ſervi à former l'enfant étoit ſorti, laquelle étoit encore fort large; & quoiqu'il n'y eût pas long-temps que cette malheureuſe fût accouchée, elle eut commerce avec des priſonniers, ſoit par un eſprit de débauche, ou peut-être dans la penſée que ſi elle devenoit groſſe on ne la feroit pas mourir, & elle conçut une deuxiéme fois; mais ayant été exécutée avant que l'œuf eût eu le temps d'être porté dans la matrice, M. *Buſſiere* trouva que la trompe du côté droit étoit extraordinairement dilatée vers ſon extrêmité, & cette dilatation, dont la plus grande largeur avoit environ un pouce de diametre, s'étendoit un peu plus d'un pouce & demi, en diminuant du côté de la matrice. Cette partie de la trompe ainſi dilatée, ſe recourboit & embraſſoit preſque tout l'ovaire à la membrane duquel elle étoit ſi adhérente, qu'elle n'en put être détachée que par force. Auſſitôt qu'elle en fût ſéparée, il en ſortit une liqueur limpide & onctueuſe, laquelle s'étant écoulée, l'œuf parut à découvert; il étoit de la groſſeur d'une noiſette, entouré de cette liqueur; les trois quarts étoient déja hors de l'ovaire par le trou qu'il y avoit fait, enſorte qu'il ſembloit n'y tenir plus; cependant lorſqu'il voulut le tirer, il le trouva encore attaché par un pédicule aſſez dur, parſemé de vaiſſeaux ſanguins.

Voilà de quelle maniere la raiſon & l'expérience nous convainquent que l'œuf ſe détache de l'ovaire; il reſte à examiner par quel canal il eſt porté dans la matrice, & nous allons voir que c'eſt par ſes trompes que nous avons pour ce ſujet appellées les oviducs des femmes; c'eſt ce qui ſe prouve, premierement parce que les trompes de la matrice des femmes & l'oviduc des oiſeaux, ont préciſément la même ſtructure, & que l'extrêmité de ces canaux qui regarde l'ovaire, eſt

figurée

figurée entiérement de la même maniere ; deuxiémement, par les enfans qui ont été trouvés dans les trompes.

Nous avons sur ce sujet un grand nombre d'observations importantes ; *Harvey*, *Rioland* & les Journaux de France, d'Angleterre & d'Allemagne nous en rappportent plusieurs : nous avons celle de M. *Vassal*, Chirurgien ; la voici en peu de mots.

Une femme âgée de trente-deux ans, & garde d'accouchée, avoit eu en différentes grossesses onze enfans, sçavoir, sept garçons & quatre filles, dont elle étoit toujours accouchée heureusement & à terme ; mais étant devenue grosse pour la douziéme fois, elle sentit de cruelles douleurs dans le ventre au troisiéme mois de sa grossesse, dont elle mourut en trois jours ; on l'ouvrit, & on trouva un enfant mort, avec une très-grande abondance de sang : il avoit été formé dans la trompe droite. *Vassal*, abusé par la grande dilatation de la trompe, a écrit que cet enfant avoit été trouvé dans une seconde & double matrice, différente de la véritable ; mais *Tilingius* qui a fait une dissertation sur cet événement, *Graaff* & généralement tous ceux qui ont écrit depuis, ont fait voir que cette double matrice n'étoit autre chose que la trompe droite qui s'étoit extrêmement dilatée par l'accroissement du fœtus, lequel ayant atteint son troisiéme mois, avoit enfin déchiré sa prison, & causé la mort à la mere & à lui-même en trois jours.

Un Auteur moderne soutient que c'est une dilatation que le propre corps de la matrice a souffert du côté droit, laquelle doit être regardée comme une hernie de cette partie ; & il le prétend prouver par cette seule remarque.

Le ligament rond, dit-il, s'attache au côté du fond de la matrice ; or il est certain que le ligament rond du côté droit aboutissoit à la partie où étoit contenu le fœtus, & qu'il étoit fortement attaché du côté droit où étoit le vice de conformation de cette partie ; il faut donc, ajoute cet Auteur, conclure que cet enfant avoit été engendré dans une partie de la matrice qui s'étoit ainsi alongée ; ce qu'il prétend encore prouver par l'inspection de la figure, où il paroît que le corps de la matrice est plus mince de ce côté-là que de l'autre.

Il est aisé de répondre à ces deux difficultés.

Tome II.   Y y

Premierement, il paroît par la figure que *Vaſſal* a donné, que le corps de la matrice avoit la même épaiſſeur & la même conſiſtance qu'au côté gauche, & qu'il n'avoit ſouffert aucune dilatation.

Deuxiémement, il eſt vrai que du côté droit la naiſſance du ligament rond eſt un peu éloignée du fond de la matrice; mais il eſt aiſé de juger que ces parties ayant été vues & maniées par un grand nombre de perſonnes, ce ligament avoit été un peu dérangé, ou que le deſſinateur, ſans y faire attention, ne l'a pu bien repréſenter.

On ne peut donc pas conclure delà que cette dilatation appartenoit à la matrice, & non à la trompe; la figure que cet Auteur nous a donné, eſt fort différente de celle de *Vaſſal*, lequel étoit ſi peu prévenu en faveur de la trompe qu'il a appellé l'endroit dilaté où étoit le fœtus, une ſeconde matrice.

On ne peut pas douter que la formation de l'enfant ne ſe puiſſe faire dans les trompes après l'obſervation que je vais rapporter.

Une jeune femme s'étant donnée une entorſe au pied, qui avoit écarté les deux os de la jambe, fut portée à l'Hôtel-Dieu, où au bout de cinq ſemaines elle fut attaquée d'une fievre continue avec friſſons, dont elle mourut au cinquiéme jour; comme elle avoit dit à celle qui la gouvernoit, qu'elle ſe croyoit groſſe de trois mois, M. de Joui, Chirurgien de l'Hôtel-Dieu, en fut averti, & en fit l'ouverture. Après avoir examiné avec ſoin la matrice, il n'y trouva aucun changement qui pût faire ſoupçonner que cette femme fût groſſe; mais obſervant les parties voiſines, il apperçut une tumeur dans la trompe droite, qu'il crut d'abord être un cunéiforme; il l'ouvrit, & y découvrant quelques oſſemens, cela l'obligea d'appeller M. *Saviard*, à qui le fait parut extraordinaire; ils prirent ſur le champ la réſolution de me l'envoyer pour l'examiner tout à loiſir, ce que je fis avec un très-grand ſoin; je trouvai que c'étoit un fœtus de la même grandeur & dans la même ſituation que cette figure le repréſente, & enduit tout autour d'une humeur blanche & mucilagineuſe comme du vernis.

Les tégumens étoient ſi minces & ſi deſſéchés, qu'on pouvoit diſtinguer au travers toutes les pieces du ſquelete.

Le cordon qui étoit auffi fort defféché, tenoit à la partie fupérieure de la trompe; mais on n'y pouvoit remarquer qu'une légere trace du placenta, non plus que des membranes qui l'enveloppoient.

La partie de la trompe qui la contenoit, avoit fes tuniques beaucoup plus épaiffes qu'à l'ordinaire; les ovaires & la trompe gauche étoient dans leur difpofition naturelle.

Quoique ces vifceres fuffent fort fecs & ne continffent qu'un très-petit volume, on ne laiffoit pas de les bien diftinguer, & ce petit fœtus étoit defféché fi proprement, qu'on auroit dit que la Nature avoit pris foin de l'embaumer.

Il y a toute apparence que cet enfant perdit la vie dans le temps de la chute de la mere, & que pendant le cours de fa maladie il fe deffécha infenfiblement jufqu'au point qu'on vient de marquer.

Quoique cette conception faite dans un auffi petit tuyau que la trompe, l'eût déja confidérablement dilatée, c'eft une chofe étonnante que la mere ne fe foit jamais plaint d'aucune douleur dans le flanc droit; ce qui doit faire croire que fi elle avoit furvécu à fa maladie, elle n'en auroit pas été plus incommodée qu'auparavant, l'enfant étant auffi defféché qu'il l'étoit, & fans mauvaife odeur : tout l'inconvénient qui auroit pu arriver, c'eft que lorfqu'il feroit tombé quelqu'œuf de l'ovaire dans cette trompe, il auroit été repouffé dans la cavité du ventre, mais cela n'auroit pas empêché la mere de concevoir par le moyen des œufs portés dans la trompe gauche; & l'on ne doit pas douter que, fans fa chute, le fœtus venant à croître, lui eût caufé la mort auffi bien qu'à luimême, déchirant fa prifon & ne pouvant fortir par les voies ordinaires, ainfi qu'on l'a vu dans les exemples que nous avons fur ce fujet.

Voici une obfervation qui doit convaincre les plus incrédules, d'autant plus qu'on l'a examinée avec tout le foin & toute l'attention poffible.

Vers le quatriéme de juillet mil fept cent huit, à une heure après minuit je fus appellé pour voir Madame Galet, Potiere d'étain, âgée de vingt-un an, demeurant fous les pilliers des Halles, mariée depuis dix mois, laquelle après une grande évacuation par haut & par bas, tomba dans une grande foi-

Y y ij

bleſſe ; étant auprès d'elle je la trouvai ſans pouls, & l'interrogeant, elle ſe plaignit de reſſentir une peſanteur conſidérable dans la matrice, accompagnée d'une grande douleur dans les cuiſſes ; elle me dit qu'elle croyoit être groſſe de deux mois ou environ, & qu'elle voyoit un peu de ſang tous les jours depuis huit jours ; je la fis réchauffer avec des ſerviettes, je lui fis prendre quelques cuillerées d'une potion cordiale, mais tous ces ſecours furent inutiles ; les foibleſſes augmenterent avec un froid aux extrêmités ; elle me diſoit à tout moment qu'elle avoit envie de dormir ; j'appris qu'il s'étoit évacué quelque choſe avec douleur en allant à la ſelle, & ſuivant ſon récit, je jugeai que c'étoit un fœtus, parce qu'en la touchant je trouvai le corps de la matrice ouvert & un peu mouillé ; je lui fis donner un lavement qu'elle ne put retenir ; je la fis confeſſer, elle mourut dans ces foibleſſes, & ne fut pas long-temps malade.

J'en fis l'ouverture au bout de vingt-quatre heures. Je trouvai le ventre fort tendu ; à peine étoit-il ouvert, que le ſang épanché dans la capacité, s'écoula abondamment ; je pris une poëlette & j'en remplis un grand vaiſſeau, & après avoir ôté beaucoup de ſang caillé qui étoit dans la région hypogaſtrique, & avoir viſité toutes les parties, je vins à la matrice : je la trouvai de la groſſeur de deux œufs ; & l'ayant examinée, je trouvai la trompe du côté gauche auſſi groſſe que la matrice, & déchirée d'un côté ; ayant dilaté l'ouverture, j'apperçus une membrane remplie d'un corps ſolide ; l'ayant ouvert, je trouvai le fœtus avec ſon placenta attaché à la trompe ; les vaiſſeaux de cette partie étoient fort dilatés & gros comme le tuyau d'une plume à écrire. On trouva dans la cavité de la matrice un arriere-faix parfait, dont le cordon étoit rompu ; c'eſt une preuve qu'il y avoit eu auſſi un fœtus dans ſa cavité ; le chirurgien m'apporta cette trompe, & après avoir bien examiné cette partie, je découvris, à quelque diſtance du pavillon, l'obſtacle qui avoit arrêté l'œuf dans la trompe.

La jeune femme étoit fort vive, elle avoit ſauté & danſé dans une nôce, ce qui avoit cauſé la fauſſe couche qu'elle eut, & qui fut accompagnée de grands vomiſſemens.

Autre obſervation extraordinaire qui eſt arrivée dans une paroiſſe nommée Aſſat, à une lieue au deſſus de Pau, le mois d'octobre 1712. La femme d'un payſan qui ne croyoit pas être groſſe, eut une tumeur dans la région ombilicale du côté droit, laquelle groſſiſſant tous les jours ſans douleur pendant un certain temps, le Chirurgien du lieu la traita comme une œdéme, & appliqua des cataplaſmes & autres remédes ; cette tumeur étant à ſon dernier degré, deſcendit par ſon poids juſqu'à l'aîne, où elle cauſoit un battement très-ſenſible, mais qui ceſſa en peu de temps.

Il ſe fit une altération aux tégumens, qui obligea le Chirurgien d'ouvrir la tumeur & les parties gangrenées ; en pourſuivant ſon inciſion, il découvrit la main d'un enfant ; il continua d'ouvrir, & tira un enfant mort avec ſon arriere-faix & bien nourri ; l'enfant fut enterré ſur le champ. Le lendemain M. d'Aſſat, Seigneur du lieu, envoya chercher un Médecin & un Chirurgien à Pau, pour viſiter ce fait ſi extraordinaire ; on déterra l'enfant qui étoit un garçon ; la mere étoit dangereuſement malade, à raiſon de la plaie qui étoit très-conſidérable ; elle en a été parfaitement guérie, & a joui d'une ſanté parfaite. Le Médecin & le Chirurgien en ont fait un rapport très-fidele.

La femme d'un Bourgeois de cette ville, que je ne nomme pas, âgée de trente-neuf ans, & d'une très-bonne conſtitution, après une perte de trois mois, eſt tombée malade le 29 Octobre 1712 : elle ſe plaignoit d'une grande douleur au bas-ventre, ſurtout à la région hipogaſtrique, ne pouvant aller à la ſelle, ni uriner ; cette douleur étoit accompagnée d'un vomiſſement continuel & de peſanteur de tout le corps, le tout ſans fievre.

Les Médecins lui ordonnerent un lavement, qu'elle ne put rendre ; le ſoir on lui en ordonna un autre qu'elle rendit ſans matiere ; le lendemain on lui ordonna un purgatif, qu'elle vomit auſſitôt ſans aller à la ſelle ; ſur le ſoir je fus appellé pour la voir, je lui tâtai le pouls, je la trouvai ſans fievre ; en examinant le bas-ventre, je ſentis une groſſe tumeur à la région hipogaſtrique ; cette tumeur n'étoit point dure, cependant la malade ſentoit de grandes douleurs quand je la preſ-ſois avec les doigts ; je lui ordonnai un lavement fait avec une chopine d'urine & deux onces de bénédicte laxative ; un quart d'heure après elle fut à la felle, les matieres étoient noirâtres & fi puantes, qu'elles infectoient toute la chambre : elle me dit qu'elle avoit un peu uriné ; j'eus de la peine à lui faire prendre un lavement, à caufe qu'on ne pouvoit la remuer ni d'un côté ni de l'autre, à raifon des douleurs qu'elle fentoit ; je lui fis une embrocation fur tout le bas-ventre, & lui ordonnai une potion cordiale qu'elle prenoit d'heure en heure, à caufe de fon vomiffement ; je voulois la faigner, mais le mari & fes parens s'y oppoferent.

Le lendemain troifiéme jour de fa maladie, elle avoit beaucoup de fievre, le pouls convulfif, le vifage pâle & les yeux abattus, avec des fueurs froides de temps en temps ; ce qui me fit conjecturer qu'il y avoit un enfant mort dans la matrice, ou du fang corrompu qui pouvoit être refté de la perte qu'elle avoit eu ci-devant ; je fis appeller le Médecin qui l'avoit traitée, tant pendant fa perte, qu'au commencement de fa maladie ; je lui dis qu'il feroit à propos de la vifiter ; j'introduifis le doigt indice jufqu'à l'orifice de la matrice, je ne trouvai aucune marque de groffeffe ; je lui demandai fi elle ne croyoit pas être groffe, elle me dit que non ; cependant les accidens continuoient toujours : on lui ordonna un firop fait avec l'hyfope, la fabine & la rue, pour lui faire prendre d'heure à autre ; fur le foir fes accidens agmenterent avec de petits mouvemens convulfifs : je lui fis donner un lavement, mais elle le rendoit à mefure qu'elle le recevoit ; enfin elle mourut à minuit le quatriéme jour de fa maladie. Je demandai à l'ouvrir, ce qui me fut accordé. Sitôt que j'eus incifé les tégumens & les mufcles, je trouvai une couche de fang fur toute la région hipogaftrique. Je crus d'abord qu'il falloit qu'elle fût tombée fur le ventre, ou qu'elle eût reçu qu'elque coups ; je puifai le fang, & je découvris une groffe tumeur qui occupoit prefque tout l'hipogaftrique ; cette tumeur obéiffoit quand je la preffois, fon enveloppe étoit noirâtre & liquide ; je la déchirai doucement avec les doigts & fans beaucoup de peine ; fitôt qu'elle fut déchirée, il fortit des eaux rouffâtres en abondance ; j'introduifis la main dans la cavité de cette tumeur, où je trouvai un enfant fort gros, dont je fus très-furpris ; c'eft pourquoi avant que de détacher le fœtus, je puifai bien le fang

& les eaux avec des linges, pour voir la situation de l'enfant : il étoit beaucoup plus du côté gauche que du droit, entortillé de son cordon ; le placenta étoit fortement attaché à la membrane du côté gauche ; je visitai la matrice, qui étoit dans son état naturel, & de la grosseur qu'elle doit être à une femme qui a fait des enfans ; elle étoit couchée sur ladite tumeur. J'ouvris la matrice à sa partie supérieure, & je n'y trouvai que quelques gouttes de sang figé qui y étoient restées de sa perte.

La vessie n'avoit aucune goutte d'urine, je découvris les reins qui étoient fort enflammés, & pleins d'hidatides dans leurs parties externes ; les uréteres étoient fort gonflés à l'endroit où ils commencent, & auprès de la vessie ; je conjecturai que cela venoit de la compression de la tumeur qui portoit sur les uréteres & empêchoit le cours de l'urine ; c'est pourquoi elle n'urinoit pas : les intestins étoient remplis de matiere dure & ténace ; je pensai que cela provenoit de ce que ladite tumeur comprimoit le rectum, & empêchoit le cours des matieres.

Je détachai les parties malades avec soin pour les travailler en mon particulier ; j'observai que l'ovaire gauche, la trompe & le reste des parties étoient fortement collées à la membrane qui enveloppoit l'enfant ; le placenta étoit extrêmement adhérent à la membrane, sçavoir, à la surface interne tout vis-à-vis l'ovaire gauche ; il étoit très-beau ; je séparai l'ouverture de la trompe du côté gauche avec beaucoup de peine, parce que la membrane & cette partie ne faisoient qu'un seul corps ; je soufflai dans la trompe, l'air passa dans la matrice ; l'ovaire droit & le reste des parties étoient dans leur état naturel, & n'avoient aucune communication avec ladite membrane, laquelle étoit en partie charnue, & ressembloit en partie aux muscles transverses du bas-ventre ; les fibres charnues commençoient à la partie postérieure & externe de la matrice où elles étoient fortement attachées, & se terminoient en membranes environ quatre travers de doigts au delà ; leur épaisseur étoit d'environ deux lignes, & quatre doigts de longueur ; les vaisseaux qui portoient la nourriture à l'enfant, & la membrane venoient du côté gauche ; sçavoir, un rameau de l'artere spermatique qui va à l'ovaire, & les autres venoient des parties externes de la matrice. Voilà tout ce que j'ai pu remarquer, & je conjecture delà que l'œuf étant rendu fécond, & n'ayant pu entrer par l'ouverture de la trompe, pour aller dans la matrice, étoit tombé de l'ovaire gauche dans l'hipogaftre avec fes enveloppes, où il avoit pris fon accroiffement.

On pourra demander fi on a vu des œufs dans la trompe?

Premierement, *Graaff* affure qu'il y en a trouvé plufieurs fois dans les lapins; *Swamerdam* rapporte auffi qu'il en a trouvé dans la trompe même des femmes; & dans l'obfervation de M. *Buffiere*, on voit l'œuf déja forti, & la trompe dilatée & appliquée à l'ovaire.

Une femme âgée d'environ trente-quatre ans, avoit eu quatre enfans, dont elle étoit accouchée heureufement. Elle devint enfuite groffe d'un cinquiéme dans un temps où elle étoit accablée de chagrins; elle entra à l'Hôtel-Dieu, étant environ fur fon neuviéme mois : comme elle fe plaignoit extraordinairement, Madame Goui, Maîtreffe Sage-femme de l'Hôtel-Dieu, très-habile & très-expérimentée, l'examina avec foin; il lui parut que le ventre formoit une éminence confidérable au côté droit & dans la région du nombril, & elle crut fentir au travers de cette éminence la tête d'un enfant; le ventre ne lui fembla pas, au deffous du nombril, d'une groffeur proportionnée à celle qu'il avoit au deffus & au temps de la groffeffe; elle toucha cette femme, mais elle ne put trouver l'orifice interne de la matrice; elle reconnut feulement au travers du vagin une membrane tendue pleine d'eau, dans laquelle elle fentoit le pied d'un enfant replié contre fa cuiffe; ce fait lui paroiffant tout-à-fait nouveau, elle toucha une deuxiéme fois cette femme, mais comme ce fut inutilement, elle demeura toujours incertaine fi l'enfant étoit au dedans ou au dehors de la matrice. Cette femme fouffrant de grandes douleurs, fe plaignoit de plus en plus, & ne pouvoit demeurer couchée ni fur les côtés, ni fur le dos, étant contrainte de fe tenir inceffamment dans un fauteuil ou fur fes genoux, dans fon lit, la tête panchée fur fon eftomac.

Quelques jours après la même Sage-femme ne retrouva plus les chofes dans le même état; ne fentant plus d'enfant, tout ce qu'elle put faire, ce fut de toucher l'extrêmité de l'orifice

interne,

interne, fans pouvoir encore s'affurer de l'état de la matrice; cela lui donna lieu d'interroger cette femme, qui lui dit que dès les fix premieres femaines qu'elle fe trouva enceinte, elle fut attaquée de douleurs violentes qui fe terminoient toutes au nombril, & que ces douleurs avoient duré jufqu'au troifiéme mois, depuis lequel, jufqu'au fixiéme, elle avoit été agitée de convulfions, & étoit retombée en de profondes léthargies, ayant fouvent des foibleffes & des défaillances qui la firent réfoudre à recevoir fes Sacremens; que depuis le fix jufqu'au huit elle étoit revenue en un meilleur état, ce qui l'avoit beaucoup fortifiée & fon enfant auffi : que les douleurs qu'elle avoit fouffertes depuis ce temps-là, fe faifoient fentir par fecouffes, l'enfant pouffant toujours fa tête contre le côté droit du nombril, où il y avoit une tumeur fi confidérable & une fi grande dilatation des tégumens, qu'on diftinguoit aifément au travers de leur épaiffeur la dureté du crâne du fœtus. Madame Gouy donna avis de tout ce qu'elle avoit remarqué, à M. Emmirez, pour lors Médecin de la falle, & à M. de Jouy, Maître Chirurgien de l'Hôtel-Dieu de Paris, & très-habile fur le fait des accouchemens, qui reconnut la même chofe. On lui donna quelques potions cordiales & anodines, & enfuite on lui fit une petite faignée du pied, après laquelle la tumeur du ventre difparut; l'enfant ne fit plus fes mêmes efforts, parce qu'apparement il avoit déja perdu la vie & étoit tombé dans l'hipogaftre.

Cette femme étant morte le Dimanche 21 Octobre à deux heures du matin, M. de Jouy en fit l'ouverture en préfence de M. Collignon, de Madame Gouy & de quelques autres perfonnes; d'abord qu'on eut ouvert le ventre, il en fortit environ deux ou trois pintes d'une eau fanguinolente, & au même inftant la tête de l'enfant parut à nu & dégagée de toute enveloppe, ce qui fit croire que la matrice pouvoit être percée; on trouva que l'enfant étoit mort. On ouvrit depuis le cartilage xyphoïde jufqu'aux os pubis, afin de mieux diftinguer toutes chofes, l'enfant étoit encore en partie dans fes enveloppes, on le tira hors du ventre, attaché à fon cordon, qu'on fuivit jufqu'au placenta qui étoit placé du côté gauche, & lequel étoit divifé en deux parties, dont la plus groffe tenoit fortement au méfentere & au colon, d'où on le détacha avec

Tome II. Z z

peine, & la plus petite qui n'étoit que de la groſſeur d'un rein, étoit auſſi adhérente au méſentere & au colon. Il faut remarquer que la plus groſſe portion du placenta étoit ramaſſée en peloton, de telle maniere que le côté qui regarde le placenta, formoit ſa convexité.

Il y a lieu de croire que dans les efforts qu'avoit fait l'enfant pour ſortir, il avoit rompu ſes enveloppes, ce qui avoit donné lieu aux eaux de s'épancher dans le bas-ventre. L'enveloppe de l'enfant étoit corrompue en partie, principalement du côté du nombril de la mere, où ſe trouvoit la tête de l'enfant, & contre lequel elle pouſſoit ſans ceſſe des ſecouſſes qui ont beaucoup contribué à la mortification de cette enveloppe ; elle s'étendoit depuis le pavillon de la trompe droite juſqu'à la gauche, en tapiſſant toute la partie de l'hipogaſtre qui eſt entre le rectum & la matrice ; & couvrant la région des lombes principalement du droit, l'enfant étoit ſitué de telle ſorte, que ſa tête portoit contre le nombril, ſes feſſes ſur le flanc gauche, & ſes pieds entre le rectum & la matrice : par cette ſituation extraordinaire, il étoit placé au deſſus des inteſtins qu'il avoit un peu écartés.

On examina enſuite la matrice, qu'on trouva dans ſon entier & dans ſon état naturel, ſinon qu'elle étoit un peu plus groſſe qu'à l'ordinaire, & comme celle d'une femme accouchée depuis dix à douze jours, ſans qu'il parût en aucune façon que l'enfant y eût été conçu. Le Dimanche 21 Octobre, M. Collignon me vint trouver pour me donner avis d'un fait ſi extraordinaire ; je me rendis à l'Hôtel-Dieu ſur les deux heures, où je trouvai dans le grenier de la Salle des accouchées, un fœtus à terme, qui commençoit à ſe corrompre, & dont l'épiderme ſe ſéparoit déja, ayant ſon cordon qui tenoit au placenta, figuré comme il a été dit, & une portion de ſes enveloppes à côté.

Le cadavre de la mere étoit tout proche ; Mrs *Emmerez*, Médecin, *Mauriceau, Mory, Saviard, Collignon* & *de Jouy*, y étoient déja venus ; on examina avec attention ce qui reſtoit à découvrir, & tout le monde marqua d'abord un grand empreſſement à obſerver la matrice ; elle parut fort ſaine dans tous ſes dehors : & l'ayant ouverte tout de ſon long auſſi bien que le vagin, on la trouva dans ſon état naturel, ſans qu'on y remarquât aucune altération ; elle étoit feulement un peu plus groffe qu'à l'ordinaire, comme celle d'une femme accouchée depuis dix ou douze jours, comme il a été dit ; les ouvertures des trompes étoient libres, la droite paroiffoit dans fon entier, à la réferve de fon extrêmité, qui étoit fermée & collée à la portion de l'enveloppe du fœtus qui reftoit en cet endroit, & le tout étoit enflammé & commençoit à fe gangrener ; l'ovaire du même côté étoit fain, de même que la trompe gauche jufqu'à fa moitié ; le refte étoit ulcéré & tenoit auffi à la portion de l'enveloppe qui étoit de ce côté, & l'ovaire gauche étoit rempli d'une férofité purulente ; nous vîmes auffi une autre portion des enveloppes entre la matrice & le rectum : voilà tout ce que nous pûmes découvrir fur ce fujet ; le refte nous fut attefté fur le champ par Madame Gouy, Meffieurs Collignon & de Jouy.

Autre obfervation. M. la Cofte, Chirurgien de Touloufe, fut appellé pour faire l'opération Céfarienne à une femme enceinte qui venoit d'expirer ; il fit l'incifion au côté droit, qui lui parut l'endroit le plus élevé du bas du ventre, & ayant trouvé d'abord la matrice, il l'ouvrit : elle étoit grande, fquirreufe & épaiffe de quatre travers de doigts ; fa cavité étoit très-petite, & remplie d'un fang noirâtre & grumelé ; il n'y trouva point de fœtus ; les parens foutenoient néanmoins que la femme étoit enceinte. Il ouvrit tout le bas-ventre, & fut fort furpris lorfqu'il vit vers le côté gauche, fous l'épiploon, un enfant parfait. La nouveauté du fait l'ayant frappé, il envoya un de fes garçons à l'Ecole de Médecine, où je faifois leçon, pour me prier de le venir joindre ; je ne fus pas plutôt arrivé qu'il m'expofa le fait ; alors m'étant moi-même mis au travail, j'examinai la fituation de cet enfant ; il étoit couché la tête en bas le long de l'épine du côté gauche, s'étendant prefque tout le long du ventre, fes pieds fous l'eftomac & le colon, & le refte du corps recouvert de l'épiploon, ayant fon cordon autour du cou, & étant forti de fes membranes ; je coupai le cordon, & je tirai cet enfant qui étoit mort depuis peu de temps. Du ventre de fa mere ; je remarquai qu'il s'étoit fait comme un enfoncement depuis le milieu du deffous de l'eftomac, jufqu'à un demi-pied au delà du rein gauche, ayant pouffé vers le côté droit tous les inteftins grêles qui flottoient dans le

Z z ij

milieu du ventre. Ce fœtus étoit mâle, parfaitement bien nourri, & dans toute la maturité d'un enfant de neuf mois ; après cela je suivis le bout du cordon que j'avois laissé dans le ventre de cette femme, & je trouvai l'arriere-faix de l'enfant composé de deux membranes & du placenta ; je le vis attaché sous l'estomac, & le colon aux vaisseaux gastrépiploïques, mais comme je voulus observer sa jonction, il se sépara facilement ; je crus que cet enfant s'étoit échappé de la matrice ou de ses trompes, & je m'attachai à chercher d'où il avoit pu sortir ; j'examinai la matrice dans sa superficie externe, & je la trouvai partout fort unie ; sa cavité étoit de même, les trompes & les ovaires étoient dans leur état naturel ; lorsque je me fus satisfait autant que je pouvois le désirer, je me retirai : cependant comme le cas étoit surprenant & rare, je fus quelque-temps après chez M. la Coste, pour le prier de faire ensorte d'ouvrir & de visiter une seconde fois le ventre de cette femme ; nous fumes ensemble en prier les parens qui nous l'accorderent ; j'invitai à cette seconde ouverture M. Bayle, Docteur en Médecine & Professeur ès-Arts, Messieurs Salert & Codaut, Docteurs en Médecine, M. Galabert, Chirurgien, & M. Bouteu, Apothicaire ; nous fûmes dans la maison de cette femme, où nous examinâmes la matrice, à laquelle nous ne pûmes observer aucune ouverture ni aucune dilatation par où l'enfant eût pu sortir du ventre de sa mere.

Faisons quelques réflexions sur les observations qui ont été rapportées ; je me contenterai d'en expliquer les circonstances le plus clairement qu'il sera possible, tant pour les enfans qui ont été formés dans l'ovaire, que pour ceux qui ont été formés dans la trompe & dans la capacité du bas-ventre.

Il est hors de doute que tous les œufs qui ont servi à ces conceptions, ont été rendus féconds dans les ovaires ; pour le prouver, commencons par ceux qui ont été formés. Dans l'observation de M. de Saint Morefy, qui est entiérement conforme à celle de M. Mercier, Médecin de Bourges, rapportée par *Riolan*, il paroît qu'on avoit trouvé dans le bas-ventre un fœtus mâle de la grosseur d'un pouce très-bien formé, & & que l'ovaire droit étoit déchiré en long & par moitié, & sa cavité pleine de grumeaux de sang : or il est très-certain que c'étoit-là le lieu où ce fœtus avoit été formé, ce qui peut faire croire que groſſiſſant chaque jour, & la membrane de l'ovaire ne pouvant ſe dilater à proportion & prêter à cet accroiſſement, elle s'eſt rompue à l'endroit le plus foible.

Mais, dira-t'on, pourquoi cet œuf ne s'étoit-il pas détaché de l'ovaire après la fécondation ; c'eſt ſans doute par quelque vice de conformation qu'il ſeroit difficile de déterminer ; cela a pu arriver ou par la tiſſure défectueuſe de la membrane de l'ovaire qui s'eſt trouvée trop ſerrée pour obéir à l'impulſion des corps glanduleux qui doivent l'entr'ouvrir & la déchirer, ou parce que l'œuf a manqué du corps glanduleux qui doit l'embraſſer & le détacher de l'ovaire, ou parce que le mamelon de cette glande, qui doit être naturellement ouvert comme le calice d'un gland, s'eſt trouvé trop étroit, ou tout à fait fermé dès ſa premiere conformation ; toutes ces cauſes ont du retenir l'œuf, quoique pénétré de l'eſprit ſéminal dans l'ovaire où il a du être couvé.

Il eſt dit dans cette obſervation que le bas-ventre étoit rempli d'une quantité prodigieuſe de ſang ; cela eſt arrivé à l'occaſion du déchirement de la membrane qui couvre l'ovaire, ce qu'on ne doit pas trouver étrange, puiſque l'artere & la veine qu'on nomme ſpermatiques, percent cette membrane par mille rameaux qui ſe diſtribuent aux œufs & à leurs enveloppes, leſquels ayant été déchirés en même-temps que la membrane, n'ont été que trop capables de fournir cette grande abondance de ſang.

Il ne faut pas non plus s'étonner ſi ce fœtus s'eſt trouvé tout nu, car il eſt aiſé de penſer que ſortant avec effort par une ouverture fort étroite, il s'eſt dépouillé de ſes membranes d'autant plus facilement qu'elles étoient pour lors très-minces.

Il eſt dit dans cette relation, que cette Dame tomba malade trois mois après avoir conçu ; qu'il lui prit de grandes foibleſſes qui furent ſuivies d'une privation de pouls & d'une ſueur froide ; qu'elle ſe plaignoit d'une grande douleur à la région de l'aîne droite : ſi l'on fait réflexion ſur cette grande quantité de ſang qui s'étoit épanchée dans le bas-ventre, on ne s'étonnera pas d'une mort ſi précipitée, non plus que de la perte entiere du pouls & des ſueurs froides ; quant à la douleur qu'elle ſentoit à l'aîne droite, elle étoit cauſée par le déchirement de la membrane de l'ovaire droit.

La circonſtance la plus remarquable, c'eſt que le fœtus ne s'étant point trouvé dans la matrice, & n'y ayant pas même été conçu, cette Dame ait reſſenti les préludes de l'accouchement : cela fait bien voir que le corps de la matrice & l'ovaire ont entre eux des communications fort étroites ; car on doit concevoir qu'au moment que cette pauvre mourante s'eſt écriée qu'elle accouchoit, elle reſſentit dans ces parties à-peu-près les mêmes ébranlemens qu'elle auroit reſſentis en accouchant, & cela me paroît très-favorable au ſyſtême des œufs ; car dans le temps que la matrice ſe dilate, en ce même moment le pavillon de la trompe ſe dreſſe, s'élargit, s'approche de l'ovaire, & l'œuf ſe diſpoſe à ſe détacher de ſon calice.

Il eſt temps de parler des enfans qui ont été trouvés dans la trompe.

Ceux qui y ont été formés ſont encore une preuve que la fécondation ſe fait dans l'ovaire.

Je ne vois pas que ces ſortes de générations ſoient auſſi ſurprenantes qu'on ſe l'imagine, ſi l'on fait réflexion que la tunique intérieure des trompes eſt ſpongieuſe, & parconſéquent capable de ſe gonfler & de s'alonger ; qu'elle eſt glanduleuſe & propre à filtrer quelque liqueur ; qu'une de leurs membranes eſt charnue, étant compoſée de deux fibres longitudinales & circulaires qui les rend capables de ſe dilater & de ſe reſſerrer en différentes manieres ; que les vaiſſeaux qui arroſent les trompes, ſont des branches des arteres & des veines qui ſe diſtribuent à la matrice, que dans le temps de la conception les membranes des trompes deviennent plus molles & plus gonflées, & leurs vaiſſeaux plus dilatés, de même que tout cela arrive à la matrice.

Ceux, dis-je, qui ſçauront toutes ces choſes, n'auront pas de peine à croire que la conception puiſſe ſe faire dans ces trompes toutes les fois que l'œuf s'y trouvera arrêté par quelque cauſe que ce puiſſe être ; & il eſt aiſé de concevoir que quand le fœtus qui s'y eſt formé, eſt parvenu à une telle grandeur, que cette partie ne le peut plus contenir, ou que par les cauſes ordinaires de l'accouchement il fait effort pour en ſortir, il eſt, dis-je, facile de comprendre par la ſtructure de la partie, qu'il ſortira plus aiſément par l'extrêmité de la trompe qui regarde le pavillon, que par celle qui eſt attachée à la matrice, où il se trouve beaucoup plus de résistance, parce que cette ouverture est plus étroite, & qu'ainsi il tombera dans la cavité du bas-ventre, quoique formé auparavant dans la trompe, laquelle se remet peu-à-peu dans son état naturel après qu'elle s'est déchargée de ce qu'elle contenoit, de même que cela arrive à la matrice après l'accouchement; mais il arrive le plus souvent que le fœtus venant à croître considérablement dans la trompe, ce tuyau qui est fort étroit, & qui ne peut se prêter que jusqu'à un certain point, se déchire, ce qui cause la mort à la mere & à l'enfant.

Au reste la seule chose qui restoit à désirer pour achever de répondre à toutes les objections qu'on pourroit faire contre le système des œufs, c'est d'expliquer comment se sont faites les générations des enfans qui ont été trouvés dans la capacité du bas-ventre où ils ont été formés immédiatement; mais quand j'ai voulu approfondir cette matiere, j'ai connu qu'elle pouvoit fournir deux grandes dissertations; en deuxiéme lieu qu'elle demandoit une exacte connoissance de la structure du placenta, & de la liaison qu'il a avec la matrice : or comme cette liaison se trouve très-différente dans la femme, & dans les femelles de divers animaux à quatre pieds, surtout dans les cavalles, les truies & les ânesses, & encore plus particuliérement dans les femelles de certains poissons, la connoissance de toutes ces différences est absolument nécessaire pour comprendre comment l'œuf couvé dans le bas-ventre peut prendre liaison avec quelqu'une de ses parties, & je puis même déterminer par les observations que j'ai faites sur ce sujet, à quelle partie il doit s'attacher préférablement aux autres.

Je dirai seulement en passant que dans plusieurs animaux la liaison de l'œuf avec la matrice est très-superficielle, ensorte qu'il semble que les vaisseaux du placenta ne fassent simplement que puiser le suc laiteux dont le dedans de la matrice est mouillé. On peut donc penser qu'un œuf venant à tomber dans la cavité du bas-ventre, les mêmes causes qui auroient contribué à l'attacher à la matrice, peuvent agir à peu près de la même maniere dans le bas-ventre. Or ces causes sont la chaleur de la matrice & l'humidité visqueuse dont la surface de la partie qui doit former le placenta, est enduite, aussi bien que le dedans de la matrice. L'œuf étant donc tombé dans le bas-ventre, la chaleur douce des parties voisines fait le même effet que celle de la matrice, c'est-à-dire, qu'elle ouvre les embouchures des vaisseaux du placenta, & qu'elle met en mouvement la lymphe dans laquelle l'embrion nage. Dans le même temps l'humidité de la partie de l'œuf qui répond au placenta, le cole & l'attache à la partie sur laquelle il pose, & les premieres gouttes de sang qui viennent par les arteres ombilicales du fœtus au placenta, lui font pousser quelques racines qui s'ajustent aux orifices des vaisseaux de la partie à laquelle il s'est attaché, & les dispose à en tirer quelque nourriture, & à entretenir par ce moyen le commerce nécessaire entre cette partie de la mere & le fœtus. Cela est si vrai que quand l'œuf tombe heureusement sur quelque partie d'une tissure molle & spongieuse, il s'y attache plus facilement ; aussi l'expérience nous a-t-elle appris que le placenta des enfans qui ont été formés dans le bas-ventre, étoit presque toujours attaché à l'épiploon ; enfin l'on peut concevoir qu'il en est de l'œuf comme des semences du guy qui prennent racine dans les fentes des arbres, quoiqu'il soit un arbre lui-même : rien n'empêche de croire que le fœtus contenu dans l'œuf ne puisse recevoir la vie partout où il pourra tirer quelque matiere propre à sa nourriture. Il ne seroit pas difficile de faire connoître les causes particulieres qui peuvent arrêter ce mouvement de la trompe, & l'empêcher de s'attacher à l'ovaire, sans parler des altérations qui peuvent survenir à son pavillon.

Outre la difficulté qu'il y a de bien expliquer comment le placenta qui s'est attaché à quelque partie du bas-ventre, peut en tirer la nourriture du fœtus, il se présente encore une autre difficulté plus considérable, qui est qu'entre les observations que j'ai faites, il paroît qu'il y a eu des fœtus qui n'avoient eu aucune liaison ni avec les intestins, ni avec l'épiploon, ni avec l'estomac, ni avec les autres visceres ordinaires du bas-ventre ; cependant je puis faire voir dans quel lieu ils ont été conçus, quoique toutes les traces y soient effacées.

Je pourrois pareillement montrer que la liaison du placenta avec les parties du bas-ventre, est toute différente de celle

qu'il

qu'il a ordinairement avec la matrice , & comparant ces générations avec certaines générations extraordinaires des plantes, je puis par-là déterminer de quelle nature est cette liaison.

Des Hermaphrodites.

Je n'ai jamais vu de véritables hermaphrodites , c'est-à-dire, des personnes qui ayent réellement toutes les parties de l'un & de l'autre sexe ; pour ceux qu'on croit hermaphrodites & qui ne le sont pas, il y en a de plusieurs sortes.

Les premiers ont toutes les parties naturelles d'un homme bien formées ; ils urinent & ils engendrent, mais avec cette différence qu'ils ont une fente assez profonde, & dont la forme ressemble quelquefois à celle des parties naturelles des femmes. Cette fente se trouve ou entre la racine de la verge & les bourses, ou dans le périné entre les bourses & le rectum ; elle forme souvent un cul de sac par lequel il ne s'échappe aucune liqueur ; & quelquefois elle est faite par l'insertion de l'uretre qui n'accompagne pas , comme à l'ordinaire, ces corps caverneux ; j'en ai vu un exemple chez M. Saviard dans le temps qu'il étoit à l'Hôtel-Dieu.

Dans la seconde espece d'hermaphrodites l'on ne découvre aucunes des parties naturelles de l'homme ; l'on ne voit qu'une fente par laquelle l'hermaphrodite urine , & cette cavité a tantôt plus & tantôt moins de profondeur. Dans ceux-ci les testicules sont cachés & renfermés dans le ventre, la verge n'est presque pas apparente, étant en partie renfermée sous la symphyse des os pubis : on reconnoît pourtant que ces personnes doivent être des mâles, parce qu'on ne voit point couler par cette fente ces humeurs qu'on nomme mois ou ordinaires, mais seulement l'urine ; & ce sont ces sortes d'hermaphrodites qui ayant été regardés comme filles, deviennent garçons à l'âge de quinze ou dix-huit ans, plus ou moins vîte, selon la force ou la foiblesse du tempérament.

La troisiéme sorte d'hermaphrodites sont des filles qui ont le clitoris beaucoup plus gros & plus long que les autres, & qui en abusent avec d'autres filles ; ce sont celles que les Grecs appellent tribades, les François ribaudes ou hommes déguisés ; en effet ce clitoris est, pour ainsi dire, une verge déguifée ; il fe roidit, mais il fait naître des feux qu'il ne peut éteindre, car il ne peut fournir aucune liqueur, & une marque certaine que ce font des filles, c'eft qu'elles ont leurs ordinaires, & toutes les parties intérieures des femmes ; il y a des finges fémelles qui ont naturellement le clitoris ainfi alongé.

La quatriéme efpece eft de ceux qui n'ont l'ufage ni de l'un ni de l'autre fexe, & à qui les parties de la génération manquent entiérement ; j'en ai vu auffi un bel exemple fur un fœtus chez M. Saviard.

Il y a des Auteurs qui admettent pour hermaphrodites les filles où le vagin fe trouve totalement renverfé ; le cas eft rare : il peut arriver quelquefois une excroiffance dans l'intérieur du vagin en forme de cône, mais c'eft maladie, & cela ne change pas le fexe.

De l'Ovaire des Poulès.

Premierement vers la partie fupérieure des reins il y a une efpece de grappe garnie de petits corps ronds de différente groffeur & couleur.

Deuxiémement, cette grappe eft ce qu'on appelle l'ovaire, & ces petits corps ronds ce qu'on nomme des œufs, dont les plus gros font placés ordinairement vers la circonférence de l'ovaire, & contiennent ce qu'on appelle le jaune.

Troifiémement, ces œufs ont chacun, outre leur enveloppe propre, une enveloppe commune avec l'ovaire, & c'eft par-là qu'ils lui font attachés, à peu près comme les glands de chêne le font à leur calice, c'eft-à-dire, que la membrane de l'ovaire fournit autant de pédicules qu'il y a d'œufs.

Quatriémement, ces pédicules fe développent & embraffent l'œuf, à la réferve d'un très-petit endroit qui eft la partie la plus oppofée au pédicule, & qui eft défignée par un trait blanchâtre. On appelle cette membrane le calice des œufs, lequel les embraffe étroitement ; mais à mefure qu'ils groffiffent & qu'ils acquierent le dernier degré de leur maturité, les vaiffeaux qui attachent le calice & l'œuf, fe defféchent, & le calice commence à fe dégager de maniere que l'œuf eft en état de fortir de l'ovaire, tant par la contraction des fibres du calice, que par fon propre poids.

Cinquiémement, l'œuf étant forti, le calice fe flétrit & fe defféche pourtant de telle maniere, qu'on en voit des traces long-temps après la fortie de l'œuf; c'eft pourquoi on peut déterminer le nombre de ceux qui ont été produits par celui des calices qui refte dans l'ovaire.

Sixiémement, quand l'œuf fort de l'ovaire il entre dans un conduit qu'on va décrire.

En dilatant l'anus d'une poule, on découvre deux ouvertures principales ; la plus grande eft celle de l'inteftin ; l'autre qui eft à gauche, eft l'orifice externe du vagin , lequel eft fort ridé & fort avancé au dedans de l'anus. Le vagin eft long d'environ un pouce, & fait quelques contours en montant vers la matrice,

La matrice de la poule eft une cavité qui a le même diametre & la même figure que l'œuf, & qui en eft le véritable moule ; la matrice fe rétreciffant un peu, s'ouvre dans un conduit qui a près d'un pouce de diametre , lequel fait trois contours , & qui eft long d'environ huit pouces. Ce conduit fe termine par une ouverture faite comme un pavillon , & qu'on appelle l'entonnoir. Une petite portion de ce pavillon s'attache à l'ovaire. Le vagin , la matrice & l'oviduc font un feul canal.

L'oviduc eft garni par dedans de plufieurs feuillets, qui s'étendent obliquement, & fes parois font enduites d'un fuc blanc & mucilagineux tout femblable au blanc d'œuf.

Il faut obferver premierement, que dans l'inftant que l'œuf eft prêt à tomber, le pavillon qui eft naturellement abaiffé au côté gauche de l'ovaire, fe dreffe & s'applique à la partie de l'ovaire d'où fe détache l'œuf pour le recevoir.

Deuxiémement, l'œuf étant entré par le pavillon dans le conduit de l'oviduc, il y defcend lentement , étant pouffé par le mouvement vermiculaire de ce canal, & à mefure qu'il defcend, l'humeur blanche & mucilagineufe dont les parois intérieures de ce canal font enduites, fe ramaffe peu à peu autour du jaune, ce qui fait le blanc de l'œuf; enfin étant arrivé à la matrice, il y féjourne quelque temps & fe revêt de fa coque.

A a a ij

Anatomie de l'Œuf.

On obferve dans l'œuf premierement, que fa coque & la cavité qui eft dans fa partie obtufe, eft pleine d'air; deuxiémement, deux enveloppes générales; troifiémement, le blanc qui eft doublé, le plus extérieur & le plus liquide; quatriémement, le jaune qui eft au milieu de l'œuf; cinquiémement, le blanc & le jaune font compofés de plufieurs petites cellules où ces liqueurs font renfermées, & chacune eft revêtue d'une enveloppe commune; fixiémement, fes ligamens: à chaque bout du jaune il y a un cordon compofé de trois petits nœuds tournés comme les fils dont une corde eft compofée; ils font blancs & tranfparens; chaque cordon par une de fes extrêmités tient à la membrane du jaune, & par l'autre à celle du blanc; feptiémement, il y a une petite tache blanche au milieu du jaune, large comme une lentille; c'eft le germe de l'œuf quand il a été fécondé : on voit dans fon centre l'abrégé du poulet qui nage dans une liqueur très-pure & diaphane.

Le germe eft donc une efpece de fac qui renferme l'animal en raccourci, & qui eft rempli d'un liquide très-pur.

C'eft la partie la plus effentielle de l'œuf; le blanc & le jaune font uniquement deftinés pour fournir la matiere néceffaire à l'accroiffement du poulet; le blanc y eft employé le premier, & enfuite le jaune; j'ai dit à l'accroiffement & non pas à la formation, parce qu'il eft déja tout formé dans le germe de l'œuf.

Sentiment oppofé à celui du Vulgaire.

Je ne crois pas que les œufs fe détachent jamais de l'ovaire des femmes fans les approches du mâle, & fans épanchement de femence, parce que la copulation eft le maître-reffort qui fait jouer toutes les differentes machines des parties génitales des femmes, & toutes les badineries que les filles peuvent inventer, *Per ludibria Veneris, id eft, fricando, titillando*, ne valent pas une feule vifite de Priape.

Si les œufs fortoient par l'imagination déréglée des filles ou des femmes, il s'en trouve qui font fi lafcives qu'elles en feroient fortir un affez grand nombre pour épuifer leurs ovaires; cependant bien loin de les trouver en cet état, ils font plus gros, & leurs vaiffeaux plus pleins.

On pourroit m'objecter que les fémelles des oifeaux pondent des œufs fans que le mâle les ait vifitées, ainfi que cela fe voit dans les poules & dans quelques autres oifeaux.

J'avoue que cette remarque eft confidérable, & qu'elle paroît très-favorable à l'opinion de ceux qui croient que les filles peuvent faire des œufs fans le commerce des mâles; il femble que leur imagination fortement agitée & échauffée par des penfées d'amour, peut faire tous les mouvemens néceffaires pour dégager l'œuf, & faire appliquer le pavillon de la trompe à l'ovaire; mais fi l'on fait réflexion que les œufs des femmes font beaucoup plus étroitement attachés que ceux des oifeaux, on jugera aifément qu'il faut un appareil bien plus confidérable pour détacher l'œuf de l'ovaire des femmes & des fémelles des animaux à quatre pieds, que de celui des oifeaux, on fera porté à croire que cela ne fe peut faire fans copulation.

Des difpofitions néceffaires à la fécondation, & des mois des femmes.

L'état où fe trouve la matrice eft différent fuivant les différens temps; elle eft autrement difpofée dans la groffeffe, autrement dans le temps où les fémelles demandent le mâle, & autrement dans le temps où elles font tranquilles.

Dans les jeunes filles qui n'ont encore aucun commerce, la fubftance de la matrice eft denfe, compacte, & comme ramaffée en elle-même.

Dans le temps de la groffeffe fa figure eft très-différente fuivant les différentes efpeces d'animaux; pour lors elle fe dilate & acquiert un volume beaucoup plus confidérable que celui qu'elle avoit, & la fubftance devient plus molle & plus fouple.

Dans certains animaux les fémelles étant parvenues à l'âge où elles demandent le mâle, elles reffentent dans les parties naturelles & dans la matrice, certains chatouillemens qui leur font défirer cette union; ces émotions leur arrivent réguliérement en certains temps de l'année: par exemple, les biches & les daims fémelles font en rut vers la fin d'août : les mâles pareillement recherchent avec empreffement les fémelles dans ce temps-là ; & c'eft auffi alors que les chevres & les brebis font en chaleur.

Ces mêmes émotions n'arrivent à certains animaux qu'au printemps, aux autres l'été, & à d'autres l'hyver feulement. Il y en a à qui ces envies prennent toute l'année, mais par intervalles & à temps réglé, comme aux chiennes & aux cavalles ; & dans ces fortes d'animaux les mâles font toujours difpofés à couvrir les fémelles, ce qui étoit néceffaire pour faciliter la génération.

Les femmes & les finges fémelles font toujours difpofées à recevoir le mâle & à concevoir, quoiqu'elles ne reffentent ces émotions extraordinaires qu'en de certaines faifons ; il y a pourtant des temps plus favorables, comme après leurs ordinaires. La matrice reçoit dans ces temps-là des changemens qui font communs à toutes les fémelles ; fa fubftance qui auparavant étoit denfe & compacte, s'amollit & fe gonfle, & les liqueurs qui l'arrofent, s'échauffent & fe mettent en mouvement, ce qui caufe ces ardeurs & ces chatouillemens que les fémelles reffentent dans ces parties. Certains animaux ne cherchent à s'unir que dans ces temps-là ; & pour les femmes qui ont toujours ces envies, c'eft particuliérement alors qu'elles fouhaitent l'union avec plus d'empreffement ; c'eft à l'occafion de ces émotions & de ces chatouillemens que les dehors des parties naturelles de toutes les fémelles font alors gonflées, rouges, enflammées & baignées d'une humeur blanche qui s'écoule non feulement des parties intérieures, mais encore de tous les réfervoirs qui font dans les parties extérieures, ainfi que cela fe voit dans les vaches, les chiennes, les chattes, les cavalles, &c ; & on voit qu'elles frottent ces parties contre terre pour amortir les ardeurs que leur caufe cette liqueur.

Les femmes & les fémelles des finges ont encore cela de particulier, qu'elles rendent du fang par la matrice, & parce que cet écoulement arrive aux femmes tous les mois ; elles n'en rendent pas toutes une égale quantité, & cela va fuivant les différens climats, l'abondance & la différente température du fang, & les divers états de la matrice ; car fi le fang eft vif & abondant, fi la matrice eft échauffée & fes vaiffeaux bien dilatés, l'écoulement des mois fera auffi plus abondant ; il dure tantôt trois jours, tantôt fix, & quelquefois même huit, fuivant la force & le tempérament.

Ces changemens dont nous venons de parler, qui arrivent à la matrice & aux parties naturelles, ne font point particulieres aux vivipares, puifqu'on voit que les parties naturelles des poules & des autres oifeaux fouffrent à peu près les mêmes altérations : en effet, l'état où fe trouve l'uterus & l'oviduc d'une poule qui n'a point pondu & qui n'a point vu le coq, eft bien différent de celui de l'utérus d'une poule qui a fait des œufs & qui a fouffert les approches du coq ; ce qu'on reconnoîtra encore mieux fi on confidere que les fémelles de la plûpart des oifeaux ne pondent & ne demandent le mâle qu'au printemps & en été.

Ce font ces changemens, c'eft-à-dire, la dilatation & le ramolliffement de la matrice, l'atténuation & le bouillonnement des liqueurs dont elle eft arrofée, qui difpofent les fémelles à devenir fécondes ; car fans ces altérations elles refuferoient le mâle, bien loin de le demander, comme fi par un fecret inftinct elles fentoient que leurs approches feroient inutiles. Il faut de plus confidérer que fans ces changemens, l'œuf, quoique fécond, ne pourroit pas facilement être porté dans la cavité de la matrice ; & quand même il y feroit porté, il n'y recevroit pas la nourriture qui lui eft néceffaire ; car la matrice étant devenue fouple, fes vaiffeaux dilatés & les liqueurs qu'elle contient raréfiées, elle eft rendue par-là fufceptible de tous les changemens qui font néceffaires pour une fécondation parfaite : par exemple, elle eft mieux pénétrée par l'efprit féminal, la trompe ramollie s'allonge & fe dreffe avec plus de facilité, les fibres de la matrice font auffi plus ébranlées ; ce qui fait que le fang & les efprits y coulent plus abondamment, & que les petites glandes de fa tunique intérieure fe développent & commencent à filtrer le lait qui doit fervir à la nourriture du fœtus : en un mot, c'eft par-là que les fibres de la matrice acquierent la foupleffe dont elles ont befoin pour obéir aux dilatations furprenantes qu'elles doivent recevoir dans ces temps là.

Il y a toute apparence que la caufe de toutes ces altérations dépend d'un levain logé dans la matrice, & qu'il eſt chargé de ſels alkalis volatils ; cela ſe prouve premierement par la fonte & l'atténuation de toutes les liqueurs qui arro-ſent ces parties ; deuxiémement, par les divers chatouillemens qu'on y reſſent ; troiſiémement, par l'uſage des remédes qu'on emploie pour réveiller & renouveller ces ardeurs utérines, leſquels étant tous chargés de ſels volatils & aromatiques, fourniſſent à la matrice plus de matiere pour la production de ce levain, dont l'exhaltation & le développement ne ſe fait que par des périodes réglés, qui dépendent ou de la dif-férente température des climats, ou de la différente nature du ſang des fémelles, ou de la différente ſtructure de la ma-trice. Il y a lieu de croire que ce levain eſt filtré par les glan-des de la matrice, & que par le ſéjour qu'il y fait, il acquiert peu à peu ce degré d'exhaltation qui le rend capable de pro-duire tous les changemens dont nous avons parlé ; & c'eſt ainſi que l'action de la levûre de biere & du levain de la pâte augmente à meſure qu'ils vieilliſſent.

Pour l'ordinaire ce levain qui étoit tranquille, ſe met en mouvement par la température de l'air, c'eſt pourquoi la plû-part des fémelles demandent le mâle au printemps & en été, & elles ne ſont délivrées de leurs ardeurs, que parce que ces écoulemens qu'elles ſouffrent dans ces temps-là, entraînent la matiere de ce levain, & réciproquement ce levain étant emporté, fait ceſſer ces écoulemens.

On voit, par ce que je viens de dire, que je ne ſuis pas de l'opinion de ceux qui croient que la trop grande pléni-tude eſt la cauſe des mois des femmes, & que cette plénitude dépend de la vie molle & oiſive que menent la plûpart d'entre elles ; ce qui fait qu'elles amaſſent beaucoup d'humeurs dont elles ſeroient accablées, s'il ne s'en faiſoit une évacuation ré-guliérement tous les mois ; & il ajoutent que pendant la groſ-ſeſſe ce ſang ceſſe de couler ſans qu'elles en reçoivent aucune incommodité, parce qu'il eſt employé à la nourriture du fœtus.

Il eſt aiſé de réfuter ce ſentiment ; car ces évacuations ſe font auſſi réguliérement dans les femmes qui ſont médiocre-ment ſanguines, que dans celles qui le ſont beaucoup ; deu-xiémement, bien loin que la plénitude du ſang ſoit la cauſe

des

des mois, elle eſt ſouvent un grand obſtacle à leur évacuation ; en effet les femmes qui menent une vie molle & aiſée,
& qui ſont toujours dans la bonne chere, ſont celles qui ſont
le moins réglées, & on ne les met en régle que par une
ample ſaignée du pied faite à propos ; la plûpart de celles qui
ont beaucoup d'embonpoint, ſont obligées de faire abſti-
nence quelque-temps, & de ſe faire ſuer ſi elles veulent devenir propres à concevoir.

De dire que la molleſſe & l'oiſiveté contribuent à leur faire
amaſſer beaucoup de ſang qui fournit la matiere des mois,
l'expérience nous convainc du contraire, puiſque les payſannes
& toutes les autres femmes qui eſſuient de pénibles travaux,
ſont celles qui ſont les mieux réglées.

Enfin il n'y a pas d'apparence que la Lune ſoit la cauſe de
ces évacuations périodiques, & que, ſuivant ſes différentes
phaſes, elles les faſſe venir en divers temps ; ce qui a donné
lieu à ce proverbe,

Luna vetus vetulas, juvenes nova repurgat.

En effet, ſi la Lune en étoit la cauſe, ces écoulemens ſe
feroient toujours réguliérement à la fin ou au commencement de chaque mois lunaire ; cependant l'expérience nous
apprend que le période de ces évacuations eſt de quinze jours
dans les unes, dans les autres de vingt, dans les autres de
trente, dans les autres de quarante, & quelquefois de deux
mois : on ſçait encore par expérience que les femmes de toutes ſortes d'âges ſont également réglées dans toutes les différentes phaſes de la Lune, ces évacuations ſe faiſant dans
les jeunes auſſi-bien que dans la pleine Lune, & dans ſon dernier quartier comme dans la nouvelle.

La cauſe la plus vraiſemblable de ces écoulemens, eſt donc
le levain dont nous avons parlé, qui ſe mettant en mouvement, ſe mêle avec le ſang qui arroſe la matrice, & ce ſang
en étant tout imprégné, s'échauffe, fermente & s'échappe
par les petits tuyaux qui s'ouvrent dans la tunique intérieure
de cette partie, & qui fourniſſent ainſi la matiere des mois
des femmes, leſquels ne ceſſent que parce qu'ils entraînent
avec eux ce même levain, comme il a été dit, & ne ſe renouvelle que par la génération d'un nouveau levain.

<table>
<tr><td>*Tome II.*</td><td></td><td>B b b</td></tr>
</table>

On ne peut prefque pas douter que ce levain ne réfide dans la matrice, fi l'on fait attention aux altérations que reffentent ces femmes lorfque le temps de leurs évacuations approche ; elles ont pour lors dans la matrice des ardeurs & des tenfions douloureufes ; tout eft fi gonflé dans cette partie, que fes ligamens mêmes en font extraordinairement tendus : c'eft pourquoi elles fe plaignent d'une pefanteur & d'une tenfion dans les lombes, qui s'étend fouvent jufqu'aux cuiffes, & d'une grande laffitude ; & quand cette partie eft beaucoup échauffée, tout le refte du corps fe reffent de ce défordre. On dira peut-être que les femmes s'apperçoivent de quelques changemens en d'autres parties avant que d'en fentir dans la matrice : par exemple, que le fein s'enfle avec quelque fentiment de douleur, mais qu'il y a une très-grande relation entre la matrice & les mamelles, & que, fuivant les différentes difpofitions de la matrice, tantôt les mamelles font pleines de lait, & tantôt elles en font vuides, & le rapport qui fe trouve entre ces parties, eft tel que la difpofition des mamelles dépend bien de la matrice, mais non pas la difpofition de la matrice de celle des mamelles.

La fuppreffion des mois qui accompagne ordinairement la groffeffe, confirme notre fentiment ; car ces écoulemens ne ceffent que par la ceffation de la génération du levain utérin, laquelle vient de plufieurs caufes, premierement de l'action de l'efprit féminal qui a changé & la difpofition des couloirs & la nature des liqueurs qui doivent être filtrées ; ainfi ce n'eft plus un levain, mais du lait que ces couloirs fourniffent pour la nourriture de ce fœtus, & tant que cette difpofition dûre dans la matrice, les femmes ne voient rien ; il y en a pourtant qui, quoique groffes, ne laiffent pas d'être réglées ; cela fe voit rarement, & n'arrive qu'à celles qui font d'un tempérament fort & robufte, & dont le levain de la matrice eft fi puiffant, que l'efprit féminal n'a pas été capable de le changer entiérement, & qu'il n'y a que cette partie de la matrice où l'efprit féminal s'eft arrêté, dont la difpofition ait été changée, l'autre étant demeurée dans fon état naturel, & par conféquent propre à produire le levain des mois.

L'on demande pourquoi les fémelles de tous les animaux ne font pas réglées tous les mois, comme les femmes & les fémelles des finges ?

On répond que cela dépend de la différente ſtructure de ces parties, qu'on peut même connoître par le ſecours de l'Anatomie ; de plus quand la matrice eſt en chaleur, il ſe fait toujours quelque écoulement qui dans les unes eſt ſanglant, & dans les autres purement blanc & ſereux ; mais ces différentes couleurs n'empêchent pas qu'il n'ait le même uſage dans les unes & dans les autres.

L'on demande pourquoi les nourrices ne ſont point réglées ?

Il y a lieu de croire que tant qu'elles demeurent dans cet état, la matrice n'a pu encore reprendre la diſpoſition qu'elle avoit avant la conception ; & ſi-tôt qu'elle l'a repriſe, les mamelles tariſſent, ou du moins il n'y reſte que peu de lait, lequel même eſt fort ſereux.

Il y a pourtant quelques nourrices qui ſont réglées, & qui ne laiſſent pas d'avoir du lait ſuffiſamment ; ce qui n'arrive qu'à celles qui ſont d'un tempérament fort & vigoureux, & en qui le chyle abonde ſi fort dans la maſſe du ſang, que quoiqu'elles ſoient réglées, il en reſte toujours aſſez pour ſe filtrer dans les mamelles.

On demande enfin pourquoi les femmes qu'on appelle *viragines*, ne ſont point réglées ?

Cela ne peut provenir que de la diſpoſition particuliere de la matrice, qui eſt incapable de produire ce levain.

On voit par tout ce que nous venons de dire, que les mois des femmes ſont une de leurs prérogatives, puiſqu'ils ſont la marque la plus aſſurée de leur fécondité & de leur ſanté ; ce qui fait que tous les Philoſophes & les Médecins en ont toujours parlé avec éloge. *Ariſtote* même les a regardés comme la véritable ſemence des femmes ; on les ſouhaite ordinairement aux jeunes filles, leſquelles évitent d'en parler, comme par une appréhenſion qu'elles ont qu'on ne s'apperçoive des émotions ſecrettes que reſſentent leurs parties naturelles & leur imagination, peut-être auſſi dans la crainte qu'elles ne ſe trouvent plus en état de réſiſter, & qu'enfin l'amant ne trouve alors l'heure du berger.

TRAITÉ
DE LA GÉNÉRATION.

Du sentiment des Anciens sur la Génération.

ARISTOTE, GALIEN, & tous leurs Partisans, ont fondé leur opinion sur trois chefs principaux ; le premier est que les femmes ont des testicules, des vaisseaux spermatiques & des canaux éjaculatoires de même que les hommes, d'où ils ont conclu qu'on ne pouvoit douter que ces parties ne fussent destinées à produire une semence à peu près semblable à celle des hommes. En effet, disent ils, on les trouve pleines de semence, & l'on voit tous les jours que les femmes & les femelles de tous les animaux en rendent par l'éjaculation aussi-bien que les mâles dans le temps de la copulation. Ils prétendent confirmer leur opinion par la ressemblance des enfans à leur mere, laquelle ne peut venir que de ce que sa semence a dominé sur celle du pere, & par la génération de certains animaux, comme des mulets qui participent de la nature du mâle & de la femelle dont ils ont été engendrés, quoique de différente espece.

Le deuxieme fondement est que dans les approches des deux sexes, leur semence doit être dardée dans la matrice, & mêlée très-intimement ; en telle sorte que des deux il ne se fasse plus qu'une seule & même matiere.

Le troisieme fondement est que les deux liqueurs bien mêlées & poussées dans la matrice, y doivent être retenues, sans quoi il n'y a point de génération ; c'est pour cela que dès que la femme a conçu, la matrice se comprime de toutes parts pour embrasser étroitement les semences, & se fermer si exactement, que la pointe d'une aiguille n'y pourroit pas être introduite.

L'on pourroit combattre au long ce système, mais l'on se contentera de faire quelques remarques sur ces trois conditions qu'on suppose si nécessaires à la génération.

A l'égard

A l'égard de la premiere, les Anciens ayant vu que le vagin & les dehors des parties naturelles étoient baignés d'une liqueur à peu près de la couleur de la femence des mâles, ont eu recours aux tefticules, parce qu'ils ne connoiſſoient point d'autres ſources de cette liqueur ; mais aujourd'hui qu'on a découvert ces groſſes glandes qu'on nomme vaginales, celles de l'uretre, & toutes celles qui garniſſent la tunique intérieure du vagin, on ne s'aviſe plus de recourir aux tefticules pour expliquer la production de cette liqueur.

Deuxiémement, ſi la nature avoit formé les tefticules des fémelles pour produire de la femence, pourquoi leur ſtructure eſt-elle ſi différente des tefticules des mâles ? on ſçait que ceux-ci ſont compoſés de pluſieurs paquets de petits tuyaux très-déliés, & qu'ils ſont remplis d'une liqueur qui eſt conduite juſqu'à l'uretre par des canaux très-manifeſtes ; ceux des fémelles au contraire ne ſont qu'un aſſemblage de pluſieurs véſicules qui contiennent une liqueur qui ſe coagule comme un blanc d'œuf.

D'ailleurs on ne conçoit pas comment cette liqueur pourroit s'échapper ſans rompre la bouteille où elle eſt renfermée : cependant cela eſt entiérement contraire à l'expérience ; & quand même on ſuppoſeroit qu'elle pourroit ſortir des véſicules, les Anciens ne connoiſſoient aucun canal qui pût la conduire du tefticule dans la cavité de la matrice ; car le prétendu conduit qu'ils ont appellé le déférent des femmes, eſt un pur ligament très-ſolide, & qui ne pénétre point dans la cavité de la matrice.

On remarque encore d'autres différences entre les tefticules des mâles & ceux des fémelles ; les premiers s'épuiſent par la copulation, *Phlogoſi quaſi laborant*, & leurs vaiſſeaux ſont ſi gonflés & ſi tendus, que les Bouchers même connoiſſoient par cet effet quand une fémelle avoit conçu.

Les filles, dès leur bas âge, ont les tefticules garnis de ces petites véſicules, & on les trouve pleines de liqueur ; dans les mâles au contraire la femence ne commence à paroître que vers l'âge de puberté.

Troiſiémement, ſi ces véſicules qui ſe ſont une fois détachées du tefticule, ne ſe reproduiſent jamais, la femence au contraire ſe renouvelle au bout de quelques jours ; enfin ſeroit-il poſſible de concevoir que cette prétendue ſemence pût être employée à la formation du fœtus, puiſqu'elle n'eſt point verſée dans la matrice, & qu'elle eſt vuidée toute entiere dans les dehors des parties naturelles des femmes ?

On ne peut pas dire que ces véſicules ſoient des hydatides ; premierement, parce que dans les hydatides la membrane extérieure ſe ſépare facilement de l'intérieure, ce qui n'arrive point aux membranes de l'œuf.

Deuxiémement, parce que les hydatides ſont ſimplement attachées par la membrane de l'ovaire, qu'ils appellent teſticule, par un faux pédicule.

Troiſiémement, parce que la liqueur des véſicules ſe durcit & ſe coagule par l'ébullition.

A l'égard du ſecond fondement de l'opinion des Anciens, qui eſt que les ſemences ſe doivent intimement mêler pour la génération ; comment peut-on ſe figurer que deux liqueurs qui ſe mêlent au hazard, ſans aucun ordre ni proportion, ſoient capables de cette infinie diverſité d'arrangement & de configuration, dont elles ont beſoin pour former la machine d'un animal ?

Deuxiémement, ſuppoſons qu'un homme rende trois ou quatre viſites à ſa femme, & qu'à chaque fois tous deux dardent leur ſemence, & qu'elles ſe mêlent, il faudroit dans cette opinion que la femme conçût autant de fois & qu'elle accouchât de trois ou quatre enfans ; ce qui eſt contraire à l'expérience.

Troiſiémement, on voit ſouvent que les fémelles des animaux font juſqu'à dix ou douze petits par une ſeule viſite du mâle ; je voudrois bien ſçavoir comment ces deux ſemences mêlées confuſément enſemble dans la cavité de la matrice, ſe partagent & ſe diſtribuent avec tant de juſteſſe & d'égalité, que chacun des fœtus en a ſuffiſamment pour former tous les organes qui lui ſont néceſſaires ?

De dire que la faculté formatrice eſt en toutes les parties de la ſemence dont la plus petite goutte contient en ſoi par puiſſance l'idée & la forme de toutes les parties, c'eſt un langage que je ne comprends pas, qui ne peut ſe faire entendre qu'à ceux qui ſe paient de galimatias.

Quatriémement, les Anciens ont ſoutenu que le concours

& le mélange des deux femences caufoit un chatouillement particulier à la femme qui étoit, felon eux, la marque la plus affurée de la conception, *Coitus inviti funt inanes ;* cependant on voit tous les jours des femmes qui conçoivent fans être touchées d'aucun plaifir ; *Hipocrate* lui-même & *Ariftote* en demeurent d'accord.

A l'égard du troifiéme fondement, la rétention des femences eft encore inutile ; l'on voit tous les jours des fémelles vuider la femence qu'elles ont reçue, & qui ne laiffent pas de concevoir.

Nous verrons que ce n'eft point le corps de la femence qui fert à la génération, & qu'il n'y a que fon efprit ; d'ailleurs les expériences qu'*Harvey* a faites fur les biches, ne laiffent aucun doute fur ce fujet, puifqu'il affure que dans un très-grand nombre de celles qu'il a ouvertes immédiatement après la copulation, il n'a rien trouvé dans la matrice ; enfin comment expliquer les générations faites dans la trompe & la cavité du ventre.

Il n'y a point de générations faites par corruption.

Cela étant, l'on demande d'où vient donc cette prodigieufe quantité de fouris qui fe trouvent dans des vaiffeaux qui ont été bâtis en pleine mer, & qui n'ont jamais touché terre ? d'où viennent les macreufes, & d'où fort cette quantité effroyable de petits crapaux & de grenouilles qui couvrent les chemins en certains jours d'été après un orage & une pluie chaude ? n'eft-ce pas de la pourriture que naiffent toutes ces fortes d'animaux ?

On propofe une infinité d'autres faits de cette nature, dont l'explication nous meneroit trop loin, c'eft pourquoi je me contenterai de répondre à quelques-uns.

Par exemple, à l'égard de ces pluies de crapaux, il faut fçavoir que leurs fémelles font onze ou douze cens œufs tout à la fois, qu'elles jettent en différens trous des lieux voifins, c'eft-à-dire, les crapaux de terre ; & que les fémelles de crapaux d'eau les pondent dans des mares qui fe trouvent dans les grands chemins, lefquels œufs étant touchés & échauffés quelque-temps après par les rayons du foleil, viennent à éclorre, principalement dans un temps d'orage, où cette chaleur étouffante eft très-propre à couver & à faire éclorre ces œufs, & ces petits de leurs nids: ainſi on ne doit pas s'étonner de les voir en ce temps-là fourmiller dans les chemins; & comme ces orages ſont ordinairement précédés des vents impétueux, ces vents enlevent ces petits animaux à une telle hauteur, qu'ils retombent quelquefois ſur le chapeau des paſſans, ce qui donne lieu de croire que c'eſt une pluie de crapaux.

A l'égard des ſouris qui ſe trouvent dans les vaiſſeaux, quelques-unes peuvent être nichées, ou dans les trous des matéraux qui ont ſervi à la conſtruction du vaiſſeau, ou dans les farines & les autres vivres qu'on y tranſporte, ou enfin il peut y en entrer lorſqu'il eſt à bord, & cela ſuffit pour en produire un très-grand-nombre. Il eſt bon de rapporter là-deſſus ce qui m'a été aſſuré comme très-véritable par deux Chefs d'Eſcadre: ils me diſoient que lorſque les vaiſſeaux ſont à la rade de Breſt, & qu'on en fait tranſporter le reſte des vivres, on voit auſſitôt une grande quantité de rats abandonner le vaiſſeau, ſe jetter à l'eau & paſſer à la nage pour monter juſqu'à Breſt; & lorſque le printemps & le temps de l'armement revient, ces rats retournent de même dans le vaiſſeau.

A l'égard des vers qui ſe trouvent dans les fruits, il faut remarquer qu'il y a certaines eſpeces de mouches, leſquelles étant prêtes de pondre leurs œufs, ſe poſent ſur quelques fruits encore verds, ou ſur quelques jeunes branches d'arbres où elles ont accoutumé de prendre leur nourriture; pour lors après avoir courbé leurs corps, elles font ſortir un aiguillon en forme de vilebrequin, & le dreſſent de telle maniere qu'en l'appliquant contre le jeune fruit, elles le creuſent un peu; & dès que le trou eſt fait, elles y poſent un, deux ou pluſieurs œufs. La ſeve qui s'écoule par les tuyaux ouverts, ſe répand autour de l'œuf, remplit le trou, & ſe fige ſurtout à ſon entrée; & tandis que cette matiere eſt encore molle & facile à être pénétrée, les nouveaux ſucs de ces mêmes tuyaux s'ouvrent un paſſage de communication de part & d'autre, ainſi la plaie ſe ferme ſi exactement, qu'on ne peut plus découvrir l'endroit où elle a été faite; cependant l'œuf renfermé dans le trou, vient à éclorre par la chaleur du ſoleil, & à ſe nourrir de la ſeve qui s'écoule de quelques tuyaux qui n'ont pu ſe fermer.

Toutes

Toutes les mouches & les vers qui se rencontrent dans toutes les especes de gales, & les tumeurs qui se forment dans les bourgeons, les feuilles & les branches des plantes & des arbres, sont produits par ces aiguillons en forme de vilebrequin, lequel perce non seulement l'écorce, mais encore le bois de ces branches qui est fort tendre ; ce qui fait que la seve nourrissiere de l'arbre qui s'échappe par les tuyaux ouverts autour de l'œuf, y prend différentes formes, suivant la différente configuration des lieux voisins, les divers degrés de mouvement de cette seve & sa différente nature.

Les aiguillons de ces insectes font à peu près le même effet sur les feuilles des plantes, que ceux d'une abeille sur notre main : d'abord qu'on a été piqué, la partie s'enfle avec rougeur, douleur très-vive & chaleur : cette enflure ne vient pas seulement de l'extravasion des sucs qui se sont échappés par la blessure des tuyaux, mais encore de la mauvaise qualité de l'humeur que l'aiguillon a laissé dans la partie blessée ; car ces aiguillons sont creux, & servent à faire couler dans la plaie une liqueur âcre & caustique, qui cause les principaux accidens qui accompagnent ces sortes de plaies.

Tous les vers & les mouches qui s'engendrent dans les chairs gâtées & pourries, ne viennent que des œufs que les mouches y ont posé, car c'est dans ces endroits où ces œufs doivent éclorre ; la chaleur de la chair est propre à cet usage, & la sanie qui en découle est l'aliment qui leur est le plus convenable. Il est à remarquer que tous ces œufs ont été rendus féconds par l'union du mâle avec la fémelle, avant que d'être posés.

Il y a des gens qui prétendent qu'il n'y a que des mâles dans certaines especes de mouches & de scarabés ; mais ce qui a donné lieu à cette erreur, c'est que les fémelles poussent & lancent en dehors leur vagin, qui ressemble exactement à la verge du mâle.

Cependant il est constant que ce vagin est un canal qui reçoit la partie du mâle, & que ces fémelles ont un ovaire ; enfin dans presque tous les animaux que nous connoissons, la multiplication se fait par les deux sexes : il y en a pourtant quelques-uns qui sont des deux sexes tout à la fois, & qui en font les fonctions en même-temps, comme les vers de terre, les limaçons terrestres, les limaces & les sangsues.

De l'opinion des Epicuriens.

Cette opinion a été renouvellée par *Gaſſendi*, & depuis peu par *Bayle* de Touloufe. Ces Philofophes regardent la femence, non pas comme une liqueur purement homogene & feulement propre à développer le germe, mais comme une liqueur véritablement organifée, s'il eft permis de parler ainfi, capable de former la premiere efquiſſe de l'animal, fitôt que les parties volatiles de cette liqueur fe feront réunies dans le centre de l'œuf.

Cette opinion eft auſſi ancienne qu'*Epicure*, qui a confidéré la femence comme un extrait de l'ame fenfitive, c'eft-à-dire, de toutes les parties du corps, & on prétend la foutenir par la différence qu'on trouve entre la cicatricule d'un œuf fécond, & celle d'un œuf qui ne l'eft pas, & par cette douce & légere épilepfie qui agite tous les membres du corps au moment de la copulation, qui eft comme une marque qu'il fe détache quelque chofe de chaque partie, qui va fe mêler avec la femence, & qui lui donne le caractere particulier du lieu où elle fort.

Enfin leur plus fort argument fe tire de la reſſemblance des enfans avec leurs parens, & de celle des mulets, par exemple, avec l'âne & le cheval.

Pour l'ordinaire les filles reſſemblent aux peres, & les garçons aux meres ; l'on voit principalement dans certaines familles une fi grande reſſemblance des enfans avec leurs peres, qu'il eft impoſſible de l'expliquer, fi la femence du mâle ne fournit par quelques matériaux pour aider à conſtruire l'animal, on voit même des enfans qui reſſemblent à leur ayeul, que leur pere n'a jamais vu.

Quoique cette opinion paroiſſe plaufible & fort commode pour expliquer certains phénomenes, elle fouffre néanmoins de grandes difficultés ; car ces prétendus matériaux qu'on dit être contenus dans la femence, font tout-à-fait imaginaires.

Suppofons qu'il y ait dans le fang des parties actuellement figurées pour faire un nez, des yeux, une bouche, comment pourront-elles conferver leur figure, pendant qu'elles font fans ceſſe broyées à chaque circulation ? de plus il faudroit qu'il y eût dans le tefticule autant de différens cribles, qu'il y a de parties néceſſaires à la compoſition de l'animal.

Entre les Philoſophes qui ſoutiennent que toutes les générations ſe font par un œuf, les uns veulent que l'œuf contienne actuellement l'abrégé de l'animal, les autres ne regardent l'œuf que comme l'habitation d'un des animaux contenus dans la ſemence du mâle : les premiers ſoutiennent que tous les germes des animaux ont été produits dès le commencement, & que toutes les générations qui arrivent enſuite, n'en ſont que de ſimples développemens cauſés par l'eſprit de la ſemence des mâles ; par-là il eſt aiſé de juger que ſi la ſemence du mâle eſt néceſſaire à la génération, ce n'eſt pas tant pour donner aux parties de l'œuf l'arrangement qu'elles doivent avoir, que pour dilater les parties inviſibles du germe qui ſont déja formées, & pour faire fermenter les ſucs renfermées dans les petits tuyaux qui le compoſent, en donnant à ces ſucs la facilité qui leur eſt néceſſaire pour s'introduire dans ces membres inviſibles, & les rendre capables de recevoir un accroiſſement ſenſible ; ainſi ils diſent que le mâle concourt à la génération, en donnant le principe & la force du mouvement, & les fémelles en fourniſſent non ſeulement tout l'abrégé de l'animal, mais encore toute la matiere de ſa nourriture ; les autres nous font obſerver qu'en examinant avec un microſcope la ſemence de l'homme & des animaux à quatre pieds, on y remarque une infinité de petits vers ſemblables à des grenouilles naiſſantes, d'où ils concluent que chaque vers qui ſe voit dans la ſemence de l'homme, renferme actuellement & en petit, un embrion mâle ou fémelle ; que les teſticules des femmes contiennent des œufs qui n'attendent que le temps favorable pour devenir féconds, & qui renferment un ſuc propre à la nourriture & à l'accroiſſement de ces petits animaux ; que leur fécondation n'arrive que quand un de ces œufs étant portés par la trompe dans la cavité de la matrice, un de ces petits vers vient à y entrer pour y être nourri & pour y prendre un accroiſſement ſenſible ; que chaque œuf n'a qu'une ſeule ouverture pour y laiſſer entrer un vers, & qu'auſſitôt qu'il y eſt entré, cette ouverture ſe ferme & refuſe le paſſage à tout autre. Ils prétendent avoir fait quelques obſervations favorables à ce ſyſtême ; la premiere, que ces animaux ſont en plus grand nombre, &

vivent beaucoup plus long-temps, s'ils font d'un animal jeune & vigoureux, que s'ils étoient d'un animal déja vieux ; la deuxiéme, que dans la femence de ceux qui font attaqués d'une gonorrhée, ces animaux font fans mouvement & fans vie, & qu'à mefure que cette maladie fe guérit, ils commencent à nager de tous côtés dans la liqueur qui les contient.

Je ne prétends point rapporter toutes les preuves par lefquelles on peut combattre ce fyftême, je me contenterai d'en propofer quelques-unes.

Pour cet effet il faut premierement remarquer que l'eau dans laquelle on a fait infufer du poivre eft remplie d'un million de ces petits animaux, que celle où l'on a fait tremper quelques brins de fauge, de menthe, fe trouve auffi remplie d'une infinité de petits animaux de différente figure & de différente efpece ; or comme on ne peut pas dire que ces petits animaux foient les femences du poivre, ni des plantes dont on vient de parler ; qu'elle apparence y a-t'il de prétendre que ceux qui fe voient dans la femence de l'homme & des animaux puiffent être regardés comme leurs germes & leurs embrions ?

Ces Meffieurs demeurent d'accord que ceux qu'on voit dans l'eau où l'on a mis quelque plante aromatique, viennent des œufs que plufieurs animaux qui nagent dans l'air, attirés par l'odeur qui s'en exhale, y viennent pondre pour y éclorre ; & qui leur a dit que la femence qui eft d'une odeur forte & pénétrante, n'attire pas auffi les petits animaux qu'on y découvre & qui y viennent pondre pareillement, foit que ces animaux y foient attirés dans le temps que la femence eft expofée à l'air & au microfcope, foit qu'ils ayent été portés dans les tefticules par l'air qu'on attire par la refpiration ? On ne voit point de ces animaux, difent ces Meffieurs, dans la femence de ceux qui ont une gonorrhée, & quand ils font guéris, ils y paroiffent en très-grand nombre.

Pour répondre à cette difficulté il faut fçavoir que l'eau qui a été quelque-temps remplie d'une infinité d'animaux devient à la fin claire & tranfparente comme du cryftal, fans qu'il y en paroiffe aucun, & cela vient de ce que ces animaux ayant mangé toute la nourriture qu'ils y trouvoient, y meurent de

faim, périffent & laiffent cette eau claire, en fe précipitant
au fond. Il eft donc vrai que l'eau doit être conditionnée
d'une telle maniere pour attirer ou faire fubfifter ces animaux ; il ne faut donc pas s'étonner fi la femence qui eft corrompue, n'eft plus propre à les attirer, à les faire éclorre, &
à les entretenir.

On a obfervé qu'entre ces animaux les uns font mâles &
les autres fémelles, & qu'ils s'accouplent entre eux ; ce qui
démontre qu'ils ont paffé par tous les changemens aufquels
la nature les a deftinés, & que c'eft un genre particulier
d'animaux.

Les chenilles, par exemple, ne peuvent point fe multiplier
tant qu'elles font fous cette forme qui n'eft que le furtout du
papillon, mais dès qu'elles fe font dépouillées de leur habit
de chenilles & de nimphes, & qu'elles font changées en pa-
pillons, pour lors ces infectes s'accouplent & font en état
d'engendrer ; dans les infectes qui fe métamorphofent, les
parties de la génération ne fe manifeftent point, & elles ne
font en état de faire leurs fonctions qu'après leur accouplement : le mâle meurt quelque-temps après, & la fémelle dès
qu'elle a pondu. Puifqu'il eft certain que les petits animaux
de la femence de l'homme s'accouplent, c'eft une marque infaillible qu'ils font parvenus à leur dernier changement, &
par conféquent on ne doit point les regarder comme des petits hommes mafqués.

Dans ce fyftême, les œufs des fémelles font fort différens
des graines des plantes qui font pourtant de véritables œufs,
car ils ne renferment point l'embrion, mais feulement la matiere deftinée à fa nourriture, au lieu que les œufs des plantes renferment actuellement tous les deux ; or comme la nature eft uniforme dans tous fes ouvrages, il y a lieu de croire
que les œufs des fémelles de tous les animaux ont les mêmes
parties que les œufs des plantes, & parconféquent qu'ils renferment actuellement l'embrion & la matiere de fa nourriture.

Du fyftéme des Modernes.

L'homme, de même que toutes les efpeces d'animaux tels
qu'ils puiffent être, comme quadrupedes, volatils, amphibies,
aquatiques, reptiles, & enfin tout ce que l'on appelle conc-

tes, ne se perpétuent que par la génération. Il faut par conséquent qu'il y ait mâle & fémelle. L'union qui se fait entre l'un & l'autre, s'exécute par l'introduction de la verge dans le conduit de la fémelle où la femence est jettée, pour enfuite passer dans l'uterus; il se trouve cependant dans ces especes d'animaux, qu'il y en a qui font privés des parties masculines, & dont la femence est lancée par le mâle sur les œufs, lorsque la fémelle les pond; ce qui se fait sans introduction, & ce que l'on a observé dans les especes de grenouilles, de crapaux, & de plusieurs poissons.

Dans ceux où la matrice reçoit la femence par introduction, elle la transmet dans la trompe, & de là à l'ovaire, pour que l'esprit séminal vivifie l'embrion contenu dans l'œuf ou vésicule.

L'action de cet esprit subtil & pénétrant y cause un mouvement si sensible, que peu de jours après la conception on s'apperçoit de différens changemens, soit dans la femme, soit dans les animaux, pour peu qu'on y apporte d'attention; c'est dans ce temps que l'œuf se détache de l'ovaire par l'action qu'il a reçu de l'esprit séminal; de l'ovaire il entre dans la trompe qu'il parcourt pour être conduit dans la matrice, où se trouvant échauffé par le mouvement qu'il a reçu, & par celui qui lui est communiqué de nouveau dans cette partie, les racines des vaisseaux qui doivent donner origine à la veine ombilicale, se développent; du placenta elles s'engagent dans les interstices d'une portion de la matrice où elles s'implantent, & contractent une intime adhérence par le gonflement & la dilatation qui arrive tant au placenta qu'à la matrice, laquelle sépare & fournit une liqueur laiteuse pour la nourriture du fœtus; par ce changement il est facile de croire que la matrice fait à l'égard de l'œuf, ce que la terre fait envers le grain pour le faire germer & vegéter; ce sont des moyens que la nature emploie pour procurer à l'œuf un développement dans le commencement qu'il est reçu dans la matrice.

L'impression que l'esprit séminal a fait sur l'embrion renfermé dans ses enveloppes, met les parties de ce petit corps en mouvement & leur donne lieu de s'accroître, ce qui les rend sensibles au bout de quelque-temps, & pour que les parties qui composent le petit animal, ne soient pas comprimées, il fe fépare de l'amnios une liqueur dans laquelle il nage. Quoique la génération foit différente dans le grand nombre des animaux, eu égard au temps de leur jonction, cela n'empêche pas que l'effet qui en réfulte ne foit attribué à l'action que la femence fait fur les œufs, & qu'il ne fe faffe une diftinction des embrions.

Sans cependant héfiter à décider quelles font les parties où l'efprit féminal donne le premier mouvement, il eft conftant que c'eft le cœur qui eft le premier mobile, enfuite les organes du cerveau ; le premier pour diftribuer la liqueur qu'il contient, le fecond pour fournir les efprits.

Ces deux vifceres fe communiquent l'un à l'autre les fluides néceffaires pour l'accroiffement de toutes les parties du fœtus ; le cœur fournit pour la nourriture ; le cerveau les efprits pour le mouvement.

On obferve que le battement du cœur eft vifible au travers des parties qui l'environnent quelques jours après la conception ; cela eft fenfible dans plufieurs animaux par le fecours du microfcope ; le fœtus humain un peu développé, réprefente un petit corps irrégulier que l'on diftingue avec la loupe en deux parties ; la premiere eft la tête, où l'on apperçoit deux taches noires où font les yeux ; la deuxiéme partie eft faite de la poitrine & du ventre ; fur chaque côté fortent deux points faillans, un fupérieur & un inférieur, qui font le commencement des extrêmités fupérieures & inférieures ; on peut obferver cela dans les embrions humains provenans de fauffes couches, dont plufieurs femmes accufent n'être groffes que de fix femaines, d'autres de deux mois ou environ, ce qu'elles conftatent par la ceffation de leurs regles : ce fait eft équivoque, car nombre de femmes fe trouvent groffes quoique bien réglées : le fœtus humain, & certains quadrupedes dans ces premiers commencemens ont la peau parfemée de vaiffeaux très-apparens.

La délicateffe & la molleffe où fe trouvent pour lors les parties du fœtus, ne donnent qu'une légere connoiffance de leur ftructure ; quoiqu'elles reçoivent des vaiffeaux pour leur nourriture, il eft probable que les fécrétions qui fe font dans les unes & dans les autres, les déterminent à fournir les fucs convenables pour les rendre fenfibles, & pour les fonctions propres à leur deftination.

Comme les os doivent fervir de bafe & de foutien à toutes les autres parties, ce font eux qui doivent acquérir les premiers de la confiftance & de la fermeté ; c'eft pourquoi ils ont été regardés dans leurs principes comme les premiers fondemens de la charpente de l'homme & de celle des animaux ; ils fervent auffi d'attache, d'origine, d'infertion, de paffage & de direction à toutes les autres parties contenues en petit dans les fœtus ; telles font les charnues, les vaiffeaux de tout genre, les ligamens, les cartilages, les glandes, & enfin à tous les vifceres, ce qui eft fenfible après le parfait développement, comme on l'obferve dans nombre d'animaux : quoique la loi paroiffe générale, il faut en excepter nombre de reptiles & autres infectes dont le point fixe des mouvemens & le foutien des parties ne font faits que par un entrelaffement de mufcles & de tendons.

Enfin fi l'on examine avec attention ce qui doit devenir os dans ces premiers commencemens, l'on ne découvre qu'une gelée renfermée dans une gaîne, laquelle fert de moule, de fource & de premier principe d'offification ; cette gaîne eft le périofte, lequel étant oùvert, fi l'on expofe la gelée qu'il contient à l'air, elle fe defféche de même que la gaîne, & ne donne aucune notion.

Mais comme les mouvemens du cœur, c'eft-à-dire, de fiftole & de diaftole, fe trouvent de plus en plus accélérés, le fœtus reçoit une plus grande quantité de fucs analogues aux parties qui doivent augmenter ; de cette diftribution le cerveau en reçoit une partie tant pour fon accroiffement que pour la féparation des efprits animaux. Ce vifcere quoique d'un petit volume, donne des nerfs à chaque partie ; le trajet qu'il y a du cerveau au cœur à cet âge, étant très-peu éloigné, fait que ceux qui s'y portent, augmentent infenfiblement les vibrations dans ce mufcle principe de vie.

Une circulation fi bien établie, tend & difpofe toutes les parties à croître & à acquérir plus de confiftance ; c'eft ce que nous avons obfervé dans celles qui doivent former les os.

La gelée lymphatique que je caractérife ainfi, & dont il a été parlé, fournie par les appendices du périofte, qui font toutes poreufes, & des vaiffeaux lymphatiques qui les accompagnent, fe trouve divifée par ces productions, par le battement

tement des vaiſſeaux artériels & par une douce chaleur qui la change de nature, & s'uniſſant à ces mêmes diſtributions, il en réſulte un entrelaſſement qui devient membraneux.

Par ſucceſſion de temps cette partie membraneuſe acquiert de la conſiſtance; ſes fibres deviennent plus roides & plus dures; elles tiennent des cartilagineuſes: lorſqu'elles ont acquis ce degré de fermeté, l'on obſerve un réſeau qui tend inſenſiblement à l'oſſification.

Ces changemens ſont ſimples & ſi naturels, qu'ils peuvent ſe démontrer par leurs premiers principes.

Nous pourrions appliquer ce raiſonnement à toutes les autres parties; mais ſans nous y arrêter, examinons les effets que produit la matiere ſéminale dans différens animaux, & pour y parvenir, diviſons la génération en trois claſſes.

La premiere eſt celle où la ſemence ne peut être portée dans la matrice que par l'introduction de la partie maſculine, comme cela ſe fait dans l'homme & dans pluſieurs animaux.

La ſeconde claſſe comprend celle où la ſemence eſt éjaculée ſans introduction, comme aux grenouilles, crapaux, & nombre de poiſſons dont les mâles ſont privés de verge, &c; lorſque la fémelle pond ſes œufs, le mâle les arroſe à l'inſtant de ſa ſemence, pour les pénétrer & les rendre féconds.

La troiſiéme eſpece de génération s'accomplit par la même voie que la premiere, mais elle en differe autant que la ſeconde, en ce que l'accouplement de chaque animal ou inſecte eſt mâle & fémelle, par conſéquent ils conçoivent tous les deux en même temps: on les nomme hermaphrodites. Ces diſtinctions ont donné lieu de nommer vivipares les fœtus qui prennent leur accroiſſement dans la matrice, & ceux qui les reçoivent hors de la matrice, ovipares; les volatiles, les inſectes, & nombre de reptiles qui pondent leurs œufs après la fécondation, demandent des ſecours pour leur développement, ſans quoi le petit animal contenu dans l'œuf reſteroit dans le néant; il faut qu'ils ſoient couvés pour donner une chaleur continuelle & égale à l'embrion, pour que la circulation & ſon développement ſe faſſent; ainſi un œuf couvé par une poule ou autre volatile, peut ſe comparer à celui qui eſt renfermé dans la matrice pour y acquérir les mêmes degrés de chaleur; ſi après la ponte il ſe rencontre quelques œufs

Tome II. D d d

qui n'aient point été pénétrés de l'efprit féminal, ils reçoivent par la fuite du temps une altération qui rend la liqueur qu'ils contiennent, & deftinée à fa nourriture, d'une odeur puante & infupportable. Il y a nombre de quadrupedes, d'infectes & de reptiles qui laiffent le foin de couver leurs œufs à la chaleur de la terre, & d'autres à l'eau dans laquelle ils ont pondu : cependant l'on reconnoît qu'il y a des poiffons & des reptiles vivipares, comme la vipere.

L'accouplement des grenouilles grifes, des vertes, des crapaux de terre & de ceux qui habitent dans l'eau, nous fervira d'exemple; ils font amphibies : il ne fe fait point d'introduction du mâle avec la fémelle, non plus que dans prefque tous les poiffons qui frayent, n'ayant point de verge ni les uns ni les autres : par-là nous prouverons qu'il fuffit que les œufs foient arrofés de la femence dans le temps qu'ils font expulfés hors de la matrice de ces animaux.

Les grenouilles des deux efpeces, de même que les crapaux, n'ayant point de verge, comme il en a été fait mention, le mâle eft fitué deffus la fémelle; il l'embraffe avec fes jambes de devant qui lui fervent de bras, il engage fes doigts les uns dans les autres, & refte dans cet état quatorze ou quinze jours. Sitôt qu'il fe préfente un rayon de foleil, ou que la chaleur fe fait fentir, ces quadrupedes s'affemblent en tas au bord de la riviere ou du marais qu'ils habitent, pour faire leur ponte; à mefure que la femelle jette un peloton d'œufs à l'aide de la contraction des mufcles du bas-ventre, de celle des bras du mâle, le mâle darde à l'inftant fa femence fur ces œufs pour les pénétrer. Quoiqu'ils foient enveloppés chacun dans une membrane, la fémelle continue ainfi fa ponte, & le mâle les arrofe. Cette maffe d'œufs fécondés étant examinée après quelques jours, l'on découvre que les petits animaux qui en doivent éclorre, & que l'on nomme tétards, fe développent peu à peu par différens changemens qui leur arrivent; étant éclos, ils vivent dans la liqueur dans laquelle ils nagent féparément; fitôt qu'elle eft confommée, ils rongent les tuniques qui les enferment, pour fe mettre au large : comme le nombre des œufs eft confidérable, il s'en rencontre qui n'ont point été pénétrés de l'efprit féminal, ou que l'ardeur du foleil a deffeéchés, fe trouvant trop à la furface de l'eau ; enfin comme le temps ordinaire de la jonction des grenouilles grifes fe fait au mois de mars dans les fouterreins qu'elles fe pratiquent avant l'hyver, & d'où elles fortent dans ce mois pour pondre, la gelée ou une grande fraîcheur qui fe trouvent affez fréquentes dans cette faifon, en détruifent une grande quantité ; c'eft un furcroît de nourriture pour les petits qui ont réfifté aux injures du temps. On diftingue le mâle d'avec la fémelle par une petite tumeur qu'il a à un pouce de la jambe de devant.

Les grenouilles vertes ne s'accouplent qu'au mois de mai : elles fortent de temps en temps de l'eau pour fe mettre fur le bord du lieu qu'elles habitent, tant pour chercher à vivre que pour refpirer ; lorfqu'elles doivent pondre, elles s'affemblent dans des rofeaux ou dans des joncs. La même chofe fe paffe dans les grifes ; leurs œufs font un peu grifâtres, & reftent attachés aux rofeaux ou herbes qui croiffent dans les étangs ou marais ; l'eau excède d'un pied & plus au deffus des œufs ; le temps de leur accouplement eft de la même durée que les grifes. Par ces obfervations l'on voit combien l'efprit féminal eft actif & pénétrant, puifqu'étant dardé par le mâle, il traverfe les molécules de l'eau pour s'infinuer dans ces petits œufs ; il en eft de même lorfque le poiffon fraye.

Par des preuves fi certaines & fi convaincantes, il paroît difficile de foutenir & de croire que la femence n'eft qu'un compofé de petits vers ; fi cela étoit, leurs propres mouvemens les empêcheroient de s'infinuer chacun dans un œuf ; de plus fi la poffibilité le permettoit, un feul œuf produiroit plufieurs petits, par l'entrée que le premier livreroit aux autres, ce qui paroît contraire à ces expériences. L'on fçait que la femence contient des vers, mais ils ne fervent de rien pour la génération. L'accouplement des crapaux d'eau ne diffère en rien de celui des grenouilles ; la ponte eft la même, excepté que lorfque la fémelle jette fes œufs, elle en fait une traînée plus ou moins étendue ; liés & attachés les uns aux autres par une liqueur mucilagineufe, les crapaux de cette efpece frayent pour l'ordinaire dans de petites mares d'eau que l'on trouve le long des grands chemins.

Les crapaux de terre, furtout ceux de jardin, pendant

D d d ij

leurs accouplemens se cachent dans des vieux souterreins, ou se nichent dans des haies pendant le jour ; le soir ils sortent pour chercher à vivre ; le temps de la ponte arrivé, ils restent sédentaires, & à mesure que la fémelle expulse ses œufs, le mâle les arrose de sa femence ; cette opération faite, le mâle entoure avec ses pattes de derriere les œufs qui se colent au moyen de la matiere gluante qui les lie ; la séparation de l'un & de l'autre se fait ; le mâle porte les œufs, & dans le temps qu'ils doivent éclorre, il reste tranquille.

Ces observations réfutent aisément, comme il a été dit, le sentiment de ceux qui prétendent que la femence de l'homme, de même que celle des animaux, n'est qu'un composé de petits vers pour former l'espece de chaque animal ; l'on sçait par expérience que la femence de l'homme, celle de certains animaux est d'une odeur très-forte ; que si l'on expose cette liqueur à l'air ou au soleil, pour l'examiner avec le microscope, les corpuscules adoriférans qui en exhalent, attirent une infinité d'insectes qui voltigent en l'air, dont la petitesse nous les rend imperceptibles à la vue ; ils paroissent sensibles avec le microscope, & c'est ce qui en a imposé à ceux qui ont examiné ces sortes de femences.

L'on renferme dans la troisiéme classe dont on a parlé, l'accouplement des limaçons à coquilles, des limaces rouges & des grises ; on peut y joindre celui des vers de terre ; ces especes d'insectes sont très-différens des autres, étant hermaphrodites, c'est-à-dire mâle & fémelle ; chacun a une verge & une vulve pour se recevoir réciproquement. Le ver de terre est plus curieux ; il est double hermaphrodite, & il a deux verges & deux vulves.

Les limaçons restent accouplés au moins pendant douze à quatorze heures, surtout quand ils font au fraie ; j'entends parler de ceux qui font gris & qui habitent communément les jardins : s'ils font exposés au soleil, ils restent moins ; ils produisent dans leur ponte un petit tas d'œufs dont le nombre ne peut être fixé ; il y en a qui en font plus que d'autres. Pour faire la ponte, l'animal se sert d'un instinct assez particulier ; il creuse la terre, il engage sa tête & son col jusqu'au bourlet ; la circonférence de l'entrée de sa coquille qui est assez évasée, le garantit des injures du temps : après avoir pondu fes œufs, il fe retire & couvre le trou avec la terre voifine, l'enduit de fa bave, ce qui imite le vernis, pour s'oppofer à la trop grande humidité qui cauferoit la perte des œufs ; quelque temps paffé, & les petits éclos par la chaleur que la terre leur a communiqué, par leurs mouvemens ils détruifent peu à peu la couverture qui les mettoit à l'abri, ils fortent de la prifon, & vont chercher à pâturer, &c.

L'accouplement des limaces rouges fe fait par un gros bourlet d'une couleur bleuâtre à chacune ; le centre du bourlet eft creux ; c'eft-là où font placées les parties de la génération ; elles pondent des œufs comme les limaçons à coquilles.

L'accouplement des limaces grifes eft des plus fingulier ; elles habitent les endroits humides & obfcurs pour l'ordinaire, comme caves, carrieres, & autres lieux de cette nature ; il n'eft pas qu'il ne s'en trouve dans les marais, jardins, &c ; quand elles cherchent à s'unir, elles vont & viennent le long des murs ou de quelque chofe d'élevé ; pendant du temps elles fe fuivent à la pifte, & après qu'elles ont fait différens tours, revenant même fur leurs pas, elles fe rencontrent & fe careffent ; fi la difpofition de l'une & de l'autre fe trouve propre pour l'accouplement, elles s'approchent l'une de l'autre, & fourniffent une certaine quantité de bave qui les lie étroitement par leurs queues ; cela fait, elles quittent l'endroit où elles étoient pour fe fufpendre en l'air, ce qui arrive par cette matiere glaireufe dont il fe forme un cordon de la longueur d'un pied ou environ ; étant fufpendues, elles s'entrelacent en fpirale, & fourniffent chacune une verge de la longueur de deux bons travers de doigts ou environ ; le développement de leurs extrêmités fe termine en croiffant renverfé, dont l'inférieur embraffe le fupérieur ; leur accouplement n'eft pas de longue durée ; on apperçoit un mouvement ondoyant à ces parties, il y a tout lieu de croire que c'eft pour accélérer le paffage de la femence de l'une dans l'autre. J'ai paffé près de deux mois dans ces carrieres pour parvenir à voir cet accouplement.

L'accouplement des vers de terre eft furprenant. Ces reptiles fortent à la fuperficie de la terre dans des temps doux & fombres, ou lorfqu'il a plu, furtout dans la matinée ; cependant il s'en rencontre dans le courant de la journée. L'on peut penfer qu'il fe paffe quelques mouvemens entre eux pour fe difpofer à fe joindre ; les endroits qu'ils cherchent pour cela font les allées, les avenues, les prairies & grands chemins peu pratiqués ; les uns fortent entiérement de terre, pendant que les autres y reftent en partie caché ; enfin, foit l'inftinct que l'on peut leur attribuer, ou le fentiment propre à la génération, on voit que lorfqu'ils font fortis à quelque diftance l'un de l'autre, ils fe joignent en fe cotoyant ; cette approche les difpofe à l'introduction des parties de part & d'autre.

Les parties de la génération font placées vers le milieu de leurs corps, & bornées par une petite éminence ou tumeur, où l'on obferve deux verges l'une à côté de l'autre, & au deffous deux vulves également difpofées, enforte qu'elles font en lignes paralleles entre elles pour fe recevoir réciproquement ; l'introduction faite, il fe forme une pellicule ou membrane tranfparente qui les embraffe comme un anneau, fous laquelle eft une matiere blanche qui paroît être fournie par la peau pour empêcher que la femence ne s'évapore.

L'on peut mettre au nombre de l'accouplement des vers de terre, celui des fangfues, quoique très-difficile à voir ; cependant après avoir parcouru nombre d'années la riviere des Gobelins, j'eus le bonheur d'en trouver deux jointes enfemble, lefquelles me parurent ne différer en rien des vers de terre.

De femblables expériences tirées de l'Anatomie comparée, donnent lieu de prouver que les fécrétions qui fe font pour la féparation de la matiere féminale dans tous les animaux, ne different que du plus au moins ; & quoiqu'il s'y obferve des parties différentes deftinées à la génération, la liqueur qui en eft féparée, doit être regardée comme émanée d'une même fource, puifque c'eft de la femence d'où dépendent effentiellement les différens changemens qui arrivent aux œufs que les efpeces de fémelles portent chez elles, de même qu'à ceux qui ne font rendus féconds qu'après leur fortie de la matrice ; s'il y a quelques exceptions, on ne peut les rapporter qu'au différent tiffu des parties & à la différente configuration de leurs pores, fans cependant fouffrir aucune altération, excepté celle qui eft déterminée par l'action de l'efprit féminal pour le développement de chaque embrion.

Il paroîtra fans doute furprenant à ceux qui ont pris le fentiment oppofé à celui des œufs, que les preuves que je donne de la génération par l'Anatomie comparée, foient fi fenfibles ; il ne faut que réfléchir pour en connoître la réalité, elle eft fimple & naturelle.

De la néceffité de l'œuf pour la génération.

On fera plus convaincu que fans les œufs il n'y auroit jamais de génération, par l'ouverture de nombre de femmes & d'animaux femelles qui ont été ftériles pendant le cours de leur vie, parmi lefquelles on en a trouvé dont l'ovaire étoit fquirreux ou rempli d'obftructions ; dans d'autres l'extrêmité des trompes que l'on nomme le pavillon, étoit fermé & collé étroitement à l'ovaire ou à quelques parties voifines, ce qui ferme entiérement la communication de la femence aux œufs.

L'oviduc des oifeaux eft plus éloigné de l'ovaire que celui de la trompe des femmes, & il n'a même aucune connexion avec lui ; car il eft tout-à-fait baiffé au côté gauche de l'ovaire. Cependant il eft hors de doute qu'il fe dreffe & qu'il s'applique contre l'œuf qui eft prêt à tomber, & qu'il eft le feul chemin par où l'œuf puiffe paffer : d'ailleurs on le trouve tous les jours dans ce chemin.

Graaff a trouvé plufieurs fois, dans fes obfervations, l'œuf paffant de la trompe dans une des cornes de la matrice ; & fi l'on fe donnoit la peine d'obferver les parties des femelles des animaux quelques jours après qu'elles ont conçu, je ne doute pas qu'on ne trouvât très-fouvent l'œuf dans le paffage.

Je crois que ce que je viens de rapporter ici, & tout ce qui a été dit ci-devant, eft plus que fuffifant pour me rendre intelligible dans cette matiere.

Des membranes du fœtus, & des eaux qu'elles contiennent.

L'œuf eft compofé de deux parties ; la principale eft le fœtus ; la feconde comprend tout ce qui l'enveloppe, c'eft-à-dire, les membranes & les humeurs qui y font renfermées ; & comme ces membranes font les parties qui paroiffent les premieres, nous allons les examiner.

Tome II.   * Ddd iv

La premiere de ces membranes, qui est nommée *chorion*, environne le fœtus, les membranes & les humeurs qui y sont contenues ; dans les femmes elle est ronde & fortement attachée au placenta, & généralement dans tous les animaux elle soutient les corps glanduleux qui tiennent lieu de placenta, & par conséquent les principales ramifications des vaisseaux ombilicaux.

Outre la ferme adhérence qu'elle a avec la matrice à l'endroit du placenta, elle est attachée en plusieurs autres endroits par le moyen de quelques petites éminences qui semblent être de la nature du placenta. La partie intérieure de cette membrane est polie, & elle embrasse immédiatement les tuniques qui sont au-dessous, soit qu'il y en ait une, deux ou trois. Quelques - uns ont cru qu'elle tenoit à la matrice par un certain gluten charnu ; cependant il est vrai que cette membrane ne paroît point épaisse & de couleur de chair, qu'à l'endroit où elle paroît attachée au placenta.

D'autres ont voulu qu'elle fût double ; ils ont pris sans doute pour sa partie intérieure quelques portions de l'amnios ou des autres membranes qu'elle enveloppe.

Il est certain que ces membranes, quoiqu'étroitement collées les unes aux autres, sont réellement distinctes ; & il est encore vrai qu'il n'y a aucun vuide entre le chorion & l'amnios, ni aucune liqueur, comme l'a cru *Harvey*.

La surface convexe du chorion est arrosée de quelque humidité qui l'empêche de se coller à la tunique intérieure de la matrice. Il y a lieu de croire que dans les premiers temps de la grossesse l'œuf est libre, & que le chorion n'est point encore attaché à la matrice ; mais comme l'embrion ne peut pas se passer long-temps du secours de la mere, si-tôt que les glandes utérines se sont développées, les racines des vaisseaux ombilicaux s'y vont implanter.

La 2ᵉ enveloppe du fœtus est appellée *amnios*, ou la coëffe, parce qu'elle l'enveloppe immédiatement, & prend la figure du chorion sous lequel elle est renfermée ; elle est beaucoup plus mince & d'une couleur transparente. L'*amnios* est parsemée d'un très-grand nombre de vaisseaux qui viennent des arteres & des veines ombilicales ; elle contient dans sa cavité une quantité

tité confidérable de liqueur dans laquelle l'enfant nage &
fait tous fes mouvemens. Dans les vaches on voit plufieurs
molécules dures & blanches, de différente figure & grandeur, qui y font attachées. Quand on fépare le chorion, on
découvre l'amnios qui contient le fœtus, & l'humeur dans
laquelle il nage ; on voit auffi la membrane alantoïde urinaire
dans ceux qui en ont, qui eft remplie d'urine.

Aux parois intérieures de la deuxiéme tunique ou membrane
amnios, on voit des concrétions formées par les parties falines
& terreftres de cette liqueur ; on y voit auffi nager de femblables matieres : on trouve dans les vaches, les brebis, les
chevres & plufieurs autres, une troifiéme membrane, qu'on
nomme à raifon de fa figure alantoïde, parce qu'elle reffemble à un gros boudin ; cette membrane n'eft qu'une production ou développement de l'ouraque.

L'ouraque eft un canal qui naît du milieu du fond de la
veffie, & s'avance jufqu'au nombril : je n'ai pu jufqu'à préfent le conduire plus loin dans les fujets humains, ni découvrir s'il a une cavité ; & je ne crois pas que perfonne ait
été affez heureux pour faire cette obfervation, quoique cependant l'on affure qu'il y a eu des enfans dont l'urine prenoit fon iffue par l'ombilic.

Dans les animaux on voit clairement que l'ouraque eft
creux, & qu'il s'ouvre dans le milieu du fond de la veffie,
hors du ventre ; il s'engage dans le cordon, & coule entre
deux arteres, en confervant encore la forme de canal : en quittant le cordon, il s'étend à droite & à gauche pour former
de chaque côté un grand fac qui occupe toute une corne de
la matrice à laquelle il eft attaché par une petite appendice,
& qui a la figure d'un gros boudin ; ainfi on ne peut pas douter qu'il ne foit le réfervoir de l'urine du fœtus : c'eft pourquoi
l'on diftingue dans ces animaux trois enveloppes, fçavoir, le
chorion, la membrane urinaire & l'amnios ; ces deux dernieres font pleines de liqueurs, la membrane urinaire eft
pleine d'urine, & l'amnios, d'un fuc particulier ; cette membrane eft diftinguée des autres ; premierement, parce qu'elle
paroît dénuée de vaiffeaux ; deuxiémement, parce qu'elle
communique avec la veffie & qu'elle eft pleine d'urine. Tous
ceux qui ont le mieux examiné les fœtus humains, demeurent

d'accord que cette membrane alantoïde ne se trouve point dans l'homme, ni sous la forme d'un boudin, ni sous aucune autre figure; ils soutiennent qu'il n'y a que deux membranes, sçavoir, le chorion & l'amnios; la liqueur que cette derniere membrane contient, est tirée de l'œuf même, & on la trouve dans la cicatricule, c'est elle qu'*Harvey* a appellée *Coliquamentum*, &c. *Nedham* qui a fort travaillé sur ce sujet, ne prend parti qu'en tremblant; il avoue que l'ouraque du fœtus humain n'est point percé, & qu'il n'a jamais eu occasion d'en examiner un dans ses enveloppes; cependant il ne laisse pas d'admettre une membrane urinaire, & de croire que l'ouraque sert de canal à l'urine; persuadé par ce raisonnement de *Spigel*, *Mihi pro demonstratione est Spigelii argumentum afferentis idcircò urachum & allentoidem dari in homine, quia ipsi eadem quæ cæteris animalibus incumbit urinam alicubi reponendi necessitas.* Cette raison n'est pas convaincante; un Anatomiste ne se doit rendre que les pieces en main, puisque ceux qui ont le plus travaillé sur les fœtus humains, avouent qu'il n'y en a point; cependant je n'ose encore embrasser ce parti, jusqu'à ce que l'occasion se présente d'examiner par moi-même quelque fœtus humain dans ses enveloppes.

L'on sçait que dans la plûpart des animaux qui ont un placenta, comme les chiennes, les chattes, &c, l'ouraque ne paroît point visiblement percé, comme dans les animaux qui ruminent, & que cependant on y trouve une membrane qui est pleine d'urine; il se pourroit faire que, quoique l'ouraque du fœtus humain ne parût pas creux après la naissance, il ne laisseroit pas de faire la fonction de canal pendant que le fœtus est dans le ventre de la mere.

Nous disons donc en général qu'il n'y a dans le fœtus humain que deux enveloppes & une seule liqueur.

Dans les chiennes & les chattes on trouve une quatriéme enveloppe située sous la ceinture qui fait le placenta, à l'endroit où les vaisseaux du cordon commencent à se séparer; on la trouve pleine de liqueur dans les premiers temps de la grossesse, & parsemée de quantité de vaisseaux qui sont des rameaux de ceux qu'on appelle omphaloméfentériques, & qui se rencontrent dans tous les sujets où se trouvent ces sortes

de vaiffeaux ; au bout de quelques femaines la liqueur fe con-
fomme, la membrane fe flétrit, & pour lors elle reffemble
affez bien au lacis choroïde du cerveau.

Warthon a cru que les petits mamelons qui garniffent la
membrane extérieure du cordon, étoient comme autant de
glandes qui cribloient la liqueur de l'amnios ; mais ces éminences ne fe trouvent point dans celui de l'homme, & d'ailleurs elles ne font point d'une matiere glanduleufe.

Nedham prétend que quelque partie du fuc nourriffier qui
nage dans le fang du fœtus, eft rapportée par les arteres qui
arrofent l'amnios, & qu'il s'en filtre quelques portions qui
découlent enfuite par les porofités de cette membrane dans
fa capacité ; il prétend confirmer fon opinion par la maniere
dont s'amaffe le coliquamentum dans la cicatricule, & dans
laquelle nage le poulet, & par celle qui fe trouve dans la quatriéme membrane des chiens & des chats.

Je ferai voir que ce fentiment eft fort reffemblant, quoique
cet Auteur ne détermine pas comment fe fait cette filtration,
ni quels en font les organes.

Graaff foutient que les fources de cette humeur font différentes felon les divers temps de la groffeffe ; que la lymphe de
l'amnios s'augmente par celle qui découle de la matrice, &
qui fe filtre au travers des pores du chorion & de l'amnios,
& il croit que dans la fuite le fuc nourriffier, qui eft rapporté
par les veines ombilicales dans le fœtus, repaffe du fœtus dans
l'amnios par les arteres ombilicales : ainfi cette liqueur augmente par ces deux voies vers les derniers mois ; mais dans
les animaux où la membrane urinaire enveloppe tout le fœtus, il ne veut pas que rien paffe par les porofités des membranes, & il croit que toute la matiere eft apportée par les
vaiffeaux ombilicaux.

Sténon & le jeune *Bartholin* prétendent que la liqueur contenue dans l'amnios, ne vient que de la fueur du fœtus, c'eft-
à-dire, que le fang fe crible de cette lymphe dans les glandes cutannées, & qu'elle fe vuide par leurs conduits excrétoires ; ils difent que le fœtus l'avale pour en tirer les parties
nourriffieres qui y font mêlées, & qu'il fe fait par les vaiffeaux fanguins une circulation du dedans au dehors, & du
dehors au dedans par les parties de la nourriture, laquelle fe

continue jufqu'à ce que tout ce qu'il y a de nourriffier ayant été employé pour la nourriture du fœtus, le refte de cette liqueur devenue fort âcre, pique le fœtus, l'incommode, & l'oblige à chercher les moyens de fortir de fa prifon.

M. *Drelincourt* foutient que les fources de la liqueur renfermée dans l'amnios, font la veffie qui fe vuide par l'uretre & par les glandes lacrymales, les falivaires & celles du nez, qui diftillent auffi continuellement dans la capacité de cette membrane ou enveloppe,

M. *Bohne* croit que cette liqueur diftille des mamelles du fœtus ; on remarque, dit-il, qu'elles font pleines d'une férofité laiteufe, tant dans le mâle que dans la fémelle ; ainfi il y a lieu de croire que ces glandes fe vuident pendant la groffeffe, & qu'elles fourniffent la matiere de cette lymphe laiteufe.

Voilà des fentimens bien oppofés fur l'origine d'une même liqueur. Avant que de propofer ma penfée fur ce fujet, il ne fera pas inutile de faire quelques remarques générales fur ces opinions différentes.

Premierement, il n'y a pas lieu de croire que la liqueur de l'amnios foit l'urine qui fort par l'uretre, puifque les enfans qui viennent au monde avec l'uretre fermé, nagent dans des eaux fort abondantes.

Deuxiémement, dans les vaches, les chevres, les brebis, &c, l'amnios eft plein d'une liqueur ; cependant il eft conftant que toute l'urine eft vuidée par l'ouraque, & ramaffée dans la membrane alantoïde. Ce canal eft fort ouvert dans ces animaux, & l'uretre fort étroit & fermé par fon fphincter ; il faut donc qu'il y ait une autre fource de cette liqueur.

Troifiémement, l'amnios du poulet eft plein d'une liqueur qui fe coagule aifément, & qui y nage en quantité ; & l'on ne peut pas foupçonner qu'elle vienne des ureteres par l'anus, puifqu'on fçait que le poulet a un ouraque & une membrane alantoïde qui reçoit toute l'urine qui fe crible dans le temps de l'incubation. Il n'y a pas lieu de croire que ce foit la fueur de l'enfant, parce qu'il eft difficile que les conditions qui font requifes à cette évacuation, fe trouvent dans le fœtus, car il faut que les humeurs y foient préparées, ainfi que l'habitude du corps ; or le fœtus nage au milieu des eaux, & il n'eft agité ni par les paffions, ni par aucuns exercices violens ; il eſt tranquille, & ainſi le ſang ne peut jamais être aſſez raréfié, ni atténué pour ſe cribler par les glandes de la peau auſſi abondamment qu'il eſt néceſſaire pour exciter la ſueur ; d'ailleurs l'habitude du corps n'y eſt point diſpoſée, la partie la plus mucilagineuſe de la liqueur fait un limon qui couvre toute la ſurface du corps & la ſalit, & qui bouche les orifices des conduits de ces glandes ; cela ſe voit dans les enfans nouveaux nés qu'on eſt obligé pour ce ſujet de nettoyer avec de l'huile d'amandes douces, ou avec de l'eau & du vin tiede ; ces ordures doivent empêcher la ſortie de l'humeur qui fait la ſueur, ainſi qu'on le voit tous les jours par la ſaleté qui s'amaſſe ſur notre peau ; ce mucilage a pourtant ſes avantages, car il ſert à rendre la peau du fœtus moins ſenſible, & tout ſon corps plus douillet, & par conſéquent moins capables d'offenſer & de tirailler les membranes qui l'environnent.

L'amnios du poulet & des oiſeaux qui ne ſuent point, contient beaucoup de liqueur ; les chiens auſſi qui ne ſont point ſujets à ſuer, nagent dans cette liqueur ; à l'égard de la lymphe qui découle des glandes des yeux, du nez & de la bouche, il n'y a pas d'apparence que ces glandes puiſſent fournir un amas d'eau auſſi conſidérable que celui de l'amnios ; de plus les glandes lacrymales ne fourniſſent rien, les yeux étant fermés, & pour ce qui regarde la ſalive, le peu qu'il s'en filtre, eſt avalé par le fœtus ; on ne peut auſſi s'imaginer que cette liqueur ſoit fournie par l'uretre, parce que le fœtus ne reſpirant point, l'action de la tunique charnue de la veſſie n'eſt pas ſuffiſante pour ſurmonter l'effort de ſon ſphincter ; ainſi lorſqu'elle vient à ſe reſſerrer, l'urine eſt pouſſée & obligée d'entrer dans l'ouraque. A l'égard de l'opinion de M. *Bohne*, je la trouve ſi étrange que je ne comprends pas comment un ſi habile homme a pu donner dans ce ſentiment ; on voit ces mamelons vuides & fermés dans les animaux, principalement dans les mâles, & on les trouve ſouvent en cet état dans le fœtus humain.

Il eſt aiſé de réfuter les opinions des autres, mais il eſt mal aiſé d'en établir de plus certaines ; je me haſarderai pourtant à propoſer mes conjectures ſur ce ſujet.

Pour y réuſſir, il faut remarquer que la premiere ſource de

cette liqueur doit être tirée de l'œuf même, & on la trouve dans la cicatricule ; c'est elle qu'*Harvey* a appellée *Coliqua-mentum*, comme il a été dit, & qui sert à la nourriture du fœtus dans les premiers jours de son incubation ; mais elle seroit bientôt épuisée s'il n'en venoit pas de nouvelle à tout moment, & la difficulté est de sçavoir comment elle y vient.

Je suis fort porté à croire que cette membrane est elle-même la principale source de la liqueur qu'elle renferme ; car si elle étoit un simple réceptacle, comme la membrane alantoïde, nous la verrions dénuée de vaisseaux, de même que cette membrane ; cependant nous avons vu qu'elle est parsemée de plusieurs rameaux des vaisseaux ombilicaux, & je trouve qu'ils y sont en assez grande quantité par rapport à son étendue. L'on me demandera peut-être où sont les cribles qui servent à cette séparation ; j'avoue qu'ils sont fort cachés, & qu'on ne voit pas aisément les glandes de cette membrane ; mais il ne s'ensuit pas pour cela qu'il y en ait quelques-uns qui soient cachés dans sa tissure, ou qui soient invisibles à raison de leur petitesse : nous ne voyons pas les glandes de la pleure, du péritoine, de la tunique vaginale, & du péricarde, &c, cependant on ne doute pas que ces membranes ne soient elles-mêmes les sources de la liqueur dont elle sont arrosées : il y a donc lieu de croire que dans les oiseaux les sucs contenus dans la cicatricule sont filtrés par les rameaux des arteres ombilicales dont cette membrane est parsemée, & qu'ils s'y filtrent par les petites glandes dont elle est garnie : ce que je viens de dire des oiseaux doit s'appliquer aux vivipares ; l'on ne peut pas dire que ce soit l'urine du poulet, puisque l'ouraque du poulet embrasse le rectum, & qu'il n'y a point d'autre voie par où l'urine puisse passer, les oiseaux n'ayant point d'uretre. Ce qui confirme cette opinion, c'est que la quatriéme tunique qui se trouve dans les lapines, les chiennes, les chattes, est pleine d'une liqueur nourrissiere qui est très-abondante dans les premiers temps de la grossesse ; cependant on ne peut pas soupçonner que cette liqueur lui vienne par d'autres voies que par les vaisseaux qui l'arrosent, quoique les filtres en soient invisibles

Je ne puis donc pas m'empêcher de croire que l'amnios ne soit la principale source de la liqueur qu'elle contient, & je

ne crois pas que les glandes lacrymales & les falivaires puiffent contribuer à l'augmentation de cette liqueur par les raifons que l'on a déja propofées.

A l'égard du fœtus humain, s'il eft vrai qu'il n'ait point
de membrane urinaire, où eft-ce donc que le fœtus dépofe
fon urine ? cependant ceux qui viennent avec l'uretre fermé,
ne laiffent pas de nager dans leurs eaux ; le fœtus humain &
le poulet y nagent dans un temps où ils ne peuvent pas uriner. Voilà ce qui me paroît le plus vraifemblable touchant
l'origine de cette liqueur.

Examinons à préfent quelle eft fa nature & fon ufage, &
c'eft à ce fujet que nous allons faire voir que le fœtus fe
nourrit par la bouche & par la veine ombilicale. Quand on
examine avec attention la ftructure du placenta & des vaiffeaux ombilicaux, on eft porté à croire que la veine ombilicale n'eft pas deftinée pour rapporter feulement le fang des
arteres de même nom, mais qu'elle rapporte avec ce fang le
fuc laiteux qui a été filtré dans les glandes de la matrice ; ce
fuc eft chargé de parties graffes & nourriffieres, & de particules aériennes ; ainfi le fang qui retourne par la veine ombilicale, bien loin d'être dénué de parties actives, comme
celui des autres veines, fe trouve au contraire chargé de
toutes les particules qui doivent entretenir la circulation dans
les vaiffeaux, & de celles qui font propres pour la nourriture
& l'accroiffement du fœtus : on peut auffi facilement prouver
que le fœtus fe nourrit par la bouche, en examinant la nature de la liqueur qui eft contenue dans l'amnios. Tous les
Modernes demeurent d'accord que ce fuc eft nourriffier.

Premierement, il ne faut que confidérer fa premiere origine ; elle remplit la cavité de la cicatricule, & c'eft elle qui
forme le *Coliquamentum* qui fert à la nourriture de l'embrion
le premier jour de l'incubation.

Deuxiemement, dans tous les fœtus où le ventricule fe
trouve rempli d'une liqueur toute femblable à celle dans laquelle il nage, elle a le même goût, la même couleur, &
on la trouve à demi-digérée dans les premiers ; les excrémens
qui fe rencontrent dans le colon ne font donc pas les feuls
réfidus de la falive, du levain de l'eftomac, du fuc pancréatique, du fuc inteftinal & de la bile.

Lorfque cette liqueur paffe du ventricule dans les inteftins, elle fe mêle avec la bile & le fuc pancréatique , & par ce mélange elle eft tellement atténuée & préparée , qu'elle devient affez fluide pour s'infinuer dans les petites bouches des veines lactées , delà dans les glandes du méfentere , delà dans le réfervoir & dans le canal thorachique , & enfin dans la veine fouclaviere gauche pour tomber dans la veine cave fupérieure : la circulation de ce fuc huileux produit deux bons effets ; le premier eft d'entretenir les canaux du chyle toujours ouverts , & dans la foupleffe qui leur eft néceffaire ; le deuxiéme , c'eft que le fuc s'y mêlant avec le fang de la veine cave fupérieure , cela fert à le ranimer , & à le remplir de quelques particules aériennes & nourriffieres ; troifiémement, on peut encore s'affurer que cette liqueur eft nourriffiere par fa confiftance particuliere ; or on voit clairement que les premiers inteftins grêles font remplis de cette matiere nourriffiere qui a été cuite & préparée dans le ventricule , & que les parties groffieres qui rempliffent les gros inteftins , font très-différentes de cette partie chyleufe & nourriffiere ; le méconion eft donc une preuve qu'il s'eft fait quelque digeftion dans le ventricule. Quatriémement , cette liqueur eft gluante & file , & l'on voit principalement dans les premiers mois de la groffeffe qu'elle fe coagule par une médiocre chaleur ; ce qui fait voir qu'elle contient des parties graffes & nourriffieres. Cinquiémement , on remarque qu'elle diminue beaucoup le dernier mois , parce que le fœtus qui a befoin d'une nourriture plus abondante , en confume une très-grande quantité ; au contraire la liqueur de l'alantoïde s'augmente à mefure que le fœtus croît ; ce qui prouve que l'une eft utile & nourriffiere , & l'autre un pur excrément.

Cette liqueur a encore d'autres ufages confidérables , car comme la matrice fe refferre exactement de toutes parts pour embraffer l'enfant , il arriveroit deux grands inconvéniens s'il étoit à féc dans cette partie ; dans les premiers temps où fes petits membres font mols & tendres comme de la cire molle , & ne font encore que de la bave , les contractions de la matrice pourroient comprimer , applatir , & changer de quelqu'autre maniere la figure naturelle de fes parties ; dans les derniers temps où fes membres ont acquis une dureté &

une

une folidité affez confidérable, l'enfant étant à fec dans la matrice, pourroit heurter & froiffer rudement fes parois intérieures, ce qui feroit très-pernicieux à la mere & à l'enfant; car cette partie étant d'une extrême fenfibilité, poufferoit bientôt & à contre-temps hors de la prifon cet hôte fi remuant & fi incommode : ainfi on verroit fouvent des avortemens.

Par un artifice fort ingénieux le *fœtus* nage dans les eaux contenues dans l'*amnios*, comme un poiffon nage dans l'eau : *Vivit perpetuus natator in fubdulcibus aquis.* Il fe meut facilement de côté & d'autre, & ce bain naturel le met à couvert des injures extérieures en éludant la violence des coups que la femme groffe peut recevoir fur le ventre, & il défend auffi, pat la même raifon, la matrice des fecouffes & des frottemens caufés par les mouvemens du *fœtus*; enfin ces eaux fervent à faciliter la fortie de l'enfant dans le temps de l'accouchement, en rendant les paffages plus fouples.

Du Placenta, *& du Cordon formé par les vaiffeaux ombilicaux.*

Pour bien entendre la formation du *placenta*, il faut remarquer que fitôt que l'œuf eft entré dans la cavité de la matrice, elle fe ramaffe & fe refferre comme pour mieux l'embraffer; l'efprit féminal agit pour lors avec encore plus de force, & s'infinuant au travers des tuniques de l'œuf, il s'unit encore plus intimement aux parties de l'embrion, & à la liqueur dans laquelle il nage, & y caufe une fermentation qui raréfie & atténue tellement cette liqueur, qu'elle dilate les premieres racines des vaiffeaux ombilicaux, lefquelles, à mefure qu'elles fe déploient, s'alongent, & comme les fucs nourriffiers de la tunique interne de la matrice fe dilatent par une douce fermentation, dans le même temps fes vaiffeaux s'alongent. C'eft par cet alongement que les furfaces de l'œuf & de la matrice deviennent inégales; ce qui fait que l'œuf eft collé contre une des parties de la matrice, & qu'il s'y attache; & comme les glandes de la matrice fe développent de plus en plus, & qu'elles font pleines de petites foffettes où les racines chevelues du *placenta* continuent à s'implanter, cela rend cette application plus ferme, & les enfonce-

Tome II. F f f *

mens réciproquement plus fenfibles. C'eft ainfi que l'œuf
s'attache à la matrice, & cette attache eft pour l'ordinaire
près de la trompe par où l'œuf a coulé dans la matrice ; car
comme il eft enduit du fuc mucilagineux de cette trompe,
il fe colle aifément à la matrice à la fortie de ce canal.

Nous ne répéterons pas ici tout ce qui a été dit ci-devant,
pages 348 & 349, à l'occafion de la fécondation de l'œuf,
& de la maniere dont il végete, jette des racines, germe &
prend fon accroiffement dans la matrice, comme l'embrion
de la plante fait dans la terre où fa femence eft jettée. Re-
venons à la ftructure & aux ufages du *placenta*.

Le *placenta* eft une efpece de glande compofée & comme
entrecoupée de plufieurs petits lobes, dont l'affemblage forme
un corps de figure ronde & de la largeur d'une affiette, c'eft-
à-dire, de fept à huit pouces de diametre, épais d'environ
un pouce dans le milieu, & feulement de fix lignes vers fa
circonférence. Cette figure fait qu'il ne reffemble pas mal à
un gâteau, c'eft pourquoi on l'appelle *placenta* ; il eft légérement voûté, fa partie convexe regarde le *fœtus*, & c'eft
elle qui eft fortement attachée au *chorion*. Dans les vaches
& plufieurs autres femelles, le *placenta* eft divifé en plufieurs
petites parties qui font féparées d'efpace en efpace fur toute
la furface du *chorion*, & qui font parfemées d'un fi grand
nombre de vaiffeaux fanguins, qu'elles reffemblent à une
rofe ; au lieu que les glandes de la matrice font blanches à
caufe du lait qu'elles contiennent. On voit clairement, en
féparant les petits *placentas* des glandes utérines, une infinité
de petits appendices qui fortent de ces petites cavernes de
la matrice, comme une épée de fon fourreau ; le nombre
de ces appendices, dans chaque petit *placenta*, eft prodigieux,
& fi l'on les laiffe macérer pendant quelques jours dans l'eau,
ils y nagent & fe féparent en un million de filets pareils à
ceux d'une racine fort chevelue, lefquels naiffent tous comme
d'un tronc ; chacune de ces petites racines eft parfemée d'un
lacis merveilleux de vaiffeaux fanguins. Si l'on regarde donc
ces éminences de la matrice, jointes au petit *placenta*, l'on
aura l'idée d'une glande parfaite ; la partie qui tient à la matrice, eft le criblé qui fépare le fuc laiteux fourni par les arteres utérines, & la partie qui fait le *placenta* renferme les

conduits excrétoires de ces glandes utérines qui font percées par un million de petites loges & cavernes où s'engagent les racines chevelues, ou conduits particuliers du *placenta.* Le terrein arrofé des fucs nourrifliers eft la portion glanduleufe de la matrice; les racines qui doivent fucer, font les filets creux en forme de tuyaux du *placenta.*

A l'occafion du détachement des *placentas* des *fœtus* de vaches & des glandes de la matrice, nous examinerons fi les vaiffeaux du *fœtus* communiquent avec ceux de la mere, & s'il eft vrai que le *fœtus* renvoie à fa mere le fang qui eft doué de ces parties aériennes & nourriflieres. Il n'y a pas d'apparence qu'il y ait aucune communication : premiérement cela eft prouvé par le détachement; deuxiémement, par l'incifion faite par les arteres ombilicales, par les hypogaftriques de la mere. Il n'y a que les vuidanges des accouchées qui paroiffent favorables à l'opinion contraire, parce qu'elles font fanguinolentes ; mais quand on connoît bien la ftructure de la matrice des femmes, il n'eft pas mal aifé de les expliquer fans admettre cette communication.

Du nombril de l'enfant fort un cordon qui renferme plufieurs vaiffeaux que l'on décrira dans la fuite: il eft compofé de deux membranes ; l'extérieure femble n'être qu'une production du *chorion* & de l'*amnios*, & elle paroît diftincte de la peau du ventre par une efpece de couture près du nombril.

L'intérieure eft un alongement de la tunique extérieure du péritoine qui paffe par le trou du nombril ; elle produit des cloifons qui féparent & qui renferment les vaiffeaux, chacun à part, avec un tiffu cellulaire très-confidérable, que l'on peut voir en foufflant dans chacune en particulier. On remarque auffi qu'en foufflant au-deffous de la peau, il y a un femblable tiffu fort épais ; fi l'on fait fécher un cordon, ce tiffu eft très-fin, très-délié, & n'a aucune communication avec celui qui eft particulier à chaque vaiffeau.

Le cordon avec les vaiffeaux pleins de fang eft, pour l'ordinaire, de la groffeur du doigt, & long d'une demi-aune ordinairement, quelquefois de deux tiers ou de trois quarts : il doit avoir à-peu-près cette longueur pour que l'enfant puiffe fe mouvoir librement de tous les côtés, & fortir attaché.

F f f ij

De l'Accouchement, & des caufes qui déterminent l'enfant à fortir de la matrice.

Il y a lieu de croire que la néceffité de la nourriture eft la principale caufe qui oblige le *fœtus* à l'aller chercher hors de la matrice; c'eft à la fin de la groffeffe que le *fœtus* a befoin d'une plus grande nourriture, parce qu'il eft plus grand; c'eft pourtant alors qu'il en reçoit le moins de la matrice; que la fource en eft prefque tarie, les conduits effacés, & que les fucs nourriffiers font divertis ailleurs. Il faut que le *fœtus* aille la prendre ailleurs, il a de la force pour fe dégager, la faim le preffe, les matieres retenues picotent le réceptacle où elles font renfermées : or cela l'oblige à faire tous fes efforts pour fortir de fa prifon, & c'eft une néceffité abfolue qu'il en forte; il en fort effectivement, s'il ne trouve aucun empêchement du côté de la mere.

Voyons ce qui fe paffe de la part de l'un & de l'autre : les conduits qui portoient les fucs nourriffiers au *fœtus*, étant bouchés, & les glandes de la matrice qui fervoient à les filtrer, étant flétries & defféchées dans les femmes, l'enfant fe renverfe & fe préfente pour fortir, & s'alongeant il appuie fes pieds fur le fond de la matrice pour s'élancer en-dehors; en même-temps la matrice, pour aider les efforts, fe refferre, les mufcles du bas-ventre & le diaphragme fe refferrent puiffamment, & pouffent la matrice en-bas, toutes les parties du corps fe roidiffent, & elles femblent toutes s'intéreffer pour avoir quelque part à cette action; mais tous ces efforts feroient inutiles, fi l'orifice interne de la matrice n'avoit pas été préparé à cette fortie, & ramolli autant qu'il étoit néceffaire pour laiffer paffer le *fœtus*, de même que le vagin.

Quand toutes ces caufes agiffent de concert, les femmes accouchent fans beaucoup de douleur, l'enfant fort fans beaucoup de peine, & ne trouvant rien qui lui faffe réfiftance, il emporte les membranes qui l'enveloppent, ce que l'on prend pour préfage de bonheur; c'eft en effet un très-grand avantage de naître de cette forte, car c'eft une marque certaine d'une bonne conftitution, puifque toutes ces chofes ne fe rencontrent point enfemble, que la mere ne foit faine, qu'elle n'ait fourni une bonne nourriture à l'enfant, qu'aucune caufe ne l'ait obligé de changer de lieu, & qu'il ne fort de la matrice, que lorfqu'il a tout ce qu'il pouvoit acquérir de perfection.

Examinons ce qui peut déterminer la matrice à tous ces mouvemens. En vertu de l'action de l'efprit féminal fur le corps de la matrice, le fang y eft porté très-abondamment, c'eft pourquoi les vaiffeaux fe dilatent peu à peu, la quantité qu'ils en contiennent fait qu'ils deviennent d'une groffeur extraordinaire ; ce font ces vaiffeaux qui apportent la matiere de la nourriture au *fœtus*, & la partie la plus pure & la plus fubtile qui paffe à chaque circulation ; c'eft pourquoi il faut que le fang refte dans les veines de la matrice, & devienne de jour en jour moins pur & plus groffier, & enfin il s'épaiffit fi fort qu'il bouche peu à peu les ouvertures de la matrice par où le fuc chyleux s'échappe, & l'empêche d'entrer dans le *placenta* ; ce qui fait que les glandes de la matrice fe flétriffent peu à peu, & que la connexion de la mere à l'enfant fe relâche.

De ce que le fang croupi dans les vaiffeaux de la matrice s'échauffe & s'aigrit, il s'enfuit qu'il caufe quelques irritations aux fibres de la matrice qui déterminent les efprits à y couler, de maniere qu'ils la ferrent & la compriment, & en même-temps ils caufent auffi des compreffions dans les mufcles du bas-ventre, qui facilitent l'accouchement & déterminent la fortie de l'enfant.

Fin de la troifieme & derniere Partie du Cours d'Anatomie de M. DUVERNEY.

OBSERVATIONS

SUR

LA CIRCULATION DU SANG

DANS LE FŒTUS.

Il y a dans le *fœtus* un canal qui communique de la veine-porte à la veine-cave inférieure. On y trouve aussi un trou de communication entre la même veine-cave inférieure & la veine du poumon, & encore un canal qui communique de l'artere du poumon à l'aorte defcendante.

On veut fçavoir quel eft l'ufage de ces deux canaux & du trou de communication ; pour s'en affurer, il faut auparavant être inftruit de leur ftructure.

De la ftructure & de la fituation des vaiffeaux particuliers au Fœtus *pour la circulation du fang.*

Le premier canal qu'on nomme *le conduit veineux*, eft fitué hors de la fubftance du foie, le long du petit lobe que l'on voit dans fa partie cave, & revêtu d'un alongement de la capfule de la veine-porte, ce qui marque que c'eft un rameau de cette veine.

Dans le *fœtus* à terme il eft long d'environ un pouce, & lorfqu'il eft rempli d'air fans être forcé, il a environ deux lignes de diametre; fon embouchure dans le finus de la veine-porte tient prefque le milieu entre l'infertion de la veine ombilicale & le tronc de la veine-porte, & un peu au-deffus de celle de la veine ombilicale, mais tournée de telle maniere qu'elle regarde celle de cette même veine, laquelle en

entrant dans ce finus de la veine-porte, fe courbe auffi vers
ce même conduit, qui va, en fe courbant un peu & fans jetter aucun rameau, s'inférer dans la veine-cave inférieure, où
elle fort du foie pour percer le diaphragme. L'infertion de ce
vaiffeau fe fait au-deffus d'une des groffes branches que la
veine-cave reçoit du foie, & elle eft de biais & fuivant le
cours du fang qui monte vers le cœur. Voilà pour ce qui
regarde le conduit veineux.

Il y a au-dedans de l'embouchure de la veine-cave inférieure fur le côté droit du tronc ou du fac pulmonaire un
trou de figure ovale ; aux deux tiers de la circonférence de ce
trou eft attachée une membrane qui le couvre exactement,
& même qui déborde lorfqu'elle eft relevée ; & quant à l'autre tiers de cette membrane, il eft attaché par les deux côtés
au trou de la veine du poumon, mais la partie qui eft entre
ces deux, n'eft attachée à rien & joue librement au-dedans
de cette même veine.

Cette membrane ainfi difpofée, laiffe un paffage libre de la
veine-cave inférieure au tronc de la veine du poumon ; &
quand on pouffe quelque liqueur par la même veine-cave,
la portion qui paffe par le trou ovale, donne à cette membrane la forme d'une gouttiere dont l'extrêmité qui regarde
la veine-cave, eft fort large, & reçoit facilement le fang qui
revient de cette même veine, au lieu que l'autre extrêmité
qui eft dans le tronc de la veine du poumon, eft plus étroite ;
& comme elle fe trouve attachée des deux côtés à la partie
fupérieure de ce même tronc, elle fe tient fufpendue & ne
fe baiffe que très-peu, ce qui fait que le fang qui revient du
poumon droit, paffe facilement par-deffous, & fans aucune
réfiftance, tandis que celui qui revient du poumon gauche,
eft dirigé vers l'oreillette gauche.

Cette membrane eft compofée de deux tuniques, entre
lefquelles, lorfqu'on les fépare, on découvre une couche de
fibres charnues dirigées en portion de cercle d'une attache à
l'autre, & elles ne font que des productions des fibres qui entourent l'embouchure de la veine-cave inférieure, & celle du
trou ovale.

Deux chofes contribuent à appliquer cette membrane au

trou ovale ; l'une eſt l'action des fibres charnues qui l'embraſſent, & l'autre l'impulſion du cours du ſang. Les fibres, de
courbes qu'elles étoient, devenant droites, l'applaniſſent &
l'appliquent contre le trou, & le ſang qui revient du poumon droit, principalemenr du lobe ſupérieur, frappant contre, la maintient dans cet état. Quand elle eſt ainſi appliquée, elle ſert de cloiſon qui empêche le ſang de repaſſer de
la veine du poumon dans la veine-cave.

A quelque terme qu'on ouvre un *fœtus*, on voit que cette
membrane a toujours aſſez d'étendue, non-ſeulement pour
fermer exactement le trou ovale, mais qu'elle déborde même,
principalement dans les animaux ; ce qui fait qu'à l'endroit
où elle ſe colle à la veine du poumon, elle s'avance ſur ce
vaiſſeau auquel elle eſt aſſez ſouvent attachée par pluſieurs
brides, principalement dans les animaux, & l'on voit entre
ces brides quelques petites ouvertures, par leſquelles cependant ni l'eau, ni l'air, ſeringués dans le trou de la veine du
poumon, ne ſçauroient paſſer dans la veine-cave inférieure.

Il eſt à obſerver que quand cette membrane eſt relevée,
ſoit qu'on la regarde du côté de la veine-cave, ou du côté
de la veine du poumon, elle eſt toujours plus mince & plus
tranſparente que le reſte du tronc de la veine du poumon,
dont elle fait partie.

Il eſt à propos de faire remarquer ici qu'on voit entre les
deux veines-caves des animaux à quatre pieds une avance
en forme de croiſſant un peu incliné du côté de la veine-
cave inférieure, ſous laquelle eſt placé directement le bout
de la gouttiere ; & dans l'homme on voit à l'endroit où la
veine-cave inférieure s'abouche avec l'oreillette, un rebord
membraneux en forme de croiſſant, tendu ſur le côté gauche de l'embouchure de la même veine, & dont une des
cornes regne le long de la partie ſupérieure du trou ovale ;
c'eſt la valvule d'*Euſtachi*. Comme cette membrane empêche,
ainſi que font les ſoupapes dont elle tient lieu, que le ſang
ne retourne par la même ouverture par où il a paſſé, nous
l'appellerons déſormais *la ſoupape du trou ovale*.

Le canal de communication qui eſt dans le *fœtus*, entre
l'artere du poumon & l'aorte deſcendante, ſe nomme le
canal

canal de *Botal*, parce que c'eſt lui qui en a fait la découverte. Dans le fœtus à terme il eſt long d'environ deux tiers
de pouce, & ſon diamétre eſt de deux lignes & deux tiers.
Il naît au côté gauche de l'artere du poumon, tout proche de
l'endroit où elle ſe partage à la diſtance d'environ un pouce
du ventricule droit.

L'ouverture de ce canal eſt fort large par rapport à ſon
extrêmité qui eſt dans l'aorte deſcendante. Il remonte un peu
pour aller à cette artere dans laquelle ſon inſertion ſe fait de
biais, & d'une maniere favorable au cours de la liqueur
qui deſcend par la même artere.

De l'uſage des conduits particuliers au fœtus pour la circulation du ſang.

Après avoir expliqué la ſtructure des conduits de communication qui ſont particuliers au fœtus, il reſte à préſent à
en examiner les uſages. Commençons par le conduit veineux.

Il faut remarquer que le ſang de la veine porte du fœtus
coule fort lentement ; premierement, parce qu'il n'eſt point
battu ni comprimé par les mouvemens de la reſpiration ;
deuxiémement, parce qu'il va d'un petit canal dans un grand ;
troiſiémement, parce qu'il eſt dépouillé de ſes parties les plus
ſpiritueuſes. Tout au contraire le ſang de la veine ombilicale
ſe meut avec plus de vîteſſe ; premierement, parce qu'à chaque reſpiration de la mere le placenta eſt comprimé de maniere que le mouvement des liqueurs qu'il contient, en eſt
augmenté, & par conſéquent celui du ſang de la veine ombilicale ; deuxiémement, parce que ce ſang eſt très-vif &
très-fluide, tant parce qu'il ſe mêle immédiatement avec celui
des arteres ombilicales, qu'avec celui de la mere, qui doit
être en quelque ſorte comparé au ſang de la veine du poumon
des adultes, c'eſt-à-dire qu'il eſt imprégné de toutes les particules d'air deſtinées pour vivifier le ſang du fœtus, & chargé
de tous les ſucs qui peuvent être employés pour ſa nourriture
& pour ſon accroiſſement.

Cela poſé, il eſt aiſé de concevoir que le ſang de la veine
ombilicale étant plus vif, plus fluide, & pouſſé avec plus de
force que celui qui coule dans celui de la veine porte, il en
doit paſſer une portion conſidérable au travers de ce ſinus

dans l'embouchure du conduit veineux , qui eft fort court, fans aucun rameau, & qui fe préfente prefque directement pour le recevoir ; il y a lieu de croire que le fang de la veine porte ne peut pas beaucoup fe détourner de fa route , parce que deux liqueurs qui font pouffées par un canal commun avec des vîteffes inégales & des directions différentes ne fe mêlent pas parfaitement, & celle qui va plus vîte , s'éloigne moins de fa premiere direction.

Il y a lieu de croire que la portion de ce fang qui fe mêle avec celui de la veine porte, fert à le rendre plus propre à la filtration de la bile.

Voilà par quelle adreffe la nature fait paffer les fucs nourriffiers de la mere dans la veine cave inférieure du fœtus , & delà dans le cœur qui eft tout proche de l'infertion de ce conduit ; ce qui nous donne lieu de remarquer que comme tout ce qu'il y a de plus néceffaire à la vie & à la nourriture du fœtus , eft renfermé dans le fang de la veine ombilicale , ainfi qu'il a été dit , la nature lui a frayé un chemin le plus court & le plus facile qu'il lui étoit poffible, pour le faire entrer dans le cœur qui diftribue enfuite cette liqueur fi importante à toutes les parties du fœtus : car en faifant paffer ce fang par le conduit veineux , qui, quoique très-court, prolonge, pour ainfi dire, la veine ombilicale jufqu'à l'entrée du cœur ; elle évite l'embarras d'une très-longue & très-pénible circulation qui fe feroit au travers de la fubftance du foie. Examinons à préfent quel eft l'ufage du trou ovale.

On vient de faire voir qu'une portion confidérable du fang de la veine ombilicale fe jette dans la veine cave inférieure, où il fe mêle encore avec celui qui revient par cette veine cave. Ce fang s'avance vers le cœur , & là rencontrant le trou ovale dont on vient de parler, il oblige fa foupape par fon poids & fon impulfion à fe tenir ouverte, & à le laiffer paffer pour la plus grande partie dans le tronc de la veine du poumon, delà dans le ventricule gauche : ce qui fait qu'il y paffe avec facilité, & autant que l'ouverture du trou peut le permettre , c'eft que dans le fœtus humain il y a un rebord membraneux , qui, regnant tranfverfalement le long de la partie fupérieure du trou ovale, détermine une partie du fang de la veine cave inférieure à paffer par ce trou : dans les animaux à quatre pieds la digue qui eft entre les deux veines caves, fait un rebord précifément au deffus du même trou, ce qui fait que le fang qui monte par la veine cave inférieure, & qui va heurter contre cette digue, trouve une très-grande réfiftance qui le détermine à paffer facilement par le trou ovale; car par ce choc le fang venant à rencontrer celui qui remonte, pofe plus long-temps fur la foupape qu'il fait baiffer non feulement par fon poids, mais encore en revenant de la digue fur lui même : ce qui facilite encore le paffage du fang de la veine cave inférieure par le trou ovale, c'eft que la foupape a une entiere liberté de fe baiffer, ne trouvant que peu de réfiftance de la part du fang qui revient dans le tronc de la veine du poumon, tant à raifon de fa fituation & de la direction de cette même foupape qui eft placée à la partie fupérieure de ce tronc, c'eft-à-dire dans l'endroit où le fang qui y coule, fait le moins d'effort, que parce qu'il en paffe moins dans la veine du poumon, qu'il eft moins élaftique, & qu'il fe meut avec moins de vîteffe.

En parlant de la ftructure de cette foupape, on a expliqué [illegible]

Il eft aifé de juger que ce trou fert auffi-bien que le conduit veineux à abréger le chemin de la veine ombilicale; car le conduit veineux exempte ce fang de l'embarras d'une circulation très-longue & très-pénible, qui fe feroit au travers du foie, ainfi qu'il a été dit, & par le trou ovale; ce même fang évite pareillement l'embarras d'une circulation au travers du poumon, non feulement inutile, mais auffi très-difficile, & qui pourroit même caufer la mort du fœtus. En un mot le conduit veineux fait paffer ce fang jufqu'à l'entrée du cœur fans traverfer le foie, & le trou ovale le fait paffer dans le ventricule gauche fans traverfer le poumon; par ce moyen l'aorte diftribue à toutes les parties du fœtus un fang rempli de particules d'air, & chargé de fucs nourriffiers, au lieu que fi tout le fang avoit circulé par le ventricule droit & par le poumon, il ne feroit rentré dans l'aorte qu'après avoir traverfé ce vifcere, où il fe feroit dépouillé de fes parties les plus vives & les plus nourriffieres. Examinons maintenant quel eft l'ufage du canal de *Botal.*

G g g ij

La veine cave supérieure se décharge entiérement dans le ventricule droit, qui reçoit aussi une portion du sang qui coule par la veine cave inférieure, sçavoir celle qui n'a pu passer par le trou oval ; mais afin que ce sang évite le chemin inutile & difficile des poumons, il arrive que quand il est poussé par la contraction du ventricule droit du cœur dans le tronc de l'artere du poumon, tout ce sang ne peut pas passer dans ce viscere par la résistance que lui font l'affaissement des cellules & tous les plis & les replis de leurs vaisseaux contre lesquels ce sang va heurter : c'est donc ce qui le détermine à passer par le canal de communication pour se rendre dans l'aorte descendante ; & si l'on fait attention à la très-grande résistance que le sang trouve à passer par le poumon, & que le canal de communication a plus de diametre qu'une des branches qui vont au poumon, il sera aisé de prouver que la portion la plus considérable du sang qui sort du ventricule droit, est forcée d'entrer dans le canal de *Botal*, & d'y passer avec le degré de vîtesse convenable à sa quantité.

On va expliquer pourquoi cette circulation est différente dans l'homme avant & après la naissance.

Le fœtus ne pouvant respirer tant qu'il est renfermé dans le ventre de la mere, ainsi qu'il a été prouvé, les poumons sont affaissés, leurs vaisseaux sont repliés les uns sur les autres, de sorte que si l'artere du poumon y portoit une aussi grande quantité de sang qu'après la naissance, le sang s'y amasseroit & gonfleroit tellement les vaisseaux, qu'il ne manqueroit pas d'interrompre la circulation du ventricule droit au gauche, d'y causer quelqu'inflammation & d'y former des abcès qui causeroient bientôt la mort du fœtus ; ce qui ne peut plus arriver après la naissance, parce que l'air que l'enfant respire, gonflant toute la substance celluleuse des poumons, leurs vaisseaux sont redressés : ainsi non seulement cet air prépare au sang une voie très-libre pour passer du ventricule droit au gauche, mais il le force même par son ressort de couler incessamment dans le ventricule gauche.

On voit à présent, tant par le moyen du trou ovale, que par celui du conduit artériel, que le poumon n'est pas chargé d'une si grande quantité de sang, puisqu'une portion du sang de la veine cave inférieure passe par le trou ovale dans le tronc de la veine du poumon, qui se décharge dans le ventricule gauche, & delà dans l'aorte, & qu'ainsi ce sang n'est pas obligé de circuler par le ventricule droit & par les poumons; & quant au sang qui est entré dans le ventricule droit, & qui a passé dans l'artere du poumon, la plus grande partie est forcée par le refoulement que souffre le sang dans la substance du poumon, de couler par le canal de *Botal* dans l'aorte descendante, sans passer par les poumons & par le ventricule gauche du cœur; par ce moyen le trou ovale ne décharge pas seulement le ventricule droit du cœur, mais encore le poumon, de même le canal de *Botal* ne décharge pas seulement le ventricule gauche, mais encore le poumon.

En un mot le poumon est par ce moyen déchargé, comme on a dit, d'une circulation inutile & dangereuse; inutile, puisque le sang n'y peut recevoir aucune préparation propre à maintenir la vie du fœtus; dangereuse, puisqu'on vient de prouver qu'il seroit par-là en danger de perdre la vie · il ··· ···ablement pour laisse pas néanmoins d'y passer du sang ···u ils soient en état d'en recetenir ses vaisseaux ··· quantité immédiatement après la naissance de l'enfant.

On peut dire que la nature observe ici la même chose qu'elle fait à l'égard des tortues, des grenouilles, des poissons & des insectes; car dans les tortues, dans les animaux du même genre, & dans les poissons, tout le sang qui est destitué de ses parties spiritueuses ne repasse dans l'aorte qu'après s'être mêlé avec celui qui revient des poumons, qui l'anime & le vivifie.

Dans les insectes qui ont plusieurs cœurs, chaque cœur qui a son aorte, a aussi ses trachées particulieres qui lui servent de poumons, & le sang n'entre point dans ces aortes, qu'il n'ait été auparavant préparé dans les vaisseaux du cœur par l'air que lui fournissent les trachées.

De même dans le fœtus le sang qui n'est pas assez spiritueux, n'entre point dans l'aorte, qu'il n'ait été mêlé avec celui qui vient de la mere, lequel a la même qualité que celui qui revient des poumons.

Cela étant ainsi, il est aisé de juger que dans le fœtus ce mélange du sang se doit faire dans le ventricule d'où naît l'aorte, c'eft-à-dire dans le gauche, & c'eft à quoi fert le trou ovale & le conduit artériel qui y fait paffer une portion confidérable du fang de la mere.

On voit que dans les adultes tout le fang veineux paffe dans les poumons, où il eft imprégné des particules aériennes qui le rendent propre à toutes fes fonctions avant que d'entrer dans le ventricule gauche, & delà dans l'aorte. Il faut obferver que dans le fœtus le fang de la veine cave fupérieure qui eft dépouillé de fes particules fpiritueufes, aériennes & nourriffieres, fe décharge tout entier dans le ventricule droit, & qu'il n'y en entre qu'une petite portion de la veine cave inférieure. Ce même fang eft pouffé dans le tronc de l'artere du poumon où il eft divifé en trois parties.

La premiere, qui eft la plus confidérable, paffe par le canal de *Botal* dans l'aorte defcendante, pour être rapportée promptement par les arteres ombilicales dans le placenta, & s'y pr... de nouveau.

Les deux autres parties ... font obligées de circuler par le poumon, où elles ne reçoivent aucun... eft fans action, fe rendent dans le tronc de la veine... jufqu'... mon pour fe remêler avec le fang qui revient de la mere, lequel a paffé par le trou ovale, & c'eft par ce mêlange qu'il fe ranime & fe vivifie.

A l'égard du fang contenu dans le ventricule gauche, on voit que c'eft le plus fpiritueux & le plus chargé de parties nourriffieres, parce qu'il vient prefque tout de la mere par le trou ovale. Or ce même fang fortant du ventricule gauche, entre dans l'aorte qui le diftribue aux parties fupérieures & inférieures, avec cette différence que celui qui paffe par l'aorte defcendante, fe mêle avec celui du canal de *Botal* qui eft moins vif & moins fpiritueux ; au lieu que celui qui monte au cerveau, conferve toutes les bonnes qualités qu'il a reçues par fon mêlange avec le fang de la mere, ce qui le rend d'autant plus propre à la filtration des efprits dont l'influence eft fi néceffaire pour l'entretien de la vie du fœtus.

Comme dans la tortue & dans plufieurs autres animaux il n'y a à chaque circulation qu'environ un tiers du fang qui paffe par le poumon pour s'y vivifier, & que cette portion fuffit pour animer, autant qu'il en eft befoin, toute la maffe du fang., parce que ces animaux ne font point deftinés à des actions où il fe faffe une grande diffipation d'efprits ou de la fubftance des parties, de même dans le fœtus qui, dans le ventre de la mere eft prefque fans action & dans une efpece de fommeil continuel, une petite portion du fang de la mere fuffit pour animer toute la maffe autant qu'il eft néceffaire.

Examinons à préfent de quelle maniere fe ferment les vaiffeaux de communication dans le fœtus.

Un canal membraneux & mol par où il ne paffe plus de fang, s'affaiffe peu à peu, & s'étrecit jufqu'à ce qu'enfin fes parois venant à fe toucher & à fe coller l'un contre l'autre, de canal qu'il étoit, il ne devient plus qu'un ligament. Or après la naiffance de l'enfant il ne paffe plus de fang par le conduit veineux, parce que le cours de celui de la veine ombilicale, qui fe jettoit dedans avec facilité, eft arrêté; il n'y a plus que le fang qui coule par le finus de la veine porte, qui puiffe en fournir quelque portion à ce conduit : mais il faut remarquer que ce fang coule plus aifément dans les vaiffeaux du foie de l'enfant après la naiffance, pour deux raifons; premierement, parce que la fubftance de ce vifcere étant battue fans ceffe par les mouvemens de la refpiration, elle fe dégage & fe débarraffe de quantité d'humeurs dont elle étoit remplie pendant le féjour du fœtus dans le ventre de la mere, & par conféquent laiffe au fang un paffage plus libre ; deuxiemement, parce que les branches que la veine porte jette dans le foie, ont leurs canaux ouverts directement du côté que ces vaiffeaux entrent dans le finus, au lieu que le conduit de communication n'a fon ouverture dans le finus de la veine porte qu'en biaifant, & de maniere que le fang qui coule dans ce finus, venant à frapper contre, ne tend qu'à preffer & à rétrecir l'embouchure même du conduit veineux.

Voilà de quelle maniere il fe ferme.

Examinons à préfent comment fe ferme le trou ovale après la naiffance de l'enfant.

Pour le bien entendre, il faut fe fouvenir que dans le fœtus tout le fang qui revient des parties inférieures, de même que celui qui vient du placenta, fe ramaffe dans la veine cave inférieure, & qu'au contraire il en paffe peu dans le tronc de la veine du poumon, ainfi qu'il eft prouvé, enforte qu'il eſt aiſé de juger que l'impulſion de tout ce ſang qui paſſe par la veine cave inférieure, peut facilement ouvrir la ſoupape du trou ovale, ſans rencontrer beaucoup de réſiſtance de la part du ſang qui vient dans le tronc de la veine du poumon, lequel eſt en petite quantité; mais après la naiſſance de l'enfant, tout le ſang qui ſort du ventricule droit, eſt obligé de circuler par le poumon, comme il ſera prouvé, & il y reçoit une forte impulſion; premierement, parce que le cœur bat plus fort, & pouſſe avec plus de violence le ſang dans l'artere du poumon, qui à ſon tour repouſſe plus fortement celui de la veine du poumon; ſecondement, parce que les petits canaux du poumon devenant dans l'inſpiration moins courbés, l'impétuoſité du ſang de l'artere ſe communique davantage au ſang de la veine; troiſiememement, parce que le ſang coulant avec plus de vîteſſe par le poumon, il en paſſe moins par le canal de communication, & par conſéquent il en paſſe davantage par le poumon; quatriememement, parce que ce ſang eſt fort élaſtique à cauſe des qualités que l'air lui a communiquées.

On voit par-là que le ſang qui circule par le tronc de la veine du poumon, coule avec plus de vîteſſe, qu'il eſt en plus grande quantité & plus élaſtique qu'il n'étoit auparavant, & qu'il gonfle davantage ce vaiſſeau : par conſéquent il doit l'emporter de beaucoup ſur l'effort du ſang de la veine cave inférieure; ce qui le met en état de ſoulever la ſoupape & de la tenir fortement attachée à la partie du trou qu'elle laiſſoit ouvert, & de donner à cette ſoupape le temps de ſe coller peu à peu aux parois de la veine du poumon.

Le ſang qui produit cet effet, eſt principalement celui qui revient du poumon droit : car c'eſt le ſeul qui venant à frapper contre la ſoupape, & la prenant par deſſous & par l'endroit où elle eſt attachée, la ſouleve & la déploie, & fait qu'elle s'applique au trou de telle ſorte, que, s'il étoit poſſible que celui qui revient du poumon gauche, abandonnât le chemin de l'oreillette pour venir frapper contre cette ſoupape déja ſoulevée, il ne ſerviroit qu'à la maintenir encore davantage dans cet état.

En parlant de la ſtructure de cette ſoupape, on a expliqué plus au long comment elle ſe releve & ſe ferme.

Suivant

Suivant tout ce que nous venons de dire, il ne sera pas difficile de faire voir comment se ferme aussi le canal de *Botal* après la naissance.

On a déja fait remarquer que tant que le fœtus est renfermé dans le sein de sa mere, ses poumons sont sans action, que tout leur tissu cellulaire est affaissé, leurs vaisseaux pliés & repliés en quantité d'endroits; que le peu de sang qui y passe, a même de la peine à circuler, & que par le séjour qu'il y fait, il leur donne une teinture rouge & une consistance dure & ferme comme de la chair : mais aussi-tôt après la naissance, l'air extérieur se trouvant forcé d'entrer dans les poumons, les dilate, les gonfle, &c. D'un autre côté, si l'on considere l'insertion de ce canal dans l'aorte, on trouvera que quand l'aorte descendante se dilate, elle en comprime l'extrêmité, parce que ce canal s'y insere de biais & selon le cours du sang : or il est certain que depuis la respiration, l'aorte reçoit beaucoup plus de sang qu'auparavant, & par conséquent qu'elle est plus dilatée ; ajoutez à cela que ce canal de communication se trouvant entre le tronc de l'artere du poumon & l'aorte descendante, il est comprimé par le gonflement & la dilatation de tous les deux.

Observations sur la soupape du trou ovale, connue sous le nom de Valvule d'Eustachi.

Nous avons fait remarquer ci-devant, page 416, à l'occasion du trou ovale, que ce qu'on appelle *la valvule d'Eustachi*, est un rebord membraneux ou une espece de valvule de la figure d'un croissant, que l'on trouve ordinairement situé à l'endroit où la veine cave intérieure s'abouche avec l'oreillette droite du cœur, & qui est attaché sur le côté gauche de la même veine. Une des cornes de ce croissant vient se terminer entre l'orifice de la veine coronaire & le sphincter du trou ovale, & l'autre aboutit au côté opposé.

Quelques fibres charnues de l'oreillette droite contri-

Tome II.   * H h h

buent à former ce croiſſant, comme auſſi pluſieurs filets tendineux de ces fibres.

Dans quelques ſujets, le côté libre de cette membrane eſt quelquefois garni d'un réſeau compoſé de l'entrelacement des filets tendineux dont il a été parlé : mais ſur quarante ſujets il ne s'en trouve pas deux où ce croiſſant ſoit garni de ce réſeau ; ainſi le nom de membrane réticulaire ne lui conviendroit preſque jamais.

Cette valvule ne ſe rencontre pas dans tous les ſujets. Dans pluſieurs elle eſt ſi mince & ſi étroite, qu'à peine peut-on l'appercevoir, même en la faiſant flotter dans l'eau ; elle a tantôt plus & tantôt moins de largeur, de telle ſorte qu'en certains ſujets elle ne peut fermer que le quart de l'embouchure de la veine cave inférieure, en d'autres que le tiers, & dans ceux où elle eſt la plus parfaite, elle n'en ferme qu'environ la moitié.

Je l'ai trouvée dans ſon entier en pluſieurs ſujets d'un âge fort avancé, dans leſquels cependant le trou ovale étoit exactement fermé, & il m'a paru par un grand nombre d'obſervations, que la diminution du trou ovale n'avoit aucun rapport avec celle de cette prétendue valvule, & que ce trou ſe fermoit plus ou moins exactement, indépendamment des changemens qui arrivent à cette membrane.

Il y a donc lieu de croire que cette membrane n'a aucun rapport à la circulation du ſang particuliere au fœtus. Il eſt à obſerver que cette valvule ne ſe trouve point dans les animaux à quatre pieds.

Obſervations faites ſur la valvule d'Euſtachi, dans des ſujets de différens âges.

Dans un grand ſujet on a trouvé la valvule d'*Euſtachi* occupant environ le quart de l'embouchure de la veine cave,

le trou

le trou ovale parfaitement bouché, & la partie membraneuse fort épaisse. Dans un autre sujet elle étoit beaucoup plus mince, avoit moins de largeur, & le trou ovale étoit exactement fermé. Dans un troisieme on a trouvé la valvule mince, fort large, & en état de fermer l'embouchure de la veine cave inférieure, & garnie de son tissu réticulaire; la corne anté- rieure ne passoit pas au delà de l'embouchure de la veine coro- naire; le trou ovale étoit exactement fermé. Dans un quatrieme la valvule étoit disposée à peu près comme dans le premier, & le trou ovale étoit exactement fermé. Dans un enfant âgé d'environ sept ans la valvule étoit mince, étroite; le trou ovale étoit fermé. Dans un autre à peu près du même âge, elle se trouvoit épaisse & étroite; le trou ovale étoit fermé. Dans un troisieme du même âge la valvule étoit mince, large & occupant environ la moitié de l'embouchure; le trou ovale étoit exactement fermé. Dans un quatrieme, la valvule étoit mince, occupoit environ les deux tiers de l'embouchure, & le trou ovale étoit exactement fermé. Dans un cinquieme, la valvule étoit fort mince, étroite, & le trou ovale fermé. Dans un sixieme, âgé d'environ trois ans, la valvule étoit fort étroite, le trou ovale fermé. Dans un septieme, âgé d'en- viron deux ans, elle étoit fort mince & étroite, le trou ovale exactement bouché. Dans un huitieme, la valvule étoit fort étroite avec un petit bord mince, & le trou ovale bien fermé. Dans un neuvieme, la valvule étoit mince & un peu plus large que dans le précédent, & le trou ovale fermé. Dans un dixieme, âgé d'environ trois à quatre ans, la valvule étoit épaisse, large pour occuper environ le quart de l'embouchure & le trou ovale à demi-fermé. Dans un onzieme, la valvule étoit étroite, mince, le trou ovale à demi-fermé, de même qu'au précédent. Dans un douzieme, âgé de trois à quatre ans, la valvule étoit étroite, mince, & le trou ovale ouvert. Dans le treizieme, la valvule étoit très-mince, large, occu- pant environ la moitié de l'embouchure, la corne antérieure avoit quelques filets; le trou ovale étoit ouvert.

Dans un enfant moins âgé que les précédens, la valvule mince occupoit environ le quart de l'embouchure, & le trou ovale étoit ouvert. Dans un autre la valvule étoit épaisse à sa naissance, fort mince à son bord & étroite, & le trou

H h h ij

ovale ouvert. Dans un troifieme, la valvule étoit mince, étroite, & le trou ovale ouvert. Dans le quatrieme, la valvule épaiffe à fa naiffance, a fon bord mince un peu plus large que dans le précédent, & le trou ovale ouvert.

Opinion de M. Winflow touchant la circulation du Sang dans le Fœtus.

Je confidere, dit-il, les deux oreillettes du cœur du fœtus comme une feule, les deux ventricules comme un, & les deux veines de même, en un mot comme le cœur des animaux qui n'ont point de poumons, ou qui n'en ont point d'ufage.

Harvey a eu dabord cette penfée, mais malheureufement il l'a abandonnée auffitôt pour s'être attaché à l'idée d'une valvule. Je fuis encore plus étonné que *Verheyen* dans fon Traité pofthume ait avancé qu'il ne faut pas croire que la valvule ne ferme jamais le trou dans le fœtus, mais qu'elle nage entre le fang qui vient de la veine cave, & celui qui coule par la veine du poumon, & qu'après cela il difpute le paffage du fang de gauche à droite, & établiffe celui de droite à gauche comme une vérité inconteftable, quoique fans aucune preuve tirée de l'expérience.

Le trou de communication entre les deux oreillettes étant toujours ouvert fuivant les expériences de l'un & de l'autre parti, il me paroît qu'il eft très-naturel & très-fimple que le fang pulmonaire & celui des veines caves fe rencontrent fans impétuofité dans les oreillettes, s'y mêlent réciproquement dans la diaftole, & par-là deviennent une maffe uniforme, & également ranimée de ce que le placenta a fourni; cette maffe ainfi mêlée fe partage dans la fyftole des oreillettes felon la proportion quelconque des capacités, pour être pouffée par les deux ventricules comme par un feul, & pour être uniformément diftribuée par l'artere pulmonaire, par le canal de communication, & par l'aorte comme par un feul tronc artériel à toutes les parties; par-là on n'a pas befoin de fe tourmenter fur le calcul des capacités. Cette idée s'accommode à tout; elle eft très-fimple & conforme au jugement de l'Académie.

A quoi fert donc cette membrane flottante? non pas pour

s'oppoſer au retour du ſang dans le fœtus, mais uniquement pour fermer le paſſage, & former une cloiſon entiere après la naiſſance, comme M. *Mery* l'a fort bien remarqué.

On appelle valvules les petites membranes qui ſe trouvent dans le corps des animaux pour faire que les humeurs qui ont paſſé par certains endroits, ne puiſſent retourner d'où elles ſont venues; la membrane du trou ovale permet au ſang de paſſer de la veine cave inférieure dans la veine du poumon, & empêche qu'il ne puiſſe retourner par le même trou; elle mérite donc le nom de valvule. M. *Winſlow* répond qu'elle ne peut pas faire les fonctions de valvules, parce que les vraies valvules ſont ſituées de maniere que, pour s'oppoſer au retour du ſang, elles s'écartent des parois auſquelles elles ſont attachées. On convient que ces ſortes de valvules ne peuvent faire leurs fonctions qu'en s'écartant & ſe voûtant, mais celle-ci qui eſt deſtinée à fermer un trou qui fait la communication de la veine cave inférieure avec la veine du poumon, eſt diſpoſée d'une maniere très-propre à ſa fonction; car en s'abaiſſant au dedans de la veine du poumon, elle ouvre un paſſage au ſang de la veine cave inférieure dans celle du poumon, & en ſe relevant, elle ferme le trou ovale, & s'oppoſe au retour du ſang: tout ce qui eſt rapporté des liqueurs ſeringuées & de l'air ſoufflé dans le trou ovale ou par la veine du poumon, eſt contraire aux expériences qui ſont bien pratiquées, & par conſéquent on ne doit pas conclure qu'elles ne prouvent autre choſe que la liberté réciproque du paſſage du ſang.

Deuxiémement, il proteſte qu'il n'a aucune envie de renouveller la fameuſe conteſtation qui, après avoir ſi long-temps exercé tant de célebres Anatomiſtes, a paru à la fin aſſoupie par l'entremiſe de la Compagnie.

Peut-on dire que cette diſpute ſoit aſſoupie par l'entremiſe de la Compagnie, tandis que pluſieurs de ceux qui la compoſent, ont toujours combattu l'opinion de M. *Mery*.

M. *Winſlow* dit qu'il y a quelque choſe dans chaque ſyſtême dont la liaiſon peut réſoudre toute difficulté avec une très-grande ſimplicité, & qu'il y a dans l'un & dans l'autre un certain obſtacle qui l'empêche d'y réuſſir.

Du côté de l'ancien ſyſtême, c'eſt qu'on s'eſt trop attaché à conferver l'idée d'une valvule ; & dans le nouveau, on s'eſt trop attaché aux différens diametres des vaiſſeaux, & à la différente capacité des oreillettes & des ventricules.

Il remet, dit-il, à une autre fois à expliquer de quelle maniere il a ſurmonté le dernier obſtacle.

Voici comment il prétend lever le premier.

Quand on examine la valvule d'un veau fœtus en la faiſant flotter dans l'eau, ou quand on ſouffle de droite à gauche, l'oreillette étant ouverte, quoiqu'elle paroiſſe alors avoir la forme de valvule, on voit néanmoins qu'elle n'eſt pas diſpoſée pour faire la fonction des vraies valvules, leſquelles ſont toutes ſituées de maniere que, pour s'oppoſer au retour du ſang, elles s'écartent des parois auſquelles elles ſont attachées ; & quoique, l'oreillette étant ouverte, on la puiſſe étendre un peu ſur l'ouverture, l'y tenir par une certaine maniere de ſouffler, quand rien ne s'y oppoſe de l'autre côté, néanmoins pour peu qu'on remue la piece, on voit que cette expérience ne réuſſit pas, & par-là on comprend bien que cela n'a point lieu dans le vivant, où cette partie flotte en quelque maniere dans le ſang, en étant environnée de part & d'autre, & où elle eſt expoſée à un mouvement continuel, de ſorte que je ſuis convaincu que quoique cette membrane paroiſſe un peu plus étendue dans le veau fœtus que dans le fœtus humain, elle n'en fait pas pour cela davantage la fonction de valvule, pour empêcher le paſſage du ſang de gauche à droite dans l'un & dans l'autre.

Voilà ce que les expériences de M. *Mery* avoient à la fin gagné ſur moi, ſçavoir, d'abandonner mon attachement à la valvule, mais cela n'étoit pas capable de me faire adopter ſon ſyſtême ; car les défenſeurs de l'ancien avoient ſi vigoureuſement ſoutenu le paſſage du ſang de droite à gauche, qu'à la fin M. *Mery* a avoué lui-même que les liqueurs ſeringuées & l'air ſoufflé paſſent également de part & d'autre.

Ainſi tout bien conſidéré, ces faits & ces expériences ne prouvent autre choſe que la liberté réciproque du paſſage du ſang.

Les conſéquences que chacun tire des capacités, des puiſſances, des réſiſtances, des vîteſſes, ſont enveloppées de trop de difficultés pour engager ceux qui veulent voir clair à prendre un parti préférablement à un autre.

Du côté de la veine du poumon la membrane eft attachée aux deux tiers du trou de communication ; l'autre tiers eft libre, & laiffe une ouverture par laquelle le fang peut paffer.

Du côté de la veine du poumon elle n'a aucun appui capable de réfifter au fang de la veine cave ; au contraire, du côté de la veine cave elle a le rebord, &c, pour l'appuier contre la preffion du fang qui vient du poumon.

Comme cette membrane eft plus large que le trou ovale, il eft vifible, fuppofé que le fang qui vient de la veine du poumon preffât, qu'elle doit entiérement fermer le trou, & par conféquent empêcher le fang d'y paffer : il en eft de même que dans la foupape d'une pompe ordinaire, laquelle étant appliquée par le poids de l'eau fur le bord folide du trou, empêche que l'eau ne puiffe defcendre.

Afin que cette membrane pût empêcher le fang de la veine cave de couler dans l'oreillette gauche, il faudroit qu'elle fût unie au bord du trou du côté de la veine cave, parce qu'alors le fang de cette valvule coulant deffus, l'appliqueroit fur ce rebord, qui l'appuyant fortement, forceroit le fang de réfléchir dans le ventricule droit, & au contraire celui de la veine pulmonaire, qui entreroit par le trou ovale, prefferoit & poufferoit infailliblement la membrane dans la veine cave, parce que de ce côté-là elle n'auroit aucun appui, de même que l'eau qui remonte par une pompe, fouleve la foupape, parce que n'étant pas appuiée du côté où l'eau doit paffer, elle ne lui fait aucune réfiftance.

M. *Mery* dit que fi le fang du poumon applique la membrane au trou ovale, elle doit empêcher le fang de la veine cave d'y paffer.

Ces fortes d'expreffions ne doivent pas être prifes à la rigueur. On dit, par exemple, que les valvules qui font à l'infertion du canal thorachique & des vaiffeaux lymphatiques dans les fouclavieres, en s'appliquant contre leurs orifices, les ferment de maniere que le fang n'y peut entrer : cependant elles n'empêchent pas le chyle ni la lymphe d'entrer continuellement dans ces veines : de même lorfqu'on dit que la valvule du trou ovale eft appliquée contre ce trou, enforte que le fang de l'artere pulmonaire n'y peut paffer, on ne doit pas penfer pour cela que le fang de la veine cave n'y puiffe passer : de même que la soupape dans les pompes ordinaires n'empêche pas l'eau d'y monter, encore que l'eau qui est par dessus, tienne par son poids la soupape appliquée contre le piston, parce que le sang de la veine cave ayant plus de force, pour enfoncer la valvule dans l'oreillette gauche, que n'en a le sang du poumon pour la tenir appliquée contre le trou, il se conserve le passage libre dans l'oreillette, jusqu'à ce que celui du poumon devienne le plus fort ; ce qui arrive lorsque le trou ovale se rétrecit, & que la petite quantité de sang qui y passe pour lors, n'a pas assez de force pour résister contre celui du poumon, qui étant devenu le plus fort, l'applique exactement contre le trou, & lui en ferme entiérement le passage.

Ce trou est tellement disposé dans la veine cave inférieure, que son ouverture se trouvant de bas en haut selon le cours du sang, elle favorise son entrée par son obliquité. Mais du côté du ventricule droit & de son oreillette il y a un rebord qui avance en forme de valvule, de sorte que le sang venant à monter par la veine cave susdite, il doit nécessairement entrer dans ce trou, étant empêché de passer outre par le bord ainsi disposé.

Supposé que le sang vînt de la veine du poumon par le trou ovale dans la veine cave, il ne pourroit pas à cause de ce bord ou avance, couler directement vers l'oreillette droite & le ventricule droit, ou bien il faudroit qu'il descendît contre le sang qui monte, & qu'il fît un détour.

De plus il y a une valvule dans la veine du poumon appliquée à ce trou, laquelle est adhérente du côté qui regarde la veine du poumon, de sorte que son ouverture regarde obliquement vers le ventricule gauche & son oreillette, de maniere que le sang venant de la veine du poumon, doit nécessairement couler par dessus, & entrer dans l'oreillette & dans le cœur, sans pouvoir passer par le trou qui se trouve exactement fermé par la valvule.

Usage de la valvule d'Eustachi.

Cette valvule a trois principaux usages.

Premiérement, dans le fœtus elle sert à diriger le sang
dans

dans la veine cave inférieure vers le trou ovale, & par conféquent à le faire paffer dans l'oreillette gauche.

Deuxiémement, elle fert à diriger le fang de la veine cave fupérieure vers l'orifice du ventricule droit, qui fans cela iroit heurter contre celui de la veine cave inférieure; mais par ce moyen leur choc eft oblique, ainfi elle fait la fonction d'éperon.

Troifiémement, ces fortes d'arcades charnues réfiftent à l'écartement que l'oreillette pourroit fouffrir auprès de la veine cave inférieure, où elle eft fort mince, & maintient le confluent de ces deux veines dans une telle fituation, que le fang qui monte, eft toujours dirigé vers le trou ovale : elle empêche que cette embouchure ne s'évafe trop ; & l'on doit remarquer qu'à l'endroit où la veine cave fupérieure regarde le cul de fac, elle a auffi une efpece d'arcade charnue qui l'empêche auffi de s'évafer trop du côté du cul-de fac; ce qui fait qu'elle demeure toujours dirigée vers l'orifice du ventricule droit.

Dans les animaux où cette valvule manque, la grande courbure de la veine cave inférieure du côté de la membrane du trou ovale fupplée à cette fonction, parce que cette courbure faifant que le vaiffeau eft plus évafé de ce côté-là que du côté de la veine coronaire, le fang y aborde en plus grande quantité, & plus directement, à quoi fert beaucoup l'arcade mufculeufe du confluent qui fait au dedans du canal une avance beaucoup plus confidérable dans les animaux que dans l'homme.

L'ouverture que laiffe la membrane du trou ovale pour donner paffage au fang de l'oreillette droite dans la gauche, eft précifément au deffous de cette avance.

Dans les animaux cette avance forme un plan incliné du côté du trou ovale ; cette avance peut donc avoir deux ufages.

Le premier eft de déterminer une portion du fang de la veine cave inférieure vers l'ouverture de la membrane du trou ovale.

Deuxiémement, tant dans le fœtus que dans les animaux parfaits, elle empêche que le fang des deux veines caves ne s'entrechoque directement, & que le fang de l'une ne s'oppofe à la décharge du fang de l'autre.

On peut encore dire que cette arcade musculeuse sert à fortifier le confluent & la portion qui tient aux deux veines caves, & qu'en empêchant que les parties ne s'étendent trop, elle rend leur contraction plus forte.

OBSERVATIONS

Sur les Estomacs des Animaux qui ruminent.

La cause de la rumination ne vient pas de ce que la mâchoire supérieure est dégarnie de dents incisives & canines, puisque le chameau qui est un ruminant, a des dents à la mâchoire supérieure.

La multiplicité des estomacs n'est pas nécessaire à la rumination; il est aisé de prouver qu'il n'y a que le premier qui est le véritable instrument de la rumination : les autres ne servent qu'à perfectionner la cuite des alimens ; c'est pour cela qu'on ne doit pas exclure les lievres & les lapins du nombre des animaux qui ruminent.

On remarque que leur estomac est comme séparé en deux parties ; les alimens contenus dans la portion la plus voisine de l'orifice supérieur font assez grossiérement cuits, mais ceux qui se trouvent dans la portion voisine du pylore, font beaucoup plus digérés.

On voit que ces animaux, après avoir mangé, mâchent & remâchent les alimens.

Dans les bœufs, les moutons, & nombre d'autres animaux, on voit que la mâchoire supérieure est dépourvue de dents incisives & canines, que la gencive est dure en forme de bourlet, que toute la surface de la langue du côté de sa pointe est garnie de pointes dures & inégales : ces especes de mamelons font comme des petites cornes dont la pointe est tournée du côté de la racine de la langue : ils font destinés à ramasser & à retenir l'herbe qu'ils coupent ou arrachent par l'application de la mâchoire inférieure qui est armée de dents, contre le bourlet de la supérieure, ce qui s'exécute par un coup de tête.

L'herbe ainſi portée dans la bouche, eſt conduite dans l'œſophage. La tunique charnue de ce canal eſt compoſée d'un double plan de fibres, qui décrivent chacune une ſpirale oppoſée l'une à l'autre, & ces fibres ſe croiſent par devant & par derriere vers le milieu du canal : dans ces mêmes endroits les fibres qui ſont extérieures, ſe cachant ſous les autres, deviennent à leur tour intérieures.

Dans l'homme cette tunique eſt plus ſimple : les fibres du plan extérieur ſont ſimplement longitudinales, & celles de l'intérieur preſque circulaires & diverſement arrangées.

La raiſon de cette différente ſtructure eſt fondée ſur les différens uſages de l'œſophage ; car dans les animaux qui ruminent, il ne ſert pas ſeulement à pouſſer la nourriture du goſier juſqu'au ventricule comme dans l'homme, mais encore à le faire remonter dans la bouche à chaque fois qu'ils ruminent, pour la mâcher de nouveau : ce canal a donc beſoin d'être beaucoup plus fort, non ſeulement pour réſiſter aux grandes dilatations auſquelles il eſt expoſé, mais encore pour ſerrer étroitement les gros pelotons qui remontent & qui deſcendent, & c'eſt ce que fait exactement la diſpoſition de ces fibres ainſi entrelaſſées.

De la ſtructure des Eſtomacs des Animaux qui ruminent.

L'on fait ici la deſcription de ceux du mouton, parce qu'ils ont moins de volume, & qu'on peut les nettoyer & les préparer plus aiſément.

Le premier eſt le plus grand de ces ventricules, & eſt appellé par les Grecs *Choilia Megalé*, par les Latins *Magnus Venter*, ou *Primus ventriculus*, & en François *la panſe*.

Cet eſtomac, vu par dehors, eſt comme diviſé en deux parties ou ſacs, & vu par dedans, il paroît comme compoſé de trois réceptacles ou réduits.

Le ſecond eſtomac eſt à ſon côté droit, & la rate au gauche. Cet eſtomac eſt revêtu de quatre tuniques ; l'extérieure eſt mince & formée par un redoublement de la lame interne du péritoine ; la deuxieme eſt charnue & compoſée d'un double plan de fibres.

Pour les bien décrire, il faut examiner un de ces ſacs en

particulier. Le plan extérieur eſt compoſé de fibres qui décrivent des arcs plus ou moins courbés, & qui viennent preſque tous aboutir à la pointe de ce cul-de-ſac. Le plan intérieur eſt compoſé de fibres en cercles qui ſont paralleles, & qui deviennent d'autant plus petits, qu'ils approchent plus de la pointe du cul-de-ſac. Les autres cavités de cet eſtomac ſont revêtues de fibres qui ont la même direction, & en cela elles imitent beaucoup celles des fibres qui couvrent la partie gauche de l'eſtomac de l'homme. La troiſieme tunique eſt la nerveuſe ; elle eſt d'un tiſſu fort ſerré & fort ténace, & par des redoublemens elle forme une infinité de petites éminences, qui ſont longuettes & plates, & qui ne reſſemblent pas mal à des petites ſemences de courges. La quatrieme & la plus intérieure, qu'on appelle le velouté, tapiſſe non ſeulement toute la capacité de cet eſtomac, mais elle fait autant de gaînes qu'il y a d'éminences dans la tunique nerveuſe, & elle les revêt exactement.

On ajoute dans tous les viſceres un tiſſu cellulaire qui peut être regardé comme une cinquieme tunique.

Le ſecond ventricule eſt appellé *Cecryphalos* par Ariſtote, *Reticulum* par les Latins, & en François le *Bonnet ;* parce que ſa ſurface intérieure répréſente un réſeau qui reſſemble au bonnet de lacis dont les femmes enfermoient autrefois leurs cheveux.

On a déja dit qu'il eſt placé au côté droit du premier eſtomac ; il eſt beaucoup plus petit, parce qu'il ne doit contenir que l'herbe qui a été ruminée : ſa figure eſt ovale ; il eſt compoſé de quatre tuniques, d'un tiſſu cellulaire de même que le premier, leſquelles ont à peu près la même ſtructure, à la réſerve de ſon enveloppe intérieure qui repréſente un réſeau dont les mailles ſont relevées par des petites cloiſons, comme des petits murs qui forment pluſieurs figures, les unes quarrées, les autres pentagones, les autres exagones, & qui ont fait appeller cet eſtomac le réſeau, ainſi qu'il a été dit.

Ce réſeau & ces éminences ſont armées de quantité de pointes qui reſſemblent aux dents d'une ſcie.

Le troiſieme eſtomac eſt appellé *Echinos* par Ariſtote, *Omaſus* par les Latins, & en François le *Livre* ou le *Millet ; Livre*, parce qu'il eſt plein de feuillets ; *Millet*, parce que ces feuillets font armés de pointes qui reffemblent à des grains de millet : ceux qui l'ont appellé *Echinos* , ont cru qu'elles étoient femblables aux piquans d'un hériffon.

La cavité de cet eftomac eft donc remplie de feuillets difpofés felon la longueur , & au nombre de trente-deux , fçavoir huit grands , huit moyens , & feize petits ; cette inégalité de longueur & leur fituation font fort propres pour faire qu'ils empliffent également toute la cavité de l'eftomac, parce que s'ils avoient tous eu une même longueur , ils auroient été beaucoup plus ferrés vers le centre que vers la circonférence. Dans les bœufs il y en a vingt-deux grands , autant de moyens , & quarante-deux petits qui font quatre-vingt huit.

C'eft le plus petit des quatre eftomacs ; fa figure eft prefque femilunaire ; il communique avec le fecond & le quatrieme ; fes deux orifices ne font pas fort éloignés ; il eft compofé d'un pareil nombre d'enveloppes , à la réferve de la nerveufe qui, par des redoublemens particuliers, forme les feuillets dont on vient de parler , & qui font hériffés de pointes pareilles à celles des rapes. La tunique intérieure recouvre tous les piquans de la tunique nerveufe ; les fibres charnues de fon plan intérieur qui l'embraffent circulairement , font fort épaiffes ; c'eft de ce plan que partent les fibres qui garniffent les feuillets dont les unes s'étendent fuivant leur longueur , & les autres fuivant leur hauteur ou largeur. C'eft par leur contraction que ces feuillets font mobiles , & qu'ils peuvent fe dreffer & fe rapprocher les uns des autres pour les ufages dont on parlera.

Le quatrieme ventricule eft appellé *Enyftron* par Ariftote, *Abomafus* par les Latins , & la *Caillette* en Francois , parce que c'eft dans cet eftomac que s'amaffe la préfure qui fert à faire cailler le lait.

Il eft d'une figure oblongue ; il va toujours en fe rétreciffant à mefure qu'il approche du pylore , & il reffemble affez à l'eftomac des autres animaux.

Il eft garni de plufieurs feuillets qui s'étendent obliquement fuivant la longueur ; ils font liffes & fans aucune pointe, de même que le velouté dont ils font recouverts , lequel eft tout femblable à celui de l'homme, c'eft-à-dire compofé de poils fins & souples, de glandes femées dans prefque toute l'étendue de cette enveloppe.

Il eſt auſſi compoſé d'une membrane charnue qui a un double plan de fibres.

On voit au dedans du ſecond eſtomac deux éminences qui reſſemblent à deux levres, & laiſſent entr'elles un petit enfoncement; elles ſont compoſées d'un trouſſeau fort épais de fibres qui ſont longitudinales, & l'intervalle qu'elles laiſſent entr'elles, eſt rempli par la tunique charnue de cet eſtomac. Tout ce demi-canal eſt recouvert de la tunique nerveuſe & du velouté; ainſi le tout ſemble former comme un demi-canal qui s'étend depuis l'orifice ſupérieur juſqu'à l'entrée du troiſieme eſtomac.

Ruminer, c'eſt obliger la nourriture qui eſt contenue dans l'eſtomac, à remonter par l'œſophage dans la bouche pour y être mâchée à loiſir & bien mêlée avec la ſalive, & enſuite être avalée une ſeconde fois.

La neceſſité de ruminer eſt principalement fondée ſur la qualité de la nourriture dont ſe ſervent ces animaux, laquelle étant dure, inégale & crue, ébranle de telle maniere les fibres de la panſe, qu'elle les détermine à la renvoyer dans la bouche: cela eſt ſi vrai, que quand on leur donne une nourriture tendre, molle & délicate, ils ruminent peu, & ſouvent point du tout, parce qu'il n'y a rien de rude & de raboteux qui les détermine à cette action.

C'eſt auſſi cette diſpoſition particuliere de la nourriture qui fait que ces ſortes d'animaux ruminent beaucoup plus l'hyver que l'été; car le foin & la paille dont ils vivent l'hyver, ſont plus durs & plus raboteux que l'herbe verte & molle qu'ils mangent l'été.

Quelques-uns ont cru que les bêtes ruminoient par le plaiſir qu'elles avoient de remâcher les alimens: mais ſi cette penſée étoit vraie, ces animaux remâcheroient plutôt la portion des alimens qui auroit été ramollie & fermentée, que celle qui eſt dure & compacte, & qui ne peut pas flatter leur goût.

D'autres ont voulu que la cauſe de la rumination fût fondée ſur le naturel timide de ces animaux, tels que ſont les daims, les chevreuils, les cerfs, les lievres, &c: ce naturel timide, diſent-ils, fait qu'ils demeurent peu de temps dans les champs pour prendre leur nourriture ; c'est pourquoi ils emploient ce temps-là à en amasser la quantité qu'il leur en faut : ils la prennent fort à la hâte , & la déposent, pour ainsi dire, dans leur premier estomac, d'où ils la font revenir quand ils sont dans leur taniere, en l'avalant une seconde fois pour la mâcher à loisir : mais cette opinion suppose une chose qui ne paroît pas vraie, qui est le naturel timide de ces animaux ; car les bœufs, les chevres & les moutons paissent tranquillement dans les prés, & en toute sûreté dans leurs étables ; cependant ils ruminent l'été, & encore plus l'hyver.

Il y a lieu de croire que ce qui détermine encore ces animaux à avaler leur nourriture avant que de la bien mâcher, c'est leur voracité & la grande capacité de leur panse qui les rend propres à avaler indifféremment toutes sortes d'herbes crues, dures & raboteuses : c'est pourquoi quand ils sont pressés par la faim, ils avalent sans cesse les pelotons d'herbes sans presque les mâcher, pour remplir promptement la capacité de leur panse, & faire cesser au plutôt les ébranlemens qu'ils ressentent dans toute l'étendue de ce premier estomac.

Pour les déterminer à cette action, tout est favorablement disposé, la nature des alimens, la structure de leur estomac, & le temps destiné à faire leur provision.

Ces animaux pourroient fort bien mâcher leur nourriture autant qu'il est nécessaire dès le premier coup d'œil ; mais de cette maniere il leur faudroit employer beaucoup de temps pour assouvir leur voracité, c'est pourquoi ils mangent goulument & remplissent leur panse.

Des fonctions du premier Estomac.

La panse est le principal organe de la rumination ; c'est le réservoir de toutes les herbes crues & dures, que ces animaux ont coutume de prendre goulument : elles y sont mises en dépôt pour quelque temps ; elles s'y ramollissent & s'attendrissent tant par l'action de la salive dont elles se sont imbibées en passant par la bouche, que par la chaleur du feu, & par ce moyen elles sont disposées à être plus facilement ruminées : l'animal ayant rempli le premier estomac, se couche sur le côté, ensuite il rumine.

Quand on met les bœufs au travail immédiatement après qu'ils ont pris leur nourriture, ils ne ruminent point, ou du moins très-peu ; l'animal a donc besoin de quelque repos pour ruminer : alors par une forte compreſſion, & par une ſecouſſe particuliere du premier eſtomac, il repouſſe un peloton d'herbes dans l'œſophage qui le fait remonter dans la bouche, où il eſt mâché & remâché, & pénétré d'une très-grande quantité de ſalive ; enſuite il l'avale une deuxieme fois : quelque portion de ce peloton ainſi ruminée, rentre dans la panſe, tout le reſte paſſe dans le deuxieme eſtomac. Pour obliger ce peloton à remonter plus aiſément, le diaphragme & les muſcles du bas-ventre viennent au ſecours, en comprimant fortement & tout à coup cet eſtomac. Après ce peloton, l'animal en fait remonter un deuxieme, puis un troiſieme, & cette action ſe continue juſqu'à ce que tout ce qu'il a de crud dans la panſe ait été ruminé. Les alimens contenus dans cet eſtomac y ſont broyés ſans ceſſe, & ce qu'il y a de mieux digéré, eſt pouſſé dans le deuxieme : le plus crud & le plus raboteux eſt toujours repouſſé dans la bouche, pour y être remâché par les ſecouſſes dont on a parlé.

On voit par-là que la bouche, l'œſophage, les deux premiers eſtomacs & le diaphragme ſont dans un continuel mouvement pendant tout le temps que l'animal rumine.

Comme les herbes que prennent ces animaux, ſont compoſées de fibres & de brins durs & raboteux, & que cet eſtomac eſt obligé de s'en remplir, c'eſt pour cette raiſon que ſa tunique intérieure eſt dure, calleuſe & munie de pluſieurs éminences pour empêcher que leur dureté ne la bleſſe ; & comme elles ſe dreſſent lorſque les fibres de cet eſtomac ſont en contraction, en frottant diverſement contre les brins d'herbes, elles aident à les diviſer & à les piler.

Des fonctions du ſecond Eſtomac.

Le ſecond eſtomac eſt le principal réſervoir de la nourriture qui a été ruminée ; c'eſt auſſi dans ce temps-là qu'il ſe remplit : or il la reçoit ou immédiatement de l'orifice ſupérieur, ou du premier eſtomac ; car l'orifice ſupérieur eſt comme placé entre le premier & le deuxieme eſtomac, & l'ouverture

qui

qui fait la communication entre les deux estomacs est fort grande : par sa conformation intérieure il retient quelque-temps la nourriture, elle s'y fermente tant par l'action de la salive dont elle est imbibée en abondance dans le temps qu'elle a été remâchée, que par le suc même des herbes qui est très-fermentatif ; elle y est sassée & retournée de tous les sens par le mouvement de cet estomac, & elle y est brisée de nouveau plus parfaitement par la même conformation de sa membrane intérieure.

Lon a vu qu'elle représente un réseau dont les mailles sont plus ou moins relevées par de petites cloisons ; que tout ce réseau est hérissé de pointes qui ressemblent aux dents d'une scie ou d'un rateau ; ce qui le rend propre à diviser & broyer la nourriture, & à la retenir autant de temps qu'il est né-cessaire pour la préparer aux changemens qu'elle doit recevoir dans les derniers estomacs.

Si parmi la nourriture dont il est rempli, il s'y en trouve encore quelque portion qui soit trop crue, il la renvoie dans le premier pour y être préparé de nouveau.

Ce deuxieme estomac pousse à diverses reprises ce qu'il contient de mieux digeré dans le troisieme, dont l'orifice étant fort étroit, ne donne passage qu'à ce qui est le plus at-ténué : comme le second estomac est d'une capacité médiocre, il est aisé de concevoir qu'il ne pourroit pas contenir tout ce qui est renfermé dans la panse, c'est pourquoi il se vuide de temps à autre pendant que l'animal rumine, pour être plus en état de recevoir ce qui a été préparé une deuxieme fois dans la bouche, c'est-à-dire, ruminé.

Des fonctions du troisieme Estomac.

L'on a vu que le troisieme estomac est rempli de plusieurs feuillets entre lesquels la nourriture qui sort du second, est distribuée : ces feuillets sont hérissés de petites pointes ; ils sont musculeux, ils peuvent s'éloigner & s'approcher les uns des autres, ils peuvent aussi se dresser & se tenir tendus par eux mêmes, ce qui étoit nécessaire pour que le passage fût toujours libre, & ils sont arrangés avec une méchanique bien ingénieuse pour cet usage ; car, comme il a fallu que toute la cavité de cet eſtomac fût remplie de ces feuillets, ils ſortent de toute ſa ſurface interne, & viennent de ſa circonférence vers le centre, ainſi, qu'on en voit dans les têtes des pavots; mais pour faire que ces feuillets ne fuſſent pas trop ſerrés vers le centre, & qu'ils ne laiſſaſſent pas de trop grands eſpaces vuides vers la circonférence, ainſi qu'aux pavots, l'expédient a été de les faire de grandeur différente, enſorte que les grands qui vont juſqu'au centre, étant en petit nombre, il y en a d'autres entre-deux qui ne vont pas ſi loin, & d'autres encore plus courts, qui rempliſſent les intervalles qui ſont proches de la circonférence.

Il eſt aiſé de juger que les herbes étant ainſi diſtribuées entre ces feuillets, elles en doivent être plus exactement broyées, & qu'à chaque fois qu'ils ſe remuent, ce ſont comme autant de limes qui doivent les briſer & les diviſer de plus en plus; & lorſqu'ils ſont obligés de ſe rapprocher tous les uns des autres par les puiſſantes contractions des fibres cir-culaires qui embraſſent cet eſtomac, ils mettent en preſſe ces herbes, & en expriment tout le ſuc qui paſſe dans le quatrieme ventricule; le marc qui reſte entre ces feuillets eſt fort ſec, & il eſt préparé & broyé de nouveau après avoir été détrempé & délayé, tant par la boiſſon que par l'humidité de la nour-riture que lui envoie le ſecond eſtomac. On voit par tout ce qui vient d'être dit, que ce troiſieme eſtomac eſt un vérita-ble preſſoir.

Des fonctions du quatrieme Eſtomac.

La ſtructure du quatrieme eſtomac n'eſt pas fort différente de celle de l'homme & de pluſieurs autres animaux : ſa tuni-que eſt intérieure & parſeméc de glandes qui préparent & fourniſſent un levain qui a la propriété de faire fermenter le ſuc des herbes, d'en détacher les principes, de les mettre en liberté pour les diſpoſer à faire un nouveau liquide ; & quoi-qu'il ait une teinture verte au ſortir de l'eſtomac, il devient blanc & doux comme du lait, dès qu'il eſt entré dans les in-teſtins, & qu'il s'eſt mêlé avec la bile & les autres liqueurs qui ſont dans le canal inteſtinal.

Une preuve évidente que l'eſtomac ne fait pas le chyle, c'eſt qu'on a vu des hommes qui ruminoient.

Des Inteſtins.

Les animaux qui vivent d'herbes, ont les inteſtins d'une prodigieuſe longueur : dans les cerfs, par exemple, ils ont juſqu'à ſoixante-dix pieds de long.

Comme les herbes ne ſe changent point en chyle auſſi promptement que la chair, il faut qu'elles ſoient long-temps à paſſer par les longs détours du canal inteſtinal, afin de donner lieu à la bile & au ſuc pancréatique d'agir long-temps ſur la nourriture, & au chyle de ſe bien ſéparer des parties groſſieres.

Fonctions du demi-canal qui eſt au dedans du ſecond Eſtomac.

Lorſque les deux éminences ou rebords qui terminent le demi-canal viennent à ſe rapprocher & à ſe joindre, elles font un canal qui ſert à conduire la boiſſon de maniere qu'elle paſſe dans le troiſieme eſtomac ſans entrer, ni dans le premier ni dans le ſecond ; ce qui étoit néceſſaire à ces animaux dont les premiers eſtomacs, ſurtout la panſe étant déja fort remplie d'herbes, auroient été ſurchargés & ſi fort dilatés par cette boiſſon, qu'ils n'auroient pu ſe reſſerrer de la maniere néceſſaire pour toutes leurs fonctions, & ſeroient peut-être crevés, comme on l'a vu quelquefois : de plus la boiſſon étant mêlée avec toutes ces herbes, & répandue dans la profondeur de ce grand eſtomac, elle ne pourroit être promptement diſtribuée dans les endroits où elle eſt néceſſaire, qui ſont les deux derniers eſtomacs, mais ſurtout le troiſieme, qui n'étant rempli que d'un marc qui eſt très-ſec, a beſoin d'être délayé & détrempé par beaucoup d'humidité : c'eſt auſſi par ce même canal que paſſe le lait, pendant que les animaux tettent leurs meres ; c'eſt pourquoi comme dans ce temps-là les deux premiers eſtomacs n'ont point de fonction, ils ſont très-petits.

Enfin la raiſon pour laquelle ces deux rebords ne ſont pas toujours joints, c'eſt pour donner lieu à ce qu'il y a de plus liquide dans les premiers eſtomacs de paſſer dans les deux autres ; & ſi la nourriture contenue dans le premier eſtomac n'étoit pas ſuffiſamment humectée, il y a lieu de croire qu'une

K k k ij

portion de la boisson qui coule par ce chemin , pourroit y entrer pour la délayer & la détremper , & que le reste passeroit dans le troisieme & quatrieme estomac ; si l'on demande à quoi bon cette variété d'organes & de mouvemens , l'unique raison doit se prendre de la volonté du Créateur, qui a voulu multiplier ses merveilles en multipliant les moyens qu'il emploie pour remplir une même vue ; *opera mutat , non mutat consilia.*

Des Estomacs du Chameau.

On voit au dedans des deux premiers estomacs un grand nombre de petits sacs de différente figure ; la vue de ces sacs a fait croire qu'ils pourroient bien être les réservoirs où *Pline* dit que les chameaux gardent fort long-temps l'eau qu'ils boivent en grande quantité quand ils en rencontrent, pour fournir aux besoins qu'ils en peuvent avoir dans les déserts arides où l'on a accoutumé de les faire passer, & où l'on dit que ceux qui les conduisent, sont quelquefois obligés & contraints par l'extrêmité de la soif de leur ouvrir le ventre dans lequel ils trouvent de l'eau.

J'en ai ouvert trois en différens temps, & j'ai toujours trouvé ces sacs remplis d'herbes & d'alimens ; ainsi il y a lieu de croire que la raison pour laquelle leur nourriture est ainsi distribuée & préparée en tant de sacs, c'est pour être plus exactement broyée , & pénétrée plus aisément par les sucs fermentatifs : car ces sacs étant musculeux , ils peuvent se serrer , & par conséquent comprimer la nourriture qu'ils contiennent, à peu près comme les feuillets du troisieme estomac des autres animaux ruminans.

Des Pelotes qui se trouvent dans les Estomacs de plusieurs Animaux.

On trouve dans l'estomac de la plûpart des animaux qui ruminent , des boules ou pelotes qui sont pour l'ordinaire rondes, ou de la figure d'un œuf ; les unes sont recouvertes d'une espece de peau de couleur d'olive brune , ou de chataignes ; le dedans est composé du poil que ces animaux avalent en se léchant, ou de la laine que les moutons se mangent les uns aux autres.

Il y en a qui ne font point compofées de poils, mais de fibres ligneufes, ce qu'on reconnoît par l'inégalité de ces fibres qui ne font ni d'une même couleur, ni d'une couleur uniforme comme font les poils. (Il faut encore confidérer que l'on trouve de ces pelotes dans l'eftomac des chevaux, qui ne font point des animaux qui fe léchent, & dans lefquels elles doivent être faite d'autre chofe que de poil.)

Il paroît donc que ces pelotes font compofées ou du refte des herbes que ces animaux ont mangées, dont les fibres les plus dures n'ont pu être digérées, ou du poil qu'ils ont avalé; c'eft pourquoi on ne les trouve ordinairement que dans le premier, ou dans le deuxieme eftomac.

Elles doivent donc leur naiffance à des fibres & à des brins d'herbes qui fe font liés étroitement les uns aux autres, & dont le volume s'eft augmenté par l'addition de nouvelles fibres; lorfqu'elles font parvenues à un certain degré d'accroiffement, ces fibres ou ces poils font tapés & foulés de telle maniere, qu'elles forment une efpece de feutre qui en fait l'écorce.

Leur figure dépend des roulemens continuels auxquels elles font expofées par les mouvemens de l'eftomac, où elles font tournées & retournées de tous les fens.

Le Béfoard eft une efpece de pierre qui fe trouve dans le ventre d'une efpece de chevre des Indes Orientales; il eft formé par couches à peu près concentriques qui s'enveloppent les unes les autres, & font difperfées autour d'un noyau qui eft comme leur centre; quelquefois le noyau eft libre dans le fond du Béfoard, & on le peut faire fonner; ce noyau eft d'une nature très-différente du refte du Béfoard; le plus foûvent c'eft quelque fruit ou quelque graine qui vient de ces plantes étrangeres.

OBSERVATIONS

Sur les parties qui servent à la nourriture des Oiseaux, sur la structure & la situation du Jabot & du Gésier.

LE jabot se trouve dans toutes les especes de poules, de faisans, de pigeons, &c ; les coqs d'Inde, & plusieurs autres n'en ont point ; l'œsophage venant à se dilater vers le milieu du col, forme une espece de sac de figure ronde & ovale, qu'on nomme le jabot, lequel s'étend jusqu'au sternum ; il est garni de plusieurs glandes, & les grains qu'on y trouve sont toujours fort ramollis.

Après le jabot l'œsophage se rétrecit & coule par la poitrine, couché au dessus des vertebres du dos, & un peu au dessus du gézier ; il grossit un peu, parce qu'il est garni d'une couronne de glandes fort artistement arrangées : elles sont très-belles dans le coq d'Inde ; elles paroissent d'une structure toute semblable à celles des glandes de l'autruche. La tunique intérieure de l'œsophage fait des cercles en cet endroit qui font plaisir à voir. Ces glandes fournissent une très-grande quantité d'une humeur blanche & mucilagineuse dont les grains s'imbibent en passant, & avant que d'entrer dans le gézier. Ces glandes tiennent lieu de celles qui se trouvent dans l'estomac des autres animaux, & il est bon de faire observer qu'elles ne s'étendent pas jusqu'à l'endroit où l'œsophage s'ouvre dans le gézier ; il y a environ un travers de doigt qui en est dénué.

Le gézier est le véritable estomac des oiseaux ; il est composé de quatre muscles, dont toutes les fibres charnues se réunissent à deux tendons directement opposés, & placés au milieu des deux surfaces plates de cet estomac.

Ces quatre muscles sont opposés deux à deux : des deux plus forts l'un regarde le dos, & l'autre la partie antérieure du ventre.

Leur partie charnue, qui est très-épaisse, a ses fibres qui s'étendent d'un tendon à l'autre, en décrivant presque toute la figure d'un arc ; c'est principalement par la réunion de leurs

filets tendineux que se forment les deux gros tendons dont
on vient de parler ; les deux autres muscles sont beaucoup
plus minces ; l'un d'eux revêt la partie supérieure du gézier,
& l'autre l'inférieure ou son fond ; leurs fibres charnues sont
aussi disposées en arc, & leurs filets tendineux viennent aussi
se réunir aux deux grands tendons dont on a parlé ; le premier de ces muscles est le plus fort, c'est lui qui doit pousser
vers le pylore ce qu'il y a de mieux broyé.

Le gézier est revêtu d'une membrane nerveuse, au dessus
de laquelle est celle qui est dure, calleuse, & garnie de plusieurs plis ; la portion de cette membrane qui revêt les parois
dès deux gros muscles, est beaucoup plus épaisse & plus dure,
étant comme cartilagineuse.

Cette membrane est percée par dessous d'une infinité de
petits trous qui donnent entrée à plusieurs petits filets qui s'é-
levent de la tunique nerveuse qui est au dessous, & qui est
étroitement attachée à la partie charnue des muscles.

Le gézier est revêtu par dehors d'une membrane semée d'une
quantité de vaisseaux, & chargée d'une quantité de graisse.

On peut donc compter quatre tuniques dans le gézier, de
même que dans l'estomac de l'homme & des autres animaux,
sçavoir l'extérieure qui est très-mince, la charnue qui est disposée comme il a été dit, la nerveuse & la calleuse.

On ne voit point de jabot dans les oiseaux de proie ; la
partie qui répond au gosier, est revêtue d'une tunique charnue
presqu'aussi mince que celle de l'estomac de l'homme & des
autres animaux à quatre pieds, avec cette différence que ses
fibres ont le même arrangement que celles qui composent les
muscles du gézier ; c'est-à-dire qu'elles vont toutes en décrivant ces lignes courbes se réunir à deux tendons directement
opposés, & que les deux plans les plus épais sont aussi placés
au milieu des deux surfaces plates de cet estomac.

On remarque encore que dans ces oiseaux les intestins sont
beaucoup plus courts que dans ceux qui vivent de grains, &
que les cœcum sont très-petits, & même dans quelques-uns
à peine sont-ils marqués.

De la structure du Bec.

Les oiseaux de proie ont le bec crochu, & ils s'en servent

pour dépecer leur nourriture, & lui donner quelque commencement de coction.

Du bec du Perroquet.

Comme il y en a de plufieurs efpeces, en général la partie fupérieure eft crochue & fe termine en pointe; la partie inférieure eft évafée en arriere & fe termine prefqu'en rond par fon extrêmité : cette partie eft creufe pour recevoir la langue, laquelle eft affez épaiffe. Les bords de l'une & de l'autre partie qui forment le bec, eft dure, tranchante, & quelquefois dentelée.

Le perroquet mange de prefque toutes fortes d'alimens; il caffe & divife les pepins de différens fruits; ce qu'il y a de particulier, c'eft effentiellement l'extrêmité de la langue qui dirige ce qu'il y a de dur & le pouffe fous la partie creufe de la partie fupérieure du bec, pour qu'elle foit enfuite portée fur les côtés pour être divifée; il eft à propos de faire obferver que les perroquets font revenir les alimens qu'ils ont avalés, pour les mâcher, ce qui peut les mettre au nombre des ruminans.

L'on ne doit pas oublier que le crochet qui termine l'extrêmité fupérieure de leur bec eft auffi deftiné à les faire accrocher & à les tranfporter d'un endroit dans un autre.

Il y a des oifeaux qui ont le bec très-dur & très-aigu par la pointe & par le côté, comme le corbeau, la pie, le geai, &c; ceux-là ont au bec plus de force que d'adreffe, ils s'en fervent pourtant pour manger des viandes & des grains; auffi entre les oifeaux qui vivent de grains, il y en a qui ont l'adreffe d'ouvrir les graines dont ils vivent; tels font les linottes, les ferins, les chardonnerets, le moineau, le pinfon & une infinité d'autres; ceux-là ont le bec pointu, & les côtés fort aigus & tranchans : la moëlle de ces graines eft couverte de deux coquilles articulées dans le milieu de la graine; l'oifeau a l'adreffe de faire tourner la graine entre les deux parties de fon bec pour chercher la jointure, la langue y a beaucoup de part; pour lors il fépare les deux coquilles & en tire la moëlle qu'il avale fans mâcher; or cette moëlle ainfi dépouillée de fon écorce peut aifément être pilée &

broyée

broyée par l'action des puiffans mufcles du géfier fans aucun autre fecours.

Les oifeaux qui paiffent l'herbe, comme l'oye, le cigne, les canards & autres, ont le bec dentelé par des coches en maniere de rape, afin que ce qu'ils ont pris ne gliffe pas dans leur bec, quand ils veulent l'arracher.

Quelques-uns, comme le plongeon, fe fervent de ces fortes de dents pour retenir leur proie.

Il y a un oifeau nommé *Fiber*, où ces dentelures ne font pas de fimples coches, mais de véritables dents, longues, pointues, & recourbées en arriere.

Les oifeaux ont des glandes falivaires ; il s'en trouve autour de la langue, au palais, où il fe voit deux ouvertures au fond, de même qu'il y en a autour du larynx & de l'œfophage.

Les fources de cette liqueur & de celles qui font dans tout le refte des parties où fe préparent les alimens, font fort abondantes.

Il ne faut pas douter que cette liqueur ne ferve à ramollir & à pénétrer plus ou moins la nourriture, felon qu'elle demeure plus ou moins dans la bouche.

Les oifeaux qui ont un jabot, y réfervent la nourriture dont ils font provifion, quand ils en trouvent l'occafion. Le grain qui y eft retenu, s'y amollit, ce qui le difpofe à être plus exactement & plus facilement broyé dans le géfier ; & la liqueur qui fert à ce ramolliffement, vient tant des glandes falivaires, que de celles qui garniffent en grand nombre le dedans du jabot.

Le grain y eft ainfi mis en réferve, afin que le géfier n'en foit pas furchargé, & qu'il digere plus facilement ce que le jabot lui renvoie.

Dans quelques efpeces d'oifeaux le jabot prépare & tient quelque portion de la nourriture, delà ils la renvoie à leur bec, & la donnent à leurs petits, comme le pigeon, la tourterelle, &c ; ces fortes d'oifeaux ont le jabot fort large, c'eft ce qui les diftingue des oifeaux de proie, qui ne la leur portent que dans leur bec ou dans leurs ferres.

Il y a des oifeaux qui font remonter la nourriture de leur ventricule à leur bec ; pour exemple, on cite le héron : on dit que quand ils ont mangé des moules, ils les avalent avec leurs coquilles, & lorfqu'ils fentent qu'elles font ouvertes par la chaleur qui a relâché le reffort des mufcles qui les tient fermées, ils les revomiffent pour en manger la chair.

Fonctions du Géfier.

L'on a fait obferver qu'entre les mufcles qui compofent le géfier, il y en a qui font formés de plufieurs couches de fibres, difpofées de maniere que dans le temps de leur contraction, ces deux mufcles fe ferrent l'un contre l'autre, comme feroient deux mains qui s'uniroient étroitement, & qui s'ouvriroient enfuite par des mouvemens continuels & alternatifs.

Mais comme ces deux mufcles font garnis en dedans d'une membrane épaiffe, dure & cartilagineufe, ils ne peuvent fe ferrer auffi étroitement qu'ils le font, que les grains qui font entre-deux, ne foient écrafés ; de maniere qu'on peut confidérer ces deux parois cartilagineufes comme deux mufcles dont la nature fe fert pour piler les grains. Dans le temps que ces deux mufcles fe rapprochent, les alimens qui font entre-deux, font obligés de regorger en haut & en bas, ce qui détermine les deux autres mufcles qui recouvrent ces deux endroits du géfier, à fe refferrer à leur tour, pendant que les deux autres fe relâchent, & à repouffer ce même aliment entre les deux mufcles pour y être broyé de nouveau par l'action des deux gros mufcles, ainfi alternativement & continuellement jufqu'à ce que les grains foient parfaitement moulus. La direction des plis de la membrane intérieure du géfier eft une preuve de ces deux mouvemens.

Pour rendre l'action des mufcles plus efficace, ces oifeaux avalent des cailloux qui, étant mêlés avec les graines, aident beaucoup à broyer leurs parties les plus dures ; ainfi on peut dire que ces cailloux font dans l'eftomac des oifeaux, ce que les dents font dans la bouche des autres animaux ; il ne faut donc pas s'étonner s'ils choififfent les cailloux les plus durs & les plus raboteux, & s'ils les rejettent avec leurs excrémens, quand ils font devenus liffes & polis par leurs frottemens.

On obferve encore qu'entre les oifeaux qui vivent de grains, il y en a qui n'avalent point de pierres, par exemple, les chardonnerets, les linottes, les ferins, &c; parce qu'ils ont beaucoup d'adreffe pour dégager avec leur bec la moëlle qui eft enfermée dans les graines dont ils vivent, comme on l'a déja fait obferver.

L'on ne doit pas croire que les oifeaux qui avalent des cailloux, & que les autruches, les outardes, &c, qui avalent des doubles & des morceaux de fer & de cuivre, le faffent pour s'en nourrir, ou pour adoucir l'acide de leur eftomac ; elles les prennent pour aider à broyer leur nourriture, & la preuve de cela eft qu'elles avalent indifféremment tout ce qu'on leur jette de dur & de folide.

Quoique j'aie trouvé dans l'eftomac de ces oifeaux plufieurs de ces doubles fort ufés, on n'en doit pas conclure que cette attrition foit l'effet d'une corrofion faite par les acides ; c'eft bien plutôt l'effet du frottement mutuel de ces doubles & de ces cailloux, caufé par la compreffion réciproque des puiffans mufcles du géfier : c'eft ce que j'ai reconnu par quelques-uns de ces doubles qui étoient creux d'un côté, & boffus de l'autre, lefquels étoient tellement ufés du côté de la boffe, qu'il n'y étoit rien refté de la figure de la monnoie, les lettres étant entiérement effacées, au lieu qu'elles étoient entieres dans leur partie cave, la boffe les ayant garanties du frottement du géfier & des autres doubles.

On trouve donc dans la ftructure du géfier la raifon de cette puiffante compreffion, par le moyen de laquelle non feulement les grains les plus durs, mais encore les noifettes & les boules de verre font broyées & réduites en poudre dans fa cavité : l'on voit la raifon de la dureté & de l'épaiffeur de fa tunique intérieure, & pourquoi elle eft entrecoupée de plufieurs plis, car ils fervent à retenir les cailloux qui s'y trouvent engagés, & à les affermir les uns contre les autres pendant l'action du géfier ; ce qui rend le frottement plus rude & le broyement plus exact. C'eft pour le même fujet que fa cavité eft fi étroite, afin que n'agiffant à la fois que fur peu de matiere, elle foit mieux pilée, le refte étant retenu dans le jabot qui, comme une efpece de trémie, ne la fournit que peu à peu, & fucceffivement à l'action des parois du géfier, qui font comme l'office de meules : pendant que la nourriture eft ainfi broyée, la partie la plus cuite eft pouffée vers le pylore qui lui ouvre le paſſage dans les inteſtins.

Dès qu'elle y eſt entrée, elle ſe mêle avec la bile, le ſuc pancréatique, &c, elle y reçoit la même préparation que dans ceux des autres animaux. Il n'y a point de veines lactées.

Dans les oiſeaux qui vivent de grains, les inteſtins ſont longs, & le cœcum eſt double & très-long ; ainſi la nourriture y eſt retenue long-temps pour y être fermentée à loiſir, & donner tout le temps au chyle de s'en ſéparer.

Le contraire ſe voit dans les oiſeaux qui vivent de chair, parce qu'il eſt plus facile d'en tirer les ſucs nourriſſiers.

OBSERVATIONS

Sur les Reins de différens Animaux.

I. *Sur le Rein du Pourceau.*

LA ſubſtance extérieure du rein du pourceau ne différe de celle de l'homme qu'en ce que les grains ſont de différente groſſeur & plats ; ils jettent de tous côtés des filets en forme de rayons, qui ſemblent communiquer avec les grains voiſins ; ils paroiſſent liés entr'eux par une ſubſtance ſpongieuſe ; la membrane propre n'y paroît pas extrêmement adhérente, ni fournir des prolongemens ſenſibles ; l'on diſtingue aiſément la ſéparation du corps glanduleux d'avec la ſubſtance des conduits excrétoires par les arcades des vaiſſeaux, & des productions membraneuſes de l'uretere ; ils ſont un peu rougeâtres, très-ſenſibles à la vue par leurs directions, & ſe portent de la circonférence au centre ; quand on les examine avec la loupe, l'on n'y découvre qu'un tiſſu cotonneux, ſpongieux & rempli de petites ouvertures qui, outre la continuité, ne paroiſſent former qu'un corps en forme d'éponge, percé de pluſieurs pores, le tout parſemé de nombre de vaiſſeaux ; ce changement de couleur fait paroître les conduits cannelées.

A peu de diſtance de l'union des conduits en mamelons, cette ſubſtance devient cendrée ; les conduits ſont très-fins & déliés : c'eſt dans cet endroit où commence la baſe de chaque mamelon renfermé dans son calice ; il paroît comme un petit enfoncement dans le milieu. La partie cave du rein forme un sinus très-enfoncé ; il ne se trouve pas dans le milieu de cette partie cave, il approche plus de l'extrêmité inférieure.

L'uretere est fort épais, & entouré de beaucoup de graisse ; il se dilate en forme d'entonnoir, ce que l'on peut appeller le bassinet, étant très-avancé dans le rein ; si l'on ouvre ce conduit, il se porte à droite & à gauche, formant deux branches, dont chacune finit environ deux grands travers de doigts en deçà de chaque extrêmité. Il differe de celui de l'homme & de celui du bœuf, en ce que ceux-ci étant un peu avancés dans la sinuosité de la partie cave, ils se partagent en conduits particuliers ; au lieu que celui du pourceau fait une continuité interrompue de cinq à six, & même jusqu'à huit embouchures dont les bords sont élevés ; entre ces embouchures, il y en a de grandes, de moyennes & de petites ; elles servent à loger les mamelons, d'où l'on voit dans quelques-unes deux & quelquefois trois mamelons. Ces entonnoirs ou calices sont faits & bornés par les prolongemens qui se détachent de l'uretere, d'où il résulte que la base de chaque mamelon est étroitement embrassée.

II. *Du Rein du Bœuf.*

Il est d'un volume assez considérable, très-gros par l'une de ses extrêmités, & plus petit par l'autre.

Sa partie extérieure est toute anfractueuse, c'est-à-dire, qu'elle se divise en différens lobes dont les scissures sont plus ou moins profondes ; ces espaces sont occupés par des productions de la membrane propre.

La substance corticale ou glanduleuse est ferme, d'une couleur un peu rougeâtre, approchant de celle du foie quand il est sain ; on y distingue néanmoins trois sortes de substances plus ou moins nuancées : les canaux excréteurs à l'endroit de leur union pour former les mamelons, sont exactement liés ensemble, & à l'endroit où ils se distinguent en cônes, ils sont très-déliés & très-fins. La partie cave du rein de cet animal a une sinuosité très-étendue, par où entrent & sortent les vaisseaux artériels, les veineux & les lymphatiques.

Quant à l'uretere, il s'agit de le décrire par la différence qu'il a avec celui de plusieurs autres animaux.

L'uretere étant avancé à peu près vers le milieu du rein dans la sinuosité, se dilate en forme de sinus, & jette à droite & à gauche une branche qui se continue à l'une & à l'autre extrêmité. À l'endroit de la division, à l'opposite de l'entonnoir, il part un conduit qui, à quelque distance de sa naissance, en jette une, & ensuite il se divise en deux; la principale branche après l'espace d'environ un travers de doigt en donne deux opposées l'une à l'autre; l'extrêmité du canal se subdivise en trois.

Le canal opposé qui se porte du côté où le rein a moins de volume, en jette quatre, deux de chaque côté, & dont la direction est différente; il fait à son extrêmité la même division que celui qui se porte à la grosse masse; tous les conduits se dilatent à leur extrêmité, & reçoivent les mamelons; après les avoir embrassés à leurs bases, les entonnoirs ou calices jettent des appendices qui parcourent la substance, & communiquent avec celles du conduit le plus voisin; ces appendices recouvrent la distribution des vaisseaux à l'endroit où ils font des arcades.

Il est bon d'observer qu'il y a plus de mamelons dans le rein du bœuf que dans l'homme & dans les autres animaux; secondement, que l'uretere, non plus que ses productions, n'est point accompagné de la membrane propre du rein, mais d'un tissu cellulaire & de beaucoup de graisse.

Il se trouve que dans la distribution de l'uretere les vaisseaux sanguins passent en certains endroits par dessus, & dans d'autres par dessous.

III. *Du Rein du Mouton.*

Si l'on ouvre l'uretere du côté de la partie cave du rein dans toute son étendue, l'on voit un grand vuide que l'on peut proprement appeller le bassinet, qui est partagé en partie droite & en partie gauche par un monticule alongé, formé par la réunion de tous les conduits excrétoires qui s'ouvrent sur chaque côté de cette substance; l'uretere se partage en cinq petits cordons qui font des petites loges pour embrasser en plusieurs faisceaux ces conduits excrétoires; ces petits cordons accompagnent la distribution des vaisseaux.

Si l'on coupe le rein par sa partie convexe, il paroît que

toute la fubftance des canaux excrétoires fe termine par une extrêmité fine, faifant un croiffant tranchant ; les deux fub-ftances fe diftinguent facilement.

La diftribution de l'artere émulgente eft fituée fous ces petits cordons membraneux de l'uretere, & il paroît que ces féparations font en partie faites par la diftribution de cette artere, y ayant autant de rameaux que de cordons, &c.

IV. *Du Rein du Cheval.*

Il eft d'une figure à peu près femblable à un cœur de carte, large par fa partie fupérieure & fa pointe un peu mouffe ; il eft partagé en deux lobes principaux, arrondis par leurs ex-trêmités, joints enfemble par un tiffu cellulaire, d'où il ré-fulte une efpace en forme de gouttiere pour loger les vaif-feaux : ces mêmes lobes fe divifent en quelques autres moins fenfibles.

La partie oppofée eft ronde, un peu plate, & n'eft que la réunion des lobes précédens.

Sa fubftance eft ferme, fa furface extérieure eft toute fil-lonnée & parfemée de vaiffeaux, la membrane propre jette de tous côtés des filets qui pénétrent au dedans.

Les vaiffeaux font très-gros ; la veine eft trés-mince & très-déliée ; l'uretere eft fitué entr'elle & l'artere émulgente.

La fubftance corticale eft parfemée des petits grains dont on a parlé ailleurs ; ils font en très-grand nombre dans cet animal : le refte du corps paroît tout fpongieux & poreux : fi l'on déchire la feconde fubftance, l'on apperçoit que ce ne font que des tuyaux tranfparens qui communiquent les uns avec les autres, & paroiffent s'anaftomofer enfemble ; ils font parfemés dans prefque toute leur étendue de petits grains de couleur brune, ce qui les diftingue aifément de celle des conduits ; il n'y a pas lieu de croire que ce foient les extrêmi-tés des vaiffeaux coupés, vu leur fituation & le grand nombre dans lequel ils y font difperfés.

L'uretere de cet animal eft très-épais ; la membrane char-nue y eft très-apparente.

L'uretere étant parvenu dans la partie cave du rein, fe trouve étroitement uni aux vaiffeaux fanguins ; il forme d'a-bord une dilatation d'une petite étendue pour le volume dont il eſt compoſé : au dedans de cette partie cave on découvre une production de canaux excréteurs en forme de croiſſant, comme dans les animaux dont il a été parlé.

Il ſe rencontre enſuite ſur les côtés deux conduits, dont l'un a une embouchure membraneuſe & flottante qui l'accompagne preſque juſqu'à la partie ſupérieure du rein.

L'autre fait la même route dans l'autre lobe, enſorte que lorſque ces conduits ſont ouverts, ils imitent la figure d'un fer de mulet.

L'intérieur eſt liſſe & poli, de couleur blanchâtre, ſans cependant appercevoir aucuns canaux particuliers.

Il eſt cependant à propos de faire obſerver que comme ces deux conduits parcourent, pour ainſi dire, le centre de la ſubſtance, il ſe trouve en les ouvrant dans leur étendûe, de diſtance en diſtance, des ouvertures ou embouchures que l'on pourroit prendre pour des entonnoirs ou calices, mais l'on avertit que ce ne ſont que des vaiſſeaux, tant artériels que veineux, qui traverſent cette ſubſtance coupée.

L'uretere, à l'endroit où il ſe dilate en forme d'entonnoir, a toute ſa circonférence intérieure garnie de petits replis gauderonnés en forme d'appendices flottantes par leurs extrêmités inférieures. Elles ſont garnies d'une matiere glaireuſe & très-tenace. On peut les comparer à ces eſpeces de glandes que l'on trouve dans les articles qui filtrent l'humeur mucilagineuſe que l'on nomme ſinouie.

V. *Du Rein du Chat.*

Le rein du chat eſt par ſa ſurface extérieure ſéparé en pluſieurs lobes rayonnés, qui ſont au nombre de cinq ſur chaque face ; ils ſont larges vers la convexité, & à meſure qu'ils approchent de la partie cave, ils diminuent de volume ; les deux qui terminent chaque extrêmité de la convexité, ſe portent en dedans de la partie cave du rein, & ſemblent contenir les trois autres.

Les lobes ſont ſéparés les uns des autres par les vaiſſeaux ſanguins qui s'engagent dans les principaux ſillons qui les diſtinguent. Tous les canaux excréteurs forment un corps commun, & ſur chaque côté de ce corps l'uretere ſe partage en trois ou quatre petites appendices, qui pénétrent la

ſubſtance

ſubſtance du rein pour accompagner les vaiſſeaux dans leurs diſtributions , &c. L'extrêmité des canaux eſt d'une couleur un peu cendrée ; il paroît comme des petits eſpaces entr'eux ; ces ſéparations ſont très-ſenſibles à la vue ; outre cela , chaque lobe eſt ſubdiviſé en pluſieurs autres par des ramifications qui ſe détachent des vaiſſeaux dont on a parlé.

Le corps glanduleux , dont toute la partie extérieure du rein eſt compoſée , eſt d'une couleur un peu griſâtre , tirant ſur le jaune foncé ; il paroît que ce corps glanduleux eſt formé de pluſieurs corps de différente groſſeur , faiſant différens contours ſillonnés & anfractueux ; ils ſont plats dans toute l'étendue de la ſurface.

Cette écorce glanduleuſe ne laiſſe pas d'avoir de l'épaiſſeur , ce que l'on voit en coupant le rein en deux, verticalement par ſa convexité ; & l'on apperçoit qu'à l'endroit de la ſéparation des deux ſubſtances, faite par la diſtribution des vaiſſeaux & des appendices de l'uretere, la ſubſtance glanduleuſe ſe prolonge pour diſtinguer la deuxieme ſubſtance qui eſt d'un rouge foncé , ſéparée en trois ou quatre corps de différente groſſeur. Ces petits corps rouges qui font la naiſſance des canaux excréteurs, ſont comme autant de petites boſſes diſtinguées entr'elles ; ce qui ne provient que de la coupe des vaiſſeaux & des productions de l'uretere, qui étant coupés , le corps du rein ſe trouve plus à ſon aiſe & plus relâché ; cela n'arrive pas, le rein étant en ſon entier.

Si l'on ouvre le rein par ſa partie cave, en partageant l'uretere en deux , il forme un baſſinet ſemblable à celui du mouton.

VI. *Du Rein du Chien.*

Le rein du chien ne differe en rien de celui du mouton, ſa ſubſtance glanduleuſe paroît toute cannelée ; ſa ſubſtance intérieure coupée par la convexité, partage le corps formé par les canaux excréteurs en deux croiſſants ; cette ſubſtance eſt d'un blanc pâle dans ſon étendue : ſi l'on ouvre le rein par ſa partie cave , & l'ouvrant, comme il a été dit en parlant des autres reins, on y trouve la même choſe que dans le mouton & le chat.

Tome II.   M m m

OBSERVATIONS

Sur la circulation du Sang dans le Fœtus, & Description du Cœur de la Tortue & de quelques autres Animaux ; lues en 1699, à l'Académie Royale des Sciences.

J'AUROIS pu donner au Public, il y a long-temps, les obfervations que j'ai faites fur le nouveau fyftême de la circulation du fang dans le fœtus, que Mr. M. a voulu fonder fur la ftructure du cœur de la tortue.

Dès qu'il le propofa, je l'examinai avec foin ; je fis des diffections exactes de plufieurs tortues ; & ayant reconnu l'erreur de cette découverte, je la combattis dans mes exercices du Jardin Royal & dans cette Académie, comme il eft rapporté dans l'Hiftoire qui en a été publiée.

Je compofai dès-lors le traité qu'on va lire, & quelques-autres qui paroîtront dans la fuite. J'ai différé de les donner au Public ; je ne m'y fuis déterminé qu'avec peine, & pour le bien de la paix, & par la confidération que j'ai pour l'Auteur de ce fyftême : mais j'ai cru les devoir à la curiofité de ceux qui, étant élevés comme moi contre ces nouveaux fentimens, n'ont eu ni le même loifir, ni la même commodité de travailler à de pareilles diffections. D'ailleurs l'Auteur pourroit prendre mon filence pour une approbation de fon fentiment, & publier encore, que bien qu'il m'en ait fait une efpece de défi, je n'ai pas ofé le combattre.

Dans le temps que je m'y fuis déterminé, j'ai été affez heureux pour recevoir de Verfailles une grande tortue terreftre de l'Amérique, qui m'a fervi à confirmer les obfervations que j'avois faites fur celles que nous avons en France. J'ai ajouté la defcription de la vipere, de la grenouille & de quelques poiffons, qui ont tous beaucoup de rapport au cœur de la tortue, afin de ne rien omettre de tout ce qui peut fervir à éclaircir ces queftions.

Je décrirai dans la premiere partie de ce mémoire la ftructure du cœur de la tortue, & celle du cœur des autres animaux dont j'ai parlé : dans la feconde j'examinerai leurs ufages : & dans la troifieme je fonderai fur toutes les deux la critique du nouveau fyftême.

SECTION I.

Structure du Cœur de la Tortue.

Avant que d'ouvrir le cœur de la grande tortue, j'obſervai que l'écaille qui la couvroit, étoit de deux pieds trois pouces de long, ſur deux pieds un pouce de large, & ſon écaille de deſſous d'un pied cinq pouces de long, ſur un pied deux pouces de large ; au lieu que l'écaille de deſſus de nos tortues ordinaires n'a qu'environ ſix à ſept pouces de long, ſur cinq & demi de large, & celle de deſſous, trois pouces & demi de large, ſur cinq à ſix pouces de long.

Le péricarde de ces animaux eſt une membrane d'une tiſſure fort ſerrée. Par toute ſa circonférence il eſt étroitement uni au péritoine ; & ſa capacité eſt fort grande à proportion du volume du cœur. *Voyez la figure 1.*

Ce cœur eſt ſitué au haut de la poitrine au deſſus du foie : il n'y a point de diaphragme entre-deux. Dans les petites tortues on voit un ligament, qui part de la pointe du cœur, & qui l'attache au fond du péricarde : il ne s'en eſt point trouvé dans la tortue de l'Amérique. Ce ligament eſt un prolongement de la membrane qui enveloppe les fibres du cœur. *Voyez la figure 3.*

La figure du cœur de la grande tortue eſt demi-ſphérique ; ſa partie inférieure étant convexe, & la ſupérieure plane, mais un peu enfoncée au milieu, qui eſt l'endroit où s'implantent les oreillettes & les arteres ; enſorte que ce cœur reſſemble aſſez au rein d'un mouton : mais dans nos petites tortues il s'allonge un peu plus en pointe. *Voyez les figures 2 & 3.*

Dans la grande tortue, le cœur meſuré au milieu de la baſe à la pointe, s'eſt trouvé d'un pouce cinq lignes ; & d'environ trois pouces d'un des côtés de la baſe à l'autre ; mais dans une des parties, la diſtance du milieu de la baſe à la pointe ne s'eſt trouvée que de ſix lignes, & de neuf lignes d'un des côtés de la baſe à l'autre.

On voit ſous l'oreillette droite du cœur de ces animaux, une eſpece de réſervoir d'une figure oblonge, & aſſez ſemblable à celle d'un outre enflé : il eſt formé par le concours de pluſieurs veines. L'axillaire droite & la veine cave inférieure s'embouchent au côté droit de ce réſervoir, l'une au haut, & l'autre au bas. De l'autre côté on voit dans une pareille ſituation l'axillaire gauche, & une veine qui rapporte le ſang de la partie gauche du foie. La veine coronaire & quelques autres vaiſſeaux qui ſortent des parties voiſines, s'y vuident auſſi ; & comme les jugulaires ſe déchargent dans les axillaires, cela fait que le ſang de toutes les veines eſt rapporté dans ce réſervoir, à l'exception de celui des veines du poumon. *Voyez les figures 26 & 10.*

Ce réſervoir par dedans eſt garni de pluſieurs fibres charnues qui ſe croiſent & s'entrelaſſent à peu près comme celles qui ſe voient au dedans des oreillettes du cœur de l'homme. Toutes les veines qui ſervent à former ce réſervoir, ſont auſſi garnies de fibres qui s'entrelaſſent de la même maniere. *Voyez la figure 7.*

Ce même réſervoir vers ſon milieu s'ouvre dans l'oreillette droite du côté qu'elle regarde l'écaille de deſſus. *Voyez les figures 4 & 5.*

Les deux veines du poumon remontent le long du côté inférieur de chaque branche de la trachée artere ; la droite ayant percé le péricarde, paſſe derriere le réſervoir dont on a parlé, & s'avance juſqu'à l'oreillette gauche. Sa veine pulmonaire ayant auſſi percé le péricarde, ſe cache derriere l'axillaire du même côté, & vient s'unir à la veine pulmonaire droite, à la partie poſtérieure de l'oreillette gauche près de ſon col, où elles forment une eſpece de réſervoir. *Voyez les figures 4 & 8.*

A l'embouchure du grand réſervoir dans l'oreillette droite, il y a deux valvules ſituées un peu obliquement par rapport à l'oreillette droite. Elles reſſemblent à deux paupieres, & ſont compoſées de fibres charnues produites par celles de l'oreillette. A leur angle extérieur elles ſont attachées par un trouſſeau de fibres qui, remontant un peu obliquement vers le fond de l'oreillette, s'épanouiſſent & s'y perdent.

La valvule inférieure a un peu plus d'étendue que la ſupérieure ; & quand elles ſe joignent, elles ferment exactement cette ouverture. *Voyez la figure 13.*

Le bassin du petit réservoir est aussi garni par dedans de fibres charnues, mais en moindre quantité que celui du grand réservoir. Dans les petites tortues (ce que je n'ai point vu dans la grande) il y a à son embouchure une valvule charnue en forme de croissant, tournée de maniere que ses angles regardent le fond de l'oreillette droite. Elle est semblable à celle qui se trouve dans les oiseaux à l'embouchure du tronc de la veine du poumon dans l'oreillette. *Voyez les figures 5 & 3.*

Les oreillettes font de grandeur différente ; la droite a plus de capacité que la gauche : elles ressemblent à deux bourses qui, couchées sur le côté, seroient jointes ensemble par leur ouverture, c'est-à-dire, par la partie la plus courte ; elles font séparées l'une de l'autre en cet endroit par une membrane : cette séparation est un peu de biais vers le milieu de la base du cœur, mais plus sur le côté gauche que sur le droit.

Cette membrane est couverte dans sa plus grande partie de fibres charnues qui font des continuations de celles des oreillettes : le bas en est purement tendineux, & si mince qu'on voit le jour à travers ; elle s'attache entre les deux valvules, qui font aux embouchures des oreillettes, & dont nous parlerons dans la suite. *Voyez les figures 2, 11, 13 & 14.*

Le fond de ces oreillettes est sphérique, & beaucoup plus grand que l'endroit où elles se joignent : elles se rétrecissent vers la base du cœur, & forment une espece de col qui est séparé en deux par la membrane en forme de cloison dont il a été parlé. *Voyez les figures 10 & 11.*

Tout l'intérieur de ces oreillettes est garni de fibres musculeuses qui s'entrelassent en tant de manieres différentes, qu'elles composent, surtout dans les petites tortues, un tissu fort spongieux ; ce qui fait qu'étant gonflées & dessèchées, elles ressemblent en quelque maniere à la substance du poumon : la membrane qui les sépare est toute unie. *Voyez la figure 13.*

A l'embouchure de chaque oreillette il y a une valvule, & ces deux valvules font jointes ensemble par une de leurs extrêmités, & revêtues de fibres charnues dirigées d'un côté de la base du cœur à l'autre. La membrane qui est entre les oreillettes s'attache en dehors au milieu de ces deux valvules, comme il a été dit, & en fait ainsi la séparation en cet endroit. Par le côté qu'elles ont libre, elles peuvent, en s'abaissant & devenant concaves, laisser passer le sang des oreilles dans le cœur, & de l'autre, en se relevant, elles en empêchent le retour. Ainsi l'on voit bien que ces deux soupapes jointes ensemble, comme elles sont, font une espece de quarré long lorsqu'elles s'appliquent contre les ouvertures des oreillettes; néanmoins quand le sang y passe, chacune séparément représente le quart d'un ovale concave opposé & joint à un autre par le sommet, ou, si l'on veut, à ces ustensiles appellés des couvre-feux, qu'on auroit renversés, & qui se toucheroient par leur ceintre. *Voyez les figures 13 & 17.*

Ces valvules ont cela de commun avec celle du trou ovale du fœtus, que quand elles ouvrent le passage au sang, elles deviennent concaves en forme de gouttieres, & quand elles le ferment & s'appliquent contre le trou, elles s'applanissent. Deux choses contribuent à les appliquer contre le trou : la premiere est l'impulsion du sang; la seconde est l'action des fibres charnues qui les composent, ces fibres, de courbes qu'elles étoient, devenant droites, & le sang qui vient frapper contre ces valvules ainsi applanies & appliquées contre leurs trous, les maintenant dans cet état.

Il y a trois cavités dans le cœur de cet animal : l'une est dans le côté droit de la partie que j'appelle antérieure, qui est celle qui regarde l'écaille de dessous; les deux autres occupent la partie que j'appelle postérieure, qui regarde l'écaille de dessus. *Voyez les figures 13 & 14.*

Des deux cavités qui sont dans la partie postérieure du cœur, j'appellerai dans la suite premiere cavité celle qui reçoit le sang de l'oreillette droite; seconde cavité celle qui occupe toute la partie gauche, & qui reçoit le sang de l'oreillette gauche; & j'appellerai troisieme cavité celle qui est vers le côté droit de la partie antérieure du cœur, & dans laquelle s'embouche l'artere du poumon.

Le tissu du dedans du cœur est garni de fibres charnues de différente grosseur, entrelassées les unes dans les autres.

Il y en a plusieurs qui, s'élevant du milieu de la face postérieure jusqu'à la base du même côté, laissent sous les valvules des oreillettes un chemin par lequel la premiere & la seconde

cavité communiquent enfemble ; ainfi il eft vrai de dire que
ce n'en eft qu'une. Comme la premiere cavité communique de
même avec la troifieme, il faut dire auffi que toutes les trois
n'en font qu'une feule ; le fang qui eft vuidé dans le cœur par
l'oreillette droite & par la gauche, fe pouvant mêler aifément
& entrer d'une cavité dans l'autre.

La valvule de l'embouchure de l'oreillette droite étant
difpofée de telle forte, que le fang qui y paffe coule de la
gauche à la droite, il ne tend qu'à remplir la premiere cavité, laquelle communiquant avec la troifieme, ce fang y
entre en même-temps, au lieu que la valvule de l'oreillette
gauche étant tournée de la droite à la gauche, le fang qui
en vient ne remplit d'abord que la feconde cavité. *Voyez la
figure 17.*

Nous avons dit que le tiffu de fibres charnues, qui fépare
la premiere cavité de la feconde, laiffe un paffage, par où
le fang peut aller de l'une à l'autre. Ce paffage eft de la même
longueur que la bafe des valvules, & a environ trois lignes
de diametre ; enforte que les valvules étant abaiffées, il y
refte toujours une ouverture ; & la communication de la
premiere & de la feconde cavité, n'en eft pas entiérement
empêchée. *Voyez la figure 17.*

Il faut remarquer ici que la communication de la premiere
cavité avec la troifieme, fe fait par une ouverture en arc compofé de fibres charnues d'environ deux lignes de diametre.
Cette ouverture eft fur le côté droit de la face antérieure du
cœur, près de l'embouchure de l'artere, que j'appellerai branche gauche de l'aorte defcendante. *Voyez la figure 17.*

La furface du cœur paroît partout d'une égale épaiffeur :
delà vient qu'y ayant deux cavités l'une fur l'autre dans fa
partie droite, leurs parois en font moins épaiffes que celles de
la feconde cavité ; mais les parois de la premiere font encore
plus épaiffes que celles de la troifieme. *Voyez les figures 13 & 14.*

Ce cœur eft compofé de plufieurs couches de fibres ; les
extérieures décrivent des lignes courbes, & paroiffent dirigées de gauche à droite ; les intérieures forment plufieurs colonnes, ainfi qu'il a été dit, d'où naiffent ces efpeces de cloifons qui féparent les cavités du cœur & qui s'entrelaffant en
divers fens, laiffent comme autant de petites cellules qui

communiquent les unes avec les autres ; ce qui fait que le cœur étant gonflé & desséché, paroît presque tout spongieux.

Vers la partie droite de la face antérieure de la base du cœur, il sort trois arteres considérables : deux de ces arteres composent l'aorte & s'ouvrent dans la premiere cavité du cœur. Les orifices de celle-ci sont placés entre l'embouchure de l'oreillette droite, & l'ouverture qui fait la communication de la premiere cavité avec la troisieme, & ils sont si voisins qu'ils s'entretouchent. *Voyez les figures* 2, 4, 9 *&* 17.

La troisieme artere, qui est celle du poumon, sort immédiatement de la troisieme cavité du cœur. *Voyez les mêmes figures.*

Les embouchures de ces trois vaisseaux sont soutenues par un cartilage presque demi-circulaire, auquel s'attachent aussi leurs valvules ; & à chacune de ces embouchures il y a deux valvules de figure sigmoïde, lesquelles ont le même usage que dans les autres animaux. *Voyez les figures* 14, 15 *&* 16.

Ces arteres sont étroitement liées entre elles ; il y en a deux presque de front, sçavoir, celle que j'appelle la branche gauche de l'aorte descendante, & l'artere du poumon, derriere lesquelles est celle que j'appelle le premier tronc de l'aorte. *Voyez la figure* 9.

Dans nos petites tortues, ces arteres sont embrassées à leur naissance par un anneau de fibres charnues : il n'y en avoit point au cœur de la tortue de l'Amérique. *Voyez la figure* 3.

Ces trois vaisseaux, après s'être élevés à une certaine hauteur, se recourbent en forme de crosses.

Cette artere qui fait le premier tronc de l'aorte, peu de temps après sa naissance, se partage en deux branches, dont l'une monte & va se distribuer aux pattes de devant, & à toutes les parties supérieures ; je l'appellerai aorte ascendante : l'autre descend en se courbant jusques sous le ventricule, sans jetter aucun rameau, & va se joindre à la branche gauche de l'aorte descendante ; je l'appellerai branche droite de l'aorte descendante. *Voyez les figures* 2 *&* 4.

La branche gauche de l'aorte descendante se recourbe de même au côté gauche du cœur, & sans jetter aucun rameau elle descend aussi jusques sous le ventricule, & fournit en cet endroit deux arteres, dont la supérieure tient lieu de cœliaque,

&

& l'inférieure, de méfentérique ; enfuite elle s'unit à la branche droite de l'aorte defcendante, & ces deux branches ainfi réunies forment le tronc de l'aorte defcendante, lequel va fe diftribuer aux parties du bas-ventre & à toutes les extrêmités inférieures. *Voyez les mêmes figures.*

L'artere du poumon qui touche immédiatement la branche gauche de l'aorte defcendante, naît, comme il a été dit, de la troifieme cavité du cœur : cette artere eft fort groffe, & a autant de diametre que le premier tronc de l'aorte : après s'être un peu élevée, elle fe partage en deux branches qui fe recourbent auffi en forme de croffes, dont l'une va fe rendre à la partie gauche du poumon, & l'autre à la partie droite. *Voyez les figures 2, 4 & 9.*

L'artere coronaire eft compofée d'un feul tronc qui fort du premier tronc de l'aorte, un peu au deffus des valvules figmoïdes, & elle fe diftribue au cœur & aux oreillettes. *Voyez les figures 11 & 12.*

SECTION II.

Structure du Cœur de la Grenouille.

Le cœur de la grenouille eft d'une figure conique, comme celui de la plûpart des animaux, & enfermé dans un péricarde qui a moins de capacité à proportion que celui de la tortue.

On voit fous ce cœur une efpece de réfervoir de figure ronde, & d'environ trois lignes de diametre.

La veine cave inférieure fortant du foie, reçoit de chaque côté une groffe veine ; l'une qui rapporte de la partie droite, & l'autre de la partie gauche de ce vifcere.

Le concours de ces trois vaiffeaux fert principalement à former ce réfervoir, lequel reçoit de chaque côté les axillaires : la veine coronaire s'y décharge auffi. *Voyez la figure 1.*

Ce réfervoir s'ouvre au deffus & vers le côté droit de l'oreillette : fon embouchure eft garni de deux foupapes fituées obliquement par rapport à l'oreillette : elles forment enfemble comme deux paupieres : la fupérieure eft plus large que l'inférieure, de même que dans la tortue, & elles ont le même ufage. *Voyez la figure 2.*

Tome II.   N n n

A chaque partie du poumon qui regarde le dos, est attaché le tronc de la veine qui en rapporte le sang ; l'une & l'autre de ces veines, en quittant le poumon, fait environ deux lignes de chemin, en s'inclinant l'une vers l'autre ; & en s'unissant elles ne forment plus qu'un tronc qui est collé à la partie supérieure du réservoir. Ce même tronc s'ouvre dans l'oreillette immédiatement au dessus de l'embouchure du réservoir dans l'oreillette. *Voyez la figure 3.*

Il n'y a qu'une oreillette dans le cœur de cet animal : elle est sphérique, & non seulement elle couvre toute la base du cœur, mais elle a beaucoup plus d'étendue.

Son embouchure est fort large & garnie de deux valvules, dont l'une est attachée à la partie de la base du cœur qui regarde l'épine, & l'autre à la partie opposée de la même base : elles sont demi-circulaires, figurées à peu près comme celles que nous appellons sigmoïdes, ensorte que le sang poussé de bas en haut dans la contraction du cœur, les gonfle & en rapproche exactement les bords. *Voyez la figure 4.*

Dans ce cœur il n'y a qu'un ventricule, & les parois en sont très-minces ; les fibres de sa partie intérieure s'entrelassent en tant de manieres différentes, qu'elles composent un tissu très-spongieux.

Il n'y a aussi qu'une artere qui sort immédiatement du côté droit de la base du cœur : ce vaisseau dès sa naissance est couché sur le côté droit de l'oreillette, de laquelle il couvre presque le tiers ; & il se porte obliquement à la longueur d'environ deux à trois lignes, & ensuite se partage en deux branches, dont l'une va à droite & l'autre à gauche, en se courbant un peu : chacune de ces branches se subdivise en trois autres. *Voyez la figure 5.*

De ces trois, la supérieure qui regarde la tête, se partage en deux rameaux, l'un va se distribuer à toutes les parties qui sont sous la gorge, & l'autre monte au cerveau.

La branche du milieu, qui est la plus grosse, se recourbe & forme l'aorte descendante. Vis-à-vis de l'aisselle elle se partage en deux gros rameaux, dont le plus petit se distribue aux muscles qui sont sur l'épaule, sur le dos & sur la tête ; l'autre qui est beaucoup plus gros, forme l'axillaire. Ensuite cette branche descend jusqu'au dessous du cœur, en jettant plusieurs rameaux qui vont à l'épine ; & s'uniffant avec celle du côté oppofé, elles ne font plus qu'un tronc, d'où fort une groffe branche qui tient lieu de cœliaque & de méfentérique : ce tronc fe diftribue enfuite à toutes les autres parties inférieures.

La troifieme branche qui eft l'inférieure, fe partage auffi en deux autres, dont la plus petite fe divife en deux rameaux qui vont fe diftribuer aux mufcles fervans aux mouvemens de la tête : l'autre branche fe partage en trois ou quatre rameaux confidérables, qui, à leurs naiffances, s'attachent au poumon, & jettent un nombre infini d'autres petits rameaux qui communiquent les uns avec les autres, & qui l'embraffent de tous côtés de haut en bas. *Voyez la même figure.*

Cette aorte a deux valvules figmoïdes à fon embouchure dans le cœur ; & comme nous avons dit, elle monte obliquement l'efpace d'environ trois lignes, & en cet endroit elle eft recouverte de fibres charnues circulaires. Au dedans de ce vaiffeau on voit dans le milieu une lame cartilagineufe pofée de champ, attachée feulement à la partie du canal qui regarde l'épine, & tournée en fpirale de gauche à droite.

Cette lame fe termine en une foupape de figure figmoïde, & à côté il y en a encore deux autres de même figure, foutenues chacune par un petit bouton cartilagineux : elles font toutes trois placées à l'endroit où ce vaiffeau commence à fe partager ; & lorfqu'elles font foulevées, elles en ferment fort exactement l'entrée. *Voyez la figure 6.*

Cette méchanique, qui eft fort finguliere, a néanmoins un grand rapport à celle de l'aorte de quelques poiffons. Car dans la raie & dans plufieurs autres, l'aorte à fa naiffance eft auffi revêtue de fibres charnues circulaires fort épaiffes, à la longueur d'environ un pouce ; & l'on voit au dedans quatre rangs de tubercules cartilagineux, entre lefquels coule le fang qui fort du cœur : ces tubercules portent chacun une valvule, & ces valvules étant ouvertes, empêchent le retour du fang : celle du rang le plus éloigné du cœur font les plus grandes. La figure de ces tubercules eft fi irréguliere & la grandeur des valvules fi différente, qu'il feroit ennuyeux d'en faire le détail. *Voyez la figure 7.*

Section III.

Structure du Cœur de la Vipere.

Le cœur de la vipere est figuré comme celui de la grenouille, mais il est plus plat, & le côté gauche est plus élevé que le droit : il est placé environ à six pouces de distance de la tête, & un pouce au dessus du foie. *Voyez la figure 1.*

Le péricarde est d'une grande capacité & si mince, qu'on voit aisément le cœur à travers. Il y a trois veines caves, une inférieure & deux supérieures. La veine cave inférieure est la plus grosse ; la supérieure du côté droit s'abouche avec l'inférieure, & en cet endroit chacun de ces vaisseaux est un peu coudé. *Voyez la figure 2.*

La supérieure du côté gauche passant par dessus l'aorte descendante, se colle à l'oreillette gauche ; & faisant un petit coude, descend sous la base du cœur pour s'ouvrir dans la veine cave inférieure près de son embouchure. *Voyez la figure 3.*

Le tronc formé par l'union de ces trois vaisseaux, a son embouchure vers le milieu du côté droit de l'oreillette droite, & cette embouchure est garnie de deux valvules de la figure des paupieres, comme dans la tortue & dans la grenouille, situées obliquement par rapport à l'oreillette. *Voyez la fig. 4.*

La veine du poumon est composée de deux branches, l'une qui rapporte le sang de la partie supérieure du poumon, & qui est la plus grosse ; & l'autre qui le rapporte de la partie inférieure.

Ces deux veines se rencontrent au côté gauche de l'oreillette gauche, & le tronc formé par leur union va obliquement par dessus la partie inférieure de l'oreillette à laquelle il est étroitement collé, s'ouvrir dans la même oreillette par une insertion fort oblique. *Voyez la figure 3.*

Les deux oreillettes du cœur de la vipere ne different de celles de la petite tortue de terre, qu'en ce qu'elles sont plus longues & plus étroites ; elles sont séparées par une cloison qui a la même figure.

A l'embouchure de chaque oreillette dans le cœur, il y a une valvule, & ces valvules ont aussi précisément la même conformation que celles qui font dans le cœur de la tortue.

Enfin il y a trois cavités dans le cœur, dont la configuration intérieure eſt encore toute ſemblable à celle des cavités du cœur de la tortue; & elles ont entr'elles la même communication.

Trois arteres ſortent du côté droit de la baſe du cœur : il y en a deux de front, & de ces trois il y en a pareillement deux qui forment l'aorte. *Voyez la figure 1.*

Le premier tronc de l'aorte monte à la hauteur de quatre à cinq lignes, & ſe partage en deux branches, dont la plus groſſe qui eſt à droite, fait croſſe; & étant deſcendue environ trois lignes, elle jette un rameau qui donne la carotide droite; enſuite elle deſcend, & après avoir fourni quelques rameaux à l'épine, elle va recevoir l'aorte qui eſt au côté oppoſé. L'autre branche produit la carotide gauche. On peut nommer ce premier tronc de l'aorte, comme dans la tortue, l'aorte aſcendante, parce qu'elle fournit le ſang à toutes les parties ſupérieures. *Voyez la figure 1.*

Le ſecond tronc de l'aorte s'éleve à la hauteur d'environ trois lignes en croiſant les deux autres, enſuite il fait croſſe & deſcend environ un pouce & demi au deſſous du cœur pour s'unir à l'aorte du côté oppoſé, en deſcendant il jette un rameau qui va au ventricule. On peut auſſi nommer cette branche d'artere, l'aorte deſcendante, parce qu'elle ne ſe diſtribue qu'aux parties inférieures. *Voyez la figure 1.*

La troiſieme artere, qui eſt celle du poumon, s'éleve à la hauteur de quatre lignes : elle eſt couchée ſur la partie moyenne du poumon, & elle s'y diviſe en deux branches : cette diviſion eſt immédiatement ſous l'aorte aſcendante.

La branche qui eſt deſtinée pour la partie ſupérieure du poumon, eſt beaucoup plus groſſe que l'autre, & accompagne la veine dans toute ſon étendue. *Voyez la figure 1.*

Je ne dirai rien de la ſtructure du cœur des couleuvres, parce qu'elle n'eſt différente de celle du cœur des viperes, que par la diſtribution des vaiſſeaux du poumon.

Section IV.

Structure du Cœur des Poiffons.

Voulant décrire le cœur des Poiffons, j'ai choifi la carpe, parce qu'il eft facile d'en avoir.

Le cœur de ce poiffon eft fitué fous les mâchoires qui font au deffus des ouies, au fond du gofier, & que j'appellerai des mâchoires internes, pour les diftinguer de celles qui font au deffus & qui forment l'entrée de la gueúle. La cavité où le cœur fe trouve renfermé, eft revêtue d'une membrane fort polie, qui tient lieu du péricarde dans plufieurs autres poif-fons, mais qui ne peut pas être ainfi nommée dans celui-ci, puifque le cœur eft encore enfermé dans un fac fermé d'une pellicule très-mince, qui eft proprement fon péricarde. *Voyez la figure 1.*

Le bas de cette même cavité eft fermé par une membrane qui fépare le cœur d'avec tous les autres vifceres, & qui eft une continuation de la précédente.

On voit fous le cœur un réfervoir formé par le concours de plufieurs veines, trois defquelles fortent du foie, & fervent feulement à rapporter le fang de la veine porte & d'une partie des ovaires : de ces trois il y en a deux qui s'ouvrent de cha-que côté dans le bas de ce réfervoir, & la troifieme s'y dé-charge auffi par une embouchure très-large. Deux autres veines remontent à chaque côté de l'épine en accompagnant l'aorte, & s'uniffent à chaque côté du réfervoir avec les veines qui fortent des côtés du foie : ainfi ces deux vaiffeaux n'ont de chaque côté en cet endroit qu'une même embouchure. Le tronc de la veine qui rapporte le fang des ouies, eft couché au deffus de l'aorte : il defcend au côté droit du cœur : il eft collé aux parois de la cavité où le cœur eft renfermé; & fai-fant un contour, il vient s'ouvrir au côté droit du réfervoir. *Voyez la figure 2.*

Ce réfervoir s'ouvre en deffus vers le milieu de la partie inférieure de l'oreillette : à fon embouchure il a deux valvules en forme de paupieres, comme font celles des animaux que nous avons décrits, & celles qui font à l'embouchure de la veine cave inférieure des oifeaux, dont on ne dira rien, parce que cela est étranger à la matiere que nous traitons. *Voyez la figure 3.*

Ce cœur n'a qu'une oreillette, mais d'une grande capacité. Elle est appliquée au côté gauche; & dans sa partie supérieure, en s'enfonçant, elle forme de chaque côté une avance ou corne, dont la gauche est plus grande que la droite : son embouchure est dans sa partie supérieure du côté gauche du cœur. *Voyez la figure 4.*

Il y a deux valvules à l'embouchure de l'oreillette dans le cœur, l'une dessus & l'autre dessous, attachées par tout le demi-cercle qu'elles forment, & ouvertes du côté de la pointe du cœur; ce qui fait que le sang qui reflue par la contraction du cœur, les souleve & les joint l'une à l'autre comme dans la grenouille. *Voyez la figure 5.*

Ce cœur est de figure demi-circulaire, & applati à peu près comme une châtaigne de mer : il est posé de champ par rapport à la tête, ensorte que les deux côtés plats regardent les ouies : il s'emboîte par la base avec l'aorte par une espece de gynglime, ces deux parties ayant des éminences & des cavités qui se reçoivent mutuellement. *Voyez la figure 6.*

Les parois de ce cœur sont fort épaisses, à proportion de son volume, & ses fibres d'une tissure fort compacte.

Pour bien entendre la distribution des vaisseaux dans ce poisson, il faut avoir quelque notion de la structure des ouies. C'est pourquoi nous dirons que les ouies qui, comme on sçait, servent de poumons aux poissons, sont, pour ainsi dire, partagées en deux lobes, dont chacun est composé de quatre feuillets posés presque de champ l'un près de l'autre, suivant leur contour, & soutenus par quatre arcs osseux. Nous nommerons premier arc celui de chaque côté qui est le plus proche du cœur.

La partie convexe de ces arcs est creuse en forme de gouttiere, le long de laquelle coulent les vaisseaux dont il sera parlé ci-après. Les feuillets soutenus par ces arcs, occupent tout l'espace qui est entre les mâchoires externes & internes; ils sont composés d'un double rang de lames osseuses ou barbes. Chacune de ces lames est faite en forme de petite faulx, & à sa naissance, a comme un pied ou talon qui est plus épais que le reste, & creux par dessous en forme de

gouttiere : ce pied étant debout, ne pofe que par fon extrêmité fur le bord de l'arc, auquel il n'eft attaché que par
le moyen de la membrane fort épaiffe qui enveloppe l'arc:
le côté convexe de cette lame eft garni jufqu'à la pointe, de
filets qui vont en diminuant de longueur à mefure qu'ils approchent de cette pointe ; & le côté concave en a de beaucoup plus courts, & n'en eft garni qu'environ jufques vers le
milieu. *Voyez les figures 7 & 8.*

Ces filets font liés entr'eux de chaque côté par une membrane offeufe très-fine, qui les affemble dans le milieu prefque dans toute leur longueur ; mais comme les extrêmités
ne font pas jointes, elles repréfentent les dents d'une fcie.
Voyez la figure 8.

On a dit que chaque feuillet eft compofé d'un double rang
de lames ; il faut ajouter que le concave de chacune de ces
lames s'applique fur le convexe de celle qui lui eft oppofée, &
qu'elles font toutes liées enfemble par une membrane, qui
prend depuis leur naiffance, jufqu'au milieu de leur hauteur,
où devenant plus épaiffe, elle forme une maniere de cordon
au deffus duquel elle eft attachée aux lames par les bouts d'autant de petits croiffans, qu'il y a d'efpaces entr'elles. Le refte
de la lame eft libre, & finit en une pointe très-fine & très-
fouple. *Voyez la figure 9.*

L'empatement de ces lames fur les bords de l'arc, fe faifant par l'extrêmité de leur talon, comme il a été dit, il
refte dans le milieu un petit vuide en forme de canal triangulaire, qui regne tout le long de l'arc, & fert à loger les
vaiffeaux. *Voyez la figure 10.*

Ces lames font revêtues d'une membrane très-fine, & ne
fervent qu'à foutenir les ramifications de tous les vaiffeaux
des ouïes. Ces vaiffeaux qui coulent dans la gouttiere de chaque arc, font une artere, une veine & un nerf.

Avant que de parler de la diftribution des arteres, on remarquera que la partie de l'aorte qui naît du cœur, & qui
a deux valvules figmoïdes, comme celle de la tortue, n'eft
pas d'un grand volume, à proportion de celui qu'elle a un
peu au deffus ; car d'abord elle s'évafe, enforte qu'elle couvre
toute la bafe du cœur, puis fe rétreciffant peu à peu, elle
forme une efpece de cône, de la pointe duquel fort le vaiffeau

feau qui eſt la continuation de l'aorte. Le dedans de ſa partie dilatée eſt rempli de pluſieurs colonnes charnues qui vont toujours en diminuant juſqu'au ſommet, & elles ont entre leurs baſes des interſtices qui forment des cavités, où eſt reçu le ſang qui reflue ; ce qui fortifie l'action des valvules dont on vient de parler, & produit le même effet que les valvules qui ſe voient dans la partie muſculeuſe de l'aorte de la raye & de la grenouille. *Voyez la figure 11.*

Le canal qui ſort de la pointe du cône de l'aorte, coule entre les deux lobes des ouïes. Vis-à-vis de la premiere paire d'arcs de ces lobes, il jette de chaque côté une groſſe branche qui ſe ſubdiviſe encore en deux autres, dont la premiere coule de chaque côté de la gouttiere de cette premiere paire d'arcs, & la ſeconde dans la gouttiere de la ſeconde paire. Ce même tronc dans ſon cours ſe partage encore en deux branches, dont chacune va de ſon côté à la troiſieme paire ; & plus avant encore en deux autres qui vont à la derniere paire de ces arcs.

Chaque artere, en coulant le long de la baſe de chaque feuillet, jette autant de branches qu'il y a de paires de lames, & ſe perd entiérement à l'extrêmité du feuillet ; enſorte que l'aorte & ſes branches ne parcourent de chemin que depuis le cœur juſqu'à l'extrêmité des ouies où elles finiſſent. *Voyez les figures 12 & 13.* Et pour la diſtribution de chaque paire d'arteres, *voyez les figures 14 & 15.*

Sur le bord de chaque lame il y a une veine, & chaque veine vient ſe décharger dans un tronc qui coule dans la gouttiere de chaque arc, & dont les différentes ramifications ſe voient clairement dans les figures. Ces veines ſortant de l'extrêmité de chaque arc qui regarde la baſe du crâne, prennent la conſiſtance d'arteres, & viennent ſe réunir deux à deux de chaque côté. Celle, par exemple, qui ſort du quatrieme arc, après avoir fourni des rameaux qui diſtribuent le ſang aux organes des ſens, au cerveau & à toutes les autres parties de la tête, vient ſe joindre avec celle du troiſieme arc ; ainſi elles ne font plus qu'une branche. Cette branche, après avoir fait environ deux lignes de chemin, s'unit à celle du côté oppoſé, & les deux ne forment plus qu'un tronc, lequel coulant ſous la baſe du crâne, reçoit auſſi peu de temps après de chaque côté une autre branche formée par la réunion des veines de

Tome II.   O o o la feconde & de la premiere paire d'arcs. Ce tronc continue fon cours le long des vertebres, & diftribuant le fang à toutes les autres parties, fait la fonction d'aorte defcendante. Ces mêmes veines par leur autre extrêmité, qui regarde la naiffance des arcs, viennent fe déchargér dans un tronc qui va s'inférer dans le réfervoir. *Voyez les figures 16 & 17.*

La conformité qui fe trouve dans la ftructure du cœur de ces animaux, nous a obligé de les décrire en même temps.

Mais avant que d'en expliquer les ufages, il ne fera pas inutile d'avertir, 1° que par le terme de réfervoir, on n'entend autre chofe qu'un tronc de veines, formé par le concours de plufieurs autres, & qui tient lieu de veines caves fupérieure & inférieure dans la tortue & dans la carpe ; & dans la grenouille, ce n'eft autre chofe que le tronc de la veine cave inférieure, qui reçoit les deux axillaires ; car bien que ce réfervoir ou tronc foit garni de fibres charnues, on ne prétend pas dire qu'il ne foit pas du genre des veines, puifque celles qui s'embouchent dans les oreillettes & dans les cavités du cœur des autres animaux, font auffi revêtues en cet endroit de femblables fibres. 2° Que la raifon qui m'a obligé d'entrer dans le détail de la diftribution des arteres de la grenouille & des poiffons, eft qu'ayant à réfuter le nouveau fyftême, il a fallu que je fiffe voir que l'aorte defcendante eft toujours compofée de deux troncs, & quelquefois d'un plus grand nombre, comme dans les poiffons.

II. PARTIE.

Ufages du Cœur de la Tortue, de la Grenouille, &c.

Dans la defcription que nous avons faite de la ftructure du cœur de la tortue, l'on a pu remarquer qu'elle differe en plufieurs chofes de celle de la plûpart des autres animaux.

La premiere différence eft celle des ventricules : car quoique les trois cavités du cœur de la tortue foient féparées par des cloifons, cependant y ayant entr'elles des ouvertures de communication, elles ne font proprement qu'un feul ventricule ; au lieu qu'il y en a deux dans l'homme, dans les animaux à quatre pieds & dans les oifeaux, parce que la cloifon qui eft entre ces ventricules, les fépare entiérement. On ne

peut pas donner aux cavités du cœur de la tortue le nom de
ventricule droit & de ventricule gauche, en attachant à ces
deux mots les idées ordinaires, parce que d'un côté, si on
les regarde par rapport aux oreillettes & au cours du sang
veineux, l'une pourroit être à la vérité appellée ventricule
droit, & l'autre ventricule gauche; mais si on les regarde
par rapport à la naissance des arteres, la même cavité qu'on
appelle ventricule droit, devroit être nommée aussi ventricule gauche, puisqu'elle donne naissance aux deux arteres
qui tiennent lieu d'aorte : ce qu'on appelle ventricule gauche
n'auroit donc point d'arteres, & ce qu'on nomme troisieme
ventricule n'auroit point d'oreillettes ni de veines, ce qui est
contraire à la conformation du cœur de l'homme & de la
plûpart des autres animaux.

La seconde différence regarde la circulation du sang dans
les cavités du cœur; car dans l'homme, dans les animaux à
quatre pieds & dans les oiseaux, tout le sang qui est rapporté
par la veine cave, passe par le ventricule droit, & delà dans
l'artere du poumon, & tout celui qui revient du poumon,
rentre dans le ventricule gauche, & delà dans les deux arteres qui tiennent lieu d'aorte.

Mais dans la tortue le sang qui est rapporté de toutes les
parties du corps, à l'exception du poumon, entre dans l'o-
reillette droite par le grand réservoir qui, en se resserrant
par l'action des fibres charnues dont il est tapissé en dedans,
le pousse encore dans l'oreillette; & comme la valvule qui
est à l'embouchure de cette oreillette dans le cœur, est disposée de maniere que le sang qu'elle pousse en se resserrant,
coule de gauche à droite, il est constant que toutes les fois
que cette oreillette se vuide, elle remplit non seulement la
premiere cavité, mais encore la troisieme qui n'en est qu'une
continuation.

Il y a deux valvules en forme de paupiere à l'embouchure
de ce réservoir, qui dans la contraction de l'oreillette se
joignent, & fermant exactement cette ouverture, empêchent
que le sang dont l'oreillette est remplie, ne reflue dans ce réservoir : ce qui l'oblige à couler entiérement dans le ventricule du cœur.

L'on trouve dans les oiseaux de semblables valvules à l'embouchure de la veine cave dans l'oreillette ; dans les animaux à quatre pieds à la place des valvules , on voit entre les deux veines caves & au dedans de leur embouchure certains rebords formés par des trousseaux de fibres charnues , qui se développent de telle maniere autour de ces vaisseaux , qu'ils y forment comme autant de sphincters , puisqu'ils embrassent non seulement l'entre-deux des veines caves , mais encore leur embouchure , & qu'ils ne peuvent se raccourcir sans lier , pour ainsi dire , ces deux veines à leur entrée dans l'oreillette. Dans l'homme ces rebords sont moins marqués.

On voit par-là que ces sphincters & ces soupapes ont le même usage ; car comme ces soupapes permettent au sang d'entrer du réservoir dans l'oreillette , & en empêchent le retour , de même ces sphincters étant relâchés , permettent au sang des veines de remplir l'oreillette ; mais lorsqu'ils se resserrent , ils ferment les ouvertures de ces vaisseaux & empêchent le retour du sang.

Le sang qui est rapporté par la veine du poumon , remplit l'oreillette gauche. Dans les petites tortues & dans les oiseaux il y a une valvule charnue à l'embouchure de cette veine qui empêche le retour du sang ; & ensuite l'oreillette gauche , en se resserrant , ne tend qu'à remplir la seconde cavité , à cause de la valvule tournée de droite à gauche , qui est à son embouchure.

Par la compression du cœur tout le sang contenu dans la seconde cavité est forcé de rentrer dans la premiere , cette cavité n'ayant point d'arteres par où il puisse se décharger. Au même temps que le cœur , en se resserrant , pousse le sang de la seconde cavité dans la premiere , il pousse aussi dans le principal tronc de l'aorte & dans la branche gauche de l'aorte descendante le sang qui étoit contenu dans cette premiere cavité pour le distribuer dans toutes les parties. Enfin dans le temps que la premiere cavité se vuide , le sang de la troisieme cavité est aussi poussé dans l'artere qui va aux poumons , & qui se distribue dans toute leur substance. On voit par-là que ces trois cavités se vuident en même temps , & qu'elles concourent ensemble à pousser le sang dans les arteres.

L'anneau ou sphincter qui se trouve à la naissance de l'aorte dans la petite tortue , en se resserrant immédiatement après la contraction du cœur, donne lieu de croire que son principal usage est d'accélérer & d'augmenter le mouvement du sang vers les extrêmités.

Dans les grenouilles & dans plusieurs poissons cet anneau circulaire occupe une partie considérable de l'aorte, ce qui fait juger que par sa contraction il pousse encore avec plus de force le sang vers toutes les parties du corps ; & il semble que les soupapes qui se trouvent en plus grand nombre dans cette partie de l'aorte, soient destinées à en empêcher le reflux.

La troisieme différence se trouve dans la maniere dont le sang se mêle dans les cavités du cœur. Dans l'homme tout le sang qui est privé de ses parties actives, entre dans le ventricule droit pour être porté delà dans le poumon, où il doit recevoir toutes les préparations nécessaires pour animer & vivifier les parties, & il est porté ensuite dans le ventricule gauche, & dans l'aorte qui le distribue à tout le corps.

Dans la tortue, à chaque circulation un peu plus du tiers du sang passe dans le poumon, où il reçoit toutes les préparations nécessaires à ses usages, & le sang qui y coule, est principalement celui qui est renfermé dans la troisieme cavité, & qui est presque purement veineux : l'autre portion du sang des veines qui est dans la premiere cavité, se mêle avec celui de la seconde cavité, le même qui est revenu du poumon, & par ce mêlange il est peu à peu impregné des parties actives dont le premier s'étoit chargé dans le poumon autant qu'il est nécessaire pour les besoins de l'animal : ainsi tout le sang qui revient des poumons, se mêle dans les cavités du cœur de la tortue avec celui des veines ; mais dans le ventricule du cœur de l'homme il ne se fait point de semblable mêlange ; & tout le sang qui revient du poumon, passe du ventricule gauche dans l'aorte.

Faisons encore ici quelques réflexions pour mieux faire sentir les différences qui se rencontrent entre le cœur de la tortue & celui des autres animaux dont nous avons parlé.

Trois choses établissent particuliérement cette différence : la premiere est la communication qui est entre ces cavités ; la deuxieme est que l'aorte prend son origine de la cavité droite ; & la troisieme est que la gauche n'a point d'arteres.

Pour bien découvrir la raison de cette différence, il faut

remarquer que le corps de l'homme & des animaux dont nous avons parlé, souffre une dissipation & une perte de substance très-considérable par toutes les fonctions qui se font pendant la veille, & par le mouvement rapide du sang & des esprits; & cette perte ne peut être suffisamment réparée, que tout le sang déchargé par les deux veines caves dans le ventricule droit ne circule par les poumons, pour aller se rendre dans le ventricule gauche, & delà dans l'aorte, parce que c'est dans les poumons que l'air communique au sang des parties si actives & si pénétrantes, que sa chaleur, sa fluidité & sa fermentation en dépendent; c'est par ce mêlange qu'il est rendu propre à la nourriture, & qu'il peut en circulant dans le cerveau, lui fournir ces parties vives & subtiles, qu'on nomme les esprits animaux, & servir enfin à tous les autres usages.

Il ne faut donc pas s'étonner si l'homme, (qui a besoin d'une nourriture très-abondante, & d'une quantité prodigieuse d'esprits pour fournir à tant de sensations si différentes, & à tous les mouvemens de la veille qui sont si violens & d'une si longue durée,) a aussi besoin que tout le sang fourni par l'une & par l'autre veine cave circule par le poumon; mais il suffit à l'égard de la tortue qui passe tout l'hyver dans le repos & dans une espece d'engourdissement, qui peut même vivre plusieurs mois durant les plus grandes chaleurs de l'été enfermée dans un vaisseau sans prendre aucune nourriture, qui n'a que des mouvemens fort lents & des battemens de cœur peu fréquens, & qui ne transpire presque point; il suffit, dis-je, que le tiers du sang qui sort du cœur, soit porté dans le poumon pour y recevoir les préparations nécessaires à la vie de l'animal, & que cette portion de sang se remêle avec celui qui doit être poussé par l'aorte dans toutes les parties du corps. Dans les grenouilles les deux veines du poumon se déchargent dans l'oreillette : dans les salamandres elles se vuident dans la veine cave inférieure près de son embouchure dans le cœur : ainsi dans tous ces animaux le mêlange se fait, avant que le sang entre dans le cœur; mais dans les tortues, dans les serpens & dans les viperes les deux veines du poumon se vuident dans la seconde cavité; ainsi ce mêlange se fait dans le cœur. On peut donc dire qu'il a fallu que ces cavités euſſent une communication, afin que le ſang qui revient des poumons, ſe mêlât avec celui des veines ; & l'aorte a du prendre ſa naiſſance de la premiere cavité, qui eſt le lieu où ſe fait ce mêlange, parce qu'elle doit diſtribuer le ſang imprégné de ces parties actives à tout le corps. Quoique les poiſſons ayent beaucoup de rapport avec ces animaux, cependant la circulation s'y fait d'une maniere différente, puiſque le ſang qui ſort du cœur à chaque battement, ſe diſtribue dans les ouïes par un nombre infini de petites arteres qui couvrent les ſurfaces de toutes les lames dont elles ſont compoſées, & que les veines qui rapportent ce ſang, le diſtribuent à toutes les parties, à la maniere des arteres. La raiſon de cette différence eſt que la petite quantité d'air qui eſt engagée entre les parties de l'eau & qui ne s'en ſépare que difficilement, & par la compreſſion qu'elle reçoit entre les lames des ouïes, doit s'appliquer à une plus grande ſuperficie de ſang, pour fournir ſuffiſamment ces particules actives aux beſoins de ces animaux. On examinera plus au long dans un autre mémoire la circulation du ſang dans les poiſſons, en parlant de leur reſpiration.

Il ne reſte plus qu'à voir pourquoi dans la tortue l'aorte eſt compoſée comme de deux troncs.

Quoique les trois cavités du cœur de la tortue doivent être conſidérées comme un ſeul ventricule, cependant il y a lieu de croire que tout le ſang qui y eſt apporté par la veine cave & la veine du poumon, n'y eſt pas exactement mêlé : les eſpeces de cloiſons qui diſtinguent ces cavités, en empêchent le parfait mêlange, & le ſang qui vient du poumon, ſe vuidant par la contraction du cœur dans la cavité d'où les aortes prennent leur naiſſance, eſt vraiſemblablement déterminé à remplir ces vaiſſeaux, & ſurtout le principal tronc de l'aorte dont l'ouverture eſt la plus large & la plus expoſée à la direction de ce ſang vivifié ; auſſi voit-on que c'eſt elle qui le fournit à la tête & aux autres parties ſupérieures, où il eſt beſoin d'une plus grande abondance de parties actives. Mais l'artere du poumon prenant ſa naiſſance de la troiſieme cavité, qui n'a pu être remplie que du ſang de la premiere cavité qui eſt preſque tout veineux, ne porte dans ce viſcere qu'un ſang dépouillé des parties actives dont il s'y doit imprégner.

III. PARTIE.

Critique du nouveau Syſtême.

On trouvera notre deſcription du cœur de la tortue un peu différente de celle que l'Auteur du nouveau ſyſtême en a donnée au Public ; & il ne conviendra pas avec nous des uſages que nous attribuons aux parties que nous avons trouvées dans le cœur de cet animal ; mais à l'égard de la ſtructure, il n'y eſt queſtion que des faits appuyés ſur la diſſection exacte que nous en avons faite ; & pour les uſages, nous les établirons encore plus préciſément, en examinant le nouveau ſyſtême.

Pour le faire de maniere qu'on ne puiſſe pas dire que j'en impoſe à ſon Auteur, ou ſur les faits qu'il avance, ou ſur les conſéquences qu'il en tire, je ſuivrai l'examen de ſon ſyſtême tel qu'il l'a fait inſérer lui-même dans les Mémoires de l'Académie des Sciences de l'année 1692, en ces termes :

Premiérement, il a remarqué que *dans le cœur de cet animal il y a trois ventricules, l'un à droite, l'autre à gauche, & le troiſieme au milieu de la baſe du cœur, mais plus en devant que les deux autres.*

Secondement, que le ventricule droit du cœur eſt ſéparé du gauche par une cloiſon charnue & ſpongieuſe, au milieu de laquelle il y a un trou ovale, ſemblable à celui qui ſe trouve dans le fœtus entre la veine cave & la veine du poumon. Qu'à l'embouchure de ce trou il y a deux valvules, l'une du côté du ventricule droit, l'autre du côté du ventricule gauche ; mais elles n'empêchent point que les deux ventricules ne communiquent enſemble.

Troiſiémement, que le ventricule droit a encore communication avec celui du milieu par un autre trou de quatre lignes de diametre. Il reçoit auſſi la veine cave, & il donne naiſſance à l'aorte & à une autre qui tient lieu de canal de communication, que l'on trouve dans le fœtus, entre l'aorte deſcendante & l'artere du poumon; mais dans la tortue cette artere de communication ne ſe réunit à l'aorte que dans le ventre.

Quatriémement, que le ventricule du milieu ne reçoit aucune veine, & qu'il donne ſeulement naiſſance à l'artere du poumon : au contraire,

contraire, le ventricule gauche reçoit la veine du poumon, & ne donne naissance à aucune artere.

Cinquiémement, qu'ainsi le ventricule gauche du cœur n'a aucune artere qui puisse emporter le sang qu'il reçoit de la veine du poumon ; & par conséquent il faut nécessairement que le sang qui est conduit par cette veine dans le ventricule gauche du cœur, passe par le trou ovale dans le ventricule droit, malgré les deux valvules qui sont à son embouchure.

Sixiémement, qu'il y a donc lieu de croire que dans le fœtus une partie du sang qui vient au ventricule gauche du cœur par la veine du poumon, se rend aussi dans la veine cave par le trou ovale, nonobstant la valvule qui est à l'entrée de ce trou, pour passer dans le ventricule droit du cœur, sans entrer dans le ventricule gauche : car puisque le trou ovale n'est different de celui du fœtus que par sa situation, & qu'il répond directement à la veine du poumon dans l'un & dans l'autre, il y a toute sorte d'apparence qu'il a le même usage dans le fœtus que dans la tortue.

(1) Cet Auteur prétend donc que le chemin qui fait la communication de la seconde cavité du cœur de la tortue avec la premiere, peut tenir lieu de trou ovale du fœtus ; & que l'aorte que nous appellons descendante, peut tenir lieu du canal artériel.

(2) A l'égard de la premiere conformité prétendue, il est évident,

1° Que la situation & la structure de ces deux ouvertures sont très-différentes, puisque celle du cœur de la tortue que l'on prend pour le trou ovale est au dedans du cœur, & n'est en effet qu'un défaut de la cloison qui sépare les deux premieres cavités ; au lieu que le trou ovale du fœtus est entiérement hors du cœur, & placé à l'embouchure de la veine cave inférieure sur le côté droit du tronc de la veine du poumon.

2° Le trou ovale est disposé de telle maniere qu'il a une valvule qui sert à l'ouvrir & à le fermer. Or cela ne se trouve point dans le chemin de communication de la tortue ; car les deux valvules qui sont au dessus ne servent pas à ouvrir & à fermer ce chemin, mais elles sont uniquement destinées à

(1) Dans le premier & le dernier Article.
(2) Dans le second & le dernier Article.

laiſſer paſſer le ſang des oreillettes dans le cœur, & à en empêcher le retour, puiſque ces ſoupapes abaiſſées laiſſent toujours entre elles & la cloiſon un paſſage d'une cavité à l'autre.

L'uſage du trou ovale du fœtus & celui du cœur de la tortue eſt auſſi très-différent.

Le trou ovale du fœtus donne paſſage à la meilleure partie du ſang de la veine cave inférieure au tronc de la veine du poumon , & par-là non ſeulement il décharge les poumons, mais encore il fait paſſer le ſang de la mere dans le ventricule gauche du cœur du fœtus pour animer & vivifier celui qui revient du poumon & du reſte du corps , où faute de reſpiration il n'a pu ſe charger des parties actives que l'air lui doit fournir.

L'ouverture de communication du cœur de la tortue ſert à laiſſer paſſer le ſang de la ſeconde cavité dans la premiere, & bien loin de décharger les poumons, elle contribue au contraire à les remplir davantage, car plus il paſſe de ſang dans la premiere cavité, plus il en entre dans la troiſieme qui n'eſt qu'une continuation ; & comme l'artere du poumon en prend naiſſance, elle en reçoit par conſéquent davantage.

3°. Dans le fœtus ce n'eſt point le ſang revenant du poumon qui anime & qui vivifie tout le reſte de la maſſe, c'eſt uniquement celui de la mere qui paſſe par le trou ovale.

Dans la tortue, au contraire, le ſang qui paſſe par l'ouverture de communication qu'on a voulu nommer trou ovale, revient des poumons dans le cœur, & ſert à vivifier tout le reſte de la maſſe.

Cet Auteur prétend que l'un & l'autre de ces trous répondent directement à la veine du poumon (1) ; mais l'expérience fait voir que dans la tortue ce trou fait bien la communication de la deuxieme cavité & de la premiere , mais qu'il ne peut avoir aucun rapport à la veine du poumon que par le moyen de l'oreillette gauche : cependant la ſoupape qui eſt à ſon entrée ne permet pas que rien de ce qui eſt une fois tombé dans la ſeconde cavité, repaſſe dans cette oreillette.

Il a voulu donner une preuve plus convaincante des rapports qu'il prétend y avoir entre les uſages de ces deux trous (2),

(1) Voyez la fin du dernier Article.
(2) Voyez le cinquieme Article.

en difant que la cavité gauche du cœur de la tortue n'a aucune
artere qui puiffe rapporter le fang qu'elle reçoit de la veine
du poumon, & que par conféquent il faut néceffairement que
celui qui eft conduit par une veine dans la cavité gauche,
paffe par le trou de communication, & nous en demeurons
d'accord : mais que ce foit malgré les deux valvules qu'on prétend être à fon embouchure, il n'y a pas d'apparence, puifqu'elles font alors foulevées autant qu'elles le peuvent être par
le fang que le cœur pouffe de bas en haut, & qu'il exprime
dans les arteres, & qu'ainfi elles laiffent le paffage libre, au lieu
que la foupape du trou ovale du fœtus permet bien au fang de
paffer facilement de la veine cave inférieure dans la veine du
poumon, mais elle l'empêche abfolument de revenir.

Il refte à préfent à examiner fi dans la tortue la branche gauche de l'aorte, que j'appelle defcendante, peut fervir au même
ufage que le canal artériel du fœtus.

On prétend qu'elle n'en eft différente que parce qu'elle ne
fe réunit à la branche droite que dans le ventre ; mais il eft
aifé de faire voir que la ftructure & l'ufage du canal artériel
du fœtus font entiérement différens de ceux de cette artere.

Car 1° dans le fœtus le canal artériel tire fon origine de
l'artere du poumon, & s'ouvre dans l'aorte defcendante.

Dans la tortue ce prétendu canal de communication fort
de la premiere cavité du cœur, & n'a aucune communication ni avec le tronc, ni avec les branches de l'artere du
poumon.

2° Le canal artériel du fœtus fert à décharger les poumons,
faifant paffer la meilleure partie du fang de l'artere du poumon dans l'aorte defcendante.

La branche gauche de l'aorte qu'on veut comparer à ce canal,
reçoit le fang qu'elle contient de la premiere cavité du cœur,
& elle le diftribue principalement aux parties deftinées à la
nourriture ; ce qui ne contribue par conféquent en rien à
décharger le poumon. Il faut donc confidérer les deux branches de l'aorte defcendante de la tortue, comme deux rivieres
qui fortent de la même fource, & dont la gauche, après
avoir fourni du fang aux parties de la nourriture, s'unit à la
branche droite, pour ne faire plus qu'un feul canal qui la
diftribue auffi aux parties du bas-ventre. Toute la reffemblance

P p p ij

eſt donc fondée ſur la communication qui eſt entre ces deux branches, mais elle n'eſt d'aucune utilité pour établir cette comparaiſon. Enfin cette branche de communication ſe trouve dans les grenouilles, dans les ſalamandres & dans pluſieurs autres animaux, dont le cœur n'a qu'un ventricule & qu'une aorte, & à l'égard deſquels par conſéquent on ne doit pas faire cette comparaiſon.

Il eſt difficile de comprendre qu'un Anatomiſte éclairé, qui a prétendu nous donner une deſcription exacte du cœur de la tortue ſur laquelle il vouloit fonder ce ſyſtême, ait pu oublier de faire mention de ces oreillettes; qu'il ait cru ou voulu faire croire que les valvules qui ſont à leur embouchure, fuſſent placées inutilement au trou de communication, l'une du côté du ventricule gauche, & qu'elles n'empêchaſſent pas la communication réciproque des deux ventricules.

Il eſt pourtant conſtant que ces valvules n'ont aucun rapport à ce trou ni aux cavités du cœur : ainſi il ne faut pas être ſurpris qu'elles n'empêchent pas le ſang d'une cavité à l'autre ; mais au temps de la contraction du cœur ces valvules étant ſoulevées, elles ferment exactement au même ſang l'entrée dans les oreillettes.

Pour donner dans le ſentiment de l'Auteur du ſyſtême, il faudroit avoir mauvaiſe opinion de la Nature, & croire que contre toutes les regles de ſa ſage œconomie, elle a fabriqué deux valvules inutiles, & qui ne font nulle fonction dans l'endroit où elle les a placées ; mais comment ſe ſeroit-elle oubliée en cette occaſion, elle qui ſe ſert de ces petites machines en tant de manieres, & qui par leur moyen facilite avec tant d'avantage la diſtribution des liqueurs dans le corps des animaux ?

Cette premiere erreur ſur l'inutilité des deux valvules, a jetté M. M. dans une autre : il a raiſonné de la valvule du trou comme des deux valvules du trou de la tortue ; & après s'être perſuadé que les unes pouvoient être forcées, il n'a pas fait difficulté de ſuppoſer que l'autre le pouvoit être auſſi ; conſéquence auſſi fauſſe que le principe d'où il l'a tirée : car enfin il eſt évident que les valvules des oreillettes du cœur de la tortue qui laiſſent au ſang l'entrée libre dans le cœur, empêchent ſon retour, comme il eſt conſtant que la valvule du trou ovale du fœtus eſt ſituée d'une maniere à donner libre paſſage au ſang de la veine cave dans l'oreillette gauche du cœur, & à le lui fermer au retour.

Ce qui a été pour l'Auteur du ſyſtême une troiſieme ſource d'erreur, c'eſt l'équivoque qu'il a faite lorſqu'il a donné le nom de ventricules aux cavités du cœur de la tortue, que j'ai cru ne devoir diſtinguer que par les noms de premiere, ſeconde & troiſième cavité; mais puiſqu'il demeure d'accord que ces prétendus ventricules communiquent entre eux, il n'a dû les regarder que comme un ſeul, & non pas en raiſonner comme de trois ventricules différens, auſſi diſtincts & ſéparés entre eux que le ſont les deux du cœur de l'homme. Ces trois cavités du cœur de la tortue ne ſont en effet qu'un ſeul ventricule peu différent de celui du cœur des poiſſons & des grenouilles; & les trois arteres qui répondent à ces trois cavités, n'ont enſemble dans la tortue que la même fonction qu'a l'aorte du cœur dans les autres animaux, qui eſt de diſtribuer le ſang en même temps & au poumon & à toutes les autres parties du corps.

Pour ſe former une idée diſtincte de ce fait, il n'y a qu'à conſidérer que le cœur de la tortue eſt à cet animal ce qu'eſt à l'homme le ventricule gauche : il y a cette différence, qu'au lieu que dans l'homme le ſang du ventricule gauche ſe diſtribue à toutes les parties du corps, à la réſerve du poumon, dans la tortue les veines caves & les veines du poumon ſe déchargent dans cet unique ventricule, & le ſang s'y étant mêlé, ſe diſtribue par l'aorte dans les poumons & dans toutes les autres parties du corps de l'animal. Je dis par l'aorte, parce que nous devons regarder les trois arteres qui ſortent du cœur de la tortue, comme ſi elles n'en faiſoient qu'une, puiſqu'elles ſortent de la même ſource, c'eſt-à-dire, du même ventricule; & comme dans les grenouilles, les ſalamandres, &c, les arteres des poumons ſont des branches de l'aorte, il en eſt à peu près de même dans les tortues, avec cette différence, que dans la tortue & dans la vipere, cette artere puiſe ſon ſang immédiatement dans le cœur, & que dans les grenouilles elles le puiſe dans l'aorte. Pour n'être pas embarraſſé par l'idée des cavités du cœur de la tortue & des trois arteres qui en ſortent, on peut repaſſer ſurtout ce que j'ai déja expliqué touchant les uſages de ces parties dans la tortue.

Il est facile de voir, par tout ce que nous venons de dire, que l'Auteur du fyftême fe fatigue bien inutilement pour trouver dans le cœur de ces animaux un trou ovale & un canal de communication. Il s'en feroit épargné la peine s'il avoit voulu confidérer que ces conduits ne font néceffaires qu'au fœtus humain & à ceux des animaux dont le cœur a du rapport à celui de l'homme. Il auroit vu la différence qu'il y a de la circulation qui fe fait dans le fœtus à celle qui fe fait dans la tortue, & qu'il n'y avoit nulle comparaifon à faire entre deux manieres de circuler fi oppofées. Dans l'homme le fang rapporté par l'une & l'autre veine cave, eft obligé de circuler tout entier par le poumon, comme nous l'avons fait voir ; & c'eft une des raifons pour lefquelles le cœur de l'homme a dû avoir deux ventricules, & les poumons être placés entre-deux.

Mais à l'égard du fœtus humain qui ne refpire point tant qu'il eft dans le fein de la mere, fi le fang fourni par les deux veines caves alloit circuler par le poumon, il l'expoferoit à des accidens mortels ; il a donc fallu que la Nature pourvût à la décharge des poumons par des routes particulieres, & c'eft ce qu'elle a fait au moyen du trou ovale & du canal artériel. Elle n'a pas eu befoin de ces précautions dans les tortues & dans les viperes, foit devant, foit après leur naiffance, parce que tout le fang, rapporté par les veines caves de ces animaux, ne circule pas par les poumons : la petite portion de fang qui fuffit à ces parties, leur eft portée par quelques branches de l'aorte qui fournit le fang à tout le corps. La Nature auroit donc inutilement pourvu les tortues, les viperes & les grenouilles, de canaux de décharge pour le poumon.

Si l'Auteur du fyftême avoit voulu recourir en cette occafion à la méthode qui a tant contribué à éclaircir la ftruéture & l'ufage des parties du corps de l'homme, je veux dire à l'Anatomie comparée ; s'il s'étoit donné la peine d'examiner le cœur & les parties de la refpiration dans les grenouilles, dans les viperes & dans les poiffons, je fuis fûr qu'il ne fe feroit pas pu tromper fur le véritable ufage du trou ovale du fœtus.

Il auroit vu dans tous ces animaux que la partie du fang imprégnée des particules aétives de l'air, fe remêle inceffamment avec le fang qui entre dans le cœur, ou qui y eft déja

entré, pour l'animer & le vivifier; & qu'étant ainſi mêlé,
il eſt diſtribué enſuite par l'aorte dans toutes les parties du
corps.

Le tempérament du *fœtus* dans le ſein de la mere, n'eſt
guere différent de celui de ces animaux, parce que faute
de reſpiration ſon pouls eſt lent & foible, ſa chaleur douce
& tempérée, ſon ſang mucilagineux de même que les autres
liqueurs contenues dans ſes vaiſſeaux : il a peu de mouvement,
peu de ſenſations; il eſt dans une eſpece de ſommeil, dans
un repos où tout conſpire à lui donner un prompt accroiſſement.

Dans cet état une petite quantité de parties actives d'air
ſuffit pour animer & vivifier ſon ſang, de même que dans
la tortue & dans les autres animaux de ce genre ; & comme
il ne peut pas recevoir ces parties d'air par ſa propre reſpiration, il faut qu'il en emprunte de la reſpiration de la mere.

Ces parties actives d'air lui ſont portées avec les ſucs nourriſſiers qu'elle lui fournit : elles doivent par conſéquent pénétrer & animer ce ſang qui eſt porté dans le cœur, & qui doit
être diſtribué ſans ceſſe à toutes les parties.

C'eſt à quoi ſont deſtinés le ventricule gauche & l'aorte
Il a donc fallu prolonger la veine ombilicale juſqu'à l'entrée
de ce ventricule; ce qui s'eſt fait par le moyen du conduit
veineux & du trou ovale.

L'Auteur du ſyſtême convient que le prétendu trou ovale
de la tortue n'eſt fait que pour donner moyen au ſang qui
revient du poumon, de prendre le chemin de l'aorte : pourquoi veut-il donc abandonner ce ſentiment, quand il eſt queſtion de la circulation du ſang dans le *fœtus ?* Toute l'œconomie & la ſtructure des parties du cœur & de la reſpiration
l'invitoient à le ſuivre ; car enfin y a-t'il lieu de douter que
le ſang qui revient du poumon de la mere, & qui eſt contenu
dans la veine ombilicale, ne doive auſſi prendre le chemin de
l'aorte par la voie la plus prompte & la plus courte, c'eſt-à-
dire, par le conduit veineux & le trou ovale ?

Je ne ſçais pas ſi l'Auteur du nouveau ſyſtême ſe rendra à
des raiſons qui me paroiſſent ſi évidentes; mais je puis bien
me promettre que tout le penchant qu'on a à ſe laiſſer prévenir
pour les nouvelles découvertes, n'engagera perſonne à ſuivre

fon fentiment, fur-tout quand on verra que pour l'établir il faut qu'il donne au trou de communication de la tortue deux valvules qui ne lui appartiennent point ; qu'il ôte au trou ovale du *fœtus* la valvule qui lui appartient ; qu'il ruine entiérement l'ufage de celles du cœur, appellées *triglochines*, en foutenant que la force mouvante des oreillettes, jointe à celle des ventricules, contribue à pouffer le fang dans les arteres ; qu'il détruife abfolument l'unique moyen que l'on a pour juger de la force d'un mufcle, en foutenant que le ventricule droit eft auffi fort que le ventricule gauche, quoiqu'il foit conftant que les parois de ce dernier, pour être compofées d'un beaucoup grand nombre de fibres, font beaucoup plus épaiffes & ont par conféquent beaucoup plus de force.

Perfonne en un mot ne pourra convenir de la folidité d'un fyftême qu'il faut appuyer fans ceffe fur des principes ou faux, ou dont on tire de fauffes conféquences, parce que dans leur application on n'en compare point en même temps toutes les circonftances ; comme il arrive lorfqu'en examinant les capacités des vaiffeaux, on en tire des conclufions, fans avoir égard ni aux forces, ni aux réfiftances, & lorfqu'y fuppofant fauffement égalité de forces ou de réfiftances, on en tire des conclufions, fans avoir égard à la capacité des vaiffeaux. Mais tout ce détail appartient au Traité de la Circulation du fang dans le *fœtus* (a), que je me propofe de donner inceffamment au Public.

(a) Ce font apparemment les *Obfervations fur la Circulation du fang dans le fœtus,* rapportées ci-devant depuis la page 414 de ce volume, jufqu'à la page 434, dont *M. Duverney* entend parler ici.

Les Planches relatives à ce Mémoire, ainfi que leur Explication, fe trouvent à la fuite des autres, à la fin de ce volume.

NOUVELLES OBSERVATIONS

Touchant les parties qui servent à la Nutrition, lues à l'Acadé-mie par M. Duverney, en 1678.

1° IL y a un grand nombre de petites glandes qui sont ca-chées sous la tunique de l'œsophage, & qui la percent par plusieurs petits tuyaux, lesquels étant pressés, rendent une liqueur fort épaisse.

2° La membrane intérieure de l'estomac, qu'on appelle le velouté, n'est qu'une glande dilatée & tendue en forme de membrane ; car l'expérience fait voir qu'elle est composée en partie de plusieurs petits grains conglomerés, de la nature de ceux des glandes ; que chaque grain est percé par un trou sen-sible dont on voit sortir par la compression des glandes une matiere glaireuse qui enduit ordinairement l'estomac, & en partie de plusieurs petits poils qui sont semés entre ces grains. On a pris ces poils jusqu'à présent pour de simples filets ; ce-pendant ce sont autant de tuyaux glanduleux qui servent aussi à la décharge du dissolvant de l'estomac.

Cette structure se voit à vue d'œil dans le velouté de l'esto-mac des petits du pourceau, de la civette & du castor, où les ouvertures des glandes sont si remarquables, qu'on y peut aisément introduire la tête de la plus grosse épingle.

3° La surface intérieure des boyaux est garnie de plusieurs glandes d'une figure conique, qui sont rangées par paquets placés à différente distance, & d'une figure tantôt ronde & tantôt ovalaire.

4° La base de ces glandes est attachée à la tunique nerveuse des intestins, & leurs pointes s'avancent & se terminent entre les petits poils de leur velouté.

5° Chacune de ces glandes est percée par un petit tuyau qui rend une liqueur blanchâtre quand on les presse.

6° Leur substance est si molle & si délicate, qu'on l'em-porte aisément si on les frotte avec rudesse.

7° On trouve une autre sorte de glandes dans les gros boyaux. Elles ne sont point ramassées par paquets comme les précédentes, mais elles sont semées une à une dans toute la surface des gros boyaux, au dedans desquels elles s'avancent comme autant de petites lentilles dont elles imitent assez bien la figure. On voit dans leur milieu un petit enfoncement qui leur sert de canal.

8° Ces glandes fournissent une liqueur qui sert à précipiter & lier les matieres les plus grossieres, & qui enduit par sa mucosité les intestins, pour les mettre à couvert contre la pointe des parties âcres & salines des excrémens.

9° Les glandes de la bouche, de l'œsophage, & de l'estomac préparent & fournissent les dissolvans qui servent à diviser & à dissoudre les alimens; mais en cet endroit ils sont encore fort éloignés de la perfection qu'ils doivent avoir pour devenir chyle. Ainsi M. *Duverney* croit que ce sont les glandes des intestins qui fournissent le véritable dissolvant qui sert à former le chyle; & comme il peut établir, par plusieurs expériences, qu'il est plus pénétrant, il est aisé de juger qu'agitant les plus petites parties des alimens, il les divise & les dissout de telle maniere qu'elles deviennent assez fluides & assez délicates pour passer au travers des pores imperceptibles des boyaux dans les veines lactées.

On sera convaincu de cet usage, si on fait réflexion qu'on ne trouve dans l'estomac qu'une matiere assez grossiérement dissoute, qui n'a pas cette fluidité & cette teinture blanche qu'elle acquiert dans les boyaux.

L'expérience nous apprend aussi qu'il n'y a aucune veine lactée qui sorte de l'estomac. M. *Duverney* ajoute que la nature nous enseigne cette vérité dans la formation du poulet, où elle fait couler la substance du jaune par un canal particulier dans la cavité des intestins, pour le préparer & le convertir en chyle.

Nouvelle découverte touchant les muscles de la paupiere interne, faite & démontrée à Monseigneur le Dauphin, & lue à l'Académie, par M. Duverney, en 1678.

Il n'y a point de partie dans le corps humain dont le mouvement soit si prompt & si rapide que celui de la paupiere

interne qui fert à faire cligner l'œil. M. *Duverney* a découvert
les refforts de ce mouvement ; ce font deux mufcles qui fe
voient lorfqu'on a levé les fix qui fervent au mouvement de
tout l'œil. Le plus grand a fon origine au bord de la fclérotique vers le grand coin. En paffant fous le globe de l'œil, il
s'approche du nerf optique, où il produit un tendon rond &
délié qui paffe au travers de l'autre mufcle qui fert de poulie
& qui l'empêche de preffer le nerf optique, autour duquel il
fe tourne en angle pour s'en aller paffer par la partie fupérieure de l'œil, & s'inférer au coin de la membrane. Le deuxieme mufcle a fon origine au même cercle de la fclérotique,
mais à l'oppofite du premier vers le petit coin de l'œil ; &
paffant fous l'œil comme l'autre, il va le rencontrer & embraffer fon cordon, ainfi qu'il a été dit. A l'égard des fonctions de ces deux mufcles, le premier fert à tirer, par le moyen
de fa corde, le coin de la paupiere interne, à l'étendre fur la
cornée, & à couvrir par ce moyen l'œil fans fermer les paupieres. Cette membrane, qui eft tranfparente dans les oifeaux &
dans plufieurs autres animaux, ne les empêche pas de voir les
objets, bien qu'elle couvre tout le devant de l'œil. Quant au
deuxieme mufcle, fon ufage eft en fe refferrant d'empêcher que
la corde du premier mufcle qu'il embraffe, ne bleffe le nerf
optique.

RÉFLEXIONS

Sur la fituation des conduits de la bile & du fuc pancréatique ;
lues à l'Académie en 1692.

LES opinions des Médecins fur l'ufage de la bile, font fort
différentes. Les uns regardent la bile comme une humeur inutile, & un pur excrément que la Nature a féparé pour purifier
le fang, & qui ne demande qu'à être évacué. Les autres demeurent bien d'accord que c'eft un excrément, mais non pas
inutile ; car ils prétendent que la bile fert à faciliter la fortie des autres excrémens, ou en les rendant fluides, ou en
graiffant, pour les faire mieux gliffer, le dedans des boyaux,
ou en réveillant le mouvement vermiculaire des inteftins par

fon acrimonie & par fon picotement. Quelques Modernes fe
font formés une autre idée de la bile ; ils l'ont confidérée,
non pas comme un excrément, mais comme une liqueur très-
utile, où à délayer le fang & à empêcher la coagulation, ou
à préparer les alimens au changement qu'ils doivent recevoir
dans les inteftins.

Ceux qui font dans ce dernier fentiment apportent, pour
appuyer leur opinion, quelques raifons affez probables qu'il
feroit trop long d'expliquer ici. Néanmoins toutes ces raifons
ne font pas affez convainquantes ; & jufqu'à préfent on avoit
eu fujet de croire que la bile pouvoit bien être un excrément, parce que l'on avoit toujours trouvé, (fi l'on excepte
quelques obfervations fort extraordinaires) que les canaux qui
portent la bile, ont leur infertion dans les inteftins.

Mais les obfervations que M. *Duverney* a faites depuis
peu, font prefque décifives fur cette queftion. Il a remarqué
dans cinq porc-épics qu'il a difféqués à l'Académie Royale
des Sciences, que le conduit qui porte la bile, s'ouvroit au-
dedans du pilore, & que fon extrêmité étoit tournée vers la
cavité du ventricule, enforte qu'il falloit néceffairement que
toute la bile s'y déchargeât.

Dans deux autruches qu'il a difféquées il a encore trouvé
la même chofe. Les autruches n'ont point de véficule du
fiel ; mais, ce qui eft rare dans les oifeaux, elles ont ordinairement deux canaux hépatiques, dont le plus gros s'ouvre
dans l'inteftin, fort près du pilore, vers lequel fon extrêmité
eft toujours tournée : mais ces deux autruches avoient cela de
particulier, que le gros conduit de la bile aboutiffoit au-dedans
du pilore, & qu'il regardoit de telle maniere la cavité du géfier, que toute la bile y étoit portée, & s'y dechargeoit néceffairement.

Puifque cette difpofition de canaux qui portent la bile,
fe trouve dans tant d'animaux, il femble que l'on en peut
raifonnablement conclure que la bile doit avoir quelqu'utilité
pour la digeftion, ou qu'au moins elle ne doit pas être mife
au rang des excrémens ; car il n'y a aucun excrément qui foit
naturellement porté dans le ventricule, où rien ne doit être
reçu qui puiffe gâter ce que la Nature a deftiné pour la nourriture de l'animal.

Ces mêmes observations ne sont pas moins favorables à l'opinion de ceux qui prétendent que le levain du ventricule n'est pas un simple acide, mais qu'il est mêlé d'âcre & d'amer : en effet, toutes les choses âcres & aromatiques, & presque tous les amers contribuent beaucoup à la digestion des alimens.

D'ailleurs plusieurs expériences que l'on a faites sur des animaux vivans, ne permettent plus de douter que la bile ne serve à inciser & à dissoudre le chyle, & peut-être de-là vient que les animaux dont le conduit de la bile s'insere dans le ventricule, ont une grande facilité à digérer, ce qui ne doit plus paroître surprenant, puisque la bile commence à agir sur les alimens dès le ventricule même. Cette réflexion s'accorde avec la remarque de *Vassal* qui rapporte qu'ayant ouvert un forçat très-robuste qui ne vomissoit jamais, même dans les plus grandes tempêtes, & qui par conséquent devoit parfaitement bien digérer, il trouva que le conduit de la bile se partageoit en deux branches, dont la plus déliée s'inséroit à la partie inférieure du fond du ventricule près de la naissance du pilore.

M. *Duverney* a fait une autre observation qui peut donner quelque lumiere pour raisonner sur l'usage du suc pancréatique. Il a remarqué dans le porc-épic que le canal pancréatique, étant sorti de la partie inférieure du pancréas, alloit s'insérer vers le commencement de l'intestin appellé *jéjunum*, à vingt pouces de distance du pilore, où étoit l'insertion du conduit de la bile. Il a fait une observation semblable dans l'autruche : le canal pancréatique sortant du milieu du pancréas, va s'ouvrir vers le milieu du premier replis des intestins, à trois pieds de distance de l'extrêmité du gros canal hépatique ; & le petit canal hépatique s'insere toujours vers le bout de ce premier replis des intestins, deux pouces au-dessus de l'insertion du canal pancréatique.

Si l'on fait bien réflexion sur la situation de ces canaux de la bile & du suc pancréatique, on aura de la peine à se laisser parsuader qu'il soit absolument nécessaire, comme plusieurs Modernes l'ont prétendu, que ces deux liqueurs soient mêlées ensemble pour agir sur les alimens. Car bien qu'il arrive ordinairement que la bile & le suc pancréatique fe joignent avant que d'agir fur la nourriture, comme dans l'homme, dans les animaux qui ruminent, dans les oifeaux & dans les poiffons ; ou qu'au moins ils foient tout prêts à fe joindre, comme dans les chiens & dans quelques autres animaux : néanmoins cela ne fe trouve pas toujours véritable ; car dans le porc-épic & dans l'autruche l'infertion du canal pancréatique eft fort éloignée de celle du conduit de la bile, & par conféquent la bile agit fur la nourriture le long d'un efpace confidérable fans le fuc pancréatique.

DES VAISSEAUX OMPHALO - MÉSENTÉRIQUES.

Lu à l'Académie des Sciences, le 16 Juin 1700.

RIEN ne flatte plus agréablement l'efprit de l'homme que les nouvelles découvertes ; mais il n'eft rien auffi où il prenne plus facilement le change : au moment qu'on s'eft imaginé avoir dévoilé quelque vérité jufqu'alors inconnue, amoureux d'un fyftême dont on eft l'inventeur, on n'oublie rien pour l'établir, & fi l'on ne fuppofe pas des faits pour l'appuyer, on s'en propofe à foi-même qui ne fubfiftent que dans des préventions. C'eft à remettre l'efprit humain dans les voies, que les Compagnies doivent s'appliquer, & c'eft un des grands avantages que le Public puiffe tirer de leurs conférences. Un Anatomifte de la Compagnie étant tombé dans cet inconvénient, & ayant fait dans un Ouvrage imprimé un fyftême des vaiffeaux omphalo-méfentériques, qui n'eft appuyé que fur des faits imaginés contre la vérité, j'ai cru que j'en devois détruire la fuppofition par la démonftration du véritable état de ces vaiffeaux.

Chacun fçait que tous les *fœtus* ont au moins deux enveloppes ou membranes qui font l'*amnios* & le *chorion*. La plûpart des animaux en ont une troifieme qu'on appelle *membrane alantoïde* ou *urinaire*, parce que dans le *fœtus* de ces animaux, elle eft le réfervoir de l'urine. Mais il y a quelques animaux ; comme le chien, le chat, le lapin, &c. qui ont encore une quatrieme membrane, dont les Anatomiftes ignorent l'ufage.

Cette

Cette quatrieme membrane a deux vaiſſeaux ſanguins que l'on a appellé *omphalo-méſentériques*, parce que de cette membrane ils vont le long du cordon juſqu'à l'ombilic, & aboutiſſent dans le méſentere. Ces vaiſſeaux conſiſtent en une veine & une artere.

L'artere qu'on voit paroître vers le milieu du méſentere du *fœtus*, a ſon origine dans la méſentérique ſupérieure, & paſſant au travers de la glande nommée *Pancréas d'Aſellius*, va droit au nombril ſans jetter aucun rameau, & ſort par-là hors du ventre pour s'engager dans le cordon. Le reſte de ſa diſtribution n'étant pas du ſujet, eſt renvoyé à une autre occaſion.

La veine a ſon origine dans la quatrieme membrane : elle eſt formée d'un nombre infini de petites branches, qui ſe réuniſſent en un ſeul tronc, lequel accompagnant l'artere, vient avec elle ſe rendre dans le cordon, & ſans jetter aucun rameau, va paſſer ſous le duodenum pour s'implanter dans le tronc de la veine-porte.

Ces deux conduits ſe trouvent donc enfermés dans le cordon avec les autres vaiſſeaux ombilicaux, & ils ne s'en ſéparent qu'à la diſtance d'environ trois pouces du nombril, pour aller ſe diſtribuer dans la quatrieme membrane par un nombre infini de rameaux.

L'artere, qui paſſe tout au travers du *Pancréas d'Aſellius*, n'a aucune communication avec cette glande, ainſi qu'il eſt aiſé de s'en aſſurer par le ſouffle & l'injection.

Cette ſimple deſcription détruit entiérement les faits ſuppoſés par l'Anatomiſte, lorſqu'il a dit, 1° que ces vaiſſeaux n'ont point de communication immédiate avec les veines ou avec les arteres du méſentere, & qu'ils ſont de même conſiſtance. 2° Qu'ils vont toujours aboutir dans des corps glanduleux, & ſur-tout dans le *Pancréas d'Aſellius*. 3° Que les arteres ombilicales donnent des rameaux à la quatrieme membrane. Enfin rien n'eſt plus faux que l'uſage qu'il attribue à ces vaiſſeaux omphalo-méſentériques, lorſqu'il aſſure qu'ils peuvent porter aux glandes du méſentere le ſuc laiteux & nourriſſier de la quatrieme membrane, puiſqu'il paroît par notre démonſtration que ces vaiſſeaux n'ont nulle communication avec ces glandes. La plûpart des autres faits contenus dans cet ouvrage roulant fur de pareilles fuppofitions, fe détruifent d'eux - mêmes : je n'en ferai pas un plus long détail.

SUR LA CIRCULATION DU SANG.

Des Poiſſons qui ont des Ouïes, & fur leur reſpiration.

Lu à l'Académie des Sciences le 29 Novembre 1701.

DANS les divers Mémoires que j'ai lu à la Compagnie, j'ai fait voir quelle étoit la ſtructure du cœur des poiſſons & celle de leurs ouïes. Pour ſuivre cette matiere, il eſt à propos de parler de leurs uſages : mais pour les rendre intelligibles à tout le monde, il eſt abſolument néceſſaire de faire ici une brieve récapitulation de ce que j'ai dit touchant cette même ſtructure.

On remarquera donc qu'elle eſt différente dans les différentes eſpeces de poiſſons où l'on trouve ces parties : j'ai fait voir à la Compagnie des exemples de ces différences; mais je m'arrête aujourd'hui particuliérement à la carpe, que l'on trouve commodément, & fur laquelle on pourra avec facilité vérifier tout ce que je vais dire.

Chacun ſçait que le cœur de tous les poiſſons qui ne reſpirent pas l'air, n'a qu'une cavité, & par conféquent qu'une oreillette à l'embouchure du vaiſſeau qui y rapporte le ſang. Celle du cœur de la carpe eſt appliquée au côté gauche.

La chair du cœur eſt fort épaiſſe par rapport à ſon volume, & ſes fibres font très-compactes; auſſi a-t'il befoin d'une forte action pour la circulation, comme on le verra dans la ſuite.

Il n'y a perſonne qui ne ſçache ce que c'eſt que des ouïes, mais tout le monde ne ſçait pas que ce font ces parties qui fervent de poumons aux poiſſons. Leur charpente eſt compoſée de quatre côtes de chaque côté, qui ſe meuvent tant fur elles-mêmes, en s'ouvrant & ſe reſſerrant, qu'à l'égard de leurs deux appuis ſupérieur & inférieur, en s'écartant de l'un &

de l'autre, & s'en rapprochant. Le côté convexe de chaque côte est chargé sur ses deux bords de deux especes de feuillets, chacun desquels est composé d'un rang de lames étroites, rangées & serrées l'une contre l'autre, qui forment comme autant de barbes ou franges semblables à celles d'une plume à écrire ; & ce sont ces franges qu'on peut appeller proprement *le poumon des poissons*.

Voilà une situation des parties fort extraordinaire & fort singuliere. La poitrine est dans la bouche aussi-bien que le poumon : les côtes portent le poumon, & l'animal respire l'eau.

Les extrêmités de ces côtes qui regardent la gorge, sont jointes ensemble par plusieurs petits os qui forment une espece de sternum, ensorte néanmoins que les côtes ont un jeu beaucoup plus libre sur ce sternum, & peuvent s'écarter l'une de l'autre beaucoup plus facilement que celles de l'homme, & que ce sternum peut être soulevé & abaissé. Les autres extrêmités, qui regardent la base du crâne, sont aussi jointes par quelques osselets qui s'articulent avec cette même base, & qui peuvent s'en éloigner ou s'en approcher.

Chaque côte est composée de deux pieces jointes par un cartilage fort souple, qui est dans chacune de ces parties ce que sont les charnieres dans les ouvrages des Artisans.

La premiere piece est courbée en arc, & sa longueur est environ la sixieme partie du cercle dont elle feroit partie.

La seconde décrit à-peu-près une S romaine majuscule.

La partie convexe de chaque côte est creusée en gouttiere, & c'est le long de ces gouttieres que coulent les vaisseaux dont il sera parlé ci-après.

Chacune des lames dont les feuillets sont composés, a la figure du fer d'une faulx, & à sa naissance elle a comme un pied ou talon qui ne pose que par son extrêmité sur le bord de la côte.

Chacun de ces feuillets est composé de cent trente-cinq lames, ainsi les seize contiennent huit mille six cens quarante surfaces, que je compte ici, parce que les deux surfaces de chaque lame sont revêtues dans toute leur étendue d'une membrane très-fine, sur laquelle se font les ramifications presqu'innombrables des vaisseaux capillaires de ces sortes de poumons,

R r r ij

J'ai fait voir à la Compagnie qu'il y a quarante-six muscles qui font employés aux mouvemens de ces côtes : il y en a huit qui en dilatent l'intervalle, & feize qui le refferrent ; fix qui élargiffent le ceintre de chaque côte ; douze qui le rétréciffent & qui en même-temps abaiffent le fternum, & quatre qui le foulevent.

Les ouïes ont une large ouverture fur laquelle eft pofé un couvercle compofé de plufieurs pieces d'affemblage, qui a le même ufage que le panneau d'un foufflet ; & chaque couvercle eft formé avec un tel artifice, qu'en s'écartant l'un de l'autre, ils fe voûtent en-dehors pour augmenter la capacité de la bouche, tandis qu'une de leurs pieces qui joue fur une efpece de genou, tient fermées les ouvertures des ouïes, & ne les ouvre que pour donner paffage à l'eau que l'animal a refpiré ; ce qui fe fait dans le temps que le couvercle s'abat & fe refferre.

Il y a deux mufcles qui fervent à foulever le couvercle, & trois qui fervent à l'abattre & à le refferrer.

On vient de dire que l'affemblage qui compofe la charpente des couvercles, les rend capables de fe voûter en-dehors. On ajoutera deux autres circonftances ; la premiere eft que la partie de ce couvercle qui aide à former le deffous de la gorge, eft pliée en éventail fur des petites lames d'os pour fervir, en fe déployant, à la dilatation de la gorge dans l'infpiration de l'eau. La feconde, que chaque couvercle eft revêtu par dehors & par dedans d'une peau qui lui eft fort adhérente. Ces deux peaux s'uniffent enfemble, fe prolongent au-delà de la circonférence du couvercle d'environ deux à trois lignes, & vont toujours en diminuant d'épaiffeur. Ce prolongement eft beaucoup plus ample fous la gorge que vers le haut de la tête : il eft extrêmement fouple pour s'appliquer plus exactement à l'ouverture fur laquelle il porte, & pour la tenir fermée au premier moment de la dilatation de la bouche pour la refpiration.

Voilà ce qui regarde la ftructure des ouïes, paffons à préfent à la diftribution de leurs vaiffeaux.

L'artere qui fort du cœur, fe dilate de telle maniere qu'elle en couvre toute la bafe : enfuite fe rétréciffant peu à peu, elle forme une efpece de cône. A l'endroit où elle eft ainfi dilatée, elle eſt garnie en-dedans de pluſieurs colonnes charnues qu'on peut conſidérer comme autant de muſcles, qui font dé cet endroit de l'aorte comme un ſecond cœur, ou du moins comme un ſecond ventricule, lequel joignant ſa compreſſion à celle du cœur, double le force néceſſaire à la diſtribution du ſang pour la circulation.

Cette artere montant par l'intervalle que les ouïes laiſſent entr'elles, jette vis-à-vis de chaque paire de côtes de chaque côté, une groſſe branche qui eſt couchée dans la gouttiere creuſée ſur la ſurface extérieure de chaque côte, & qui s'étend le long de cette gouttiere d'une extrêmité à l'autre du feuillet. Voilà tout le cours de l'aorte dans ce genre d'animaux. L'aorte qui, dans les autres animaux, porte le ſang du centre à la circonférence de tout le corps, ne parcourt de chemin dans ceux-ci que depuis le cœur juſqu'à l'extrêmité des ouïes où elle finit.

Cette branche fournit autant de rameaux qu'il y a de lames ſur l'un & ſur l'autre bord de la côte, ainſi qu'il a été dit ; & les rameaux finiſſent à l'extrêmité des lames auxquelles chacun d'eux ſe diſtribue. Pour peu que l'on ſoit inſtruit de la circulation & des vaiſſeaux qui y ſervent, on ſera en peine de ſçavoir par quels autres vaiſſeaux on a trouvé l'expédient pour animer & nourrir tout le corps, depuis le bout d'en-bas des ouïes juſqu'à l'extrêmité de la queue. Cet expédient paroîtra clairement, dès qu'on aura conduit le ſang juſqu'à l'extrêmité des ouïes.

Chaque rameau d'artere monte le long du bord intérieur de chaque lame des deux feuillets poſés ſur chaque côte, c'eſt-à-dire, le long des deux tranchans des lames qui ſe regardent : ces deux rameaux s'abouchent au milieu de leur longueur, & continuant leur route, parviennent, comme j'ai dit, à la pointe de chaque lame. Là, chaque rameau de l'extrêmité de l'artere trouve l'embouchure d'une veine ; & ces deux embouchures appliquées l'une à l'autre immédiatement, ne faiſant qu'un même canal, malgré la différente conſiſtance des vaiſſeaux, la veine s'abat ſur le tranchant extérieur de chaque lame, & parvenue au bas de la lame, elle verſe ſon ſang dans un gros vaiſſeau veineux couché près de la branche d'artere dans toute l'étendue de la gouttiere de la côte ; mais ce n'eſt pas seulement par cet abouchement immédiat des deux extrêmités de l'artere & de la veine, que l'artere se décharge dans la veine, c'est encore par toute sa route.

Voici comment le rameau dressé sur le tranchant de chaque lame, jette dans toute sa route, sur le plat de chaque lame de part & d'autre, une multitude infinie de vaisseaux qui, partant deux à deux de ce rameau, l'un d'un côté de la lame, & l'autre de l'autre côté, chacun de son côté va droit à la veine qui descend sur le tranchant opposé de la lame, & s'y abouche par un contact immédiat ; c'est ainsi que le sang passe dans ce genre d'animaux des arteres de leur poumon dans leurs veines d'un bout à l'autre. Les arteres y sont de vraies arteres, & par leur corps & par leur fonction de porter le sang : les veines y sont de vraies veines, & par leur fonction de recevoir le sang des arteres, & par la délicatesse extrême de leur consistance. Il n'y a jusques-là rien qui ne soit dans l'économie ordinaire : mais ce qu'il y a de singulier, est premiérement l'abouchement immédiat des arteres avec les veines, qui se trouvent à la vérité dans les poumons d'autres animaux, sur-tout dans ceux des grenouilles & des tortues, mais qui n'est pas si manifeste que dans les ouïes des poissons : secondement, la régularité de la distribution qui rend cet abouchement plus visible dans ce genre d'animaux ; car toutes les branches d'arteres, montant le long des lames dressées sur les côtes, sont aussi droites & aussi également distantes l'une de l'autre que les lames : les rameaux transversaux capillaires qui partent de ces branches à angles droits, sont également distans l'un de l'autre, de sorte que la direction & les intervalles de ces rameaux, tant montans que transversaux, étant aussi réguliers que s'ils avoient été dressés à la regle & espacés au compas, on les suit à l'œil & au microscope. On voit donc que les arteres transversales finissent immédiatement au corps de la veine descendante, & chacune de ces veines descendantes ayant reçu le sang des arteres capillaires transversales de part & d'autre de la lame, s'abouche à-plomb avec le tronc de la veine couchée dans la gouttiere.

Il faut avouer que cette distribution est fort réguliere. Ce qui suit l'est encore davantage. On est en peine, comme j'ai dit, de la distribution du sang pour la nourriture & la vie

des autres parties du corps de ces animaux. Nous avons conduit le sang du cœur par les arteres du poumon dans les
veines du poumon ; le cœur ne jette point d'autres arteres
que celles du poumon, que deviendront les autres parties ;
le cerveau, les organes des sens & tout le reste du corps ? Ce
qui suit le fera voir.

Ces troncs de veines pleins de sang artériel, sortant de
chaque côte par leur extrêmité qui regarde la base du crâne,
prennent la consistance & l'épaisseur d'arteres, & viennent
se réunir deux à deux de chaque côté. Celle de la premiere
côte fournit, avant sa réunion, des branches qui distribuent
le sang aux organes des sens, au cerveau & aux parties voisines, & fait par ce moyen les fonctions qui appartiennent à
l'aorte ascendante dans les animaux à quatre pieds ; ensuite
elle se joint à celle de la seconde côte, & ces deux ensemble
ne font plus qu'un tronc, lequel coulant le long de la base
du crâne, reçoit encore de chaque côté une autre branche
formée par la réunion des veines de la troisieme & quatrieme partie des côtes, & toutes ensemble ne font plus qu'un
seul tronc.

Après cela ce tronc dont toutes les parties étoient veines
dans le poumon, devenant artere par sa tunique & par son
office, continue son cours le long des vertebres, & distribuant le sang artériel à toutes les autres parties, fait la fonction d'aorte descendante. Le sang artériel est distribué
par ce moyen également à toutes les parties pour les nourrir
& pour les animer, & il rencontre partout des racines de
veines qui reprennent le résidu, & le reportent par plusieurs
troncs formés par l'union de toutes ces racines au réservoir
commun qui le doit rendre au cœur: c'est ainsi que s'achéve la
circulation du sang dans ces animaux.

Voilà comment les veines du poumon de ce genre de poif-
sons deviennent arteres pour animer & nourrir la tête & le
reste du corps.

Mais qui augmente la singularité, est que cette même
veine des poumons sortant de la gouttiere des côtes par leur
extrêmité qui regarde la gorge, conserve la tunique & la
fonction des veines, en rapportant dans le réservoir de tout

le fang veineux une portion du fang artériel qu'elles ont reçu des arteres du poumon.

Comme le mouvement des mâchoires contribue auffi à la refpiration des poiffons, il ne fera pas hors de propos de faire remarquer que la fupérieure eft mobile, qu'elle eft compofée de plufieurs pieces qui font naturellement engagées les unes dans les autres de telle maniere, qu'elles peuvent, en fe déployant, dilater & alonger la mâchoire fupérieure.

Toutes les pieces qui fervent à la refpiration de la carpe, montent à un nombre fi furprenant, qu'on ne fera pas fâché d'en voir ici le dénombrement.

Les pieces offeufes font au nombre de quatre mille trois cens quatre-vingt-fix. Il y a foixante-neuf mufcles.

Les arteres des ouïes, outre leurs huit branches principales, jettent quatre mille trois cens vingt rameaux, & chaque rameau jette de chaque côté fur le plat de chaque lame une infinité d'arteres capillaires tranfverfales, dont le compte ne fera pas difficile, & paffera de beaucoup tous ces nombres enfemble.

Il y a autant de nerfs que d'arteres; les ramifications des premiers fuivent exactement celles des autres.

Les veines, ainfi que les arteres, outre leurs huit branches principales, jettent quatre mille trois cens vingt rameaux qui font de fimples tuyaux, & qui, à la différence des rameaux des arteres, ne jettent point de vaiffeaux capillaires tranfverfaux.

Voilà une légere idée de la ftructure des ouïes de la carpe : mais quelqu'exactitude que j'aie apportée à les décrire, j'avoue qu'il fera toujours difficile de s'en former une jufte idée fans le fecours des figures. C'eft auffi à quoi on travaillera dans la fuite, en donnant au Public tout ce qui regarde l'Anatomie comparée des ouïes. Il s'agit à préfent d'examiner l'ufage de ces parties. Le fang qui eft rapporté de toutes les parties du corps des poiffons, entre du réfervoir où fe dégorgent toutes les veines dans l'oreillette, & delà dans le cœur qui, par fa contraction, le pouffe dans l'aorte & dans toutes les ramifications qu'elle jette fur les lames des ouïes; & comme à fa naiffance elle eft garnie de plufieurs colonnes

charnues

charnues fort épaiffes, qui fe refferrent immédiatement après,
elle feconde & fortifie, par fa compreffion, l'action du cœur,
qui eft de pouffer avec beaucoup de force le fang dans les
rameaux capillaires tranfverfaux, fitués de part & d'autré
fur toutes les lames des ouïes.

On a fait obferver que cette artere & fes branches ne par-
couroient de chemin que depuis le cœur jufqu'à l'extrêmité
des ouïes, où elles finiffent. Ainfi ce coup de pifton redou-
blé doit fuffire pour pouffer le fang avec impétuofité dans ce
nombre infini d'artérioles fi droites & fi régulieres, où le
fang ne trouve d'autre obftacle que le fimple contact, & non
le choc & les réflexions, comme dans les autres animaux où
les arteres fe ramifient en mille manieres, fur-tout dans leurs
dernieres fubdivifions.

Voilà pour ce qui concerne le paffage du fang dans le poumon. Voici comment s'en fait la préparation.

Je fuppofe que les particules d'air qui font dans l'eau, cômme
l'eau eft dans une éponge, peuvent s'en dégager en plufieurs
manieres : premiérement, par la chaleur, ainfi qu'on le voit
dans l'eau qui bout fur le feu : fecondement, par l'affoibliffement du reffort de l'air qui preffe l'eau où ces particules
d'air font engagées, comme on le voit dans la machine du
vuide : troifiémement, par le froiffement & l'extrême divifion de l'eau, fur-tout quand elle a quelque degré de
chaleur.

On ne peut pas douter qu'il n'y ait beaucoup d'air dans
tout le corps des poiffons, & cet air leur eft fort néceffaire.
La machine du vuide fait voir l'un & l'autre.

J'ai mis une tanche fort vive dans un vaiffeau plein d'eau,
que l'on a placé fous le récipient, & après avoir donné cinq
ou fix coups de pifton, on a remarqué que cette tanche étoit
toute couverte d'une infinité de petites bulles d'air qui fortoient d'entre les écailles, & que tout le corps paroiffoit perlé.
Il en fortoit auffi un très-grand nombre par les ouïes, beaucoup plus groffes que celles de la furface du corps : enfin il
en fortoit par la bouche, mais en moindre quantité. En re-
commençant à pomper tout de nouveau deux ou trois fois
de fuite, ce qui fut fait à plufieurs reprifes, on remarquoit
que le poiffon s'agitoit & fe tourmentoit extraordinairement,

& qu'il respiroit plus fréquemment. Après avoir passé un gros quart d'heure dans cet état, il tomba en langueur, tout le corps & même les ouïes n'ayant plus aucun mouvement sensible ; pour lors ayant tiré le vaisseau de dessous le récipient, on jetta le poisson dans l'eau ordinaire, où il commença à respirer & à nager, mais foiblement, & il fut long-temps à revenir dans son état naturel.

J'ai fait la même expérience sur une carpe ; je l'ai mise dans la même machine, & ayant pompé l'air trois ou quatre fois, comme on l'avoit fait à la tanche, le poisson commença d'abord à s'agiter ; toute la surface du corps devint perlée ; il sortit par la bouche & par les ouïes une infinité de bulles d'air fort grosses ; la région de la vessie d'air s'enfla beaucoup. Quoique cette carpe fût plus grosse que la tanche, le battement des ouïes cessa plutôt ; lorsqu'on recommençoit à pomper, les ouïes recommençoient aussi à battre, mais très-peu de temps & fort foiblement. Enfin elle demeura sans aucun mouvement, & la région de la vessie devint si gonflée & si tendue, que la laite sortoit en s'effilant par l'anus. Cela dura environ trois quarts d'heures, au bout desquels elle mourut, étant devenue fort plate ; l'ayant ouverte, on trouva la vessie crevée.

On a aussi expérimenté qu'un poisson mis dans de l'eau purgée d'air n'y peut vivre long-temps.

Outre ces expériences qu'on peut faire dans la machine du vuide, en voici d'autres qui prouvent aussi que l'air qui est mêlé dans l'eau, a la principale part à la respiration des poissons.

Si vous enfermez des poissons dans un vaisseau de verre plein d'eau, ils vivent quelque temps, pourvu que l'eau soit renouvellée : mais si vous couvrez le vaisseau, & le bouchez ensorte que l'air n'y puisse point entrer, les poissons seront étouffés. Cela prouve bien que l'eau ne sert à leur respiration qu'autant qu'elle a la liberté de s'imprégner d'air.

Mettez plusieurs poissons dans un vaisseau qui ne soit pas entièrement rempli d'eau, si vous le fermez, les poissons qui auparavant nageoient en pleine liberté & s'égaioient, s'agiteront & se presseront à qui prendra le dessus, pour respirer la portion de l'eau qui est la plus voisine de l'air.

On remarque aussi que lorsque la surface des étangs est gelée, les poissons qui sont dedans meurent plus ou moins
vîte suivant que l'étang a plus ou moins d'étendue & de profondeur ; & on observe que quand on casse la glace en quelque endroit, les poissons s'y présentent avec empressement
pour respirer cette eau imprégnée d'un nouvel air. Ces expériences prouvent manifestement la nécessité de l'air pour la
respiration des poissons. Voyons maintenant ce qui se passe
dans le temps de cette respiration.

La bouche s'ouvre, les levres s'avancent ; par-là la concavité de la bouche est alongée, la gorge s'enfle, les couvercles des ouïes, qui ont le même mouvement que les panneaux d'un soufflet, s'écartant l'un de l'autre, se voûtent en
dehors par leur milieu seulement, tandis qu'une de leurs
pieces qui joue sur une espece de genou, tient fermées les
ouvertures des ouïes en se soulevant toutefois un peu, sans
permettre cependant à l'eau d'entrer, parce que la petite peau
qui borde chaque couvercle, ferme exactement l'ouverture
des ouïes.

Tout cela augmente & élargit en tous sens la capacité de
la bouche, & détermine l'eau à entrer dans sa cavité, de
même que l'air entre par la bouche & les narines dans la trachée artere & les poumons, par la dilatation de la poitrine.
Dans ce même temps les côtes des ouïes s'ouvrent en s'écartant les unes des autres, leur ceintre est élargi, le sternum
est écarté en s'éloignant du palais ; ainsi tout conspire à faire
entrer l'eau en plus grande quantité dans la bouche. C'est
ainsi que se fait l'inspiration des poissons : ensuite la bouche
se ferme, les levres auparavant alongées, se raccourcissent,
sur-tout la supérieure qui se plie en éventail, la levre inférieure
se colle à la supérieure par le moyen d'une petite peau en forme de croissant, qui s'abat comme un rideau de haut en-
bas, & qui empêche l'eau de sortir : le couvercle s'applatit
sur la base de l'ouverture des ouïes ; dans le même temps
les côtes se serrent les unes contre les autres, leur ceintre se
rétrécit, & le sternum s'abat sur le palais.

Tout cela contribue à comprimer l'eau qui est entrée par
la bouche ; elle se présente alors pour sortir par tous les intervalles des côtes & par ceux de leurs lames, & elle y passe

comme par autant de filieres ; par ce mouvement la bordure membraneufe des couvercles eft relevée, & l'eau preffée s'échappe par cette ouverture. C'eft ainfi que fe fait l'expiration dans les poiffons. On voit donc par-là que l'eau entre par la bouche, & qu'elle fort par les ouïes par une éfpece de circulation, entrant toujours par la bouche & fortant toujours par les ouïes, tout au contraire de ce qui arrive dans les animaux à quatre pieds, dans lefquels l'air entre & fort alternativement par la même ouverture de la trachée artere.

Voilà tout ce qui concerne les mouvemens de la refpiration des poiffons. Suivons à préfent la route du fang dans les ouïes, & voyons quelles préparations il y reçoit.

Le fang qui fort du cœur de la carpe, fe répand de telle forte fur toutes les lames dont les ouïes font compofées, qu'une très-petite quantité de fang fe préfente à l'eau fous une très-grande fuperficie, afin que par ce moyen chacune de fes parties puiffe plus facilement & en moins de temps être pénétrée par les petites parties d'air qui fe dégagent de l'eau, par l'extrême divifion qu'elle fouffre entre ces lames ; c'eft pour cela qu'il a fallu non-feulement que chaque feuillet en eut un fi grand nombre, mais auffi que toutes leurs furfaces fuffent couvertes de rameaux capillaires tranfverfaux de l'aorte.

On obferve en quelque maniere la même machine que dans les poumons des autres animaux, car ils font formés d'un nombre prodigieux de petites véficules membraneufes qui tiennent lieu de lames, & ils font tapiffés d'une infinité de petits vaiffeaux, ce qui fait que le fang fe répand de telle maniere dans la fubftance des poumons, qu'il fe préfente auffi à l'air fous une très-grande fuperficie.

Mais le nombre de ces vaiffeaux dans les véficules du poumon n'approche point du nombre de ceux des lames ; auffi eft-il plus difficile de tirer l'air de l'eau, que de refpirer l'air pur, tel qu'il entre dans les poumons véficulaires.

Si l'on fait attention au froiffement & à la divifion extraordinaire que fouffrent les parties d'eau dans le temps de l'expiration, on fera porté à croire que c'eft alors que l'air entre dans les vaiffeaux capillaires des ouïes. Il eft donc probable que la même chofe fe paffe dans les poumons des autres animaux ; car comme il faut à l'air quelque force pour s'infinuer dans les vaiffeaux , il ne paroît pas qu'il y puiffe entrer dans le temps de l'infpiration , c'eft à-dire, lorfqu'il entre naturellement dans les poumons : au contraire lorfqu'il eft repouffé par l'expiration , il cherche à s'échapper de toutes parts ; & forçant tous les obftacles qu'il rencontre , il paffe au travers des membranes fines & déliées qui compofent les vaiffeaux , tandis que la plus grande partie de cet air reffort par la trachée artere.

La difficulté avec laquelle ces petites parties d'air paffent par les pores de ces vaiffeaux , comprime leur reffort, d'où il s'enfuit que lorfqu'elles y font entrées , ce reffort doit fe débander avec impétuofité contre les particules du fang qui font alors abattues, agitées & broyées avec violence, ce qui fait qu'elles s'entrechoquent en tout fens, & c'eft par-là qu'elles acquierent un nouveau mouvement de liquidité & de chaleur.

Si cela eft vrai dans les animaux qui refpirent l'air , cela doit être encore plus vrai dans les animaux qui refpirent l'eau, parce qu'ici l'air eft tout autrement comprimé que ne l'eft l'air libre que les premiers refpirent ; de forte que le grand écart de ces particules d'air fi comprimé doit fuppléer en quelque maniere à la moindre quantité d'air qui entre dans les vaiffeaux des ouïes.

Quand on confidere que le fang des veines des ouïes eft d'un rouge plus vermeil que celui de l'aorte , on juge aifément qu'il s'y eft chargé de quelques particules d'air. On remarque dans les autres animaux la même différence entre le fang de l'artere du poumon qui eft toujours d'un rouge obfcur, & celui de la veine du poumon qui eft toujours d'un rouge fort éclatant.

Le fang ainfi imprégné des particules d'air , & par-là devenu vraiment artériel , entre dans les veines des ouïes ; & ces veines fortant de la gouttiere des côtes par l'extrêmité qui regarde la bafe du crâne, prennent la confiftance d'arteres, & diftribuent le fang à toutes les parties ; il eft enfuite repris par les veines qui le portent au cœur.

Il ne faut pas oublier que l'artere qui fort du cœur, a un abattement , au lieu que les vaiffeaux qui font la fonction

d'aorte n'en ont point, au moins qui foit fenfible ; premiérement, parce qu'ils n'ont point de communication immédiate
avec le cœur : fecondement, parce que le fang y paffe d'un petit tuyau dans un grand. Mais il faut auffi confidérer que les
pouffées du fang ne font nullement néceffaires à la nutrition
des parties, pour laquelle il fuffit que le fang coule d'un
cours paifible, de même qu'il n'eft pas néceffaire qu'il coule
autrement pour fa diftribution & fa circulation, fur-tout dans
les animaux où elle eft beaucoup plus lente, & qui par-là
tranfpirent peu, & peuvent vivre long-temps fans aucune
nourriture.

Il eft aifé de juger par tout ce qu'on vient de dire, que
la fituation & la conformation des poumons, & leur commerce avec le cœur, font bien différens dans les différentes
efpeces d'animaux, ce qui n'avoit pas été inconnu à *Malpighi.*

Dans le *fœtus* il y a des conduits particuliers qui ont une
communication fi prochaine avec les ventricules du cœur &
la tête des vaiffeaux du poumon, qu'ils font paffer prefque
tous les fucs nourriffiers de la mere immédiatement dans
l'aorte, qui les diftribue à tout le refte du corps, au lieu
qu'après la naiffance, tout le fang des veines entre dans le
ventricule droit, lequel le pouffe immédiatement dans les
poumons, d'où, après que par un long circuit il s'eft imprégné des particules d'air, il paffe dans le ventricule gauche qui le répand enfuite par l'aorte dans toutes les parties.

Dans les tortues, les grenouilles, & les autres animaux
qui leur font analogues, un tiers du fang paffe par le poumon à chaque circulation, & il y reçoit toutes les préparations néceffaires aux fonctions de la vie. Ce fang qui revient
du poumon, fe mêle avec celui des veines dans la cavité du
cœur, où ce dernier étant imprégné des parties actives de
l'air, dont le premier s'étoit chargé dans le poumon, eft enfuite diftribué par l'aorte dans tout le corps.

Dans les poiffons, tout le fang qui fort du cœur, paffe
par le poumon, où s'étant auffi imprégné des parties actives
de l'air, il va enfuite fe diftribuer à tout le corps, & jufques-
là cette circulation eft conforme à celle de l'homme. Cependant les poiffons n'ont qu'un feul ventricule, mais cette cir-

culation fi finguliere vient de ce que l'aorte fait la fonction
de l'artere du poumon, & que les veines du poumon devenues arteres font la fonction de l'aorte.

Dans les infectes, les trachées qui leur fervent de poumon,
font répandues dans toutes les parties, où elles fe ramifient à
la maniere des bronches dans les poumons véficulaires : de
forte qu'au lieu que dans les autres animaux l'air emprunté
des bronches eft diftribué dans toutes les parties par les arteres ; il y eft immédiatement diftribué dans les fucs qui font
actuellement dans chaque partie.

La raifon d'une diftribution fi furprenante vient de la nature des liqueurs contenues dans les tuyaux de ces animaux,
lefquelles pour être extrêmement gluantes & vifqueufes, &
par conféquent très-propres à fe lier entr'elles, & à fe coller
à la fu, erficie de leurs vaiffeaux, ont dû être imprégnées dans
tout leur cours des parties actives de l'air, qui facilitaffent
leur circulation, & les rendiffent propres à leur nourriture.

On voit par cette même raifon que les fonctions des poumons n'ont pas toujours une étroite liaifon avec celles du
cœur, & que chacune de ces parties a des ufages fort différens par rapport au fang.

Le cœur n'eft que pour le mouvement qu'on nomme circulation. Le poumon la favorife par l'introduction des particules de l'air, & encore par l'impulfion de l'eau dans les
animaux dont il s'agit : mais fa principale fonction eft d'imprégner le fang d'air, & de le rendre par-là capable de porter partout l'aliment, la vie & la chaleur. C'eft pour cette
raifon qu'on vient de montrer, 1° que dans tous les animaux,
hors les infectes, le fang ne paffe jamais du cœur dans l'aorte,
qu'il n'ait paffé dans le poumon, même dans le *fœtus*, de la
même maniere dont nous l'avons expliqué ; 2° que dans la
plûpart il faut qu'il y paffe néceffairement tout entier, comme
dans l'homme, les animaux à quatre pieds, les oifeaux & les
poiffons ; 3° ou qu'il y paffe en partie, comme dans les tortues, les grenouilles ; & il eft néceffaire qu'au moins le tiers
du fang paffe par les poumons de ces animaux, pour être
vivifié autant que le demandent leurs fonctions.

Enfin on a montré que fi dans les infectes il n'y a point de
poumons par où le fang puiffe paffer, c'eft que l'air fe mêle

dans toutes leurs parties avec les sucs nourrissiers ; de sorte que par cette méchanique chaque partie se tient lieu de poumon à elle-même.

Comme ce qu'on vient de dire touchant la respiration des poissons, a été lu dans une Assemblée publique, on a été obligé de se resserrer dans les bornes étroites que l'heure prescrivoit ; mais on espere dans la suite traiter plus amplement cette matiere.

OBSERVATION

Sur un Fœtus trouvé dans une des trompes de la Matrice, lue à l'Académie en 1702.

Nous jugeons inutile de répéter ici l'histoire rapportée à la page 354 de ce volume, d'une femme âgée de vingt-trois ans, qui, étant tombée sur ses pieds d'un cinquieme étage dans une cour, sur un tas de sable, en 1689, se donna une entorse si considérable au pied, que les deux os de la jambe droite s'écarterent par en-bas, ce qui causa deux grosses tumeurs aux chevilles du pied droit. S'étant fait porter à l'Hôtel-Dieu, elle y mourut au bout de cinq à six semaines. Comme elle avoit averti qu'elle se croyoit grosse, M. *de Jouy*, Chirurgien de cet Hôpital, en fit l'ouverture, & lui trouva un *fœtus* dans la trompe droite de la matrice, qui fut examiné par M. *Duverney*, & dont on verra la description à l'endroit cité ci-dessus. Le dessein qu'on en voit représenté sur la planche X. de ce volume, *figure 7*, fut gravé en la même année 1689, par l'ordre de la Compagnie, & cinq ans après nous avons eu occasion de vérifier la même observation sur une femme morte à l'Hôpital de la Salpétriere, dont le *fœtus* étoit dans la trompe gauche ; mais nous avons toujours différé de faire imprimer ces Observations, parce qu'elles doivent tenir leur place dans un ouvrage que nous devons publier touchant la génération. Et attendant qu'il paroisse, nous croyons pouvoir joindre ici quelques remarques sur ce fait extraordinaire.

Nous

Nous dirons donc premiérement, que rien ne prouve mieux que les œufs paſſent des ovaires dans la matrice par les trompes, que les *fœtus* qui y ont été trouvés. Nous avions ſur ce ſujet un aſſez grand nombre d'Obſervations. Les Journaux des Sçavans en rapportent pluſieurs exemples ; & depuis peu M. *Littre*, l'un des Membres de cette Compagnie, lui a fait voir un ſemblable fait. *Riolan* en a rapporté pluſieurs hiſtoires. *Harvey* aſſure avoir vu un *fœtus* dans une des trompes, & *Vaſſal*, Chirurgien de Paris, en l'année 1669, y en trouva auſſi un. Il eſt vrai qu'il crut que dans le ſujet où il l'obſerva, il y avoit deux matrices, & cependant il ne laiſſa pas de nommer auſſi l'endroit où étoit l'enfant, une aide de cette partie ; mais comme M. *Mauriceau* a rapporté ce fait différemment, nous croyons devoir rappeller en peu de mots cette hiſtoire qu'on trouvera plus détaillée à la page 353 de ce volume.

Vaſſal rapporte qu'une femme qui avoit déja eu onze enfans, étant devenue groſſe, ſentit au troiſieme mois des violentes douleurs dont elle mourut. On l'ouvrit, & l'on trouva au côté droit de la matrice un grand ſac ouvert, où étoit le *fœtus*.

Cet Auteur remarque que c'étoit une partie peu capable d'extenſion ; ce qui fait connoître que c'étoit la trompe, & non pas une double matrice, qui eſt une partie toujours capable de ſe dilater & de s'étendre, parce qu'elle devient plus épaiſſe en s'étendant, ce qui n'arrive pas à la trompe ; outre que par l'inſpection de la figure on voit que la partie où le *fœtus* eſt renfermé, n'eſt autre choſe que le canal de la trompe dilaté dans ſon milieu, que le côté qui va s'inſérer dans la matrice eſt le commencement de ce canal, & que l'autre eſt en effet le pavillon. Auſſi *Tilingius* qui a fait des obſervations ſur cet événement, *Graaff* & d'autres qui en ont écrit depuis, ont fait voir que ce que *Vaſſal* prenoit pour une double matrice n'étoit autre choſe que la trompe droite qui s'étoit extrêmement dilatée par l'accroiſſement du *fœtus*, lequel ayant atteint ſon troiſieme ou quatrieme mois, en briſant ſa priſon, avoit cauſé la mort de ſa mere & la ſienne en même temps.

Depuis M. *Mauriceau*, dans ſon Traité des Accouchemens, a dit que ce n'étoit point une ſeconde matrice, mais une extenſion de ſa propre ſubſtance, qu'il nomme une hernie de cette partie ; ce qu'il prétend prouver par la remarque ſuivante.

Les ligamens ronds de la matrice s'attachent, dit-il, aux côtés de ſon fond : or il eſt certain que ſuivant la figure donnée par *Vaſſal*, le ligament rond du côté droit aboutiſſoit à la partie où le *fœtus* étoit contenu, & qu'il y étoit fortement attaché. Il faut donc, ajoute-t'il, conclure que cet enfant avoit été formé dans une partie de la matrice qui avoit été ainſi prolongée, ce qu'il prétend encore prouver par la figure qu'il en a donnée, où il paroît que le corps de la matrice eſt plus mince de ce côté que de l'autre. Il eſt aiſé de répondre à ces deux difficultés : car 1° il n'y a qu'à jetter les yeux ſur la figure que *Vaſſal* nous en a donnée, pour être convaincu que le corps de la matrice avoit la même épaiſſeur au côté droit qu'au côté gauche. 2° Il eſt vrai que dans cette figure le ligament rond du côté droit eſt un peu éloigné du fond de la matrice ; mais il eſt aiſé de juger que *Vaſſal* n'a pas prétendu en donner un deſſein fort correct, & qu'il ne s'eſt pas ſervi d'un Deſſinateur fort habile, comme on le voit par la figure des trompes & de leurs pavillons, & par celle de preſque toutes les autres parties, & qu'il n'a eu envie que de marquer la ſituation extraordinaire de ce *fœtus*.

La figure que M. *Mauriceau* nous a donnée, eſt fort différente de celle de *Vaſſal* ; car ce dernier a fait repréſenter le ſac de la trompe avec le *fœtus* poſé preſque perpendiculairement ; au lieu que M. *Mauriceau* donne à l'ouverture de ce ſac une ſituation horizontale, & qu'il a mis le *fœtus* hors du ſac, prétendant qu'il a été trouvé dans le bas-ventre, bien que *Vaſſal*, qu'il ſemble que l'on doive en croire, aſſure qu'il étoit enveloppé de ſes membranes dans la ſituation où il le repréſente. D'ailleurs leurs figures ſont ſi différentes, que l'on voit qu'il y a eu de l'affectation dans celle qui a paru la derniere, & il eſt difficile de croire que ce ſoit la repréſentation du même fait : mais comme *Vaſſal* avoit le ſujet entre les mains, & qu'il n'étoit prévenu en faveur d'aucun ſyſtême, il eſt aiſé de croire qu'il a été ſincere, & qu'à l'exactitude près, dans ce qui n'eſt pas eſſentiel, ſon deſſein a été fait de la même maniere que les choſes paroiſſoient ;

ce que je puis même justifier par un autre que j'ai entre les
mains, qui fut fait sur le sujet même par un de nos plus célebres Académiciens.

L'opinion des Anciens & de la plûpart des Modernes, est
que la fécondation se fait seulement dans la matrice ; cependant les *fœtus* qui ont été trouvés dans les ovaires, dans
les trompes, & même dans la capacité du bas-ventre, sont
des preuves incontestables que les œufs qui ont servi à ces
conceptions, ont été rendus féconds dans les ovaires, & peu
de gens doutent a présent que la trompe ne soit le véritable
chemin par où ces œufs passent dans la matrice ; mais il n'est
pas aisé de sçavoir pourquoi ces œufs s'y arrêtent quelquefois. On peut néanmoins en former des conjectures assez certaines dans le sujet dont il s'agit ; car j'ai trouvé la portion
de la trompe qui étoit entre sa dilatation & la matrice, exactement fermée, ainsi l'œuf a dû s'y arrêter : & bien que l'interception de ce passage puisse venir de plusieurs causes, comme l'adhérence des parois de ces canaux ne peut arriver que difficilement sans inflammation, il y a lieu de croire que c'étoit
la cause de cet accident. Ce défaut ne se rencontre pas seulement du côté que la trompe s'embouche dans la matrice,
je l'ai encore trouvé plus souvent à l'autre extrêmité, & le
pavillon même, par différens vices, ou de nature, ou de maladie, peut être hors d'état de recevoir l'œuf. En effet, je l'ai
vu dans plusieurs sujets collé inséparablement à l'ovaire, en
d'autres aux ligamens larges, & quelquefois tellement rentré
en lui-même, qu'on ne voyoit aucune apparence de franges
ni d'ouvertures, bien qu'il y ait encore des gens qui contes-
tent que l'œuf entre dans la trompe par son pavillon. Cependant je dirai que les diverses situations qu'il prend, & les différens lieux où il s'attache, sont des marques visibles de tous
les divers mouvemens dont il est capable ; & comme une partie de ces franges tient à l'ovaire, il est aisé de concevoir qu'il
se tourne de ce côté-là encore plus facilement que d'aucun
autre. On doit donc être surpris que des gens, d'ailleurs fort
habiles, voyant que la trompe, en certaines rencontres, se trouve ainsi fermée, tirent delà une conséquence qu'elle ne peut
servir de canal à l'œuf, d'autant que les femmes en qui les parties se sont trouvées ainsi disposées, avoient eu des enfans :

Ttt ij

car il ne s'enfuit aucunement que lors de la conception les trompes ne fuſſent pas ouvertes; d'ailleurs comme il eſt rare que les deux pavillons ſe trouvent fermés en même-temps, ce qui feroit véritablement une cauſe de ſtérilité, lorſque l'une des deux trompes eſt ouverte, la femme ne laiſſe pas de concevoir par le moyen des œufs qui ſont portés à la matrice par celle dont le canal eſt libre.

Quand on fait réflexion que la tunique intérieure des trompes eſt glanduleuſe & ſpongieuſe; que celle qui l'embraſſe eſt compoſée de pluſieurs couches de fibres muſculeuſes; que les vaiſſeaux ſanguins qui s'y diſtribuent ſont en grand nombre à proportion de la grandeur de la partie, & que ce ſont des branches de ceux qui arroſent la matrice; qu'après la conception ces trompes ſont de même que la matrice, plus ſouples & plus molles; que leurs vaiſſeaux & leurs glandes ſont plus gonflées : ceux, dis-je, qui obſerveront toutes ces choſes, n'auront pas de peine à concevoir qu'un *fœtus* puiſſe croître & ſe nourrir dans ces conduits toutes les fois que l'œuf s'y trouve arrêté par quelque cauſe que ce puiſſe être; & il eſt aiſé de croire que quand le *fœtus* qui s'y eſt formé, eſt parvenu à une telle grandeur, que cette partie ne le peut plus contenir, ou qu'étant au terme ordinaire, il eſt obligé d'en ſortir; il eſt, dis-je, facile de comprendre par la ſtructure de la partie, que ſi ce *fœtus* ſort ſans déchirer le ſac où il eſt renfermé, il ſortira plus aiſément par l'extrêmité de la trompe qui regarde le pavillon, que par celle qui regarde la matrice du côté de laquelle, outre les obſtacles qui l'y ont retenu, il trouve beaucoup plus de réſiſtance, cette ouverture étant plus étroite & moins capable de dilatation; ainſi il eſt évident que dans l'un & dans l'autre cas il doit tomber dans la capacité du bas-ventre, quoiqu'il ait été formé dans la trompe. C'eſt pourquoi l'on doit juger que la plûpart des enfans qui ont été trouvés dans cette cavité, avoient été nourris dans les trompes, bien qu'une partie ſoit auſſi provenue des œufs qui y étoient tombés en ſortant de l'ovaire; mais ces *fœtus* ſont plus ſouvent ſortis des trompes, ou par le pavillon, ou en rompant & déchirant les parois du ſac de la trompe; & tous ces accidens peuvent arriver, parce que ces canaux ne ſont point capables d'une aſſez grande extenſion pour les contenir, ou trop foibles pour supporter le poids du *fœtus*, ou par quel-qu'effort qu'il fait pour en sortir, ou enfin par quelques se-cousses violentes de la part de la mere : & comme il se trouve tant de causes qui peuvent faire sortir les *fœtus* de la trompe & les empêcher d'y demeurer aussi long-temps que dans la matrice, il ne faut pas s'étonner qu'on ait si peu d'exemples d'enfans qui y aient été retenus jusqu'au terme ordinaire. En effet, presque tous ceux qui y ont été formés, selon qu'on en a pu juger par leur grandeur, n'avoient été au plus que jus-qu'à six mois, & l'on a même observé dans ces rencontres, que les moindres accidens ont été capables de prématurer ces especes d'accouchemens.

Il n'est pas aisé de déterminer quel étoit précisément l'âge de ce *fœtus* ; & on n'a appris de la mere aucunes circonstan-ces qui pussent en donner une connoissance certaine.

Il est vrai qu'on juge ordinairement de l'âge par le temps de la cessation des mois ; mais ce jugement est incertain, parce qu'il y a des femmes qui, pendant les premiers mois de leur grossesse, ne laissent pas d'être réglées, & que lorsque les *fœtus* sont dans les trompes, quelques-unes le sont, & d'autres ne le sont pas. En voici la raison.

Il y a beaucoup d'apparence que les causes des mois des femmes ne dépendent pas d'aucun levain naturel & particu-lier à la matrice. La plus grande partie des Physiciens n'en connoissent plus d'autres dans le corps animal, que ceux qui servent à la dissolution des alimens ; ainsi quoique la cause des ordinaires ne soit pas parfaitement connue, il paroît assez vraisemblable qu'ils proviennent de la surabondance du sang : parce que son volume étant augmenté jusqu'à un certain point, il sort plus aisément par les conduits de la tunique intérieure de la matrice, que par les autres.

Suivant ce qu'on vient de dire, on voit que si l'enfant ren-fermé dans la trompe y prend à-peu-près autant de nourriture que s'il étoit dans la matrice, la mere n'aura point ses regles, & qu'elles ne paroîtront qu'après la mort du *fœtus*, de quelque maniere qu'elle arrive ; mais s'il reçoit moins de nourriture, & que son accroissement soit plus lent, la mere aura toujours les ordinaires, parce qu'il restera assez de sang pour fournir à l'une & à l'autre de ces fonctions : c'est pourquoi la conjecture la moins incertaine qu'on peut faire de l'âge des *fœtus* dans les trompes étant d'en juger par la grandeur de leurs os, ainsi qu'on fait des enfans qui sont dans la matrice, la comparaison que j'ai faite de celui dont je parle avec d'autres, m'a fait juger qu'il avoit environ quatre mois; & bien que d'abord l'on soit porté à croire que la mort de ce *fœtus* est arrivée lorsque la mere est tombée d'une si grande hauteur, d'autant plus que s'il eût été dans la matrice même, il n'auroit pu résister à une secousse si violente, il y a néanmoins lieu de douter qu'il ne fût pas déja mort lorsque cet accident funeste arriva, parce que si l'on fait attention que le sac de la trompe étoit entier, que le *placenta* étoit encore collé aux parois de cette partie, & que tous les membres de son corps étoient entiérement desséchés, on verra que ce n'est pas sans fondement qu'on peut attribuer au défaut de nourriture la cause de sa mort, & penser qu'elle auroit même précédé de long-temps cette chûte. En effet il semble qu'elle auroit dû causer le déchirement du sac de la trompe, ou du moins le détachement du *placenta*, si dès lors il n'eût pas été desséché & fortement collé aux parois de ce canal.

Pour expliquer ce qu'on vient de dire, on observera que les vaisseaux qui se distribuent dans les trompes, étant en plus petit nombre que ceux qui vont à la matrice, ils ne peuvent pas lui fournir une aussi grande quantité de sucs nourrissiers. Cependant comme le *fœtus* a besoin d'une nourriture plus abondante à mesure qu'il croît, il fait tous ses efforts pour rompre sa prison; c'est pourquoi la trompe qui se ressent de ces ébranlemens, est aussi agitée de mouvemens convulsifs: tout cela fait que pour l'ordinaire le *placenta* se détache & se décolle, & que le sac formé par la dilatation de la trompe se rompt; mais si le *fœtus* est languissant & trop foible pour faire d'assez grands efforts, il arrive que faute de sang & de sucs nourrissiers, les glandes de la tunique intérieure de la trompe & les racines du *placenta* se flétrissent & se desséchent, & que la matiere destinée à l'accroissement des parties du *fœtus* diminuant de jour en jour, toutes ses fonctions s'affoiblissent, & il meurt en langueur: d'où il s'ensuit que dans le fait dont nous parlons, le sac de la trompe a dû demeurer en son entier, & le *placenta* uni

& collé à fes parois, parce que, fuivant les apparences, il n'é-
toit furvenu aucun effort capable de les détacher.

Nous remarquerons encore que ce *fœtus* ainfi maigre &
décharné, étant refté, après fa mort, pendant quelques mois
dans la trompe, les parties les plus aqueufes & les plus volatiles avoient eu le temps de tranfpirer ; ainfi il n'eft plus refté
que la peau aride collée fur les os, & les fibres des mufcles
extrêmement féches & réduites à un très-petit volume.

Le cordon & le *placenta* étoient auffi fort defféchés : la
raifon eft que tous les vaiffeaux de l'animal, lorfqu'il n'y
paffe plus de fang, s'affaiffent, & que leurs parois fe collent
l'une à l'autre, & s'effacent en quelque maniere.

Ce *fœtus* s'eft trouvé légérement enduit d'une humeur mucilagineufe, qui n'étoit autre chofe qu'une portion la plus
glaireufe & la plus épaiffe de la liqueur de *l'amnios* dont la
plus fubtile avoit tranfpiré : il s'en étoit fait une efpece de
momie, qui n'avoit ni mauvaife odeur, ni aucun indice de
corruption ; car l'humidité & les autres impreffions de l'air
fur les parties du corps des animaux, étant la principale caufe
de leur corruption, il ne faut pas s'étonner fi ce *fœtus*, qui
étoit extrêmement fec & renfermé dans la trompe, fans aucune communication avec l'air, a pu fe conferver fi long-
temps, de même que les animaux enfermés dans la machine
du vuide font moins fujets à la corruption.

On obfervera encore que la mere de ce *fœtus*, pendant tout
le cours de fa maladie, ne s'eft plainte d'aucune douleur dans
le flanc droit, & que toutes celles qu'elle a reffenties, ne
provenoient que de fa chûte, & bien que pendant la vie de
fon enfant, la compreffion qu'il faifoit aux parties voifines
du lieu où il étoit, ait pu lui caufer quelqu'incommodité ;
elles ont dû ceffer après fa mort, & fi la mere n'eût pas
perdu la vie par cet accident, elle n'eût guere été plus incommodée de ce *fœtus* qu'elle auroit porté dans la trompe,
que fi elle n'en eut point eû, parce que l'enfant étoit fort
léger, & qu'étant fans corruption, il n'en pouvoit émaner
aucuns fels, ni aucuns levains capables, ou de picoter les
membranes voifines, ou d'exciter quelque fermentation dans
le fang. Tout l'inconvénient qui eût pu arriver, eft qu'il
n'eût paffé aucun œuf par la trompe droite, mais comme la

gauche étoit dans son état naturel, rien n'eût empêché cette femme d'avoir encore des enfans.

Je crois que ce que je viens de dire peut suffire par rapport au *fœtus* dont on trouvera la représentation à la fin de ce volume, sur la *planche X. figure* 7 : car quant au reste des observations que j'ai faites sur les parties de la génération & sur leurs usages, comme je les réserve pour un plus grand ouvrage que j'ai dessein de faire sur cette matiere, je n'ajouterai rien à ce que je viens de rapporter.

O B S E R V A T I O N S

Sur deux Enfans joints ensemble.

Lues à l'Académie des Sciences, le 13 Novembre 1706.
Planches X. & XI.

LE dix neuvieme du mois de Septembre de l'année 1706, Catherine Feuillet, femme de Michel Alibert, Jardinier du village de Vitri, près Paris, accoucha de deux enfans mâles joints ensemble par la partie inférieure du ventre. C'étoit sa sixieme grossesse, & elle entroit dans son neuvieme mois quand elle accoucha.

Il lui est arrivé ce qui est ordinaire à toutes les femmes qui sont grosses de deux enfans, qui est d'être plus incommodée que dans les autres grossesses, d'avoir le ventre fort gros & fort tendu, & des varices aux jambes.

Le travail ne fut ni trop long, ni trop pénible, parce que l'un de ces enfans se présenta dans la situation naturelle, & que la Sage-femme qui, dans cette occasion, fit connoître qu'elle étoit habile dans son Art, ayant reconnu par les tentatives qu'elle avoit faites, qu'il y avoit quelque obstacle qui empêchoit l'enfant de sortir, & examinant d'où cela pouvoit venir, s'apperçut que sa poitrine étoit embarrassée par les jambes d'un autre enfant qu'elle croyoit être séparé du premier, ce qui l'obligea de faire de nouvelles tentatives pour tirer celui qui se présentoit au passage : mais ces tenta-

tives

tives furent inutiles, c'est pourquoi elle résolut sur le champ de tirer dehors les deux pieds du second enfant, & d'achever son opération comme si elle n'eût à en tirer qu'un seul qui se seroit présenté par les pieds, ce qui réussit fort heureusement.

Le délivre étoit composé d'un seul cordon & d'un seul *placenta*, & ces jumeaux étoient renfermés sous les mêmes membranes. Le *placenta* étoit plus grand & plus épais qu'à l'ordinaire, les enveloppes plus fortes & plus épaisses, & le cordon plus gros.

Ces enfans étoient fort vifs : ils ont vécu depuis le dix-neuf Septembre jusqu'au vingt-six, & pendant ce temps-là ils ont fait leurs fonctions naturelles autant que la situation où on les mettoit, a pu le permettre.

Celui qui paroissoit le plus fort, mourut à trois heures du matin, & l'autre trois heures après.

On peut penser que trois choses ont contribué à leur mort. La premiere est la mauvaise situation qu'on leur donnoit en les emmaillottant à l'ordinaire, ce qui a comprimé la partie du bas-ventre qui leur étoit commune, & les conduits par où les excrémens devoient sortir, comme on le prouvera dans la suite.

La seconde, parce qu'ils n'ont jamais tetté, & qu'on ne les a nourris que de lait de vache, lequel s'est caillé dans l'estomac & dans les intestins qui en étoient remplis, comme je l'ai reconnu en les ouvrant.

La troisieme, parce qu'on les découvroit trop souvent pour satisfaire la curiosité de plusieurs personnes, & qu'à chaque fois on les tournoit de divers sens.

Ces enfans joints ensemble, comme on le voit dans la premiere figure, (*Planche X.*) avoient vingt-deux pouces de long. Il seroit inutile de décrire tout ce qui se présenta depuis la tête jusqu'à la partie moyenne de leurs ventres, parce que toutes ces parties avoient leur conformation ordinaire. Mais la partie moyenne du ventre, qu'on nomme communément ombilicale, n'avoit point de nombril, & au lieu que ces jumeaux devoient en avoir chacun un, il n'y en avoient qu'un seul pour tous les deux, dont on marquera la situation.

Le bas-ventre, qu'on nomme communément l'hypogastre, est tout ce qu'il y a de singulier,

Tome II.   * V v v

Dans la conformation naturelle des autres enfans, les os pubis, en se joignant, font une espece de ceintre qui termine le bas de la partie antérieure du ventre, & par leur jonction avec les os des îles & les ischions qui s'unissent avec l'os sacrum, ils forment tous ensemble la cavité qu'on nomme le bassin.

Dans ces jumeaux il n'y avoit point de pubis ; mais les os qui eussent dû les composer par leur jonction, étoient séparés & placés vers les aînes ; l'os pubis droit d'un de ces jumeaux, au lieu de se joindre avec l'os pubis gauche du même sujet, rencontroit l'os pubis gauche de l'autre auquel il s'unissoit par un ligament très-fort & très-souple, & les deux faisoient en cet endroit une espece de ceintre.

Ces ligamens qui joignoient les os pubis de chaque côté, n'avoient chacun qu'environ deux lignes de long, & faisoient une espece d'articulation aisée & commode, qui permettoit à ces enfans d'approcher & d'éloigner réciproquement les troncs de leurs corps jusqu'à un certain point.

On voyoit encore un ligament très-fort & très-épais, qui allant d'un côté à l'autre s'implanter dans la partie inférieure de la jonction des os pubis, divisoit en quelque maniere le bassin commun en deux parties. Ce ligament avoit la figure d'un ceintre renversé, & la peau qui joignoit les deux derrieres de ces enfans, y étoit extrêmement collée. Les os des îles étoient plus plats qu'à l'ordinaire, tournés en arriere & posés presque sur le même plan. Les ischions étoient aussi tournés en arriere, les os sacrum moins convexes & plus couverts des os des îles, les coccyx plus raccourcis, & leur pointe étoit un peu de côté.

Par cet arrangement les trous qu'on nomme ovales, se trouvoient sur les côtés, & l'un vis-à-vis de l'autre, & la boîte des anches étoit fort tournée ; ainsi les cuisses étoient tellement articulées, que la pointe des pieds étoit entiérement en-dehors.

On découvre aisément la conformation & la situation extraordinaire de ces os dans la seconde & la troisieme figure, (*Planche X.*) & il est nécessaire de les consulter : on doit pareillement jetter les yeux sur les autres figures avant que de lire le reste de la description.

Le nombril commun aux deux enfans, étoit précisément au milieu de la partie la plus basse du ventre, laquelle leur étoit aussi commune, & en cet endroit le ventre étoit plus ferme, étant fortifié par plusieurs fibres tendineuses ; on y distinguoit même comme une espece de couture qui marquoit le lieu où la peau des ventres des enfans s'unissoit. Cette peau alloit d'un des côtés de la jonction des os pubis jusqu'à l'autre, en faisant une espece de ceintre opposé à celui de dessous.

On a déja vu quelques monstres de cette nature. *Paré*, dans ses Œuvres de Chirurgie, donne la figure de deux jumeaux presque semblables, nés à Paris en 1570 ; mais au lieu que nos deux enfans étoient tous deux mâles, *Paré* rapporte que les Chirurgiens jugerent que l'un des deux dont il parle étoit mâle & l'autre femelle ; ce que l'on ne peut connoître par la figure qu'il en a donnée, parce qu'elle les représente seulement couchés sur le dos.

Dans la premiere figure (*Planche* X.) qui représente les enfans dont je parle ici, couchés sur le ventre, tout est semblable à ce que l'on voit dans les autres enfans ; mais les os des îles étant plus serrés contre l'os sacrum, comme il a été dit, font que le derriere de chaque enfant est plus plat & plus étroit.

Ces enfans n'avoient point d'anus, & de l'endroit où il est ordinairement, on voyoit sortir les verges, dont l'une étoit tournée d'un côté, & l'autre de l'autre.

A chaque côté de ces parties on voyoit un repli de peau qui représentoit assez bien la moitié d'un scrotum vuide & applati.

Ces enfans étant couchés sur le ventre, les deux verges paroissoient situées d'une maniere bizarre, quoiqu'en effet elles fussent simplement abaissées & tournées vers le croupion.

En faisant la dissection de ce monstre, la premiere chose qui me parut mériter quelqu'attention, fut la disposition des muscles droits (*Fig.* 4, *Planche* X.) ; car dans l'état naturel ils vont droit du sternum par la partie antérieure du ventre, s'insérer aux os pubis ; mais dans ces jumeaux, après être parvenus vers la partie moyenne du ventre, ils se détournent vers les côtés, pour s'insérer aux os pubis qui font leur

V v v ij

appui naturel, & qui y font placés : par ce moyen il reſtoit une eſpace à peu près de la figure d'un loſange, qui étoit rempli par les aponévroſes des autres muſcles du bas-ventre. Le nombril étoit placé au milieu de cet eſpace; le cordon qui en ſortoit étoit plus gros qu'à l'ordinaire, & compoſé d'un plus grand nombre de vaiſſeaux, comme nous l'expliquerons dans la ſuite.

Comme les parties externes étoient ſemblables à celles des autres enfans depuis la tête juſqu'à la partie baſſe du ventre, les parties internes l'étoient auſſi ; le foie, la rate, le pancréas, l'eſtomac & le canal des inteſtins grêles, tout y étoit ſemblable aux mêmes parties des autres ſujets ; mais les inteſtins grêles de chacun de ces jumeaux venoient par leurs extrêmités s'ouvrir dans un inteſtin commun, qui, à l'un de ſes côtés, avoit un petit cœcum garni d'une appendice ſans iſſue, & la rencontre de ces trois inteſtins ſe faiſoit vers un des côtés où les os pubis ſe joignoient. (Voyez la *Fig.* 5, *Planche* X.)

Cet inteſtin commun (*Fig.* 6.) doit être regardé comme un colon, tant par rapport à ſon diametre, qu'à la forme de ſon appendice : il étoit néanmoins garni de feuillets ſemblables à ceux des inteſtins grêles; il étoit un peu évaſé à ſa naiſſance, & peu après il faiſoit deux plis en ſe tournant d'abord vers l'os ſacrum, puis il venoit s'ouvrir dans un autre inteſtin qui avoit de chaque côté un cœcum garni de ſon appendice aveugle. Le ſecond inteſtin, qu'on peut nommer un ſecond colon, faiſoit d'abord un long repli en allant ſous les inteſtins grêles de l'un de ces deux enfans; puis revenant, il faiſoit un autre repli, mais plus petit, ſous les inteſtins grêles de l'autre enfant, & enfin il alloit s'inſérer dans une eſpece de ſac commun à ces jumeaux. Ce dernier colon, qui étoit ſans cellules & ſans feuillets, avoit un pouce de diametre ſur neuf de long ; & le premier colon qui paroiſſoit y être enté, avoit un pouce de diametre ſur ſix de long.

Les inteſtins grêles avoient dans chaque enfant leur méſentere & leurs vaiſſeaux particuliers; mais le colon étoit attaché de chaque côté, dans toute ſa longueur, par un prolongement de méſentere de chacun de ces jumeaux : ainſi les vaiſſeaux dont il étoit arroſé, étoient communs aux deux enfans, & outre les vaiſſeaux qu'il recevoit de l'artere qu'on

nomme méfentérique fupérieure, il en recevoit auffi de l'artere méfentérique inférieure , & la veine qui en rapportoit le
fang , fe déchargeoit dans la veine cave au-deffous des émulgentes. On voit par cette defcription que la jonction de ces
freres étoit fort étroite, puifqu'elle étoit formée non-feulement par les parties folides & molles , mais encore par le fecours des liqueurs.

Le fac où s'ouvre l'inteftin dont on a parlé, paroiffoit compofé de deux veffies applaties & jointes l'une à l'autre par le
côté & fans cloifon, de forte qu'il n'y avoit, à proprement
parler, qu'une cavité. Ces veffies n'étoient pas unies fuivant
toute leur longueur ; car par en-haut il s'en falloit d'environ
trois lignes que la jonction n'allât jufqu'au fommet qu'on
nomme ordinairement le fond, & par en-bas il y avoit environ un demi-pouce de féparation. Dans cet endroit le ligament qui féparoit les deux baffins, fupportoit cette veffie qu'on
peut nommer jumelle , & la partie de cette double veffie particuliere à chacun de ces enfans, étoit fituée dans la cavité du
baffin qui lui répondoit, & qui étoit propre à cet enfant ; mais
elle n'occupoit pas cette cavité toute entiere, parce que quelques contours du colon en occupoient une partie.

Les ureteres s'ouvroient prefque à l'ordinaire dans chaque veffie, dont la tunique charnue étoit fort épaiffe & compofée d'un double plan de fibres qui fe croifoient, & dont
plufieurs paffoient obliquement d'une veffie à l'autre en fe
croifant.

Il y avoit dans chacun de ces jumeaux , à chaque côté du
ligament qui féparoit les deux baffins, deux gros trouffeaux de
fibres qui alloient s'épanouir fur les côtés de chaque veffie ,
dont la tunique intérieure étoit un peu gaudronnée, épaiffe
& comme calleufe.

L'extrêmité de l'inteftin s'appliquoit obliquement fur un
des côtés de cette veffie ; l'embouchure en étoit fort étroite
par rapport à fon diametre , & elle ne fe trouvoit qu'à l'un
des côtés de l'extrêmité de l'inteftin , l'autre côté faifant une
efpece de fac aveugle. La plus grande partie de cette ouverture répondoit à l'une des veffies ; la plus petite avoit fa direction vers l'autre veffie , de maniere qu'il femble que l'un
étoit compenfé par l'autre pour diftribuer également les ma-

tieres dans les deux veſſies. Il y avoit auſſi ſur cette veſſie un petit ſac aveugle qui communiquoit avec l’embouchure de l’inteſtin.

Dans les enfans d’une ſtructure ordinaire, la veſſie a la figure d’une poire; ce qui fait qu’on y diſtingue un fond & un col, lequel diminuant inſenſiblement, s’abouche avec l’uretere : mais l’une & l’autre veſſie de ces jumeaux n’avoit point de col ; l’uretere qui ſortoit d’abord de chaque veſſie, ſe courboit ſous le ligament qui ſépare les deux baſſins, à peu près comme il fait ſous les os pubis dans la conformation ordinaire, & il paſſoit entre les corps caverneux.

Dans le trajet que l’uretere faiſoit depuis ſa naiſſance juſqu’à la verge, il étoit garni de pluſieurs muſcles,

Outre ceux qui tiennent lieu des accélérateurs, il y en avoit deux paires particulieres dans chaque enfant.

La premiere paire tiroit ſon origine de la partie antérieure du trou ovale, & deſcendant un peu obliquement, s’inſéroit à la partie de l’uretere qui regarde le coccyx. La ſeconde paire ſortoit de la partie inférieure du même trou ovale, & remontant & repaſſant ſous la premiere paire, elle s’implantoit dans la partie antérieure de l’uretere. On voit par-là que de chaque côté ces muſcles ſe croiſent, & que leur plan repréſente la machine qu’on appelle ſauterelle, dont un loſange embraſſe le conduit de l’uretere.

Du côté où l’inteſtin s’ouvroit dans la veſſie, un des teſticules de chaque enfant étoit placé dans l’aîne & renfermé dans une poche émanée du péritoine, dont l’entrée n’étoit pas fermée comme dans les hommes ; mais ouverte comme dans les autres animaux. De l’autre côté les deux autres teſticules de ces enfans étoient nus dans la cavité du ventre, placés à la même hauteur, & attachés au péritoine. Les teſticules, les épididymes, les véſicules ſéminales, & tout ce qui appartient à ces parties, avoit la conformation naturelle ; mais les vaiſſeaux déférens, au lieu de s’ouvrir dans l’uretere, venoient s’inſérer de chaque côté de cette veſſie, un peu au-deſſus de la naiſſance de chaque uretere, & leur embouchure étoit ſimple & ſans caroncule.

Tout ce que les verges avoient de plus ſingulier, étoit que leurs racines étoient un peu plus écartées à cauſe de la ſéparation des os pubis, & qu'au lieu d'être suspendues en-devant comme à l'ordinaire, elles étoient abaissées & tournées en arriere un peu sur le côté.

La construction de la vessie étant bien connue, il sera plus aisé de parler de la route des vaisseaux qui composoient le cordon.

Le cordon du *fœtus* ordinaire est composé de deux arteres, d'une veine & de l'ouraque. Le cordon de ces jumeaux étoit composé d'un ouraque, de deux veines & de trois arteres.

L'ouraque sortoit de l'échancrure supérieure des deux vessies : elle ne paroissoit point percée, & l'on voyoit clairement qu'elle étoit formée par un prolongement de fibres charnues des mêmes vessies.

Il n'y avoit rien d'extraordinaire dans la route ni dans la grosseur des deux veines ; mais au lieu que le cordon de chaque *fœtus* a deux arteres, il n'y en avoit que trois pour ces deux enfans, & elles étoient placées l'une au milieu, & les deux autres aux côtés de la double vessie.

Pour rendre raison de la situation & de la route de ces trois arteres, il faut remarquer qu'un côté de la double vessie étoit presque tout occupé par les circonvolutions du colon & par son insertion, & que sur l'autre côté qui étoit libre, ces trois arteres étoient placées l'une au milieu, & les autres aux côtés.

L'un de ces jumeaux avoit deux arteres ombilicales, & l'autre n'en avoit qu'une.

Dans celui qui avoit deux arteres, celle du côté droit faisoit sa route à l'ordinaire ; celle du côté gauche ne pouvant se rendre au cordon à cause des obstacles qui s'y trouvoient, descendoit sous cette double vessie, & passant sous la grande séparation dont on a parlé, remontoit par le milieu du côté opposé qui étoit libre, jusqu'au cordon.

L'artere ombilicale de l'autre jumeau étoit posée à son côté gauche ; il n'y en avoit point au côté droit, parce que l'intestin & son mésentere occupoient la place où elle eut dû être ; mais si cette artere étoit unique, elle étoit en récompense plus grosse que les deux arteres prises ensemble, & l'iliaque d'où elle sort étoit double de l'autre iliaque.

Pour comprendre les usages des parties singulieres qui se

rencontroient dans ces jumeaux, on remarquera que l'os pubis droit de chacun de ces enfans alloit rencontrer l'os pubis gauche de l'autre. Ces quatre os pubis joints ensemble deux à deux, & unis avec les os des îles, les ischions & les os sacrum, faisoient un bassin commun, ferme, solide, commode pour renfermer les gros intestins & la vessie qui étoient communs à ces jumeaux.

Dans les autres hommes les os pubis sont joints par un cartilage d'une consistance ferme, & leur union est si étroite, qu'ils prêtent fort peu.

Dans ces jumeaux, au lieu du cartilage, on voyoit un ligament fort souple, qui joignoit de chaque côté l'os pubis droit de l'un avec l'os pubis gauche de l'autre, & cette espece d'union leur permettoit d'approcher ou d'éloigner les troncs de leurs corps l'un de l'autre jusqu'à un certain point, comme on pourra voir dans la suite; & afin que ce mouvement fût plus libre, les extrêmités par où ces os se joignent, étoient arrondies.

Si cette conformation ne venoit que de l'union des deux œufs & d'une espece de rencontre fortuite, il faudroit qu'elle eût été fort heureuse; car pour peu que les extrêmités de ces os qui ont peu de largeur, eussent glissé l'une sur l'autre, presque toutes les parties, tant solides que molles, qui composoient le bassin, auroient été privées de leurs fonctions sans ressource; mais je n'entrerai pas dans ce détail qui meneroit trop loin.

On a observé que les muscles droits étant parvenus vers la partie moyenne du ventre, se détournoient vers les côtes pour aller s'inférer aux os pubis. Dans cette situation ils ne laissoient pas de faire leurs fonctions, & d'aider à comprimer le milieu de la partie inférieure du ventre, parce qu'étant dans chaque enfant insérés aux os pubis comme à deux points fixes, ils ne pouvoient se raccourcir que les aponévroses auxquelles ils sont attachés, ne s'approchassent du plan de leurs appuis autant qu'il étoit possible, & ne comprimassent le bas du ventre de chaque enfant.

Le foie, la rate, le pancréas, l'estomac & les intestins grêles avoient leur conformation ordinaire dans ces jumeaux, qui étoient, par ce moyen, pourvus de tous les organes nécessaires faires pour digérer les alimens, pour les convertir en chyle & pour le bien filtrer.

La ftruĉture des inteſtins mérite une confidération particuliere.

Les inteſtins grêles venoient s'ouvrir par leurs extrêmités dans un inteſtin commun qui leur fervoit de colon. Il s'agit maintenant de faire voir la différence qui fe rencontroit entre ce colon & celui des autres hommes.

Ce colon ordinaire fait un contour confidérable en forme d'arc attaché aux principaux vifceres du bas-ventre ; il n'y a qu'un méfentere, & il eſt garni de feuillets & de cellules.

Il n'y avoit qu'un feul colon pour ces jumeaux ; il étoit court, avec un double méfentere, & garni de feuillets feulement dans le tiers de fa longueur ; il n'avoit aucune connexion avec les vifceres du bas-ventre.

La longue circonvolution des colons, les cellules & les feuillets ordinaires fervent à leur donner une grande capacité pour contenir plus de matiere, pour en retarder le cours, pour la rendre plus épaiffe, & pour nous difpenfer de la néceffité de la rendre trop fouvent. Dans ces enfans le colon étoit fort court, fans cellules, & peu garni de feuillets ; ainfi les matieres y féjournant moins, ont moins de confiftance : tout cela eſt néceſſaire à caufe de la petiteffe des paffages par où elles doivent fortir.

Comme cet inteſtin étoit fort court dans ces enfans, il étoit aifément renfermé dans la partie du ventre qui leur étoit commune, fans avoir befoin d'être fufpendu ni attaché auffi fortement aux autres vifceres que le colon des autres hommes, lequel étant très-long, le poids & la quantité des matieres qu'il contient, demandent qu'il foit ainfi foutenu : mais les matieres ne féjournant pas long-temps dans le colon de ces enfans, il n'étoit pas néceſſaire qu'il fût d'une grande capacité, ni qu'il y en eût deux.

On a dit que le colon de ces jumeaux étoit attaché de chaque côté à un prolongement de leurs méfenteres, & que les vaiffeaux de ces méfenteres venoient par un très-grand nombre de rameaux fe ramifier de chaque côté fur le corps de cet inteſtin, où ils s'abouchoient les uns aux autres. Toutes ces anaſtomofes établiffoient un commerce mutuel du fang

Tome II.   * X x x

entre ces enfans , & les nerfs par une diftribution à peu près
femblable y établiffoient une communication réciproque des
efprits.

De ce qu'on vient de dire, on peut aifément juger que
les bonnes & les mauvaifes qualités du fang & des efprits
pouvant fe communiquer par cette partie , toutes les maladies qui pouvoient y arriver, ou par les liquides dont elle
étoit arrofée, ou par les matieres qu'elle renfermoit , auroient
été communes à ces deux freres ; ainfi il étoit néceffaire que
l'un des deux venant à mourir, l'autre ne pût vivre que fort
peu de temps.

On a fait obferver que le colon s'ouvroit par fon extrêmité
dans une veffie jumelle , que fon embouchure étoit fort
étroite , mais difpofée de maniere qu'elle diftribuoit prefqu'é-
galement les matieres dans chaque veffie : comme il n'y
avoit point de fph.ncter à l'embouchure de l'inteftin dans
la veffie , on peut dire qu'elle faifoit dans ces enfans la
fonction des inteftins rectum. En effet elle fervoit de réceptacle aux excrémens , & elle n'en permettoit la fortie que
quand le fphincter de l'uretere s'ouvroit : il tenoit donc lieu
du fphincter de l'anus & de celui de la veffie.

Plufieurs chofes favorifoient cette fo tie. La premiere étoit
la confiftance des excrémens qui étoit fort molle, tant par
le peu de féjour qu'ils faifoient dans le colon , que par leur
mêlange avec l'urine fournie par les quatre ureteres.

La feconde étoit la contraction de chaque veffie qui étoit
beaucoup plus forte que dans les autres enfans , parce que
leur tunique mufculeufe étoit beaucoup plus épaiffe qu'à l'ordinaire. De plus l'ouverture du conduit de l'uretere étant plus
large qu'à l'ordinaire , & dans la partie la plus baffe de chaque veffie , les excrémens s'y portoient par leur propre poids.
Quoique cette veffie jumelle n'eût qu'une capacité commune,
cependant elle recevoit de chaque côté l'urine par les deux
ureteres de chaque enfant , & chacune avoit fon uretere qui
lui fervoit , comme à l'ordinaire , de conduit de décharge;
ainfi les excrémens folides & les liquides mêlés enfemble,
fortoient par les verges qui faifoient la fonction d'anus.
Cette veffie n'avoit ni col , ni proftates , ni fphincter; mais
les deux parties des mufcles dont l'uretere étoit garni à fa

naiffance, & qui ont été décrites, tenoient lieu de fphincter ;
car comme elles fe croifoient, & qu'elles embraffoient le
devant & le derriere de l'uretere dans un fens oppofé, il
falloit de néceffité qu'agiffant enfemble, elles comprimaffent
ce canal.

Il nous refte à parler de la fituation qui paroît avoir dû
être la plus convenable & la plus commode à ces jumeaux.
Il nous a paru que c'eût été d'être à demi - couchés avec
quelqu'appui fous le dos, (*Planche* XI. *Fig.* 9.) d'autant
que par ce moyen les parties du bas-ventre, fur-tout celles
qui leur étoient communes, pouvoient alors faire librement
leurs fonctions. Cette fituation jointe aux veftiges qui reftent de celle qu'ils avoient dans le fein de la mere, avec
ce qu'elle nous a dit, nous a fait juger qu'ils étoient à peu
près dans la pofture que la figure repréfente, (*Figure* 6.)
& qui inftruira mieux que ce que nous en pourrions dire.

Quant au marcher, il nous a paru qu'ils pouvoient aller
tous deux de côté du même fens ; mais on voit qu'il étoit
impoffible que l'un allât en avant, que l'autre ne reculât en
arriere, & qu'ainfi ils auroient marché avec beaucoup de
difficulté.

Les canaux déférens s'ouvroient dans la veffie, & comme
on n'y apperçoit point de fphincters qui auroient pu empêcher
l'écoulement continuel de la femence, ainfi que dans les
autres hommes, il y a apparence que ces jumeaux euffent été
ftériles, parce que leur femence auroit été toujours mêlée
avec l'urine & les excrémens groffiers.

On attribue d'ordinaire la production des monftres, tantôt au hazard, tantôt à des mouvemens purement naturels,
mais déréglés, tantôt aux égaremens d'une vertu formatrice
aveugle, à ce qu'on dit, même dans fes ouvrages les plus
réglés, & qui cependant agit comme fi elle avoit de l'intelligence. Mais le monftre dont nous venons de faire la defcription, & le rapport de fa conformation interne à fa figure
extérieure, font bien voir qu'il n'a pu être l'ouvrage du hazard,
ou d'une vertu formatrice aveugle, ni l'effet d'un dérangement fortuit des mouvemens naturels.

Depuis les enveloppes jufqu'au plus profond des entrailles,
tout y eft d'un deffein conduit par une intelligence libre dans

Xxx ij

fa fin, toute puiffante dans l'exécution, & toujours fage & rangée dans les moyens qu'elle emploie.

Suivant l'ordre commun, les hommes & les animaux à quatre pieds ont deux iffues pour l'évacuation des excrémens de la premiere digeftion, l'une pour les folides, & l'autre pour les liquides : au lieu que dans ce monftre l'intelligence dont je parle, a voulu produire deux corps humains joints enfemble, qui puffent être droits, s'affeoir, approcher ou éloigner les troncs de leurs corps l'un de l'autre jufqu'à un certain point ; elle a voulu conduire par un feul canal les excrémens folides jufques dans un réceptacle commun où ils fe mêlaffent avec les liquides, afin que chacun de ces jumeaux pût enfuite le rendre féparément par la verge : on ne peut fe difpenfer de fuppofer cette volonté, puifqu'on en voit fi clairement l'exécution. Je laiffe aux Théologiens à en chercher les raifons : mais cette volonté étant fuppofée, je dis que l'infpection de ce monftre fait voir la richeffe de la méchanique du Créateur, au moins autant que les productions les plus réglées, puifqu'a toutes les preuves que nous en avons, elle ajoute encore celle-ci, d'autant plus forte & plus convaincante, qu'étant hors des regles, elle montre mieux & la liberté & la fécondité de l'Auteur de cette méchanique fi variée dans ces fortes d'ouvrages ; car il doit paffer pour conftant que dans toutes les efpeces de monftres qui ont paru, foit qu'ils ayent été examinés, ou non, il y a toujours eu une ftructure interne auff. extraordinaire que leur figure extérieure a paru différente de celle des animaux de la même efpece.

OBSERVATIONS DIVERSES,

Tirées de l'Hiftoire de l'Académie Royale des Sciences, & relatives à M. Duverney, depuis fon entrée à l'Académie, en 1674, jufqu'à fa mort arrivée en 1730.

ANNÉE 1674. Quoique l'Hiftorien de l'Académie (dans l'Eloge (*a*) de M. *Guichard Jofeph Duverney*, l'aîné, inféré dans le volume de l'année 1730) ne fixe l'époque de fon entrée à l'Académie qu'à l'année 1676 ; il y a apparence cependant qu'il y fut reçu dès l'année 1674, huit ans après fon établiffement, comme il eft marqué dans les deux liftes, Chronologique & Alphabétique, de MM. les Académiciens, que l'on trouve à la fin du fecond tome de l'*Hiftoire générale de l'Académie des Sciences*, depuis fon établiffement, en 1666, jufqu'à fon renouvellement en 1699.

Une autre preuve inconteftable de la réception de M. *Duverney* l'aîné, dès l'année 1674, c'eft qu'il eft déja fait mention de lui dans l'*Hiftoire de l'Académie*, année 1675, comme on le verra par l'extrait fuivant.

En 1675, M. *Duverney* fit fur une oie une expérience qu'on avoit déja faite auparavant fur des quadrupedes, & il trouva que dans les volatiles, ainfi que dans les autres animaux, la différence de couleur entre le fang veineux & le fang artériel, doit être attribuée aux poumons plutôt qu'au cœur ; car le fang tiré de l'artere des poumons parut noir (*b*), & celui qui fortoit de la veine des poumons étoit d'une très-belle couleur rouge.

Le même M. *Duverney* ayant lié à un chien la veine fous-claviere, au-deffus du canal thoracique, & la jugulaire au-deffus de fon infertion, le chien vécut encore quinze jours après cette opération.

1676. Ce fut cette année que parurent les *Defcriptions*

____

(*a*) On trouvera l'Eloge de ce célebre Académicien, écrit par M. *De Fontenelle*, au commencement du premier volume de cet Ouvrage.

(*b*) Voyez ce qui eft rapporté encore au fujet de cette différence de couleur dans ce volume, page 507, à l'occafion de la refpiration des poiffons.

Anatomiques pour fervir à l'hiftoire naturelle des animaux, au nombre de trente-deux animaux différens, par M. *Perrault*, en deux volumes *in-folio*. Il y a apparence que M. *Duverney*, vû le peu de temps qu'il y avoit de fon entrée à l'Académie, n'eut aucune part à cette édition. Mais dès-lors il commença à travailler de fon côté à la continuation de cette hiftoire naturelle des animaux, comme on le verra par la fuite.

En 1678, M. *Duverney* qui étudioit les organes des fens, (a) communiqua à l'Académie des Sciences les obfervations fuivantes :

1° Que quand on cligne l'œil, le tendon qui releve avec tant de vîteffe la paupiere de deffous, ne pourroit naturellement exécuter ce mouvement fans comprimer le nerf optique, fur lequel il paffe, & que pour prévenir cet inconvénient la nature, par une des plus ingénieufes méchaniques qu'elle ait imaginée dans tout l'animal, a donné à ce mufcle une efpece de petite poulie, qui fe retire à côté du nerf optique quand il doit agir.

2° Que quoique l'on ne voit dans tout l'animal aucun mouvement fans fibres motrices, on n'en peut cependant appercevoir aucune dans la membrane de l'œil, appellée *iris*, qui, fans doute, eft capable de s'élargir & de fe rétrécir ; ce qui peut faire foupçonner encore quelques autres mouvemens qui peuvent s'exécuter fans le fecours des fibres motrices, dans d'autres parties de l'œil, femblables à l'iris. La Nature peut bien avoir quelque fine méchanique qu'elle n'emploie que rarement, & dans des fujets fort délicats, & peut-être ne la découvrirons-nous jamais, faute d'en avoir des exemples affez palpables.

Sur l'organe de l'odorat, M. *Duverney* communiqua auffi la penfée & les obfervations fuivantes.

Toute la cavité du nez eft remplie de plufieurs lames cartilagineufes, diftinguées les unes des autres, & dont chacune fe divife encore en plufieurs autres qui font divers contours :

(a) C'eft à cette étude particuliere des organes des fens que M. *Duverney* entreprit alors, que nous avons l'obligation du *Cours d'Anatomie*, divifé en trois parties qui fe trouvent au commencement des deux volumes de ce Recueil, & entr'autres le *Traité des cinq fens*, qui forme la premiere Partie de ce *Cours*.

elles font en plus grand nombre près de la racine du nez,
mais plus petites : elles vont toutes s'attacher à l'os cribleux,
& M. *Duverney* croyoit que cet os n'étoit fait que par les
racines & les extrêmités des petites lames, & fes petits trous
par les intervalles qu'elles laiffent entr'elles.

La membrane intérieure du nez ne couvre pas parfaitement
l'extérieur de ces lames ; elle s'engage dans tous leurs replis, & les tapiffe par-tout fort exactement ; ainfi elle a donc
dans un petit efpace une fort grande fuperficie, qui donne
lieu aux vapeurs odorantes de ferpenter long-temps dans tous
ces détours, & de frapper par plus d'endroits les filets nerveux de la membrane ; adreffe que la nature a employée dans
tous les organes des fens pour donner plus de force aux fen-
fations. A proportion que les animaux ont l'odorat plus fin,
ils ont un plus grand nombre de ces lames. Les chiens de
chaffe, les lievres, les chats, les porcs-épics, les fangliers,
les chevaux, en ont beaucoup plus que les veaux, les chevres, les brebis ; l'homme n'en a que trois fort fimples.

M. *Duverney* confidéra encore en 1678 les mufcles (a) en
général. Ils ont tous effentiellement trois parties ; une charnue qui eft au milieu, & deux tendineufes aux deux extrêmités. La partie charnue eft un vrái reffort, qui peut s'alonger d'une certaine longueur. Les tendons ne font que de fimples cordes qui tirent felon le mouvement que leur donne
la partie charnue : il eft effentiel que toutes les chairs d'un
même mufcle foient égales ; car fi elles s'alongeoient où fe
raccourciffoient inégalement, elles fe troubleroient & s'em-
barrafferoient dans leurs mouvemens les unes les autres : fi des
fibres charnues dans un même mufcle paroiffent d'abord inégales, il faut prendre garde qu'elles ne le font pourtant pas,
& que celles qui defcendent plus bas d'un côté, ne montent
pas fi haut de l'autre. La difpofition la plus avantageufe pour
la force du mouvement, & celle auffi que la Nature affecte
autant qu'il fe peut, eft que les tendons foient pofés fur la
même ligne droite felon laquelle la fibre charnue s'alonge eu
fe raccourcit. Mais d'ailleurs comme les mufcles auroient
tenu trop de place, & qu'il en faut fouvent renfermer plu-

(a) Voyez le *Traité de Myologie* qui fe trouve dans le premier volume, *page* 486,
& fuiv.

fieurs dans des efpaces forts petits, la Nature a trouvé moyen
de faire paffer les chairs & les tendons les uns fur les autres,
& de ramaffer toutes les fibres dans de très-petits cordons
qui vont s'attacher aux os qu'ils doivent mouvoir.

Plus la partie charnue d'un mufcle eft longue, plus il eft
capable d'exécuter un mouvement de grande étendue ; plus
elle eft épaiffe, plus il eft capable d'un mouvement qui demande de la force.

Le même M. *Duverney* rapporta à la Compagnie qu'il n'a-
voit jamais pu trouver aux oifeaux ni veines lactées, ni canal thorachique, ni de glandes dans le méfentere : il croyoit
que le chyle va dans les veines méfaraïques, & delà dans le
foie (*a*).

Les pierres qu'ils avalent (*b*) fervent, felon M. *Duverney*,
à broyer les grains dans leur eftomac : il remarquoit que
quand elles font polies, ils les rendent auffi-tôt, peut-être à
caufe de leur inutilité, & ils ne les gardent que quand elles
font raboteufes. Quand on leur fait avaler des perles, ils les
rendent un peu diminuées de poids, mais plus belles qu'auparavant, ce qui prouve que le fuc qui fert de diffolvant n'eft
pas acide.

On a toujours cru que le miel que les abeilles vont cueillir
fur les fleurs étoit une efpece de rofée formée de vapeurs,
qui s'étant élevées des plantes y retombent lorfque le froid
les a condenfées. Sur cela les Poëtes, qui ne cherchent qu'à
embellir & à farder les objets, ont appellé le miel une production de l'air, & un don du Ciel : mais M. *Duverney* en
fit un examen qui détruit les titres pompeux qu'on lui a don-
nés jufqu'à préfent. Voici fes obfervations :

Si le miel étoit une rofée, le Soleil le fondroit & le diffipe-
roit ; cependant les abeilles ne vont faire leur récolte qu'après
le lever du Soleil.

Il eft conftant que la manne, qui eft une forte de miel, eft
un fuc qui découle par les incifions qu'on fait à un frêne d'une

---

(*a*) Voyez les Obfervations communiquées par M. *Duverney* à l'Académie en 1678,
touchant les parties qui fervent à la nutrition, dans le Mémoire inféré ci-devant à la
page 489.

(*b*) Voyez ce que dit M. *Duverney* pour réfuter les preuves qu'on allegue de l'acidité de l'eftomac, à l'occafion des pierres & des cailloux que certains oifeaux avalent,
tome I, *page* 274.

efpece

eſpece particuliere, & que beaucoup de fleurs ont des réſervoirs remplis d'une liqueur mielleuſe qui en diſtille lentement, même pendant la plus grande chaleur.

Il y auroit donc de l'apparence que cette liqueur ſéparée du
reſte de la plante, filtrée & cuite dans des canaux particuliers qui aboutiſſent en-dehors, ſeroient le miel que les abeilles
ramaſſent.

Mais comme il eſt bon de ne ſe pas contenter facilement
en fait de Phyſique, M. *Duverney* ne s'en tint pas là : il remarqua dans le cœur des fleurs certains petits filets qu'on appelle des étamines, dont les ſommets s'ouvrent en certains
temps, & fourniſſent une grande quantité de pouſſiere, compoſée de petits globules de différentes couleurs, ſuivant les
différentes plantes.

Ces étamines, dont le principal uſage eſt de conſerver &
de défendre le ſtyle qui en eſt environné, ſervent encore à
donner de la nourriture à la plûpart des inſectes qui vont ſe
promener ſur leurs ſommets, & y prendre cette pouſſiere
déliée.

Dans la couronne impériale, dont les fleurs ſont penchées
vers la terre, les réſervoirs de la liqueur mielleuſe aboutiſſent
en-bas, & jamais, ſelon M. *Duverney*, les abeilles ne vont là ;
on les voit toujours ſur le haut des étamines : c'eſt donc la
pouſſiere fine qui en ſort, très-différente du miel, qui eſt cependant la matiere du miel ; les abeilles auront pour la préparer & la filtrer, des conduits particuliers, comme les araignées & les vers à ſoie en ont pour leur toile.

Cette même année M. *Duverney*, nommé pour donner à
Monſeigneur le Dauphin des leçons de Phyſique & d'Anatomie, lui fit part, & enſuite à l'Académie, de la découverte
qu'il venoit de faire des muſcles qui font agir la paupiere interne de l'œil. (*a*)

En 1679, M. *Duverney* fut nommé Profeſſeur d'Anatomie au Jardin Royal des plantes. Et comme on avoit entrepris
de travailler particuliérement ſur les poiſſons, MM. *Duverney*
& *de la Hire* allerent en baſſe Bretagne (*b*), ſur les bords

----

(*a*) Ce Mémoire ſur les muſcles de la paupiere interne, ſe trouve imprimé dans ce
volume à la page 490.

(*b*) Voyez le réſultat de ce voyage, & le dénombrement des poiſſons obſervés par

de la mer, étudier ce genre d'animaux. M. *Duverney* y ajouta une dissection & une description exacte de la plûpart des poissons d'eau douce qui se trouvent à Paris. Presque tous les Anatomistes avoient cru jusques-là que les poissons n'avoient point d'oreilles ; mais on fut désabusé. M. *Duverney* découvrit cet organe qui avoit été inconnu à cause de son extrême petitesse : à peine peut-on faire entrer la tête d'une petite épingle dans le trou extérieur de l'oreille de la plûpart des poissons ; le petit trou qui tient lieu de conduit de l'ouïe, va aboutir à plusieurs petits cercles osseux qui ont communication entr'eux, & dans lesquels le nerf auditif se distribue à-peu-près comme dans l'oreille des oiseaux. M. *de la Hire* dessina très-exactement tous les poissons qui furent disséqués. L'année suivante ces deux Académiciens furent encore envoyés sur les côtes de Bayonne, dans le même dessein.

En 1679, M. *Duverney* composa aussi un petit Traité (*a*) pour faire voir que tout ce qu'il y a de solide dans notre corps, n'est qu'un tissu miraculeux de vaisseaux différens, qui, formant quelques petites vésicules à leurs extrêmités, se réunissent aussi-tôt en d'autres canaux, & ainsi font des cercles dont on ne peut déterminer ni le commencement, ni la fin. C'est dans ces vésicules très-délicates, qui sont toutes ouvertes les unes dans les autres, que les sucs différens qui viennent des arteres & des nerfs, s'entrecommuniquent leurs propriétés, & se fermentent diversement selon leurs différens sels : tout l'artifice du corps de l'animal ne consiste que dans la correspondance de ces vaisseaux les uns avec les autres, & dans le rapport des liqueurs qu'ils contiennent. M. *Duverney* établissoit ce sentiment par la structure du poûmon, des testicules, & de la rate ; car après qu'on en a bien exprimé toutes les liqueurs, on n'y peut rien remarquer que des canaux & des vésicules : delà il tiroit des conséquences pour toutes les autres parties solides en apparence, & même pour les fibres motrices, les tendons, les ligamens & les cartilages. Ainsi la plus industrieuse

---

ces deux Académiciens dans l'extrait de l'Histoire de l'Académie, rapporté ci-après, année 1680. Voyez encore au sujet de ce même Voyage, & d'un second que firent l'année suivante les mêmes Académiciens, sur les côtes de Bayonne, ce qui est rapporté à la fin de ce *Recueil d'Observations*, année 1730.

(*a*) On ignore ce qu'est devenu ce petit Traité qui est resté apparemment en manuscrit dans les Archives de l'Académie.

méchanique du monde, & la plus délicate chymie, compli-
quées enfemble, font ce qui compofe un animal: l'une a or-
donné la ftructure & réglé la difpofition d'un nombre infini
de vaiffeaux différens, fi déliés pour la plûpart, qu'ils ne paroiffent pas être des vaiffeaux; l'autre fait le mouvement & le
jeu de toutes les liqueurs différentes, & les affemble ou les fépare en toutes les manieres que demandent la vie & les fonctions animales.

En 1680, le même M. *Duverney* difféqua une panthere
qui avoit été apportée de Verfailles: cet animal reffemble en
bien des chofes au tigre & au léopard; on y voit les mêmes
taches femées fur la peau, une même forme extérieure, une
même habitude de corps, & une grande conformité dans
leurs vifceres; & il en eft à-peu-près de même du chat-pard.
La panthere difféquée par M. *Duverney*, parut être précifément de même genre que le léopard dont parle *Oppien*. On
difféqua auffi alors une palette, ainfi nommée de la figure de
fon bec; dans la fuite, on en examina trois autres, & l'on
donna au public la defcription de ces animaux.

La même année M. *de la Hire* fit voir à l'Académie les deffeins qu'il avoit fait de plufieurs poiffons dans fon voyage
en baffe Bretagne, les mêmes dónt M. *Duverney* étudioit la
ftructure. Ces poiffons étoient au nombre de dix-fept; favoir,
le lien, le grondin, l'ange, le morgaft, le turbot, la mo-
rue, le merlu, l'araignée, la julienne, le cocq ou la dorée,
ou le poiffon Saint-Pierre, le chat, le faumon, la vielle,
l'aloze, le fpinec ou le chien de mer, le congre & la feche.
On en remit les deffeins entre les mains de M. *Perrault*,
pour en dreffer les Mémoires, comme il avoit fait des autres
animaux.

En 1681, un éléphant de la ménagerie de Verfailles étant
mort, l'Académie fut mandée pour le difféquer. M. *Duverney* en fit la diffection, M. *Perrault* la defcription des principales parties, & M. *de la Hire* en fit les deffeins. Jamais
peut-être diffection Anatomique ne fut fi éclatante, foit par
la grandeur de l'animal, foit par l'exactitude que l'on apporta
à l'examen de fes parties différentes, foit enfin par la qualité
& le nombre des affiftans. On avoit couché le fujet fur une
efpece de théâtre affez élevé: le Roi ne dédaigna pas d'être

préfent à l'examen de quelques-unes des parties ; & lorfqu'il y vint, il demanda avec empreffement où étoit l'Anatomifte qu'il ne voyoit point. M. *Duverney* s'éleva auffi-tôt des flancs de l'animal où il étoit, pour ainfi dire, englouti.

En 1682, on apporta à l'Académie plufieurs oifeaux qui y furent difféqués, & dont on fit la defcription ; tels furent le perroquet appellé Arras, la cicogne, le cafual, ou cafoar : M. *Duverney* fit voir la ftructure & le mouvement du bec du perroquet, & les mufcles qui fervent aux divers mouvemens de l'os qui fe trouve aux oreilles des oifeaux.

On difféqua & on fit la defcription de deux daims nommés daims de Pline ; l'un étoit apporté de la Ménagerie de Verfailles, & l'autre, qui avoit fept pieds de longs, venoit des Indes Orientales. M. *Duverney* fit remarquer la reffemblance qu'il y a entre la peau qui recouvre les pieds de ces fortes de daims, & celle de l'éléphant.

M. *Duverney* fit remarquer dans les œufs de grenouille une partie noire où l'on apperçoit l'animal entier deffiné en petit.

En 1683, M. *Duverney* fit voir dans la diffection du cerveau d'un homme plufieurs particularités dont quelques-unes n'avoient pas encore été obfervées.

1° Que la dure-mere a des veines qui font collées étroitement avec les arteres, & dont quelques branches s'ouvrent dans le finus longitudinal : c'eft pourquoi l'air foufflé par la jugulaire interne paffe jufques dans le finus, à caufe que cette veine de la jugulaire s'y décharge.

2° La découverte d'un finus particulier qui eft à la bafe du crâne, & qui vient fe décharger à l'extrêmité du finus longitudinal.

3° Que ces parties du cerveau qu'on nomme les piliers latéraux de la voûte, ne font pas diftingués des replis que forme la partie poftérieure du cerveau.

4° Quels font les conduits par où paffent les férofités qui fe filtrent tant dans le ventricule de la moëlle alongée que dans ceux du cerveau.

Il fit voir auffi qu'il n'y a point de glande pinéale dans les chiens, & que la glande pituitaire dans l'homme a une fituation différente que dans les animaux. Dans l'homme, elle eſt toujours cachée ſous la dure-mere ; dans les chiens & quelques autres animaux, elle eſt immédiatement au-deſſus.

Quelque temps après M. *Duverney* fit la deſcription de l'organe de l'odorat, dont il lut un Traité entier. (*a*) On y remarqua ſes petits nerfs qui viennent du nerf olfactif, & qui ſe durciſſent comme les autres quand ils ont paſſé par l'os cribleux : on y remarqua auſſi les trois lames, dont il y en a une ſéparée des autres ; & enfin les ſinus qui ſont dans l'os frontal, & dans l'os de la mâchoire, & qui ſont remplis de mucoſités qui ſe déchargent dans la cavité du nez.

M. *Duverney* fit voir encore dans le cerveau d'un homme, que les nerfs olfactifs ne ſont pas comme dans les animaux ; qu'ils ſont beaucoup plus petits ; qu'ils ne ſont pas continués avec le ventricule du cerveau, comme dans les bêtes ; qu'ils envoient pluſieurs filets, à travers l'os cribleux, dans les narines. Enfin il prétendit qu'ils ne ſont pas creux comme dans les animaux.

Dans la même année, M. *Duverney* avoit ouvert une femme qui avoit été trois mois malade ſans fievre ; elle étoit paralytique des deux côtés. Les parties de la poitrine & du bas-ventre étoient fort ſaines, les ventricules du cerveau étoient pleins de trois demi-ſeptiers d'eau. Cette femme étoit dans un aſſoupiſſement continuel.

En 1683, M. *Duverney* lut cette année à l'Académie, un Traité de l'hydropiſie (*b*) ; il fit auſſi la lecture d'une Préface pour ſon Traité de *l'organe de l'ouïe* (*c*), & des *maladies de*

(*a*) Ce Traité de *l'organe de l'odorat* ſe trouve inſéré en entier dans le premier volume de ce Recueil, *page* 107 *& ſuiv.*

(*b*) On ne connoît point ce *Traité de l'Hydropiſie* de M. *Duverney*, à moins qu'il ne faſſe partie des papiers qu'il laiſſa en mourant à l'Académie, & qu'on ait négligé juſqu'à préſent d'en faire uſage.

(*c*) Ce *Traité de l'organe de l'ouïe* n'a pas été réimprimé depuis, auſſi eſt-il devenu extrêmement rare. M. *Duverney*, qui ne ſe contentoit jamais pleinement ſur un ſujet, & qui ne paroiſſoit pas ſatisfait de l'explication qu'il y donne des uſages des différentes parties relatives à cet organe (comme il l'avoue lui-même, pages 5 & 6 de *l'Avertiſſement* imprimé à la tête de ce petit Ouvrage) a ſans doute formé un des plus grands obſtacles à la réimpreſſion de ce Livre qui a cependant été fort recherché, & dont les Etrangers ſur-tout faiſoient beaucoup d'eſtime. On le trouvera inſéré ici à la ſuite des autres Sens, avec des changemens & des augmentations conſidérables, ſur-tout dans la *ſeconde Partie*, qui concerne les uſages des parties de cet organe, qu'il a remaniée avec plus de ſoin, & ſur laquelle une étude aſſidue & une expérience de près de cinquante années, lui ont procuré les connoiſſances & les lumieres qui lui manquoient alors pour donner à cet Ouvrage le degré de perfection qu'il y deſiroit.

l'oreille, qui fut imprimé pour la premiere fois cette année.

En 1684, M. *Duverney* fit, après M. *Perrault*, une recherche exacte de la ftructure de l'oreille & des ufages différens de toutes fes parties, car ces petits fujets font immenfes quand on les approfondit, & il s'en faut de beaucoup que toute l'induftrie & toutes les réflexions d'un feul homme foient capables de les épuifer.

M. *Duverney* a mis auffi ce Traité au jour ; il y entre dans un détail encore plus grand que M. *Perrault*. Comme nous n'ofons dans cette hiftoire traiter les matieres tiop à fond, & que ce feroit une peine affez inutile ayant été déja données au public, nous fuppoferons ici que l'on eft déja au fait de la ftructure de l'oreille, & nous remarquerons feulement les principales différences qui font entre M. *Perrault* & M. *Duverney*, fur les ufages des parties de cet organe. La découverte des ufages eft la partie fpirituelle de l'Anatomie, le refte n'en eft que la partie matérielle, auffi néceffaire cependant que le corps l'eft à l'ame.

A ce que M. *Perrault* penfoit fur l'oreille externe, M. *Duverney* y ajoute que c'eft un cornet naturel, dont la cavité polie ramaffe le fon, & pour preuve de cela, comme ceux à qui on a coupé l'oreille n'entendent pas fi bien, pour fuppléer à ce défaut, ils fe fervent de la paume de la main, ou d'un cornet : de plus on voit que quelques animaux, comme les cerfs & les lievres, tournent l'oreille du côté d'où vient le bruit, quand ils veulent mieux entendre.

L'obliquité du conduit ne fert pas feulement, felon M. *Duverney*, à garantir la peau du tambour des injures de l'air, mais encore comme elle donne à ce conduit une plus grande furface, elle y augmente le nombre des réflexions. C'eft auffi pour empêcher ces réflexions de s'échapper, que nous avons à l'extrêmité de la joue, & tout à l'entrée du conduit de l'oreille, une efpece de petite languette.

M. *Perrault* penfe que la membrane du tambour eft plus tendue pour les fons foibles ou pour les tons graves, & plus lâche pour les fons forts, ou pour les tons aigres : & qu'ainfi elle répare par une plus grande tenfion le peu de force des fons, ou en modere l'excès par fon relâchement. M. *Duverney* prétend au contraire que cette membrane s'ajufte aux fons, qu'elle fe tend davantage pour les plus forts, & fe relâche pour les foibles ; & qu'il faut que pour en recevoir l'impreffion elle fe mette d'accord avec eux, à-peu-près comme dans l'expérience de deux cordes de deux luths différens, dont l'une que l'on pince, ne fait point trembler l'autre, ou ne la fait trembler que très-peu, fi elle n'eft à quelqu'accord avec elle.

M. *Duverney* ne fe contente pas de dire que les frémiffe-mens de cette membrane ébranlent le peu d'air qui eft contenu dans la caiffe du tambour, il veut encore que par ces frémif-femens t ois petits offelets fort minces, fort fecs & fort durs, qui y font renfermés, foient ébranlés, & que cet ébranle-ment plus fort fe communique à un os qui renferme le laby-rinthe, & au labyrinthe même. C'eft ainfi qu'une corde de luth pincée ne fait point frémir celle d'un autre, fi les deux luths ne font fur la même table qui fait paffer l'ébranlement de l'un à l'autre. L'articulation de ces trois offelets enfemble eft d'autant plus favorable à cette communication, qu'elle eft fans cartilages.

Outre l'ufage que M. *Perrault* donne à l'ouverture de la caiffe du tambour, nommée l'*aqueduc*, M. *Duverney* veut que ce même aqueduc, auffi-bien qu'une autre ouverture qui lui eft oppofée, donne moyen à l'air de fe retirer, lorf-que la grande membrane de la caiffe eft plus tendue & tirée en-dedans ; car s'il n'eût pas eu cette liberté, il eût empêché par fon reffort le jeu de la membrane.

On croiroit volontiers que fi de certains fourds entendent le fon des inftrumens à cordes lorfqu'ils les ferrent avec les dents, c'eft que dans leur oreille la membrane du tambour ne fait plus fes fonctions, & que l'air qui prend ce chemin, la frappe inutilement, mais que celui qui monte de la bouche dans l'oreille interne par l'aqueduc, & qui n'a pas befoin d'aller frapper la membrane de la caiffe, trouve ce refte de l'organe bien difpofé. M. *Duverney* trouve que cette penfée eft détruite par l'expérience même fur quoi on la fonde : car pourquoi faut-il que ces fourds tiennent l'inftrument avec les dents ? Il fuffiroit qu'ils euffent la bouche ouverte tout proche. Cette néceffité de tenir l'inftrument avec les dents marque qu'il faut que le tremblement fe communique aux os des mâ-

choires, aux os des temples, aux trois petits offelets, & enfin
par eux à l'organe immédiat de l'ouïe; nouvelle preuve de la
part qu'ils ont à tout ce mouvement : par cette même raison
il y a des fourds qui entendent mieux quand on leur parle
pardeffus la tête : c'eft qu'on ébranle d'abord tout leur crâne,
enfuite les os qui appartiennent à l'organe de l'ouïe.

M. *Duverney*, un peu différent de M. *Perrault* fur la ftructure de la lame ou membrane fpirale enfermée dans le limaçon, en diffère un peu auffi fur l'ufage. Il prétend que comme elle tourne en vis autour de fon noyau, étant plus large
par en-bas, & diminuant toujours de largeur jufqu'au haut,
elle eft toujours prête à répondre par quelqu'une de fes parties à quelque fon que ce foit, c'eft-à-dire, que les fons
les plus grayes ne l'ébranlent que par fa partie la plus large,
qui eft leur uniffon, les plus aigus par fa partie la plus étroite,
de même qu'on fçait par expérience que les grands cercles
des pavillons des trompettes peuvent être ébranlés fans que
les petits le foient fenfiblement, & les petits fans les grands.

Ces deux grands Obfervateurs difconviennent encore fur
l'organe immédiat de l'ouïe. M. *Duverney* lui donne plus d'é-
tendue : outre le limaçon, il y comprend le veftibule du laby-
rinthe & les trois canaux demi-circulaires, fondé fur ce que
ces canaux fe trouvent dans les poiffons & dans les oifeaux,
fans le limaçon ; fur ce que la même portion du nerf auditif,
deftinée au fon, qui va dans le limaçon, envoie auffi deux
branches dans le veftibule & dans les trois canaux ; enfin fur
ce que la largeur inégale de chacun de ces canaux femble être
préparée pour répondre à différens tons, ainfi que M. *Duverney* l'a penfé de la lame fpirale.

M. *Duverney* finit fon Traité de l'organe de l'ouïe par une
explication des maladies de l'oreille, furquoi il entre dans un
détail également curieux & utile, mais qui nous eft interdit ;
nous en rapporterons feulement deux chofes :

1° Que la membrane du tambour étant percée ou déchirée,
l'ouïe ne ceffe pas auffi-tôt, mais feulement en s'affoibliffant
par degrés, parce que l'on ne perd d'abord que les tremblemens de cette membrane, qui ne font pas abfolument néceffaires, & que l'air extérieur qui entre par cette membrane
ouverte, & qui va offenfer & enfin détruire par fes qualités

exceffives,

exceſſives, l'organe immédiat, a beſoin pour cela de quelque temps.

2° Que ce qui cauſe le bourdonnement quand on ſe bouche l'oreille avec le doigt, c'eſt que l'air renfermé & reſſerré dans l'oreille interne qui eſt alors plus petite, & agité par la vapeur chaude qui ſort du doigt, & peut-être encore par celle qui s'exhale du dedans du conduit, & qui n'a point d'iſſue, ébranle la membrane du tambour, & par elle tout l'organe, comme feroit un bruit extérieur. Cet exemple ſuffit pour donner l'idée des tintemens & de tous les faux bruits cauſés par des maladies.

M. *Duverney* fit voir les entrailles d'un monſtre ; c'étoient deux enfans qui avoient leurs têtes diamétralement oppoſées, un ſeul eſtomac, deux foies, une ſeule veine ombilicale, un ſeul anus qui étoit bouché, les inteſtins grêles doubles, mais qui communiquoient enſemble, une ſeule veſſie.

M. *Duverney* travailla cette année à la diſſection d'un grand nombre d'animaux ; il en fit voir à l'Académie diverſes ſingularités.

1° Dans le porc-épic, il fit voir la ſtructure de la peau ; ſa partie poſtérieure paroît comme garnie d'écailles ; les racines des piquans entrent dans le muſcle cutané, dont il fit remarquer l'étendue & les différentes attaches ; les aponévroſes des muſcles ſe retirant en-dedans, les piquans ſe dreſſent en-dehors. On examina auſſi la ſtructure particuliere de la langue, qui paroît garnie de pluſieurs petites dents, & du muſcle maſſatere qui ſert à mouvoir la mâchoire inférieure, & eſt fait comme une bourſe.

2° Dans la civette, il montra les poches qui fourniſſent la liqueur odoriférante, & fit remarquer deux glandes qui ſont aux côtés de l'anus, qui s'ouvrent en-dehors, & fourniſſent une liqueur très-puante. Il montra quelque temps après l'épiploon de cet animal, & les ramifications des conduits adipeux, où il y a des veines, des arteres & des petits ſacs : cette graiſſe s'amaſſe dans le méſentere aux côtés de la veſſie : on n'en trouve point dans la dure-mere, dans la pleure, ni dans la membrane des poumons.

3° Quelque temps auparavant il avoit fait voir dans un ventricule de cochon, que la partie convexe de la ſeconde membrane étoit parſemée de glandes dont les trous paroiſſent dans la partie intérieure. Mais dans le ventricule de la civette on ne voit pas les glandes, on ne voit que les trous; il y a donc apparence que cette membrane eſt glanduleuſe, & qu'elle ſuinte une humeur dans l'intérieur du ventricule.

4° Il fit voir enſuite les vaiſſeaux lymphatiques qui ont leurs racines dans les membranes des muſcles & dans les viſceres mêmes; ils ſe déchargent dans les glandes conglobées, d'où ils renaiſſent pour ſe décharger, les uns dans le réſervoir du chyle, & les autres dans l'axillaire. Les premiers, c'eſt-à-dire, ceux qui vont au réſervoir du chyle, ſont ceux des extrêmités inférieures & du bas-ventre; tous ceux de la poitrine vont au canal thoracique, & ceux des bras, de la tête & du col, vont aux veines axillaires.

5° Dans le rat muſqué, il fit remarquer entr'autres choſes la circonvolution des inteſtins, qui eſt à proportion auſſi grande que dans les animaux qui ruminent.

6° M. *Duverney* fit auſſi apporter un ſinge qui étoit mort étique; les dents ſe joignoient en forme de ſcie; on ne trouva point de luette dans ce ſujet; la rate étoit comme parſemée de petites glandes: celles du méſentere, le réſervoir du chyle & le foie étoient remplis d'une matiere plâtreuſe.

7° M. *Duverney* diſſéqua un hériſſon: le cœur n'avoit point de péricarde, il y avoit un ovaire comme dans les oiſeaux, les inteſtins grêles étoient plus gros que les autres. Cet animal a un muſcle qui fait mouvoir ſes piquans comme le porc-épic.

Le même M. *Duverney* diſſéqua une lionne, & en fit une deſcription fort détaillée qu'il lut à l'Académie.

Année 1685. Ce fut cette année que M. *Mery*, un des plus grands adverſaires qu'ait eu M. *Duverney*, entra à l'Académie en qualité d'Anatomiſte & de ſon Collegue.

A l'occaſion de ce qu'on avoit remarqué qu'il n'y avoit point de cœcum dans le chamois diſſéqué dans l'Académie, M. *Duverney* a dit que le cœcum étoit fort petit dans l'homme & dans les autres animaux qui vivent de chair, & fort grand dans ceux qui vivent d'herbes & de grains. Il ne croit pas que le cœcum contribue à la conſiſtance des matieres, mais il donne cet uſage aux glandes du colon, qui fourniſſent une liqueur plus épaisse que les glandes qui sont dans les inteſtins grêles, c'eſt pourquoi, dans l'homme, le colon environne les autres inteſtins, & eſt attaché à pluſieurs parties.

M. *Duverney* a ajouté qu'il croit que les inteſtins grêles ont un mouvement périſtaltique.

On voit ce mouvement dans la grenouille, dans le mouton & dans quelques autres animaux.

M. *Duverney* a fait voir dans l'inteſtin d'une poule, que les matieres vont dans le rectum avant d'entrer dans le cœcum.

M. *Duverney* a diſſéqué un vautour qu'on a envoyé de Verſailles : il lui a trouvé un jabot, contre l'ordinaire des animaux carnaſſiers; le géſier étoit très-mince, & le cœcum fort court : on a examiné l'organe de l'odorat de cet animal.

La même année M. *Duverney* fit la diſſection d'un ſinge femelle, & il donna la deſcription de la palette.

En 1686, M. *Duverney* a fait remarquer dans un hériſſon que le cœur n'avoit point de péricarde, c'eſt le médiaſtin qui en fait l'office. Il a montré auſſi qu'il y avoit pluſieurs glandes le long du vagin. Il a fait dans l'Académie la diſſection d'une grue d'Afrique, d'une belette & d'un ſinge ; dans la grue on a remarqué que la trachée artere forme trois contours en maniere de trompette; ils ſont renfermés dans la cavité du ſternum qui eſt creux dans ces animaux. On a remarqué dans la belette, auprès de l'anus, deux poches qui fourniſſent une humeur d'une odeur très-pénétrante : c'eſt peut-être ce qui donne une odeur fort agréable aux excrémens de cet animal.

Il a fait voir auſſi dans un coq vivant, que la voix ne ſe forme pas vers le larynx, comme dans les autres animaux, mais au bas de la trachée artere, vers la bifurcation.

M. *Mery* a apporté une civette femelle qu'il avoit diſſequée avec M. *Duverney* : ils ont obſervé entr'autres choſes des petits canaux, par leſquels le lait eſt porté aux mamelles, apparemment par des petites glandes qui ſont inſenſibles.

En 1687, M. *Duverney* a fait part à la Compagnie de quelques expériences qu'il a faites ſur la digeſtion.

Il a pris de la ſalive de pluſieurs perſonnes de différens âges : celle des jeunes gens n'a point rougi le tourneſol, celle des perſonnes âgées l'a rougi ; celle des ſcorbutiques l'a rougi beaucoup plus fort : marque d'une plus grande acidité.

La liqueur qui se trouve dans les trois premiers ventricules des animaux ruminans, n'est presque que de la salive ; on n'y trouve aucune glandule : la liqueur du quatrieme ventricule rougit le tournesol & louchit le sublimé : dans le ventricule des oiseaux on ne trouve point de glandes, quoiqu'il y ait beaucoup d'acide.

Il a fait de nouvelles expériences sur la présure, qui ont confirmé celles que M. *Bourdelin* avoit faites. La caillette seule bien lavée & séchée, caille le lait & rougit le tournesol.

M. *Duverney* a fait remarquer aussi que le chyle paroît divisé en petits grains au-dessus du lieu où la bile entre dans le duodénum.

On a continué le travail sur l'histoire des animaux, ce qui a donné lieu à un grand nombre de remarques, dont on a rendu compte dans l'Assemblée en attendant la description complette de ces animaux.

En 1687, MM. *Duverney* & *Mery*, disséquerent un oiseau royal, en présence de l'Académie. M. *Mery* ayant fait apporter des têtes d'aigles, de casoar, de corbeau, &c. fit voir que dans ces animaux, & dans tous les autres oiseaux, il y a un cercle osseux autour de la cornée : ce cercle est la partie antérieure de la sclérotique. Il a fait voir aussi dans l'œil d'une autruche, que la sclérotique est composée de deux membranes.

La même année 1687, M. *Duverney* a dit qu'en faisant l'opération ordinaire sur la veine crurale d'un chien, pour démontrer la circulation du sang, après la mort du chien, en féringuant de l'eau froide, on vit un trémoussement dans les muscles : ce même mouvement se remarque aussi fort souvent dans les animaux long-temps après leur mort, lorsqu'on pique leurs nerfs ; car alors les esprits donnent un mouvement aux membranes de la même maniere que dans l'animal vivant.

Il a montré quelque temps après, un morceau de la dure-mere d'un homme, qui étoit devenue osseuse ; cet homme étoit mort fol.

Il a fait voir la figure d'un enfant qu'on a trouvé desséché dans une des trompes de la matrice ; cette trompe avoit été déplacée & située près du col de la matrice ; la mere avoit long-temps porté cet enfant, & étoit morte d'une maladie extraordinaire.

En 1688, un Magiſtrat illuſtre étant mort preſque ſubitement d'une eſpece particuliere d'apoplexie, à ce qu'on croyoit, mais qui ne lui avoit point du tout ôté la connoiſſance, M. *Duverney* en fit l'ouverture, & il trouva que les parties principales étoient fort ſaines, & qu'il n'y avoit aucun dérangement dans le cerveau, ſinon quelques gouttes de ſang extravaſé ; mais ayant renverſé le corps, il ſortit une grande quantité de ſang du côté de la moëlle épiniere. Il croit qu'il y a eu quelque éruption de ſang dans cette partie, d'où ſort une grande quantité de nerfs qui fourniſſent des rameaux au nerf intercoſtal ; c'eſt pourquoi tous les mouvemens des parties qui ſervent à la circulation avoient ceſſé ſans que le cerveau parût attaqué. Il prétend qu'il y a pluſieurs apoplexies qui viennent de cette cauſe.

MM. *Duverney* & *Mery* ont fait voir diverſes particularités dans divers animaux. Des deux boſſes d'un chameau inégalement hautes, l'une parut remplie d'un amas de ſuif ; on crut que l'autre n'étoit qu'une apophyſe de quelques vertebres. Dans les parties intérieures d'une autruche, ils ont trouvé deux canaux biliaires, dont l'un s'inféroit dans le ventricule, au-deſſus du pylore, & l'autre à un pied au-deſſous.

M. *Duverney* a fait voir les yeux d'un oiſeau qui ſont d'une ſtructure particuliere ; les paupieres ſont couvertes de poils, & le corps de l'œil eſt de la figure d'un cornet à jouer au trictrac. Cet oiſeau eſt comme une eſpece de hibou ; il eſt fort blanc, ſes plumes ſont tachées.

Cette même année M. *Perrault* étant mort, on remit entre les mains de M. *Duverney* tous les écrits de cet Académicien, qui avoient rapport à l'Hiſtoire naturelle des animaux. M. *Duverney* joignit ſes obſervations à celles de M. *Perrault*, & ſe propoſa de faire une nouvelle édition de cet Ouvrage, qui devoit être conſidérablement augmentée : mais cette nouvelle édition fut interrompue, & il n'en parut alors qu'un volume qui contenoit la deſcription de ſeize animaux.

Parmi les papiers de M. *Perrault*, on trouva une nouvelle

fuite de cette Hiftoire naturelle des animaux, qui contenoit feize nouvelles defcriptions, outre les trente-deux qui compofoient le premier Recueil qui avoit paru en 1676, & auxquelles M. *Perrault* avoit fait des changemens & des augmentations confidérables. M. *Duverney*, qui y travailloit de fon côté, y avoit fait pareillement un grand nombre d'obfervations.

En 1689, MM. *Duverney* & *de la Hire*, firent enfemble les obfervations fuivantes au fujet de la refpiration. Pour connoître dans quel temps l'animal refpire, on prit une oie, on boucha une de fes narines, & ayant préfenté une plume de duvet à l'autre, on remarqua que lorfque le *fternum* s'élevoit, les barbes de la plume entroient fort avant dans fa narine ; au contraire, elles en fortoient quand le *fternum* s'abaiffoit : ce qui fait voir que l'animal refpire quand l'infpiration fe fait.

On plongea enfuite la tête de l'animal dans l'eau, & l'on remarqua que pendant l'efpace de trois ou quatre minutes qu'elle y demeura, le ventre, le *fternum*, & les poches fupérieures refterent dans le même état. Si on la plongeoit dans l'inftant que le ventre étoit enflé, il demeuroit toujours fort tendu ; mais fi on la plonge dans le temps que le ventre eft entiérement applati, il fe renfle à demi dans le moment, & fe conferve en cet état tant que la tête de l'animal eft fous l'eau. L'animal jette alors quelques petites bulles d'air par les narines, mais cela n'eft pas confidérable.

Cette même année 1689, on apporta à l'Académie plufieurs animaux de la Ménagerie de Verfailles, dont la plûpart avoient déja été examinés & décrits. On s'en fervit pour examiner de nouveau & vérifier ce qu'on y avoit déja obfervé. MM. *Duverney* & *Mery*, firent voir dans les yeux d'une autruche les mufcles qui ouvrent & qui ferment les paupieres externes & internes. On trouva deux cens quatre-vingt mufcles dans la queue d'un finge.

M. *Duverney* dit qu'il avoit obfervé que les dents (*a*), avant leur fortie, ont déja la forme de dent dans un mucilage

____

(*a*) Voyez le Mémoire *fur les dents*, qui fe trouve vers la fin du premier volume de cet Ouvrage, *page* 551.

qui eſt parſemé d'un grand nombre de vaiſſeaux ; il ſe forme différens lits ou couches de pluſieurs fibres, &c.

En 1690, M. *Duverney* fit voir quelques particularités dans divers animaux, & entr'autres la véſicule d'un lion deſſéché, dans laquelle on a remarqué juſqu'à ſept cloiſons, qui ſont comme autant de planches percées chacune d'un trou par où les ſupérieures ſe déchargent dans les inférieures.

Il a examiné auſſi dans le porc-épic les muſcles qui ſervent aux différens mouvemens des piquans, leur ſtructure & la maniere dont ils ſe nourriſſent, ainſi que tous les organes qui ſervent à la génération & à la nourriture. Il a trouvé entre le muſcle cutané d'autres muſcles tranſverſaux qui aboutiſſent aux piquans. Il a fait remarquer que le conduit de la bile va ſe terminer au cercle du pylore, & le canal pancréatique vient ſe rendre dans l'*iléon*.

Il a lu à l'Académie la deſcription qu'il a faite du ſinge, du ſcorpion, & du hériſſon.

Ce fut cette année que mourut l'illuſtre *Le Brun*, premier Peintre du Roi, dont le corps fut ouvert par M. *Duverney*, il lui trouva le canal cyſtique rempli de pierres, les inteſtins *duodenum* & *colon* attaqués, & les vaiſſeaux fort dilatés, &c.

M. *Duverney* a dit que l'eau ſtiptique, décrite dans le *Traité de Chymie de Lemery*, eſt excellente pour toutes ſortes de plaies : c'eſt la même dont on ſe ſervoit alors à Straſbourg avec beaucoup de ſuccès.

En 1691, M. *Duverney* examina dans une autruche les parties qui ſervent à la génération, & M. *de la Hire* en fit les deſſeins. On fit auſſi dans ce même animal diverſes remarques ſur l'organe de la viſion. Quelques années auparavant M. *Mery* avoit fait voir dans l'œil de l'autruche que la ſclérotique eſt compoſée d'une double membrane; l'extérieure eſt opaque, l'intérieure eſt tranſparente; elle n'eſt point continue avec la cornée. Il y a deux petits muſcles qui tirent la paupiere interne vers le grand angle de l'œil; l'un tire ſon origine de l'intérieur de l'orbite, l'autre de la membrane opaque de la ſclérotique. Entre cette membrane & la cornée, il fit voir le cercle oſſeux qui ſe trouve dans les oiſeaux : il paroît comme formé par des eſpeces d'écailles ſemblables à celles des poiſſons, & placées de la même maniere les unes ſur les autres. Enfin on remarqua que la paupiere ſupérieure avoit trois muſcles, dont deux viennent du bord de l'orbite vers le grand angle, & le troiſieme vient de la membrane opaque de la ſclérotique.

A ces obſervations M. *Duverney* ajouta les ſiennes ſur le même organe, ſur la ſtructure & la ſituation de la poulie & de la corde, qui ſervent à étendre la paupiere interne ſur la cornée, & ſur la maniere dont la glande lacrymale inférieure fournit une liqueur qui ſert à laver le dehors de l'œil.

Il fit remarquer auſſi que les femelles des poiſſons ne jettent leurs œufs qu'après la jonction des deux ſexes, ce qui ſe fait en un inſtant. Il a ajouté que cette matiere gluante qui eſt dans le *fray* des grenouilles, étoit auparavant contenue dans leur oviduc : une fort petite quantité de cette liqueur gommeuſe s'étend dans l'eau, comme la gomme adragant, pour lier enſemble ces œufs.

1692. Les Anatomiſtes juſqu'ici n'ont pas été d'accord entr'eux ſur l'uſage de la bile ; les uns la regardent comme un excrément purement inutile, les autres prétendent qu'elle ſert à faciliter la ſortie des autres excrémens : d'autres croient que c'eſt une liqueur deſtinée à conſerver au ſang ſa fluidité, & à préparer les alimens au changement qu'ils doivent recevoir dans les inteſtins. M. *Duverney* a cherché dans différens animaux la déciſion de cette difficulté : car la ſituation véritable des parties qui ont rapport à la bile étant bien connue, elle peut aider à déterminer ſon véritable uſage. On peut voir à ce ſujet les obſervations qu'il a fait ſur cinq porcs-épics, & ſur deux autruches, par leſquelles il prouve que la bile eſt de quelque utilité pour la digeſtion. Ce Mémoire eſt intitulé : *Réflexions ſur la ſituation des conduits de la bile & du ſuc pancréatique.* (a)

Cette même année on fit un très-grand nombre d'expériences ſur les viperes. MM. *Duverney*, *Mery*, & *Charas* en diſſequerent pluſieurs. Ils examinerent les parties qui ont un rapport immédiat au ſuc jaune qui forme leur venin, & l'effet de ce ſuc venimeux ſur différens animaux.

(a) Ce Mémoire eſt imprimé ci-devant, page 491 de ce volume.

M. *Du-*

M. *Duverney* fit voir auſſi que la peau qui couvre la partie interne de la cuiſſe du lézard verd eſt percée de dix ou douze trous qui répondent à autant de glandes.

En 1693, le tonnerre étant tombé, ſur la riviere, dans un bateau où étoient pluſieurs perſonnes, il frappa un jeune homme au derriere de la tête, & s'en alla ſans faire aucun autre dommage, s'abîmer dans l'eau en ſerpentant. On ne s'apperçut pas d'abord de cet accident ; on crut que ce jeune homme, qui étoit reſté immobile, s'étoit endormi, mais en voulant l'éveiller on le trouva mort. Deux heures après M. *Duverney* en fit l'ouverture, & il remarqua auparavant qu'à l'endroit du coup il y avoit deux contuſions, l'une au-deſſus de l'autre, qui n'occupoient qu'un fort petit eſpace ; l'une pénétroit juſqu'au péricrâne, l'autre étoit tout-à-fait ſuperficielle ; à toutes les deux la peau ſe trouvoit légérement entamée, les cheveux grillés à un pouce de diſtance tout au tour, d'ailleurs tout le reſte de l'extérieur étoit ſain.

Toutes les parties du bas-ventre étoient en bon état ; dans la poitrine les poumons étoient fort flétris, & plus affaiſſés qu'on ne les trouve dans aucun autre genre de mort ; le lobe gauche étoit collé à la pleure. Lorſqu'elles furent ouvertes, leurs vaiſſeaux paroiſſoient tels, qu'il ſembloit qu'on en eût exprimé le ſang ; le feu n'avoit fait aucune impreſſion aux bronches ni à la trachée, le cœur étoit fort ſain, le péricarde contenoit environ une cuillerée d'eau fort limpide, le ventriculé droit & ſon oreillette étoient fort tendus & fort dilatés par la quantité de ſang liquide & coulant qui y étoit renfermé.

Dans le crâne, à l'endroit du coup, il n'y avoit ni fracture, ni ſciſſure ; il n'y avoit de même aucune altération dans les autres os du crâne, le cerveau étoit fort ſain auſſi. Il y avoit ſeulement à la partie ſupérieure une lymphe congelée & infiltrée dans les replis de la pie-mere.

Cette même année MM. *Duverney* & *Mery* ont travaillé ſur les pieds du lion, & ſur ceux du loup. M. *Duverney* fit en même-temps la comparaiſon de la main de l'homme avec le pied de devant du lion.

Il a fait voir auſſi un *fœtus* double, joint par le devant ; toutes les parties du bas-ventre étoient doubles, excepté le devant de la poitrine.

Tome II.   * A a a a

En 1694, M. *Duverney* a fait voir les ureteres d'une femme morte d'une colique néphrétique, il lui avoit trouvé le rein droit fort dilaté, & l'uretere droit fermé d'une pierre à son embouchure avec la veffie, le rein gauche étoit rempli d'une matiere urineufe, on y a vu la membrane avec fes cloifons, qu'on ne peut découvrir dans les perfonnes âgées, l'uretere gauche étoit auffi bouché par une pierre.

Il a montré le rein d'un chien dans lequel y avoit trois petits vers, & un quatrieme long de deux pieds trois pouces, qui avoient rongé la plus grande partie de la fubftance de ce rein, & fort dilaté l'uretere.

Il a fait apporter un eftomac d'autruche, & il a fait voir que le canal hépatique fe termine dans le géfier : que la bile, qui eft verte, colore le géfier & tout l'eftomac d'une couleur verte ; car cette autruche n'avoit point avalé de double, ainfi ce verd ne vient pas du verd-de-gris qui fort du cuivre. Ayant mis dans l'eau un grain de cette bile deffechée, l'eau eft devenue fort verte : les glandes du velouté étant exprimées, ne donnent pas ce fuc verd. M. *Duverney* croit que dans la trituration du géfier cette couleur fe répand dans tout le ventricule.

En 1695, M. *Varignon* fit avec M. *Duverney* une expérience qui prouvoit que ce que les Anatomiftes appellent valvule, à l'orifice du trou ovale, étoit très-capable de le boucher.

M. *Duverney* ayant étendu avec un ftylet cette valvule qui eft ordinairement pliffée après la mort, elle s'appliqua fi exactement fur le trou ovale, que cet Académicien foufflant fur ce trou avec un chalumeau, du côté de la veine du poumon, pendant que M. *Varignon* tenoit une bougie allumée contre ce trou, du côté de la veine cave, la flamme de la bougie n'en fut aucunement ébranlée ; ils virent feulement la valvule fort étroitement appliquée contre ce trou, ce qui prouve qu'il n'y paffoit point d'air, au lieu que foufflant du côté de la veine cave, l'air ouvroit cette valvule, & paffoit fans peine par ce trou.

En 1696, on écrivit de Touloufe à M. *Duverney*, qu'on avoit trouvé un enfant dans le bas-ventre d'une femme, hors de la matrice ; mais on n'étoit pas affuré que le *placenta* fût attaché à l'épiploon. On y a ajouté un autre fait ; c'est qu'un homme qui avoit eu le cœur percé d'un coup d'épée, a vécu encore vingt-quatre heures après. Une femme de la même ville étant morte hydropique, on l'ouvrit & on lui trouva un grand nombre d'hydatides dans la vessie.

En 1697, M. *de Saint-Donat*, Chirurgien à Sisteron, écrivit à M. *Duverney* qu'il avoit eu entre les mains un malade qui portoit dans le *scrotum* une masse de la figure d'un enfant enfermé dans ses membranes. On y distinguoit la tête, les pieds, les yeux, des os, & des cartilages. M. *Duverney* dit à ce sujet qu'il pouvoit se former en cet endroit des matieres polypeuses auxquelles le hazard auroit donné cette fausse apparence. (a)

En 1698, M. *Duverney* a fait voir dans un chien la structure du *larynx*, & il y a trouvé les muscles que les Anatomistes attribuent à la luette, quoique les chiens n'en aient point.

Sur la circulation du sang dans le Fœtus, 1699.

Cette année, l'Académie fut extrêmement occupée de la fameuse dispute qui s'éleva entre plusieurs de ses membres au sujet de la circulation du sang dans le *fœtus*. Comme M. *Duverney* en fut un des principaux moteurs, on s'est cru obligé d'entrer ici dans un détail qui puisse mettre au fait du sujet de cette contestation qui a tant fait de bruit. Personne n'ignore que le sang de tout le corps, rapporté au cœur par la veine cave, tombe dans l'oreillette droite du cœur, & de-là dans son ventricule droit, d'où le cœur, en se resserrant, le pousse dans le poumon, par l'artere pulmonaire. Les veines du poumon le reprennent, le portent dans l'oreillette gauche du cœur, d'où il tombe dans le ventricule gauche, qui, par sa contraction, le pousse ensuite dans l'aorte, & le répand dans tous les arteres du corps, après quoi les veines le reprennent & le rapportent dans la veine cave. C'est ce qu'on appelle *la circulation du sang*.

Cette circulation en comprend proprement deux : l'une

____

(a) Voyez ci-après le détail de cette grossesse fabuleuse, rapporté d'après l'Histoire de l'Académie, année 1700.

plus petite, de toute la maſſe du ſang par le poumon ſeulement ; l'autre plus grande & générale, de cette même maſſe
du ſang par-tout le reſte du corps.

Il n'en eſt pas de même dans le *fœtus*. La cloiſon qui ſépare les deux oreillettes du cœur eſt percée d'un trou qu'on
appelle *le trou ovale*, & le tronc de l'artere pulmonaire, peu
après qu'elle eſt ſortie du cœur, jette dans l'aorte deſcendante un canal appellé *le canal de communication*. Le *fœtus*
étant né, le trou ovale ſe ferme peu à peu, & le canal de communication ſe deſſeche & devient un ſimple ligament.

Cette méchanique une fois connue, il s'agiſſoit de découvrir quel en pouvoit être l'uſage. Tant que le *fœtus* reſte enfermé dans le ſein de ſa mere, il ne reçoit que le peu d'air
qu'elle lui fournit par la veine ombilicale. Ses poumons ne
peuvent donc s'enfler & ſe déſenfler comme ils le feroient
après ſa naiſſance, & après l'entrée libre de l'air dans ſon
corps. Ses poumons demeurent donc preſque affaiſſés & ſans
mouvement ; leurs vaiſſeaux ſont comme repliés en eux-mê-
mes, & ne permettent pas que le ſang y circule abondamment, ni avec facilité. La nature a cru devoir épargner aux
poumons le paſſage de la plus grande partie de la maſſe du
ſang. Pour cet effet elle a percé *le trou ovale*, afin qu'une partie du ſang de la veine cave, reçu dans l'oreillette droite, s'é-
coulât par ce trou, dans l'oreillette gauche, à l'embouchure
des veines du poumon, & qu'elle ſe trouvât par-là, pour ainſi
dire, auſſi avancée que ſi elle avoit traverſé le poumon.

Tel fut le ſentiment de *Harvée* & de *Lower*, & celui de
tous les Anatomiſtes. Cette idée paroiſſoit ſi conforme à l'é-
tat & aux beſoins du *fœtus*, que l'on croyoit avoir découvert ſur cela le ſecret de la Nature. Cependant il y avoit
déja pluſieurs années que M. *Mery* commençoit à en douter,
après l'examen qu'il fit alors du cœur d'une tortue de mer.
Cet animal qui, auſſi-bien que le *fœtus*, ſçait ſe paſſer long-
temps de reſpiration, a auſſi un cœur d'une ſtructure particuliere, qui paroît diſpoſée pour ſuppléer à ce défaut. Il faut
néceſſairement que ſon ſang, lorſqu'il eſt revenu du poumon dans le cœur, paſſe du ventricule gauche dans le droit
par une ouverture, & M. *Mery* jugea, par analogie, que le
ſang devoit tenir la même route dans le *fœtus*, c'eſt-à-dire,

une route contraire à celle qu'il tient fuivant le fyſtême commun.

Quoique M. *Mery* ne fut pas perſuadé que l'embarras des poumons du *fœtus* fut cauſe que la Nature eut percé le trou ovale, & tiré le canal de communication, il convenoit cependant que le peu d'air qui eſt dans le ſang du *fœtus* étoit la cauſe de cette ſtructure particuliere. Le cœur ayant plus de peine à pouſſer dans toutes les parties du corps un ſang dénué de particules aériennes, & par conſéquent plus pareſſeux & moins animé, il avoit fallu en raccourcir la circulation, & lui épargner une partie du chemin qu'il fait dans l'homme. Pour cet effet, de toute la maſſe du ſang qui ſort du ventricule droit du *fœtus* dans l'artere pulmonaire, une partie paſſe de cette artere par le canal de communication dans l'aorte deſcendante, ſans circuler par le poumon : & la partie qui traverſe le poumon, & qui revient enſuite dans l'oreillette gauche, ſe partage encore en deux, dont l'une paſſe par le trou ovale dans le ventricule droit, ſans avoir circulé par l'aorte & par tout le corps ; l'autre eſt pouſſée à l'ordinaire, par la contraction du ventricule gauche, dans l'aorte, & de-là dans tout le corps du *fœtus*.

Toute la queſtion ſe réduiſoit donc à ſçavoir ſi le ſang qui paſſe par le trou ovale, paſſoit du côté droit du cœur dans le gauche, ſelon l'opinion commune, ou du côté gauche dans le droit, ſelon celle de M. *Mery*. M. *Duverney* ſe déclara pour l'ancien ſyſtême. Il ſoutint qu'il y avoit au trou ovale une valvule qui permettoit bien au ſang le paſſage du côté droit du cœur dans le gauche, parce qu'elle pouvoit aiſément ſe renverſer en ce ſens-là, lorſque le ſang de la veine cave venoit à la pouſſer : mais qu'au contraire étant frappée par le ſang de la veine pulmonaire, elle ſe fermoit exactement en s'appliquant contre le trou ovale, & empêchoit abſolument qu'il pût paſſer aucune goutte de ſang du côté gauche dans le droit.

M. *Mery* ne nia pas ſeulement cet uſage de la valvule du trou ovale, que ſoutenoit M. *Duverney*, il en nia juſqu'à l'exiſtence ; ce qui occaſionna de vives conteſtations de part & d'autre, dont on peut voir le détail dans le Mémoire de M. *Mery* ſur la circulation du ſang dans le *fœtus*, & dans celui que M. *Duverney* fit en réponſe aux objections de M. *Mery.*

Cette même année 1699, M. *Pierre Duverney*, le jeune, Chirurgien Juré à Paris, fut reçu à l'Académie en qualité d'Anatomiſte, & d'Eleve de M. *Duverney* l'aîné, ſon frere.

Sur la ſtructure & les uſages de la moëlle, 1700.

Il n'y a rien dans les animaux qui n'ait ſa ſtructure particuliere & organique. Si le premier coup d'œil ne nous la découvre pas, la recherche de la diſſection, ou le ſecours du microſcope, ou enfin le raiſonnement nous la découvriront. Trois manieres de voir qu'il faut ajouter à notre vue ſimple & ordinaire, & qui vont infiniment plus loin.

La moëlle qui paroît une maſſe informe & ſans arrangement, eſt compoſée d'une infinité de petites véſicules, ou de petits ſacs membraneux, qui s'ouvrent les unes dans les autres, & qui ſont toutes remplies d'une matiere huileuſe, coulante & liquide. Ces véſicules ſont renfermées dans une membrane qui ſert d'enveloppe générale à la moëlle, & cette membrane, qui eſt parſemée d'un très-grand nombre de vaiſſeaux, eſt d'une tiſſure encore plus fine que la membrane arachnoïde de la moëlle de l'épine.

La plus grande partie de ces vaiſſeaux paſſe dans la cavité des os par des canaux particuliers, creuſés dans leur partie ſolide. L'artere, la veine & le nerf, embraſſés par une même gaîne, qui eſt un alongement du périoſte, ſont renfermés dans ces mêmes canaux: ces vaiſſeaux jettent à leur entrée une infinité de rameaux qui arroſent tout ce tiſſu cellulaire.

La moëlle ne fait qu'une ſeule maſſe dans les endroits où l'os eſt creuſé en canal: mais dans ceux où il eſt ſpongieux, elle eſt partagée en pluſieurs petites portions qui en rempliſſent les cellules. La ſaveur douce & agréable de ce ſuc, & ſa conſiſtance onctueuſe, donnent lieu de croire que c'eſt un extrait de ce qu'il y a de plus fin & de plus délicat dans la portion huileuſe du ſang qui eſt continuellement filtré dans ce tiſſu véſiculaire.

M. *Duverney*, après être entré dans le détail qu'on vient

de voir sur la structure de la moëlle, fait observer qu'il y a au-dedans de l'os plusieurs petits trous par où passent quelques vaisseaux qui viennent de la membrane de la moëlle, d'où il infere que les os tirent leur nourriture du dedans aussi-bien que du dehors. C'est ce qu'il confirme encore par la maniere dont se nourrissent les deux tables du crâne, l'extérieure tirant sa nourriture des vaisseaux du péricrâne, & l'intérieure, des branches de ceux qui tapissent la dure-mere.

M. *Duverney* passe ensuite aux usages de la moëlle, & combat le sentiment des Anciens qui pensoient qu'elle étoit destinée à servir de nourriture aux os. Il est vrai qu'on n'apperçoit pas les vaisseaux sanguins qui se distribuent dans la partie solide de l'os, pour y aller porter le sang, qui est la nourriture universelle de toutes les parties du corps, mais c'est qu'on n'examine pas ces vaisseaux dans les os d'un animal fort jeune, car alors on appercevroit les vaisseaux sanguins qui sont fort visibles dans ceux-ci, aussi-bien que dans les plumes des jeunes oiseaux. Après le premier âge, ces vaisseaux se resserrent & deviennent imperceptibles, tant dans les plumes que dans les os, mais ils ne laissent pas d'y exister, quoiqu'extrêmement rétrécis, & ils servent toujours aux mêmes usages.

M. *Duverney* fait à cette occasion un dénombrement de plusieurs os qui sont absolument destitués de moëlle, & qui ne laissent pas de croître & de se nourrir, tels sont le bois des cerfs, les pattes des écrevisses, &c.

Il paroît donc, puisque la moëlle ne nourrit point l'os, qu'elle ne sert qu'à l'humecter & à l'amollir jusqu'à un certain point. Ainsi la concavité de l'os n'est pas seulement faite pour le rendre plus léger sans rien diminuer de sa fermeté, mais encore pour contenir la moëlle, qui l'empêche d'être aussi cassant qu'il le seroit sans cette humeur onctueuse.

Sur les vaisseaux omphalo-méfentériques, 1700.

Cette année M. *Duverney* lut à l'Académie un Mémoire sur les vaisseaux omphalo-méfentériques, pour réfuter quelques erreurs qu'il avoit apperçu dans le Traité du *fœtus*, que M. *Tauvry* venoit de donner alors au Public, au sujet de ces vaiſſeaux, dont il s'étoit fait, dit M. *Duverney*, un ſyſtême imaginaire. On peut voir ce Mémoire (*page 494 de ce volume*) dans lequel notre Auteur donne une deſcription exacte de ces vaiſſeaux qu'il prétend que M. *Tauvry* n'a pas bien connus.

Sur le vomiſſement.

Cette même année, M. *Chirac*, fameux Médecin de Montpellier, ayant le premier avancé que le vomiſſement étoit produit par les mouvemens extraordinaires du diaphragme & des muſcles du bas-ventre, & non par les contractions des fibres de l'eſtomac ; de ſorte que, dans cette hypotheſe, l'eſtomac entiérement privé d'action, mais ſeulement preſſé & applati par des cauſes étrangeres, repouſſoit hors de lui les matieres qu'il contenoit, l'Académie voulut examiner une penſée qui s'attiroit déja par le ſeul nom de ſon Auteur, une prévention très-favorable.

M. *Duverney* qui étoit dans la même opinion, & qui avoit fait, comme M. *Chirac*, pluſieurs expériences ſur des animaux vivans, à qui il avoit donné des vomitifs, entreprit de les refaire dans les Aſſemblées, & d'y rendre viſible toute la méchanique du vomiſſement, dont il s'étoit déja convaincu en particulier. Mais deux expériences ſeules que l'on fit alors ne donnerent pas d'aſſez grands éclairciſſemens, & la Compagnie s'en remit aux obſervations que M. *Duverney* pourroit faire encore plus à loiſir ſur ce ſujet.

Sur les parties de l'homme qui ſervent à la génération, 1700.

Le myſtere de la génération, ſi long-temps inconnu, commence à ſe développer. Le ſyſtême général de cette méchanique eſt apparemment découvert, & l'on en eſt à certaines délicateſſes d'Anatomie qui deviennent intéreſſantes quand on ſe tient ſûr du reſte.

M. *Duverney* qui a fait un grand nombre de recherches ſur cette matiere, commença à les communiquer à l'Académie. M. *Littre* y joignit auſſi les ſiennes, & la vérité fut d'autant mieux éclaircie, ou du moins les choſes douteuſes d'autant mieux reconnues pour telles, que ces deux Anatomiſtes ne furent preſque jamais du même ſentiment.

D'abord

D'abord M. *Duverney* examina ce qui regarde les animaux mâles, & comme l'Anatomie comparée est la plus instructive & la plus curieuse, il eut soin de faire toujours voir les mêmes choses sur plusieurs especes d'animaux, sur l'homme, sur le cheval, le bœuf, le bélier, le chien, le chat, &c.

Il fut question premiérement du prépuce. M. *Duverney* fit voir de petites glandes qui, selon les différentes especes d'animaux, étoient attachées ou au prépuce, ou au gland, ou à tous les deux. Leur structure & la liqueur qu'elles filtrent, destinée à enduire & à huiler le gland & le prépuce, n'étoient pas moins différentes que leur situation. Il conjectura qu'il pouvoit y avoir de pareilles glandes, mais fort petites, dans le prépuce humain, & qu'elles seroient les sources de ce qu'on sçait par expérience qui s'amasse peu à peu autour de la couronne du gland.

La liqueur séminale, telle qu'elle est quand elle sort pour son usage, est un mêlange de plusieurs liqueurs que versent en même-temps dans le canal commun de l'urethre des glandes qui les ont travaillées, ou des réservoirs qui les ont gardées. M. *Duverney* montra qu'en différentes especes le nombre & la structure de ces organes étoient différens. Dans l'homme, les principaux sont les vésicules séminales & les prostates. M. *Cowper*, fameux Anatomiste Anglois, a découvert à chaque côté de l'urethre, entre la naissance des muscles érecteurs & des accélérateurs, de nouveaux corps glanduleux, qu'on peut appeller nouvelles prostates, & dont les conduits excrétoirs viennent s'ouvrir dans l'urethre, vers la naissance de la verge. M. *Duverney* a fait voir que dans la plûpart des animaux ils se trouvoient aussi placés de la même maniére. La question est de sçavoir si la liqueur filtrée par ces nouvelles prostates se mêle avec la liqueur séminale, & par conséquent est nécessaire à la génération. M. *Duverney* pense qu'elle l'est, parce que dans les animaux qui ont été coupés, ces glandes, aussi-bien que toutes les autres sources de la génération, se trouvent desséchées & flétries : que quelques malades, par l'endroit où ils désignent qu'est leur mal, font juger qu'il est à ces glandes : & que ce qui arrive à quelques personnes trop immodérées dans leurs plaisirs, quand elles rendent les derniéres gouttes d'urine, ne doit venir que de ces glandes qui sont situées sous la naissance des muscles accélérateurs, lesquels sont justement alors en action.

Tous les Physiciens connoissent à présent la structure intérieure de la verge, & de-là ils conjecturent par quelle méchanique elle prend la figure nécessaire pour sa fonction. Elle est composée de deux corps caverneux qui ne sont qu'un amas d'une infinité de petites cellules membraneuses, de l'urethre, qui est un canal commun aux deux liqueurs qui sortent par cet endroit, & d'un tissu spongieux qui accompagne l'urethre dans tout son cours, & qui ne diffère des corps caverneux qu'en ce que ses cellules sont plus petites, & qu'il est par conséquent plus serré. Ce qu'on appelle le gland n'appartient pas aux corps caverneux, ce n'est qu'une dilatation & un épanouissement de la substance spongieuse de l'urethre, recourbée & retroussée sur les deux pointes coniques des corps caverneux qui viennent s'y terminer & s'y appuyer, sans autre communication. C'est à l'illustre M. *Ruysch* qu'on est redevable de cette description du gland, qui a été vérifiée par M. *Bourdelin* que l'Académie avoit chargé de ce travail.

Il y a dans la verge deux sortes de vaisseaux sanguins, les arteres & les veines hypogastriques, & les arteres & les veines honteuses. Les premiers de ces vaisseaux se répandent dans l'intérieur de la verge, c'est-à-dire, tant dans les corps caverneux que dans le tissu spongieux de l'urethre : les seconds sont extérieurs, & ne vont qu'aux tégumens & aux enveloppes de la verge.

MM. *Ruysch*, *Duverney* & *Littre*, ont observé que les extrêmités des veines hypogastriques sont percées de trous assez sensibles. Il est clair que le sang qui doit passer des arteres dans les petits filets des extrêmités des veines, y passera plus facilement au moyen de cette méchanique.

Selon l'opinion la plus généralement reçue aujourd'hui parmi les Anatomistes, la verge ne change de figure que parce que des muscles gonflés d'esprits compriment alors les troncs des veines hypogastriques, qui rapportent le sang tant des corps caverneux que du tissu spongieux de l'urethre. Ce sang qui n'a plus son cours libre, reflue par les trous dont les extrêmités de ces veines sont percées, & va s'épancher dans ce nombre infini de cellules qui auparavant étoient vuides & affaiffées les unes contre les autres. Il les remplis & les dilate, & delà vient l'augmentation du volume. Quand la verge reprend enfuite fa figure la plus ordinaire, c'eft que la compreffion des veines hypogaftriques ceffe, & que le fang recommence à y couler. Tout celui qui étoit répandu & extravafé dans les fubftances fpongieufes reprend d'autant plus facilement le chemin des veines, qu'il y trouve par-tout ces ouvertures dont on vient de parler.

Quelque vraifemblable que foit cette méchanique, l'interruption de la circulation du fang fait pourtant toujours de la peine à l'efprit. Un mouvement continuel éft néceffaire au fang : s'il eft en repos, il fe coagule & s'altere, & il y a des maladies où, par la longueur de cette interruption qui dure plufieurs heures, pendant lefquelles la verge eft dans cet état violent, le fang devroit abfolument fe figer & devenir incapable de rentrer dans les vaiffeaux, & de reprendre fon cours après que cet état feroit paffé. D'ailleurs il y a lieu de croire que les arteres hypogaftriques étant beaucoup moins comprimées que les veines, apportent toujours un peu de nouveau fang ; & que devient-il fi les veines ne le rapportent point ? Il s'amafferoit au point de rompre toutes les cellules qui ne pourroient plus le contenir.

Pour prévenir ces difficultés, M. *Duverney* prétend que ce nouveau fang fans ceffe apporté par les arteres hypogaftriques, quoiqu'en moindre quantité, retournoit, non par les veines hypogaftriques qui leur répondent naturellement, mais par les veines honteufes qui rampent fur l'extérieur de la verge, & qui font exemptes de compreffion. Par cette ingénieufe méchanique, la nature aura toujours entretenu une circulation imparfaite, & elle aura fourni aux arteres hypogaftriques des vaiffeaux de décharge qui ne doivent leur en fervir que dans cette occafion.

Mais comment le fang des arteres hypogaftriques peut-il paffer dans les veines honteufes, qui ne leur répondent pas ? Quelle eft la communication de ces vaiffeaux ? M. *Duverney* montra, par le fouffle, qu'une partie des veines hypogaftriques communiquoit avec les veines honteufes. Ainfi le fang nouveau des arteres hypogaftriques, qui enfile d'abord le chemin ordinaire des veines hypogaftriques, les trouvant engorgées, est obligé de se détourner dans les veines honteuses qui communiquent avec elles.

En même-temps, par le moyen du souffle, M. *Duverney* fit voir que les veines du tissu spongieux de l'urethre communiquoient avec celles des corps caverneux & avec les veines honteuses. M. *Littre* contesta cette communication, & la matiere resta indécise jusqu'à ce qu'on pût s'assurer du fait par d'autres expériences ; que M. *Bourdelin* proposa, pour plus d'éclaircissement.

Sur la grossesse extraordinaire d'un homme, 1700.

On a vu ci-devant, année 1697, qu'un Chirurgien de Sisteron écrivit à M. *Duverney* au sujet de la grossesse extraordinaire d'un homme à qui il avoit trouvé dans le *scrotum* une masse de chair qui avoit la figure d'un enfant. Comme cette aventure singuliere fit beaucoup de bruit alors, on ne sera peut-être point fâché de voir ici un détail plus circonstancié de ce fait, tel qu'il se trouve rapporté par l'Historien de l'Académie, qui le tenoit du Chirurgien même qui avoit suivi cette maladie.

Un jeune homme, à l'occasion de quelques privautés qu'une femme lui avoit permises, en le retenant pourtant dans de certaines bornes, sentit à un des testicules une douleur très-vive, qui lui dura ainsi deux heures, & ne cessa entiérement que dans le reste du jour. Il s'apperçut quelques jours après qu'il avoit au même endroit une tumeur grosse comme une noisette. Six mois après elle fut plus grosse qu'un œuf de poule-d'inde ; elle ne lui causoit cependant point de douleur. Mais enfin comme dans les deux mois suivans elle augmenta démesurément, M. *de Saint-Donat*, Chirurgien qui fut appellé, lui en fit l'amputation, après l'avoir séparée de toutes les tuniques qui composent le *scrotum*. Il se trouva au-dedans une masse de chair très-blanche, très-solide, & sans fibres, contenue comme dans un arriere-faix, & nageant dans une quantité d'eau qui auroit rempli une grande écuelle.

M. *de Saint-Donat* ayant ouvert cette masse de chair, vit dans le centre un globe osseux qui avoit comme deux orbites remplies de deux petites vessies noires, pleines d'eau &

affez femblables à l'uvée. Au bas de ce globe il y avoit une dépreffion comme celle du palais. Ce globe étoit tout folide & fans cavité ; il en fortoit tout à l'entour comme des rayons offeux en forme d'étoile, mais fans aucun arrangement régulier. La plaie du *fcrotum*, qui étoit très-grande, fut guérie plus promptement que les autres plaies n'ont coutume de l'être. Le faux air de tête qu'avoit ce globe, cette efpece d'arriere-faix, le temps de huit à neuf mois, avoient donné lieu à la fable de la groffeffe, quoique dans cette occafion la fable ne fût pas néceffaire pour le merveilleux.

Obfervations diverfes, 1700.

M. *Duverney* a rapporté qu'un enfant de cinq ans qui fe plaignoit toujours d'une violente douleur à la racine du nez, ayant eu pendant trois mois une fievre lente, & à la fin de grandes convulfions, on lui trouva après fa mort dans le finus longitudinal fupérieur du cerveau, un ver d'environ quatre pouces de long, femblable à ceux de terre. Ce ver vécut depuis fix heures du matin jufqu'à trois heures après-midi.

Il raconta auffi qu'une fille qui faifoit fon lit en ayant par hazard avalé une plume, elle fentit une grande douleur, & eut enfuite une tumeur à côté du larynx, & que cette tumeur ayant été ouverte, la plume en fortit auffi-tôt.

Le même fit voir à la Compagnie, fur une grenouille fraîchement morte, qu'en prenant dans le ventre de l'animal les nerfs qui vont aux cuiffes & aux jambes, & en les irritant un peu avec le fcalpel, ces parties frémiffent & fouffrent une efpece de convulfion. Enfuite il a coupé ces mêmes nerfs dans le ventre, & les tenant un peu tendus avec la main, il leur a fait faire le même effet par le même mouvement du fcalpel. Si la grenouille étoit plus vieille morte, cela n'arriveroit point. Apparemment il reftoit encore dans ces nerfs des liqueurs dont l'ondulation caufoit le frémiffement des parties où ils répondoient ; & par conféquent les nerfs ne feroient que des tuyaux, dont tout l'effet dépendroit de la liqueur qu'ils contiennent.

Sur la respiration des animaux, & sur la circulation du sang dans les poissons, 1701.

Jamais peut-être on ne prouvera mieux que par le sujet de cet Article, que la Nature ayant adopté un certain plan général, sçait ensuite le diversifier de toutes les manieres que demandent les applications particulieres.

L'air est nécessaire à tous les animaux : on suppose que cette vérité est prouvée. Ils prennent donc tous de l'air. Mais d'abord il y en a dont le sang est naturellement plus vif & plus fluide : il suffit que ce sang aille prendre de l'air dans un certain réservoir qu'on appelle les poumons, & que de-là il se répande dans tout le corps avec l'air dont il s'est chargé. Il y a d'autres animaux dont le sang & toutes les liqueurs sont si grossieres & si glutineuses, qu'un air pris dans un réservoir commun, & de-là distribué dans les parties du corps, ne les animeroit pas assez, & qu'il faut qu'elles soient toutes imprégnées d'air immédiatement. Ces animaux sont les insectes, dans lesquels les canaux qui portent l'air, c'est-à-dire, les trachées, regnent d'une extrêmité du corps à l'autre, distribuent par-tout leurs rameaux, & même dans plusieurs especes, ont autant d'ouvertures extérieures percées à droite & à gauche par où elles prennent l'air, qu'il y a d'anneaux sur le corps de l'insecte : ce qui fait que ces animaux frottés d'huile meurent, parce qu'on leur a fermé les conduits de la respiration. Voilà déja la premiere différence qu'il y a dans la maniere dont les animaux prennent l'air.

Si les animaux ont des poumons, l'idée générale de cette méchanique est que le sang extrêmement divisé, & par-là réduit à avoir beaucoup de superficie, se présente à l'air qui est aussi extrêmement divisé : de sorte que chaque petite partie de sang aille se joindre à chaque petite partie d'air. Ainsi, dans l'homme, dans les quadrupedes, & dans les oiseaux, les poumons ne sont qu'un amas d'une infinité de petites vésicules qui se gonflent d'air, & chaque petite vésicule a ses vaisseaux sanguins très-déliés, dont le sang prend l'air au travers des membranes très-fines de ces vaisseaux.

Le sang imprégné d'air doit être distribué dans tout le

corps, & c'eſt le cœur qui fait ſeul la fonction de le recevoir
& de le renvoyer. Si les animaux ſont deſtinés à une action
continuelle, comme ils le ſont la plûpart, le cœur a deux
ventricules ſéparés, dont l'un ſert à recevoir le ſang qui,
par la circulation, s'eſt dépouillé d'air, & à le renvoyer dans
le poumon ; l'autre à recevoir le ſang revenu du poumon, &
à le renvoyer dans tout le corps. Par ce moyen tout le ſang
qui va arroſer le corps eſt chargé d'un nouvel air. Si les animaux doivent paſſer des temps conſidérables ſans aucune action vive, comme les tortues, les grenouilles, les ſerpens,
&c. leur cœur n'a qu'un ſeul ventricule, ou bien il en a pluſieurs qui ſe communiquent ; ce qui revient à-peu-près au
même. Dans ceux-ci, le ſang revenu du poumon & chargé
d'air ſe mêle avec celui qui eſt revenu du reſte du corps, &
qui s'eſt dépouillé des particules aériennes qu'il contenoit : par
conſéquent le ſang pouſſé par le cœur dans tout le corps en
eſt moins vif & moins animé.

Voilà les différentes variétés de la reſpiration pour les animaux qui reſpirent l'air ; mais les poiſſons, qui vivent dans
l'eau, qui meurent preſqu'auſſi-tôt qu'ils ſont expoſés à l'air,
comment reſpirent-ils ? Il eſt conſtant, & M. *Duverney* le
prouve, que cet air qui les fait mourir ne laiſſe pas de leur
être néceſſaire abſolument pour la vie. Il y a toujours beaucoup d'air mêlé & enveloppé dans l'eau ; c'eſt cet air que
reſpirent les poiſſons. Ce qu'on appelle leurs ouïes, ce ſont
véritablement leurs poumons, & toute la méchanique des
ouïes n'a pour but que de tirer cet air enfermé dans l'eau, &
de le préſenter au ſang de la même maniere dont il lui eſt
préſenté dans les poumons des autres animaux qui le prennent
immédiatement.

M. *Duverney* a étudié & démêlé dans les ouïes d'une carpe
cette méchanique preſque infinie & prodigieuſement com-
pliquée. On apperçoit d'abord une eſpece de charpente d'un
très-grand nombre de lames oſſeuſes ſubdiviſées chacune en
une infinité de filets oſſeux, & toute cette charpente n'eſt
faite que pour ſoutenir la multitude innombrable des ramifications d'une artere qui part du cœur. Il eſt viſible que cette
étonnante quantité de ramifications très-fines, ſert à préſenter le ſang extrêmement ſubdiviſé, &, pour ainſi dire,

chaque petite particule de fang toute feule. Entre les lames & dans toute la contexture des ouïes, il y a une infinité d'intervalles étroits, deftinés à recevoir, comme feroient des filieres, & à fubdivifer en très-petites parcelles, l'eau que le poiffon a refpirée par la bouche. C'eft alors que l'air, auquel en quelque façon fes prifons font ouvertes, s'échappe de cette eau, & va fe joindre au fang de toutes les petites artérioles.

Comme ces ouïes ont néceffairement un mouvement alternatif de dilatation & de compreffion qui s'exécute encore par d'autres machines très-délicates, qu'elles reçoivent l'eau quand elles fe dilatent, & la chaffent hors d'elles quand elles fe refferrent, il y a plus d'apparence que c'eft dans l'inftant du refferrement qu'elles obligent l'air exprimé de l'eau à pénétrer les pores des petits vaiffeaux fanguins : car cet inftant a plus de force que l'autre, & cette action en demande beaucoup. Cette même raifon a lieu à l'égard des poumons véficulaires, comme ceux de l'homme ; & de-là M. *Duverney* conclud que quoique l'air entre dans nos poumons au moment de l'infpiration, il n'entre cependant dans le fang que dans le moment de l'expiration, & lorfqu'un refte fuperflu fort par la trachée. Ainfi la véritable infpiration, c'eft-à-dire, l'entrée de l'air dans le fang, feroit l'expiration.

La carpe & beaucoup d'autres poiffons refpirent l'eau par la bouche, & la rendent par les ouïes, après en avoir tiré tout l'air qu'ils ont pu. Ils different en cela des autres animaux qui prennent & rendent l'air par les mêmes conduits. Comme il y a peu d'air dans beaucoup d'eau, le nombre des artérioles où le fang fe fubdivife, a dû être plus grand dans les ouïes des poiffons que dans les poumons véficulaires des autres animaux. D'un autre côté, l'air renfermé dans l'eau y eft plus contraint, fes petites lames fpirales y font plus ferrées que s'il étoit mêlé avec d'autre air, par conféquent il a plus de reffort : & comme ce n'eft qu'à proportion de fon reffort qu'il donne du mouvement & de l'impulfion au fang, une moindre quantité peut faire pour les poiffons un affez grand effet.

Lorfque les poiffons font expofés à l'air ils meurent, parce que les filieres de leurs ouïes, qui font des paffages étroits pour l'eau, ne le font pas pour l'air qui s'en échappe trop aifément,

fément, & qui n'eſt point forcé à entrer dans les artérioles. Ces filieres ne peuvent rien ſur la liqueur qui y coule, à moins que de lui faire violence.

Après que le ſang des artérioles des ouïes s'eſt chargé d'air, il paſſe, par la loi de la circulation, dans toutes les petites veines qui leur répondent. Mais ce qui eſt fort ſingulier, c'eſt que, ſelon l'obſervation de M. *Duverney*, les veines des ouïes en étant une fois ſorties, deviennent arteres auſſi-tôt, & vont ſe répandre dans toutes les parties du corps, d'où d'autres veines véritables rapportent le ſang au cœur.

Ce changement des veines en arteres ſe reconnoît à pluſieurs marques, 1°. le cœur n'a qu'un ventricule & qu'une artere qui va ſe ramifier & ſe perdre dans les ouïes. Quels canaux arroſeront le reſte du corps, & porteront le ſang vivifié par le mêlange de l'air? 2°. Les veines des ouïes, qui ne ſont qu'une infinité de petits rameaux très-fins, portent leur liqueur, au ſortir des ouïes, dans des troncs beaucoup plus gros, & ces gros troncs diſtribués dans le reſte du corps s'y ſubdiviſent encore en petits rameaux capillaires; ce qui n'arriveroit point à des veines qui demeureroient veines, car elles finiroient par les plus gros troncs, comme les arteres finiſſent par les plus petits rameaux. 3°. Au ſortir des ouïes, où M. *Duverney* prétend que ces troncs qui reçoivent le ſang des veines, deviennent arteres, ils prennent effectivement la conſiſtance d'arteres, & ils ont des tuniques ou membranes plus fortes & plus ſolides que n'en ont des veines.

Le plan général de la Nature, qui a voulu que le ſang de tout un genre d'animaux ſe mêlât avec l'air dans un réſervoir commun, ſe partage donc encore en deux branches. Le ſang qui a paſſé par ce réſervoir, ou retourne au cœur qui le renvoie dans tout le corps, ou s'y répand immédiatement au ſortir du réſervoir de l'air. Peut-être cette derniere méchanique a-t'elle été néceſſaire pour les poiſſons, parce que leur ſang a pris peu d'air, & que l'impulſion qu'il en reçoit s'affoibliroit trop ſi il étoit obligé à reprendre le circuit du cœur. Si nos idées ſont vraies, quelle merveilleuſe variété de méchanique par rapport aux différens beſoins! Et ſi d'autres ſujets ont demandé cette même variété de méchanique, elle ſera ſans doute encore plus merveilleuſe par rapport aux vé-

Tome II.   * Cccc

ritables befoins que par rapport à ceux que nous aurons fauffement imaginés.

Obfervations diverfes.

1702. M. *Duverney* fit le rapport à l'Académie d'une épingle qui fe trouva dans le bras d'un homme. Elle étoit dans
un rameau de veine qui fait la communication de deux veines plus groffes, pofée de travers par rapport au vaiffeau,
la pointe vers le bout des doigts. Elle étoit très-fenfible &
manifefte. Celui qui la portoit dans fon bras ne fe fouvenoit
point du tout de l'avoir avalée. On ne crut pas impoffible
que pendant qu'il dormoit elle ne fe fût enfoncée infenfiblement dans fon bras, même avec une tête qu'elle avoit,
& fans faire fortir de fang. On l'ôta en ouvrant le vaiffeau.

1704. Dans le lion, la véficule du fiel a plufieurs plis ou
feuillets, & de-là M. *Duverney* conjecture que la bile pouvant y féjourner plus long-temps, & s'exhalter davantage,
c'étoit peut-être la caufe de la grande ardeur de cet animal,
& de la fievre continuelle qu'on lui attribue.

1705. M. *Duverney* a fait voir fur l'accouplement des infectes hermaphrodites, tels que les limaçons, les limaces,
les vers de terre, les fang-fues, &c. plufieurs particularités
nouvelles : il travaille à en donner des defcriptions & des
figures exactes. On verra par la merveilleufe & finguliere méchanique de ces animaux, combien ils font injuftement mé-
prifés.

Il a fait part auffi de quelques nouvelles obfervations qu'il
a faites fur l'oreille, & qui font des efpeces d'additions (*a*) au
Traité qu'il a publié fur cette partie en 1683.

Sur la génération des limaçons, 1708.

Les Philofophes à qui l'on reprocheroit d'étudier avec beaucoup de foin des animaux auffi méprifables que les infectes,
pourroient répondre en demandant feulement fi les moindres ouvrages de la main de Dieu peuvent être à négliger.

(*a*) Ces additions fe trouvent inférées dans la nouvelle Edition du *Traité de l'organe
de l'ouïe*, qui fait partie du premier volume de cet Ouvrage, & dont il a été parlé ci-
devant, année 1683. *Voyez* la note *c*, qui eft au bas de la page 539.

Mais ces mêmes ouvrages qu'il a plû au commun des hommes de regarder comme les moindres, font juftement ceux où l'on découvre le plus de miracles de méchanique, & fi nous préférons déformais les recherches de l'Anatomie du corps humain, il n'y a que notre propre intérêt qui puiffe nous juftifier.

Que l'on examine par-dehors un limaçon gris de jardin, hors du temps de fon accouplement, qu'on le diffeque avec toute l'attention poffible, on ne lui trouvera aucune partie qui ait l'apparence de devoir fervir à la génération. Cependant cet animal eft hermaphrodite, & par conféquent il a, par rapport à la génération, un plus grand appareil d'organes qu'une infinité d'autres animaux plus connus, ou plus étudiés. Tout ce qui fe paffe en lui fur ce fujet doit être auffi d'une nature fort particuliere. Nous allons rapporter ici les principales de ces fingularités, fans entreprendre d'expliquer en aucune façon par quelle méchanique elles s'exécutent. Cette explication feroit inutile fi elle étoit moins circonftanciée qu'elle le fera dans le Mémoire que M. *Duverney* fe propofe d'en donner à l'Académie. On ne pourra guere y voir fans étonnement combien un limaçon coûte à la Nature.

Cet animal a au côté droit du cou, une petite fente prefque imperceptible, qui ne mene qu'à de petits conduits ou cavités, & à des efpeces d'inteftins fort tortueux, flottans dans fon ventre. Au temps de l'accouplement, tout cela change de forme, & l'animal eft métamorphofé prefqu'entiérement. Ces efpeces d'inteftins pouffés alors du fond du ventre vers le cou, fe gonflent, fe retournent, fe renverfent, fe difpofent enfin, & s'arrangent entr'eux de façon qu'ils fe préfentent à la fente du cou, qui eft alors fort dilatée, fous la figure d'une partie mafculine & d'une partie féminine, chacune toute prête à faire fa fonction. Cela n'arrive pleinement qu'après qu'un limaçon en a rencontré un autre, & que par plufieurs moûvemens préliminaires, plus vifs & pour ainfi dire plus paffionnés qu'on ne fe l'imagineroit d'une efpece auffi froide, ils fe font mis l'un l'autre dans une même difpofition, ou fe font affurés d'une parfaite intelligence.

Ils ont un autre moyen fort fingulier de s'en affurer encore mieux, & ils ne manquent jamais de le mettre en pratique. Outre la partie mafculine & féminine, il leur fort encore par l'ouverture du cou un aiguillon qui a la figure du fer d'une lance à quatre aîles, & fe termine en une pointe fort aiguë & affez dure. Comme les deux limaçons tournent l'un vers l'autre la fente de leur cou, il arrive que quand ils fe touchent par cet endroit, l'aiguillon qui fort de l'un pique l'autre, & la méchanique qui fait agir ce petit dard eft telle qu'il abandonne en même-temps la partie à laquelle il eft attaché, de forte qu'il tombe par terre, ou que le limaçon piqué le remporte. Ce limaçon fe retire auffi-tôt, mais peu de temps après il rejoint l'autre, & le pique à fon tour. Après cette bleffure mutuelle, jamais l'accouplement ne manque de s'accomplir, au lieu que tous les autres préludes peuvent bien ne pas avoir une fuite fi heureufe. L'aiguillon lancé de part & d'autre, paroît deftiné à avertir les deux limaçons qu'ils font également prêts; car dans cette efpece hermaphrodite, il n'y a pas, comme dans la notre, un fexe principal & plus actif, dont la difpofition fuffife.

Les limaçons ont coutume de s'accoupler jufqu'à trois fois, éloignées l'une de l'autre environ de quinze jours. A chaque accouplement on voit un nouvel aiguillon, & la Nature fait les frais de le reproduire pour un ufage en apparence fi peu important. M. *Duverney* compare cette régénération à celle du bois des cerfs: en effet, les proportions gardées, cet aiguillon paroît être d'une matiere femblable.

Après l'aiguillon lancé vient l'infertion réciproque de la partie mafculine de chaque limaçon; & comme ils ont l'un & l'autre les deux organes de la génération rangés de la même maniere à l'ouverture du cou, il faut, afin que chaque organe réponde à celui qui eft d'un fexe différent, que l'un des deux limaçons ait la tête en haut, & l'autre en-bas; ce qu'ils fçavent bien pratiquer.

Leur accouplement dure dix ou douze heures: il leur caufe, fur-tout lorfqu'il commence, ou un engourdiffement, ou un tranfport qui les empêche de donner aucun figne de fentiment. Ils ne fe féparent plus quoique l'on faffe, & ils ont pour cela une raifon affez forte, c'eft que le gland de la partie mafculine vient à fe gonfler de maniere qu'il ne peut plus reffortir par où il étoit entré. Il eft peut-être une heure à

acquérir cette extenſion peu à peu, & par degrés, & juſqu'à
ce qu'il l'ait entiérement acquiſe, il ne ſort aucune matiere
ſéminale, elle n'eſt pas même encore formée, & ce n'eſt qu'a-
près l'accouplement commencé que la Nature ſonge, pour
ainſi dire, à y travailler, & qu'elle fait jouer toute la méchanique qui doit la fournir.

La ſemence des limaçons a encore une particularité très-
remarquable; elle n'eſt point liquide comme celle des autres animaux, mais elle a une conſiſtance de cire, & elle prend
la figure des canaux par où elle paſſe. Elle eſt pouſſée par un
mouvement ſemblable à celui des inteſtins qui chaſſent hors
d'eux ce qu'ils contiennent. Pendant tout le temps de l'accouplement, excepté la premiere heure, elle file lentement
des deux côtés en paſſant de l'un des limaçons dans l'autre.
Elle ſort de canaux plus longs que n'eſt le vaiſſeau de la partie féminine où elle eſt reçue d'abord, & par cette raiſon
elle eſt obligée de s'y replier. De-là elle paſſe dans d'autres
vaiſſeaux qui appartiennent au ſexe féminin, & où elle cauſe
enfin la fécondation, non pas cependant immédiatement
après le premier accouplement, ni même le ſecond, mais ſeulement après le troiſieme.

Au bout d'environ dix-huit jours, les limaçons pondent
par l'ouverture de leur cou, des œufs qu'ils cachent en terre
avec beaucoup de ſoin & d'induſtrie : mais encore une choſe
ſinguliere, c'eſt que ſi l'on ouvre un limaçon peu de temps
avant qu'il ponde, on ne lui trouve point d'œufs, mais ſeulement de petits embrions qui nagent dans une liqueur fort
claire, & qui y ont des mouvemens aſſez vifs. Ces embrions
deviennent des œufs dans le chemin qu'ils ont à faire pour
ſortir, c'eſt-à-dire, qu'ils ſe revêtent de membranes qui leur
ſont fournies par certaines liqueurs, & qui ſe durciſſent
enſuite.

Tout ceci n'eſt que l'hiſtoire naturelle de la génération des
limaçons; c'eſt ce qui ſe fait, & non la maniere dont il ſe
fait, & ſi on laiſſoit cette maniere à deviner aux plus habiles Phyſiciens, ce ſeroit aſſurément une énigme bien difficile. Elle eſt même encore preſque impénétrable, quoiqu'on
ait toutes les pieces de cette méchanique entre les mains,
quoiqu'on les voie jouer ſous ſes yeux, & c'eſt un des plus

grands efforts de l'intelligence & de la sagacité humaine que d'en bien comprendre le jeu.

Observations diverses.

1708. M. *de Langlade*, Chirurgien de Carcassonne, a mandé à M. *Duverney*, qu'il avoit vu une fille de son pays, née le 8 février 1704, qui eut ses regles, huit jours, ou, selon d'autres rapports, trois mois après sa naissance. Elle avoit alors (à l'âge d'un peu plus de quatre ans) trois pieds & demi de haut, tout le corps bien proportionné à sa hauteur, les mamelles & les parties de la génération comme une fille de dix-huit ans, de sorte qu'elle paroissoit parfaitement nubile. M. *de Langlade* avoit fait avec soin toutes les observations nécessaires. Les filles des Indes orientales que les voyageurs assurent qui ont des enfans à neuf ans, ne sont plus une merveille.

Le même M. *de Langlade* ajouta qu'un Médecin l'avoit assuré tout récemment qu'il avoit vu une femme âgée de cent six ans, qui avoit encore ses regles. Voilà une merveille d'un genre tout opposé.

1709. Cette année M. *de Reaumur* fit part à l'Académie d'un Mémoire sur la formation & l'accroissement des coquilles des animaux tant terrestres qu'aquatiques, &c. dans lequel il rapporte diverses expériences fort curieuses qu'il a faites sur des limaçons, pour démontrer que les coquilles de ces sortes d'animaux croissent par *juxta-position*, & non par *intus-susception*, comme il y avoit lieu de le croire. Comme cette dissertation est insérée dans la collection des Mémoires des Académiciens de cette même année, on peut y avoir recours pour satisfaire sa curiosité à cet égard. L'Historien de l'Académie avertit seulement à cette occasion, que pendant que M. *de Reaumur* travailloit sur cette matiere, M. *Duverney* l'étudioit aussi de son côté, comme faisant partie de l'Histoire entiere des limaçons, qu'il a entreprise. On vient de voir dans l'extrait de l'Histoire de l'Académie de l'année précédente, une partie de ses découvertes sur la génération de ces animaux; il continue de travailler à tout ce qui les regarde, à prendre le limaçon depuis son œuf. On verra par la suite quelles sont ses pensées sur la formation de leur coquille. (*a*)

1717. M. *Duverney* a dit que si l'on casse un œuf de couleuvre dans le temps que le petit serpent est prêt à sortir, on le voit d'abord roulé en spirale, roide & sans mouvement; mais que dès qu'il a ouvert la gueule deux ou trois fois, & pris l'air, il a tout à coup des mouvemens très - vifs : l'air monte la machine dans le moment.

1719. M. *Duverney* a fait voir deux estomacs humains dans l'un desquels le pylore étoit squirreux & bouché, & l'autre avoit en-dedans de petites éminences, comme des glandes gonflées.

Cette même année les observations de *Swammerdam*, sur l'histoire naturelle des abeilles ayant passé, avec les planches que ce même Auteur en avoit fait graver en Hollande, entre les mains de M. *Duverney*, il en rendit compte à l'Académie, & promit de les rendre publiques, aussi-tôt que la traduction françoise de cet ouvrage, à laquelle il faisoit travailler sous ses yeux, seroit achevée.

En 1729, M. *Dufay* fit part à l'Académie de ses observations sur les salamandres. Cette matiere avoit déja été ébauchée dans un Mémoire dont M. *de Maupertuis* fit lecture à l'Académie en 1727. M. *Duverney* avoit de son côté fait sur ces mêmes animaux diverses recherches qui ont été trouvées après sa mort parmi les écrits qu'il a laissés à l'Académie; mais comme il n'en avoit encore rien publié lors de la lecture de ce Mémoire de M. *Dufay*, les découvertes annoncées par ce dernier ont dû avoir le mérite de la nouveauté.

En 1730, M. *Duverney* l'aîné mourut, âgé de quatre-vingt-deux ans; il y avoit déja deux ans qu'il avoit vu mourir *Pierre Duverney*, son frere puîné, reçu à l'Académie en 1699, en qualité de son Eleve. M. *Duverney* l'aîné, légua à l'Académie tous ses papiers, ainsi que ses préparations anatomiques, & ses Mémoires sur l'histoire naturelle des animaux, dont on avoit commencé cette même année une nou-

____

(*a*) C'est dommage que M. *Duverney* n'ait pas fait part au Public de ses observations sur cette partie de l'Histoire naturelle, du moins on n'en a encore rien publié dans les Mémoires de l'Académie. Peut-être feront-elles partie du quatrieme volume de l'Histoire naturelle des animaux qu'on nous fait espérer, & dont on parlera à la page suivante.

velle édition, fous fes yeux, en deux volumes *in-4°*. A la mort de cet Académicien, la Compagnie nomma MM. *Winflow*, *Petit* & *Morand*, pour continuer la révifion de cette nouvelle édition, & pour examiner les manufcrits de M. *Duverney*. C'eſt aux foins de ces Meſſieurs qu'on eſt redevable du troi-fieme volume, ou fuite de cet Ouvrage, qui a paru peu de temps après. Cette fuite contient la defcription des feize animaux dont on a parlé ci-devant, *page 548*, qui fut trouvée en 1688 parmi les écrits de M. *Perrault*, lefquels, à fa mort, paſſerent entre les mains de M. *Duverney*.

On a trouvé pareillement parmi les papiers de M. *Duverney* une nouvelle continuation de cet ouvrage, qui doit former un quatrieme volume de l'*Hiſtoire naturelle des animaux*. On y verra entr'autres les Mémoires qu'il avoit dreſſés conjointement avec M. *de la Hire*, fur un grand nombre de poiſſons de mer, dont ce dernier rendit compte à l'Académie en 1680, en lui montrant les deſſeins qu'il en avoit faits fur les lieux, d'après nature. Ces deſſeins & les Mémoires qui y font relatifs, font le fruit des deux voyages que ces Académiciens firent enfemble par ordre de l'Académie en 1679, fur les côtes de Bretagne, & en 1680, aux environs de Bayonne. Cette quatrieme partie, réunie aux trois premieres, formera une Hiſtoire naturelle des animaux, la plus exacte & la plus intéreſſante qui ait encore paru jufqu'ici.

Fin du Tome fecond.

EXPLICATION

EXPLICATION

Des Planches & des Figures anatomiques, relatives au Cours d'Anatomie, & autres Traités contenus dans le second volume.

Explication des Figures de la premiere Planche.

L A Figure premiere repréfente la veffie urinaire de l'homme, enflée & vue par fa face antérieure.

a, a. Les fibres charnues de la veffie difpofées par trouffeaux fort irrégu-liers, & prefque fans aucun ordre conftant.
b, b. Le col de la veffie urinaire.
c, c. Une petite portion des véficules féminales.
d, d. Les tuyaux déférens coupés.

La Figure feconde repréfente la veffie urinaire de l'homme, enflée & vue par fa face poftérieure.

a, a. Les véficules féminales.
b, b. Les canaux déférens.
c, c. Les ureteres.
d, d. Les différens faifceaux mufculaires qui font le corps charnu de la veffie à fa partie poftérieure.

Explication des Figures de la deuxieme Planche.

La premiere Figure repréfente le conduit de l'urethre de l'homme, ouvert.

A, A. Le corps de la verge.
B, B. Le conduit de l'urethre, ouvert.
C, C. La portion de l'urethre, qui répond & adhere aux corps caverneux.
D. Les lacunes.
E. La portion du tiffu fpongieux de l'urethre, qui communique avec celui du gland.
F, F. Le tiffu fpongieux du conduit.
G, G. La membrane extérieure de la verge.

La Figure feconde repréfente la veffie urinaire, ouverte dans fon col, pour faire voir :
a, a. L'urethre ouvert.
b, b. Les tuyaux excréteurs des glandes des petites proftates inférieures.

Tome II.   * D d d d

c, *d*. Les petites proſtates.

e, *e*. La proſtate.

f. Le *véru montanum* ou la caroncule.

g, *g*. Les ouvertures des ureteres dans la veſſie.

h, *h*. Ouverture faite à la veſſie pour faire voir ſon intérieur.

La Figure troiſieme repréſente le fond ou la partie inférieure de la veſſie.

a. La proſtate.

b. Les tuyaux excréteurs des véſicules féminales.

c, *c*. Les véſicules féminales.

d, *d*. Les canaux déférens.

e, *e*. Les ureteres.

La Figure quatrieme repréſente les principaux traits du réſeau ſpongieux des corps caverneux.

a, *a*. La groſſe veine qui rampe ſur le dos de la verge.

b, *b*. Les côtés de la verge.

c, *c*. La verge coupée.

d. La cloiſon qui exiſte entre les corps caverneux.

e. L'urethre.

La Figure cinquieme repréſente la diſtribution des arteres de la verge.

a, *a*. Le corps de la verge.

b. Le gland avec ſes vaiſſeaux artériels.

e, *f*. Les deux arteres qui rampent ſur le dos de la verge.

d. Le tiſſu ſpongieux qui forme les corps caverneux.

e. Le conduit de l'urethre.

Explication de la Figure de la troiſieme Planche.

La Planche troiſieme repréſente la veſſie urinaire avec ſes vaiſſeaux vus pardevant.

a, *a*. L'artere hypogaſtrique.

b, *b*. L'artere ombilicale.

c, *c*. La même artere au deſſus de la veſſie, où elle ſe change en ligament chez les adultes.

d. L'ouraque.

e, *e*. Arteres du col de la veſſie.

Explication de la Planche quatrieme.

Cette Planche repréſente la veſſie urinaire de l'homme, vue par ſa face poſtérieure, & la diſtribution de ſes arteres à cette même face.

a, *a*. Les deux troncs des arteres hypogaſtriques, ou iliaques internes.

b, *b*. Les arteres ombilicales.

c, c. L'extrêmité de ces arteres, qui s'éleve au-deſſus de la veſſie & va
gagner le nombril, laquelle ſe convertit en ligament chez les adultes.
d, d. L'extrêmité inférieure de la proſtate.
e. Le conduit de l'urethre : c'eſt la portion membraneuſe de ce conduit
que l'on voit ici.
f, f. L'artere honteuſe interne.
g, g. Les véſicules ſéminales.
k, k. Les canaux déférens.
i, i. Les différens faiſceaux de fibres qui font le corps charnu de la veſſie.

Explication des Figures de la cinquieme Planche.

Les deux Figures de cette Planche repréſentent les vaiſſeaux du prépuce.
La Figure premiere repréſente le prépuce, vu de côté, avec ſes vaiſſeaux.
La Figure ſeconde repréſente les mêmes objets vus par la face de devant, qui répond au dos de la verge.

a. Partie ſupérieure.
b. Ouverture du prépuce.

Explication des Figures de la ſixieme Planche.

On voit ſur cette Planche diverſes parties du cœur de la tortue, relatives au Mémoire de M. *Duverney* ſur la circulation du ſang dans le
fœtus, page 458 de ce volume.

La Figure premiere repréſente le cœur de la tortue, renfermé dans
ſon péricarde : le principal objet qu'on a eu en vue dans cette Figure
eſt de faire voir la grande capacité du péricarde par rapport au volume
du cœur. Tout ce qui paroît au travers va être expliqué dans la Fi-
gure ſuivante.
La Figure ſeconde repréſente le cœur, ſes oreillettes & ſes vaiſſeaux
dans leur grandeur naturelle ; on y a joint une portion de la tra-
chée-artere & des bronches, par rapport aux arteres & aux veines du
poumon.
A. Le grand réſervoir formé par le concours des veines ſuivantes.
B. La veine cave inférieure.
C. L'axillaire droite.
D. La jugulaire du même côté.
E. Une veine qui rapporte le ſang de la partie gauche du foie.
F. L'axillaire gauche.
G. La jugulaire du même côté.
H, H. Deux veines qui ſortent des deux petits lobes mitoyens.
I. Le cœur.
K. L'oreillette droite.

 EXPLICATION

L. L'oreillette gauche.

M. L'artere du poumon.

N. La branche gauche de l'aorte defcendante ; derriere ces deux vaiffeaux eft caché celui que j'appelle tronc principal de l'aorte.

O. La croffe de la branche droite de l'aorte defcendante.

P. La branche qui monte un peu avant qu'elle faffe croffe ; elle fe partage de chaque côté en deux autres qui font,

Q. L'axillaire droite.

R. La carotide du même côté.

S. L'axillaire gauche.

T. La carotide du même côté.

b, b. Deux petites arteres qui fortent des carotides, & qui fe diftribuent à une glande qui occupe l'intervalle qu'elles laiffent entr'elles.

V. La branche droite de l'aorte defcendante qui, après avoir fait croffe, defcend dans le bas-ventre pour s'unir à l'aorte du côté gauche.

X. La croffe gauche de l'aorte defcendante.

Y. Le même vaiffeau qui, étant defcendu au-deffous du ventricule, jette :

d. La branche qui fert de cœliaque.

e. Celle qui fert de méfentérique.

Z. L'endroit où les deux branches de l'aorte defcendante fe réuniffent.

2. L'endroit où fe partage l'artere du poumon.

3. La croffe droite de ce vaiffeau qui paffe dertiere les deux troncs de l'aorte, & qui eft enfermée fous la croffe de l'aorte defcendante.

4. Le même vaiffeau qui defcend au côté extérieur de la bronche, pour s'implanter en *e* dans le poumon.

5. La croffe gauche de l'artere du poumon, placée fous la branche gauche de l'aorte defcendante.

6. Le même vaiffeau qui defcend au poumon gauche.

7, 7. Les veines du poumon, qui remontent au côté intérieur des bronches.

La Figure troifieme repréfente le cœur d'une petite tortue de terre, pour faire voir trois chofes qui ne fe trouvent point dans celui de la grande tortue. Les deux premieres font dans cette Figure, & on en a mis une petite à côté qui contient la troifieme particularité.

A. Le cœur.

B, B. Ses óreillettes.

C, C. Les arteres avec leurs croffes.

D. Un anneau de fibres charnues, qui embraffe ces arteres à leur fortie du cœur.

E. Un ligament qui part de la pointe du cœur, & qui l'attache au fond du péricarde.

F. Une petite glande placée entre les carotides.

La petite Figure qui eft à côté, repréfente les deux oreillettes coupées de haut en bas, pour faire voir l'embouchure de chaque réfervoir avec les valvules.

A. Le cœur.

B, B. Les oreillettes ouvertes.

C, C. Les valvules qui font à l'embouchure du grand réfervoir.

D. La valvule en forme de croiffant, qui eft à l'embouchure du petit réfervoir, & laquelle eft la troifieme particularité contenue dans la petite tortue de terre.

E. La cloifon qui fépare les oreillettes.

La quatrieme Figure repréfente les réfervoirs, & les veines qui les
compofent : elle repréfente auffi les arteres, le tout vu par l'écaille de
deffus, c'eft-à-dire, l'animal marchant.

A. L'oreillette droite.

B. L'oreillette gauche.

C. Le grand réfervoir.

D. La veine cave inférieure.

E. L'axillaire droite.

F. La veine qui rapporte le fang de la partie gauche du foie.

G. L'axillaire gauche.

H. L'endroit où le grand réfervoir s'implante dans l'oreillette droite.

I, I. Les deux veines du poumon.

K. Leur réfervoir.

L. Le lieu où il s'implante dans l'oreillette gauche.

M. Le tronc principal de l'aorte qui n'a point paru dans les Figures précédentes, qui repréfentent l'animal renverfé, parce qu'il eft alors caché par les deux autres arteres.

Le refte de la diftribution de ces vaiffeaux a été décrit dans la feconde Figure.

La cinquieme Figure repréfente encore le grand & le petit réfervoir.

A. Le grand réfervoir.

B. Son union avec l'oreillette droite.

C, L'embouchure du petit réfervoir ouverte.

La fixieme Figure repréfente le grand réfervoir à nud, & on n'y
voit rien de nouveau que ce qui fuit :

A. La forme de fon embouchure.

B. L'infertion de la veine coronaire.

Explication des Figures repréfentées fur la feptieme Planche.

On voit fur cette Planche la fuite des Figures relatives au développement du cœur de la tortue & de fes dépendances.

La Figure feptieme repréfente le même réfervoir de la Planche
précédente, ouvert pour faire voir les fibres charnues dont il eft intérieurement tapiffé.

La Figure huitieme repréfente le petit réfervoir formé par le concours des veines du poumon, & fon embouchure.

La neuvieme Figure reprefente les trois arteres dont on a déja fait
la defcription, coupées à la bafe du cœur, pour faire voir leur naiffance & leur liaifon.

A. Le principal tronc de l'aorte.

B. La branche gauche de l'aorte descendante.

C. L'artere du poumon.

La dixieme Figure représente le cœur renversé sur ses oreillettes, pour faire voir la distribution de la veine coronaire.

A. Le cœur.

B, B. Ses oreillettes.

C. Le tronc de la veine coronaire.

D. Son insertion dans le grand réservoir.

E, E. Ses ramifications.

La onzieme Figure représente le cœur dont les trois arteres sont coupées à leur naissance, avec ses oreillettes gonflées ; elle sert principalement à faire voir comme chaque oreillette, en se rétrécissant, fait une espece de canal qui s'abouche avec les cavités du cœur. Elle découvre aussi la naissance de l'artere coronaire.

A. Le cœur.

B, B. Ses trois arteres coupées.

C, C. Les oreillettes gonflées.

D, D. L'endroit où elles se rétréciffent, & où elles font canal.

E. La naissance de l'artere coronaire qui sort du principal tronc de l'aorte descendante immédiatement sur la base du cœur.

La douzieme Figure représente le cœur dans la même vue, la trace des oreillettes & l'ouverture de leur insertion dans le cœur, avec la cloison qui est couchée, parce que se présentant de front, on ne la voit presque pas.

Explication des Figures de la huitieme Planche.

Cette Planche est séparée en trois parties : la premiere division de la gauche renferme le reste des développemens du cœur de la tortue, relatifs au Mémoire de M. *Duverney*, qui commence à la page 458 de ce volume : les deux autres parties de cette Planche, offrent des développemens du cœur de la grenouille, & de celui de la vipere, qui seront expliquées ci-après.

La treizieme Figure représente les oreillettes dont on a enlevé une partie pour faire voir leur tissu intérieur, la cloison qui les sépare, & la valvule qui est à l'embouchure du grand réservoir. Elle représente aussi le cœur dont on a enlevé trois pieces, l'une au côté droit, pour faire voir la troisieme cavité & son trou de communication avec la premiere ; l'autre au côté gauche, pour découvrir la seconde cavité. On voit en même tems par ces deux coupes la différente épaisseur des parois de ces mêmes cavités. La troisieme piece est enlevée de la base du cœur pour découvrir, autant qu'il est possible, la situation des valvules des oreillettes, les fibres charnues qui les composent, & l'attache de leur cloison au milieu de ces valvules.

A. L'oreillette droite.

B, B. Les deux valvules en forme de paupieres, qui sont à l'embouchure
du grand réservoir. On les voit plus distinctement au-dessus de cette
Figure, à l'endroit marqué B, B.

C. La cloison qui sépare les deux oreillettes.

D. L'embouchure du petit réservoir.

E. Le cœur.

F. La troisieme cavité.

G. Son trou de communication avec la premiere.

H. La seconde cavité.

I, I. Les deux valvules des oreillettes : on les voit encore plus facilement
au-dessous de cette Figure sous les mêmes lettres.

La quatorzieme Figure représente la troisieme cavité du cœur, &
l'artere du poumon, dont on a enlevé une moitié depuis sa naissance
jusqu'à l'endroit de son partage.

A. Le cœur.

B. La troisieme cavité ouverte.

C. L'artere du poumon qui s'abouche immédiatement dans cette cavité.

D. Une des deux soupapes sigmoïdes qui sont à son embouchure. On
les peut mieux voir aux Figures XV. & XVI. sous les mêmes lettres.
Dans la quinzieme l'une de ces valvules est rangée à côté, & dans la
seizieme elles sont toutes deux dans leur situation, & gonflées.

La dix-septieme Figure représente le cœur vu par l'écaille de dessus,
& ouvert de telle maniere que l'on voit sous sa base les deux valvules
qui sont aux embouchures des oreillettes, & une petite partie de ces
mêmes embouchures. On y découvre aussi les orifices des deux troncs
de l'aorte, & un peu à côté & au-dessus, le trou de communication
de la premiere cavité avec la troisieme. On y voit enfin la premiere
& la seconde cavité du cœur dans toute son étendue, & le passage de
communication de l'une à l'autre.

A, A. Les parois du cœur qui ont été séparées.

B, B. Les deux valvules des oreillettes.

C, C. Une partie de leurs embouchures qui paroît sous ces valvules.

D. L'orifice du principal tronc de l'aorte.

E. Celui de la branche gauche de l'aorte descendante.

F. Le trou de communication de la premiere cavité avec la troisieme ;
lequel est tout-à-fait sur le côté droit.

G. La premiere cavité.

H. La seconde cavité.

I, I. Les piliers de chair, qui, en s'élevant, font une espece de cloison ;
& qui ont été séparés de la partie du cœur qui est au-dessus.

K, K. Le passage de communication.

L. Le cartilage qui est attaché à l'embouchure des arteres. On l'a dépouillé d'une portion de la membrane qui le recouvre, & on n'en voit
qu'une partie.

Au côté droit de cette Figure, il y en a deux autres, dont l'une
fait voir les deux valvules des oreillettes en particulier, marquées

B, B. Celle d'au-deſſus repréſente les mêmes valvules avec les embouchures des oreillettes & celles des deux aortes, comme auſſi le cartilage en partie dépouillé, & ſa membrane renverſée.

*Explication de la ſeconde diviſion de la Planche huitieme, qui
comprend les développemens du cœur de la grenouille.*

La Figure premiere repréſente le réſervoir du cœur de la grenouille.

A. Le réſervoir.
B. La veine cave inférieure.
C, C. Les veines qui rapportent du foie.
D, D. Les véines axillaires.
E. La veine coronaire.
F. L'embouchure du réſervoir dans l'oreillette.
    La ſeconde Figure fait voir l'embouchure du réſervoir dans l'o-
reillette.
A. Le réſervoir.
B. Son embouchure.
C, C. Deux valvules en forme de paupieres.
    La troiſieme Figure repréſente le réſervoir du cœur de la grenouille,
couronné de ſon oreillette, avec les veines du poumon, &c.
A. Le réſervoir vu du côté de l'épine.
B, B. Les veines du poumoñ.
C. Leur tronc.
D. Son embouchure dans l'oreillette.
E. L'oreillette.
    La quatrieme Figure repréſente auſſi les mêmes parties vues du côté
du ventre, avec l'oreillette, dont une moitié eſt coupée de haut en bas.
A. Le réſervoir.
B, B. Les deux veines du poumon.
C. L'embouchure du tronc de la veine du poumon au-deſſus de la val-
vule ſupérieure du réſervoir.
D, D. La moitié de l'oreillette qui regarde l'épine.
E, E. Les deux valvules du réſervoir.
    La cinquieme Figure fait voir, ainſi que la précédente, l'oreillette
coupée par la moitié, avec le cœur de la grenouille entr'ouvert.
A. Le cœur ouvert.
B, B. Les deux valvules qui ſont à l'embouchure de l'oreillette.
C. L'oreillette ouverte.
    La ſixieme Figure repréſente le cœur, l'oreillette, ſon réſervoir,
l'aorte avec ſes principales branches, les poumons, dont le droit eſt
marqué par un trait très-foible, pour laiſſer voir les vaiſſeaux qui paſ-
ſent au deſſous.
A. Le cœur.
B. Le réſervoir.

C, C.

C, C. Les oreillettes.

D. Le tronc de l'aorte.

E, E. Ses deux branches qui, se distribuant également à droite & à gauche, se subdivisent en trois autres.

F. La branche supérieure qui se partage en deux, dont l'extérieure fait
la carotide.

G. La carotide.

H. L'intérieure qui va aux muscles qui sont sous la gorge.

I. La branche du milieu qui est la plus grosse. Elle jette, en descendant,
trois branches considérables, dont la premiere marquée K, fait l'axillaire. La seconde marquée L, perçant sous l'aisselle les muscles du
dos, se partage en deux branches, dont la premiere marquée M, remonte & se distribue aux muscles qui couvrent l'épaule & la tête : la
seconde marquée N, descendant derriere les apophyses transverses
des verrebres, jette à droite & à gauche des rameaux, dont les uns
vont aux muscles du dos & des lombes, & les autres entrant par les
trous des vertebres, vont à la moëlle de l'épine : ainsi il faut corriger
cet endroit dans la description, où ces derniers vaisseaux ne sont pas
décrits justes. La troisieme marquée O, va à l'œsophage.

P. La rencontre des deux branches de l'aorte.

Q. L'artere qui tient lieu de cœliaque & de méfentérique.

R, R. La troisieme branche de l'aorte. Elle se partage en deux autres.
La plus petite marquée R, va se distribuer aux muscles de la tête. La
plus grosse marquée S, est l'artere du poumon qui se partage en plusieurs rameaux.

La septieme Figure fait voir le cœur surmonté de l'aorte, vû par
l'extérieur.

A. Le cœur.

B. Les fibres charnues de l'aorte.

La huitieme Figure fait voir les mêmes parties avec l'aorte fendu
dans sa longueur.

A. L'aorte ouverte.

B. La lame cartilagineuse qui est au milieu du canal.

C, C. Les valvules sigmoïdes qui sont à la naissance de l'aorte.

D. La valvule qui est à l'extrêmité de la lame.

E, E. Deux autres valvules qui occupent le reste du canal.

La neuvieme Figure représente beaucoup plus en grand l'aorte ouverte & étendue, pour mieux appercevoir les fibres charnues & les
valvules qui y sont renfermées.

A. L'aorte ouverte.

B, B. Les fibres charnues circulaires.

C, C. Les quatre rangs de valvules avec les tubercules qui les soutiennent. On voit que celles du dernier rang sont beaucoup plus grandes que les autres.

Explication de la troisieme division de la Planche huitieme,
qui représente les développemens du cœur de la vipere,
& ses dépendances.

La premiere Figure fait voir l'origine des deux aortes qui sortent des oreillettes du cœur, & la maniere dont les deux aortes descendantes se réunissent en un seul vaisseau, &c.

A. Le cœur, dont les veines ont été ôtées pour éviter la confusion.
B, B. Les oreillettes.
C. L'aorte descendante.
C, C. L'aorte ascendante.
D, D. L'artere du poumon.
E. Un rameau qui va à l'estomac, & qui vient de l'aorte descendante.
F. Réunion des deux aortes.
G. La carotide gauche.
H. La carotide droite.
I. Un rameau de l'aorte ascendante qui va à l'épine.
K, K. Les branches qui vont au poumon, dont la supérieure est la plus grosse.
    On voit au côté droit de cette Figure, le cœur & ses oreillettes dégagées de tous les vaisseaux.
A. Le cœur.
B, B. Ses deux oreillettes.
    La Figure seconde représente le cœur un peu renversé sur le côté gauche.
A. La veine cave supérieure.
B. L'inférieure.
C. Leur union.
D. L'oreillette droite.
E. L'oreillette gauche.
F. Le cœur.
    La troisiéme Figure représente le cœur renversé sur le côté droit, pour faire voir la veine cave supérieure gauche, & les veines du poumon.
A. La veine cave supérieure droite.
B. L'inférieure.
C. L'oreillette gauche vue de côté.
D. La veine cave supérieure gauche.
3. Son embouchure dans la veine cave inférieure.
E. La veine de la partie supérieure du poumon.
F. Celle de la partie inférieure.
G. Le tronc formé par leur rencontre, & son insertion dans l'oreillette gauche.
H. Le cœur.

La Figure quatrieme repréfente les mêmes parties que la Figure feconde, vues d'un autre fens, pour faire voir la maniere dont les deux veines caves, fupérieure & inférieure, fe rencontrent à leur embouchure dans l'oreillette, pour fuivre chacune une route diamétralement oppofée.

A. L'oreillette droite ouverte.

B. La rencontre des deux veines caves du côté droit.

C, C. Les deux valvules qui font à l'embouchure de cette veiné dans l'oreillette.

Explication des Figures de la Planche neuvieme, qui fait voir le développement du cœur de la Carpe, & de fes ouïes ou poumons.

La Figure premiere repréfente la cavité où le cœur fe trouve renfermé, qui tient lieu de péricarde dans la plûpart des poiffons.

A. Le péricarde.

B. L'ouverture par où fort l'aorte.

La feconde Figure fait voir le réfervoir formé par le concours de plufieurs veines, placé fous le cœur, avec les vaiffeaux qui en dépendent.

A, A. Le réfervoir.

B, B. Les deux veines qui tiénnent lieu de veines caves inférieures.

C, C. Les deux veines caves fupérieures.

D, D. Les trois veines qui rapportent du foie.

E. Une veine qui rapporte une partie du fang des ouïes, & qui en rapporte auffi des parties voifines.

F. L'oreillette.

On voit à côté de cette Figure les deux veines caves, & celles du foie, réunies à quelque diftance du réfervoir.

La Figure troifieme repréfenre l'oreillette coupée de haut en bas, pour faire voir l'embouchure du réfervoir.

A. Le réfervoir.

B. L'oreillette coupée.

C, C. Les valvules en forme de paupieres.

La quatrieme Figure repréfente le cœur renverfé fur le côté droit, pour faire voir la forme de l'oreillette.

A. L'oreillette.

B. Le cœur.

C. L'aorte dilatée.

La cinquieme Figure fait voir le cœur féparé de fon oreillette & de l'aorte qui y prend naiffance.

A. Le cœur.

B, B. Les deux valvules qui font à l'embouchure de l'oreillette.

C. L'ouverture qui eft entre ces parties.

La fixieme Figure repréfente le cœur renverfé fur le côté gauche, pour mieux faire voir fa forme, & de quelle maniere l'aorte, qui eft fort dilatée à fa naiffance, porte fur fa bafe.

A. Le cœur.

B. La dilatation de l'aorte.

La feptieme Figure repréfente un des arcs des ouïes de la carpe, vu pardeffus, pour en faire voir la gouttiere & les deux parties qui le compofent.

A. Premiere partie de l'arc.

B. Seconde partie.

C. La gouttiere.

La huitieme Figure repréfente une des lames de ces mêmes ouïes en particulier. On en parle ici avant que de parler des vaiffeaux, parce qu'elles font faites pour foutenir leurs ramifications.

A. La tige de la lame.

B. Les filets de la partie convexe. On voit qu'ils font liés par une membrane très-fine, mais que leurs extrêmités ne font pas jointes.

C. Ceux de la partie concave.

D. Le talon avec fa gouttiere.

La neuvieme Figure repréfente deux lames vues de front, & garnies de leurs filets.

A. La lame qui fait le côté convexe du feuillet.

B. La lame qui fait le côté concave du même feuillet.

On voit par-là que les filets offeux font plus longs dans le côté concave de la lame A, & plus courts dans le côté convexe de la lame B, de forte que ces deux lames fe regardent toujours par leurs filets les plus courts. C'eft ce qui n'a point été affez expliqué dans la defcription, où l'on n'a parlé que des lames qui font le côté convexe du feuillet.

La dixieme Figure repréfente les lames vues de côté & écartées, pour faire voir la membrane qui les lie, & le cordon qui la termine.

A, A. La membrane qui lie les lames.

B. Le cordon qui la termine. On voit comment ce cordon forme autant de croiffans qu'il y a d'intervalles entre les lames.

La onzieme Figure montre le canal formé par la rencontre de la gouttiere avec les deux talons des lames.

On a repréfenté dans la douzieme Figure l'aorte ouverte, pour faire voir les colonnes charnues dont elle eft garnie intérieurement; ce qui fait qu'elle eft fort enflée en cet endroit.

La treizieme Figure montre de quelle maniere fe fait la diftribution de l'aorte.

A. Le cœur.

B. L'oreillette.

C. L'aorte dilatée.

D. Sa divifion en quatre branches de chaque côté. On voit que chacune de ces branches parcourant toute la longueur du feuillet, fe termine entiérement à fon extrêmité.

E, E. Quatre rameaux qui se détachent de chaque branche environ à un pouce de leur naissance, & qui se distribuent au commencement de chaque feuillet. On voit par la même Figure comment chaque branche se divise en autant de rameaux qu'il y a de lames.

La quatorzieme Figure représente une portion de feuillet détachée d'un des côtés de la gouttiere, & un peu renversée, pour faire voir comment l'artere est enfermée au milieu du vuide que les talons laissent entr'eux. On l'a dégagée de la veine qui la couvre, & un peu tirée en-bas, pour mieux découvrir les paires de branches qu'elle donne aux lames.

A, A. La gouttiere.

B. Une portion du feuillet.

C. L'artere avec ses branches.

La quinzieme Figure représente une paire de lames vues de front, & garnies de leurs arteres.

A, A. La paire de lames.

B, B. La paire d'arteres.

On voit par-là comment chacun de ces vaisseaux jette en travers un très-grand nombre de rameaux qui couvrent les deux surfaces de chaque lame, & comment ces deux arteres s'abouchent l'une avec l'autre au milieu de leur route.

La seizieme Figure fait voir ces mêmes arteres détachées des lames.

La dix-septieme Figure représente la distribution des veines des ouïes.

On y voit que la veine renfermée dans chaque arc, reçoit presque à un tiers de distance de chacune de ses extrémités, deux branches, dont chacune rapporte de chaque rang du feuillet auquel elle est appliquée, au lieu que c'est le milieu de cette veine qui fournit lui-même à la partie du milieu de ce feuillet sous lequel il est couché. Cette distribution ne se fait ainsi différemment que pour rendre la route des vaisseaux qui vont aux lames plus sûre & plus aisée.

A, A. Le tronc de la veine des ouïes qui est couché au-dessus de l'aorte.

B, B. Le lieu où chaque veine se partage en trois.

C, C. Le lieu où chacune de ces veines s'insere dans le tronc marqué A.

D, D. Le lieu où chacune de ces veines se partage encore en trois, dont il y en a aussi deux qui rapportent des lames.

E, E. Le lieu où ces veines se réunissent deux à deux de chaque côté.

F. Le tronc formé par leur rencontre. Il est à remarquer que dès que chacune de ces veines sort de l'extérieur de la gouttiere de l'arc, les parois de leur canal deviennent plus épaisses, & prennent la même consistance que les arteres, au lieu que tout le reste de ces veines est mince & délié comme le vaisseau lymphatique le plus fin.

G. La branche du dernier arc qui, avant la réunion, jette plusieurs rameaux qui vont à l'œil, au nez, au cerveau & à toutes les parties voisines de la tête.

Elle tient lieu d'aorte ascendante, & le tronc formé par la ren-

contre de ces veines qui font devenues arteres, fert d'aorte defcendante.

La dix-huitieme Figure montre de quelle maniere tous les rameaux
tranfverfaux d'arteres qui couvrent les deux furfaces de chaque lame,
viennent s'ouvrir dans un tuyau qui borde l'extrêmité de chaque lame, & qui s'engageant dans la gouttiere du talon, va fe rendre dans
la veine qui eft renfermée dans la gouttiere de l'arc.

A. La branche de l'artere détachée de fon tronc.

B. Les rameaux qui couvrent la lame dans toute fa largeur.

C, C. Le tuyau qui fert de veine, dans lequel s'abouchent immédiatement tous les rameaux d'arteres.

D. La portion de cette veine renfermée dans la gouttiere du talon.

Explication des Figures de la Planche dixieme.

La Figure premiere repréfente une partie de ces enfans jumeaux joints
enfemble, dont il eft parlé dans ce volume, page 518 & fuivantes, couchés l'un fur l'autre, pour faire voir la fituation naturelle des verges, qui
au lieu d'être fufpendues en-devant à l'ordinaire, après avoir pris leur
naiffance des os pubis, qui font dans ces enfans placés fur les côtés, viennent s'attacher au ligament qui fépare les deux baffins, & qui les fuf-
pend en arriere.

A. La verge de l'enfant qui eft deffous, dans fa fituation naturelle.

B, B. Son fcrotum.

C. La verge de l'enfant de deffus, qu'on a relevée avec fon fcrotum,
pour mieux faire voir celle de l'enfant qui eft deffous.

La feconde Figure repréfente les os des baffins de ces jumeaux, qui
n'en compofent qu'un, vus de côté, un peu en-deffus.

A, A. Les os des îles.

B, B. Les os ifchions.

C, C. Les os pubis.

D, D. Les os facrum.

E, E. Les coccix.

F, F. Les ligamens qui joignent les os pubis d'un enfant avec ceux de
l'autre.

La troifieme Figure repréfente les mêmes os vus de front, & un peu
en-deffus.

A, A. Les os des îles.

B, B. Les os ifchions.

C, C. Les os pubis.

D, D. Les os facrum.

E, E. Les coccix.

F, F. Les ligamens qui joignoient les os pubis d'en enfant avec ceux de
l'autre.

G, G. Le ligament en forme de ceintre renverfé qui féparoit les deux
baffins.

H. Ligne ponctuée qui marque l'endroit où étoit la couture du bas-ventre, qui faisoit aussi un ceintre, mais dans un sens opposé.

La Figure quatrieme représente les muscles du bas-ventre découverts.

A, A. Les muscles droits.

B, B. L'endroit où ils commencent à se détourner.

C, C. Leur insertion dans les os pubis.

D. Le nombril au milieu de l'espace qui est entre ces muscles.

E. Les fibres tendineuses, dont la peau étoit fortifiée à l'endroit de la couture.

La Figure cinquieme représente les intestins, comme ils paroissoient en ouvrant le ventre.

A, A. Les intestins grêles des deux jumeaux.

B, B. L'endroit où les intestins nommés *iléons* viennent s'ouvrir dans un intestin commun.

C. Cet intestin commun, qui tient lieu de colon.

D, D. Deux replis de cet intestin.

E. Un des *cæcum* du second intestin commun, dont la naissance n'a pu être marquée dans cette Figure.

F. L'appendice de ce *cæcum*.

G, H. Une partie de cet intestin, qui va sous les intestins grêles des deux jumeaux.

I. La vessie.

L, L. Les trois arteres ombilicales.

M. L'ouraque.

N, N. Les deux veines ombilicales.

O. Le cordon.

La Figure sixieme représente les gros intestins & la vessie.

A, A. L'extrêmité de chaque intestin *iléon* de chaque enfant.

B. Le gros intestin commun aux deux enfans, dans lequel les deux iléons s'ouvrent, & qui est garni de feuillets en-dedans.

C. Le *cæcum* de cet intestin.

D. Son appendice vermiforme.

E, F. Deux replis de cet intestin.

G. L'endroit où cet intestin s'ouvre dans un autre, qui n'a point de feuillets.

H. Le premier *cæcum* de cet intestin, dont le second ne paroît pas, & sera représenté ci-après.

I. L'appendice vermiforme de ce *cæcum*.

L. Le premier repli de cet intestin passant sous les intestins grêles de l'un des jumeaux.

M. Le second repli passant sous les intestins grêles de l'autre jumeau.

N. La portion de cet intestin, qui paroît une espece de *rectum*.

O. Son embouchure dans la vessie.

P. La vessie.

Q, Q. Les vaisseaux du cordon.

R, R. La membrane parfemée de vaiffeaux, qui eft un prolongement du méfentere de l'un des enfans, & qui eft attachée à l'un des côtés de l'inteftin commun.

S, S. Autre membrane femblable appartenant à l'autre jumeau, & qui fert pareillement de méfocolon.

T, T. La veine méfentérique fupérieure.

V, V. La veine méfentérique inférieure.

On n'a point repréfenté les arteres pour ne pas trop charger la Figure.

La Figure feptieme repréfente un *fœtus* trouvé dans l'une des trompes de la matrice d'une femme, dont il eft parlé page 510 & fuivantes de ce volume. En voici l'explication :

A. Le fond de la matrice.

B. Le col de la matrice. *a.* Son embouchure.

C. La portion du vagin qui embraffe le col de la matrice.

D, D. Les ligamens ronds.

F, F. Les ovaires.

G, G. Les trompes de la matrice.

H, H. Les pavillons des trompes.

I, I. L'ouverture de chaque pavillon.

K, K. Le fac de la trompe droit ouvert, pour faire voir le *fœtus* qu'il contenoit.

L, L. Le *fœtus*, dont les tégumens & les mufcles étoient fi defféchés qu'on en pouvoit facilement diftinguer tous les os.

O. La partie de la trompe qui étoit entre fon fac & le fond de la matrice, laquelle étoit fort menue & exactement fermée.

Explication des Figures de la onzieme & derniere Planche.

La Figure premiere repréfente une portion des gros inteftins de ces mêmes enfans jumeaux, dont on a déja donné des développemens fur la Planche précédente.

A. Eft l'extrémité du premier gros inteftin qui eft commun.

B. Son infertion dans un autre gros inteftin.

C, C. Les deux *cæcum*.

D, D. Leurs appendices.

E. Le corps de cet inteftin.

La Figure feconde repréfente la veffie, les reins, les ureteres, les tefticules & leurs vaiffeaux.

A. La veffie double ou jumelle.

B. L'embouchure du gros inteftin dans cette veffie.

C, C. Les reins de chaque jumeau.

D, D. Les arteres & les veines émulgentes coupées.

E, E. Les quatre ureteres de ces deux jumeaux.

F, F. Leurs infertions dans les deux côtés de cette veffie jumelle.

G, G,

G, G. Deux tefticules dont l'un appartenoit à l'un des jumeaux, & l'autre à l'autre, & qui étoient enfermés dans la région de l'aîne.

H, H. Les deux autres tefticules de ces deux enfans qui étoient à nud dans la cavité du ventre.

I, I. Les vaiffeaux déférens de ces quatre tefticules, dont chaque paire vient s'ouvrir dans un des côtés de la veffie particuliere à chaque enfant.

L, L. Les véficules féminales.

La Figure troifieme repréfente la veffie avec les vaiffeaux du cordon.

A, A. La double veffie.

B, C. Les deux arteres ombilicales de l'un de ces jumeaux, dont celle qui eft marquée B., eft dans fa fituation naturelle, au lieu que celle qui eft marquée C, paffe pardeffus la veffie, pour fe rendre au cordon.

D. L'artere ombilicale de l'autre jumeau qui n'en a qu'une, & qui, toute feule, eft auffi groffe que les deux autres enfemble.

E. L'ouraque.

F, F. Les deux veines ombilicales.

G. Le nombril.

La Figure quatrieme repréfente la veffie ouverte par l'un des côtés.

A. L'un des côtés de la veffie dans fon état naturel.

B, B. Les ureteres.

C, C. Les vaiffeaux déférens.

D, D. Les véficules féminales.

E. La naiffance de l'urethre.

F. La veffie ouverte de l'autre côté.

G, G. Les ouvertures des ureteres dans l'un des côtés de la veffie.

H, H. Les ouvertures des canaux déférens.

I. L'embouchure de l'urethre.

Dans toutes les Figures précédentes les parties font repréfentées de telle maniere que le bas de la veffie eft en-haut; mais dans les Figures fuivantes les parties font dans un autre point de vue, & repréfentées de maniere que la veffie fe trouve dans fa fituation naturelle.

La Figure cinquieme repréfente les deux plans des fibres charnues d'un des côtés de la veffie, dont une partie des longitudinales tire fon origine du ligament qui fépare les deux baffins, & qui font marqués A, A.

La Figure fixieme repréfente les deux enfans comme on peut raifonnablement préfumer qu'ils étoient dans la matrice.

La Figure feptieme eft encore celle de la veffie: elle fait voir l'infertion de l'inteftin commun dans la veffie jumelle, avec une efpece de fac aveugle, & la naiffance & le progrès des urethres.

A. L'embouchure de l'inteftin commun dans la veffie.

B. Le fac aveugle.

C, C. L'origine de chaque urethre.

D, D. L'endroit où elle fe recourbe fous le ligament qui fépare les deux baffins.

Tome II.   * Ffff

E, E. Leurs extrêmités.

La Figure huitieme repréfente les mufcles particuliers de l'urethre de ces enfans.

A. L'urethre vûe par fa partie antérieure.

B, B. Lignes ponctuées, qui repréfentent les trous ovales des os inno-minés d'un des jumeaux.

C, C. La premiere paire de ces mufcles qui s'implantent dans la partie de l'urethre, qui regarde le coccix.

D, D. La feconde paire de ces mufcles, qui s'implante à la partie anté-rieure de l'urethre.

La neuvieme & derniere Figure repréfente les deux enfans dans la fituation qui leur auroit été la plus commode après leur naiffance.

Fin de l'Explication des Planches du Tome fecond.

TABLE

ALPHABÉTIQUE ET RAISONNÉE

Des Matieres contenues dans le second Volume des Œuvres Anatomiques de M. D U V E R N E Y.

A

ABCÈS, survenus au foie, font plus ou moins dangereux, suivant leur différente situation, 223. Exposition des différens endroits du foie où ils peuvent survenir, & de l'effet qu'ils y causent, 223, 224. Dans quel cas ces abcès sont mortels, 224. *Voyez ci-après au mot* Foie.

Abcès dans le poumon, trouvé dans le corps d'une personne morte d'une fluxion de poitrine, 225.

Abcès & ulceres dans les reins, examen des causes qui les occasionnent, 276. Comment ils se communiquent aux intestins, 270. Utilité des lavemens & des purgatifs doux dans ces sortes de maladies, *ibid.* Comment le pus qu'on rend alors par les urines, peut prendre ensuite son cours par les selles, *ibid. Voyez ci-après aux mots* Reins *&* Urines.

Abcès, cas où ils ne crèvent point, & où ils vuident leurs matieres par les selles & par les urines, 224.

ABEILLES, d'où elles tirent la matiere qui leur sert à faire le miel, 534, 535. Observations de *Swammerdam* sur l'histoire naturelle de ces insectes, 573.

ABSORBANS, comme la poudre de corail, de perles, de cachou, d'yeux d'écrevisses, &c. Utilité de ces remedes pour donner plus de consistance à la bile, 140. Inconvénient d'un trop long usage de ces remedes, *ibid.*

ABSTINENCE, & jeûnes trop fréquens, font perdre l'appétit, & diminuent la capacité de l'estomac, 186, 209. Affoiblissement & épuisement des levains de l'estomac, qui en résulte, 209. *Voyez ci-après au mot* Jeûne.

ACCOUCHEMENT, se fait facilement quand toutes les causes qui déterminent l'enfant à sortir, agissent de concert, 413. Présage de bonheur pour l'enfant, quand il sort avec son enveloppe, *ibid.* Sur quoi est fondée cette opinion, *ibid.*

Accouchement laborieux, occasionne souvent des ischuries aux femmes qui les ont soufferts, 280. Inconvénient de leur laisser ensuite vuider trop subitement leur urine après l'accouchement, *ibid.* Un travail trop long peut leur causer aussi un flux involontaire d'urine pendant tout le tems de leurs couches, & quelquefois pour tout le reste de leur vie, 282.

Accouchement singulier de deux enfans joints ensemble par le bas-ventre : observations sur les circonstances de cet accouchement, 518 *& suiv.* Habileté de la sage-femme en cette occasion : adresse avec laquelle elle tira en même-tems par les pieds ces deux jumeaux, qui ont vécu près de huit jours, 518, 519. Description de ces enfans : recherches sur ce qui peut leur avoir causé la mort : examen de leur *placenta* & de leur cordon ombilical, 519, 520. Singularités observées dans le bas-ventre de ces enfans ; structure

tion, 207. Difficulté de déterminer le tems de leur sortie, & de leur passage dans les veines lactées, 206. *Voyez ci-après les articles* Digestion, Estomac, Intestins, &c.

Alimens, variété considérable dans ceux qui servent de nourriture aux hommes, & dans la maniere de les prendre, 206. Leur bon ou leur mauvais effet dépend de l'habitude du corps & du tempérament des personnes, *ibid.*

Alimens cuits, ou qui ont déja fermenté, se digerent mieux dans l'estomac que ceux qui sont cruds, ou d'une nature trop terrestre, tels que les légumes, &c. 205. Ils sont d'autant plus faciles à digérer, qu'ils sont plus chargés de parties salines, *ibid.*

Alimens salés & poivrés, comment ils excitent en nous la soif, 210. *Voyez encore au mot* Salive.

AMAIGRISSEMENT, maniere dont il se fait dans les personnes grasses, 163, 164. Ce que devient la graisse à mesure qu'elles maigrissent, *ibid.*

AMNIOS, ou *la coëffe*, membrane qui enveloppe immédiatement le *fœtus*, sentiment de divers Auteurs sur l'origine de la liqueur qu'elle contient, 403, 404. Examen de chacune de ces opinions, & sur l'opposition des sentimens des Anatomistes à cet égard, 404. Structure de cette membrane : liqueur qu'elle renferme dans son intérieur, 400, 401. Molécules dures & blanches qu'on y remarque dans les vaches, 401. Nécessité de séparer le *chorion* pour découvrir l'*amnios*, *ibid.* Concrétions formées par le séjour de l'urine aux parois intérieurs de cette tunique ou enveloppe, *ibid.* La sueur de l'enfant n'est pas capable de produire toute la liqueur qui remplit cette enveloppe, 404. Cette membrane est elle-même la principale source qui produit la liqueur qu'elle contient, 406. *Voyez ci-après l'article* Liqueur contenue dans l'*amnios*, &c.

Amnios du poulet, est pleine d'une liqueur dans laquelle il nage, & qui se coagule aisément, 404. Cette liqueur ne vient point des ureteres, puisque le poulet a un ouraque & une membrane alantoïde, qui reçoit toute l'urine qui s'y forme pendant le tems de l'incubation, *ibid. Voyez ci-après l'article* Œuf.

AMOUR, utilité des folies qu'il fait faire aux hommes & aux animaux, pour remuer les humeurs & procurer à la semence la préparation qui lui convient, 305. Nécessité des emportemens qu'il inspire, 343. Avantages des embrassemens mutuels des deux sexes,

pour presser de toutes parts leurs parties naturelles, & exprimer avec plus d'abondance l'humeur qui sert de véhicule a l'esprit séminal, *ibid. Voyez ci-après au mot* Volupté.

AMPHIBIES, l'accouplement de ces sortes d'animaux, tels que les grenouilles & les crapauds, ainsi que celui des poissons, se fait sans introduction de la verge, les uns ni les autres n'en ayant point, 394. Il suffit que les œufs des femelles soient arrosés de la semence du mâle dans le tems qu'elles les expulsent hors de leur matrice, 394. *Voyez aussi ce qui regarde ces différens animaux aux mots* Crapauds, Grenouilles, Poissons, &c.

ANATOMIE COMPARÉE, son utilité pour éclaircir la structure & l'usage des différentes parties du corps de l'homme, 186.

ANCIENS PHILOSOPHES, croyoient que les femmes avoient, comme les hommes, des parties capables de produire une semence à-peu-près semblable à celle de l'homme, 380. Conséquence qu'ils tiroient de cette opinion pour le système de la génération, *ibid.* Ils ont attribué aux testicules des femmes l'écoulement de la liqueur qui baigne leur vagin & les dehors de leurs parties naturelles, quand leur imagination est échauffée, soit par la présence, soit par le souvenir du mâle, parce qu'ils n'avoient point de connoissance des glandes qui produisent cette humeur, 334, 381. Inutilité de cette liqueur pour la génération, puisqu'elle n'entre point dans la matrice, & qu'elle s'épanche toute dans l'extérieur des parties naturelles des femmes, 382. Erreur de cette opinion, argumens qui en prouvent l'impossibilité, 334. Ils s'imaginoient aussi que dans les approches des deux sexes la semence du mâle & celle de la femelle devoient être dardées en même-tems, & se mêler intimement dans la matrice pour opérer la génération, 380. Ils pensoient enfin qu'il étoit nécessaire que ce mêlange fût retenu dans la matrice, & que c'étoit à cet effet qu'elle se resserroit & se fermoit très-exactement aussitôt après la conception, pour n'en laisser sortir aucune partie, *ibid.* Chatouillement particulier qu'ils supposoient que la femme devoit ressentir dans la copulation, à l'instant du mêlange de ces deux liqueurs, 383. Fausseté de l'idée qu'ils avoient que ce chatouillement étoit la marque la plus certaine de la conception, puisqu'il arrive souvent, de l'aveu de ces mêmes Philosophes, que des femmes conçoivent sans prendre aucun plaisir, *ibid. Voyez encore ci-après les articles* Génération & Semence.

Tome II.

B

rend enfuite, *ibid.* L'âcreté qu'acquiert cette liqueur en fe dépouillant de tous fes fucs nourrifliers, oblige l'enfant de faire fes efforts pour fortir de fa prifon, 404.

BASSIN, cavité formée par la jonction des os pubis avec les os des îles, & les ifchions qui s'uniffent avec l'os *facrum*, 520.

Baffin du rein, ce qu'on entend communément par ce terme, 263.

BAS-VENTRE, fes mufcles font ordinairement au nombre de dix, cinq de chaque côté, 127. Noms différens qu'on a donné à ces mufcles relativement à leur figure, à leur fituation, & à la direction de leurs fibres, *ibid. Voyez ci-après un détail plus circonftancié de ces mufcles, à l'article* Mufcles du bas-ventre.

BATTEMENT DU CŒUR, examen de ce qui fe paffe dans les arteres à fon occafion, 46 & *fuiv.* Le battement du cœur & celui des arteres font continuels tant que l'animal eft en vie, 37. Le battement des arteres n'eft occafionné que par l'impulfion du fang, produite par la contraction du cœur dans le tems de fa fyftole, 47. Le battement du cœur étant à-peu-près d'une feconde, il s'en fait 3600 dans une heure, 23. Dans les fievres, ce battement eft beaucoup plus prompt, & il va jufqu'au double, *ibid.* La même accélération eft occafionnée par des exercices violens, *ibid. Voyez ci-devant au mot* Artere, & *ci-après l'article* Cœur.

BAYLE, de Touloufe, ainfi que *Gaffendi*, ont renouvellé l'opinion des Epicuriens fur le fyftême de la génération, 386. Examen de leur opinion, *ibid. & fuiv.*

BÉLETTE, diffequée par M. *Duverney*, 545. D'où provient l'odeur agréable des excrémens de cet animal, *ibid.*

BELLINI, longueur prodigieufe qu'il donne au canal rempli de femence, qui circule dans le refticule, 291.

BELON, fes obfervations fur la ftructure de la trachée-artere dans la grue, 100.

BÉZOARD, pierre qui fe trouve dans le ventre d'une chevre des Indes, 445. Examen de la fubftance & de l'origine de cette efpéce de pierre, *ibid.*

BIANCHI, fon fentiment fur l'endroit où fe déchargent les veines qui rapportent le fang de l'artere hépatique, 222.

BICHES & DAIMS femelles, tems où elles font en rut, 374. Les mâles reffentent alors la même émotion, *ibid.*

BILE, opinions différentes des Médecins fur la nature & fur l'ufage de cette liqueur dans les inteftins, 491 & *fuiv.* 550. Ufages de la bile pour faciliter la fortie des excrémens, 491, 492, 550. Autres ufages de la bile pour entretenir la fluidité du fang, & préparer les alimens à la digeftion, 492, 550. Obfervations de M. *Duverney* à ce fujet, faites fur plufieurs porc-épics, & fur deux autruches, *ibid.* Preuves de l'utilité de la bile pour la digeftion, 492, 493, 550.

Bile, énumération des vifceres & des autres parties qui contribuent à la fécrétion de cette liqueur, 172. Maniere dont elle fe fépare du fang en paffant par les glandes du foie pour entrer dans les conduits biliaires, 236. Examen de la route qu'elle tient après qu'elle eft entrée dans les rameaux du conduit hépatique, 236, 237. Son mouvement & la route qu'elle fuit, ont caufés de tout tems de grandes conteftations parmi les Anatomiftes, 237. Examen & réfutation du fentiment de *Sylvius* fur ce fujet, *ibid.* Expériences de *Malpighi*, faites fur un chat vivant, pour s'affurer de la fource & de la formation de la bile, 237. Examen de fes ufages & de fes propriétés, 239, 240. Erreur des perfonnes qui la regardent comme un excrément inutile, 239.

Bile du canal hépatique, coule prefque continuellement dans l'inteftin, 238. Examen des caufes qui la déterminent à couler vers l'inteftin, *ibid.*

Bile de la véficule, eft différente de celle du canal hépatique, 237, 238. En quoi confifte cette différence, 238. Qualités qui diftinguent celle de la véficule de l'autre, *ibid.* Examen de fon mouvement & de la maniere dont la véficule s'en remplit, 238 & *fuiv.* Elle ne fe mêle avec le fang que par quelque maladie, 238. Ufage auquel elle eft deftinée, *ibid.* Le féjour qu'elle fait dans la véficule la rend plus foncée en couleur que celle du canal hépatique, 238. *Voyez encore ci-après l'article* Véficule du fiel.

Bile, fon écoulement n'eft ordinairement intercepté que par des pierres qui fe forment dans la véficule du fiel, ou dans l'intérieur du conduit cholidoque, 224. Accidens & maladies qui s'enfuivent de cette interception de la bile, *ibid.* Dès que fon cours eft arrêté, il s'en fait un reflux dans la maffe du fang, qui fe communique enfuite dans toute la peau, & dans les parties intérieures du corps, 229. Hiftoire d'une jauniffe univerfelle, & d'une colique périodique furvenue à un vieillard par l'interception de la bile, 224 & *fuiv.* Obfervations fur les caufes de cette maladie

qui part du cœur de cet animal, *ibid.* Usage de cette quantité de rameaux pour subdiviser le sang, & y introduire l'air, 565, 566. Maniere dont l'air est exprimé de l'eau qu'elle avale, en passant par les filieres de ses ouïes, 566. Recherches sur la façon dont elle reçoit l'eau & la rejette alternativement, par les ouïes, pour découvrir l'instant où l'air exprimé de l'eau va se joindre au sang, en entrant dans toutes les petites artérioles de la carpe, *ibid.* Examen du méchanisme par lequel se fait cette inspiration, *ibid.* Route & circulation du sang des ouïes, après qu'il est imprégné du nouvel air qu'il a reçu par la respiration, 567. *Voyez aussi ce qui est dit ci-après à l'article* Circulation, *& ce qui regarde la respiration des poissons, aux articles* Ouïes de la carpe, *&* Respiration des poissons.

Carpe, récapitulation de toutes les pieces qui servent à sa respiration, 502. Multitude incroyable de ces pieces, *ibid.* Nécessité des figures pour en donner une idée plus exacte, *ibid.* Usage de ces différentes parties, 502 & *suiv.*

CAVALES & VACHES, observations faites sur l'ovaire de ces animaux, à l'occasion du corps glanduleux qu'il renferme, 330.

CENTRE nerveux du diaphragme, ce que les Anciens entendoient par ce terme, 153. Il est formé par l'épanouissement des deux muscles qui composent le diaphragme, *ibid.* Fausse dénomination de cette partie du diaphragme, qui est plutôt une aponevrose ou un tendon plat, 154. *Voyez ci-après les articles compris sous le mot* Diaphragme.

CERFS, leurs intestins ont jusqu'à soixante-dix pieds de longueur, 443. Utilité de la longueur prodigieuse de ce canal, *ibid.*

CERVEAU, particularités observées par M. *Duverney*, dans la dissection de celui d'un homme, 538.

CHAGRINS VIOLENS, dérangent l'estomac & troublent la digestion, 203.

CHALEUR des parties du corps humain, dépend de la quantité de sang qui y circule, 186.

Chaleur des femelles des animaux, quand elles sont parvenues à l'âge où elles demandent le mâle, 373. Chatouillement qu'elles ressentent dans la matrice & dans les parties naturelles, qui leur fait desirer l'union du mâle, *ibid.* Tems de l'année où ces émotions leur arrivent, 373, 374. Ce tems varie selon les différens animaux, 374. Le changement que cette chaleur cause à la matrice & aux parties naturelles, n'est point particulier aux

vivipares, les oiseaux ressentent à-peu-près de pareilles émotions aux mêmes parties, 375. Utilité des altérations qu'elle y cause, pour disposer les femelles à desirer le mâle & à devenir fécondes, *ibid.* Nécessité de ces mêmes changemens dans ces parties, pour que l'œuf puisse être porté dans la matrice, & pour que le fœtus y reçoive la nourriture dont il a besoin, *ibid.* Souplesse qu'ils procurent aux fibres de la matrice, pour pouvoir obéir aux dilatations surprenantes qu'elle éprouve à mesure que l'enfant prend son accroissement, 375. Ces altérations que la chaleur des femelles cause à leur matrice & aux autres parties, proviennent de la fermentation du levain logé dans l'intérieur de la matrice, 376. Preuves de l'existence de ce levain, *ibid.* Origine de ce levain, maniere dont il acquiert le degré d'exhaltation qui le rend capable de produire de si grands effets, *ibid.* Pour quelle raison ce levain se met plutôt en mouvement au printems & dans l'été, que dans les autres saisons, *ibid.*

Chaleur des vaches & des cavales, liqueur blanche qui coule alors abondamment des parties naturelles de ces animaux, 334. D'où provient cette liqueur, *ibid.* Elle n'est point une véritable semence, *ibid.*

CHAMEAU, est un animal ruminant, quoiqu'il ait des dents à la mâchoire supérieure, 434. Description de ses quatre estomacs, 444. Singuliere construction des deux premiers, qui sont remplis de quantité de petits sacs de différente figure, *ibid.* Erreur de *Pline* au sujet de ces sacs qu'il a pris pour des réservoirs où les chameaux conservent de l'eau pour le besoin, *ibid.* Fables qu'on raconte de ces animaux, *ibid.* Usage de ces sacs pour broyer & comprimer la nourriture que prennent ces animaux, *ibid.* Conformité de l'usage de ces sacs avec celui des feuillets du troisieme estomac des autres animaux qui ruminent, *ibid.* Diverses particularités observées dans les boßes d'un de ces animaux, qui fut disséqué dans l'Académie, 547.

CHANDELLE, sa lumiere, ainsi que celle de toute autre matiere enflammée, a besoin d'air pour subsister, 81.

CHANT, maniere dont il se fait, 92. L'inspiration se fait alors avec une extrême vîtesse, mais l'expiration est très-lente & très-ménagée, 92.

CHARRAS, de l'Académie des sciences, disséqua plusieurs viperes conjointement avec MM. *Duverney* & *Mery*, 550.

CHATOUILLEMENT, comment il excite la
joie.

l'oreillette droite du cœur, *ibid.* Veines du poumon, leur décharge dans l'oreillette gauche, *ibid.* Rapport des deux oreillettes du cœur de la vipere, avec celles des petites tortues de terre, 468, 469. Reſſemblance des trois cavités du cœur de la vipere, avec celles du cœur de la tortue, *ibid.* Naiſſance, route, & diſtribution de ſes arteres, 469. Deſcription de ſes deux arteres aſcendante & deſcendante, *ibid.* Examen de l'artere du poumon dans ce reptile, *ibid.*

COLIQUAMENTUM, nom donné par *Harvey* à la liqueur qu'on trouve dans la cicatricule de l'œuf, pour la nourriture du fœtus, dans les premiers tems qu'il paſſe dans la matrice avant la formation de ſon *placenta*, 402. *Voyez ci-après l'article* Liqueur contenue dans l'*amnios*, au mot *Liqueur*.

COLIQUE, d'où lui vient ce nom, 191. L'inteſtin *colon* eſt le ſiege de cette maladie, *ibid.* La colique ordinaire a ſon caractere particulier, qui eſt différent de la néphrétique, 270. D'où provient la difficulté qu'il y a cependant de les diſtinguer quelquefois l'une de l'autre, *ibid.* Les lavemens émolliens, & les autres remedes propres à tempérer l'ardeur des reins, ſont très-utiles dans cette maladie, *ibid.*

Colique extraordinaire & périodique de cinq en cinq jours, accompagnée d'une jauniſſe univerſelle, ſurvenue à une perſonne âgée de ſoixante-onze ans, 224. Examen des ſymptômes qui accompagnerent cette maladie ſinguliere, & des cauſes d'où elle provenoit, 224 & *ſuiv.* Accès de fievre, friſſon, vomiſſement & nauſées par leſquels cette colique commençoit, *ibid.* Pierre formée au-dedans du conduit cholidoque, cauſe de cette maladie, 225. Accidens occaſionnés par l'interception de la bile dans ce conduit, & par l'amas conſidérable qui s'en faiſoit dans la véſicule du fiel, *ibid.* Cauſes du friſſon & des accès de fievre, 225, 226. Cauſes des vomiſſemens qui ſurvenoient à chaque accès, 226.

COLON, un des gros inteſtins, pourquoi ainſi appellé, 191. Union intime de l'*iléon* avec le *colon*, 191, 192. Feuillets formés dans l'intérieur du *colon*, par le prolongement de l'*iléon*, 192. Deſcription de ces feuillets, *ibid.* Double plan de fibres dont ils ſont compoſés, *ibid.* Préparation anatomique de cette partie, néceſſaire pour en faire appercevoir la ſtructure, *ibid.* Cet inteſtin commence à l'extrêmité du *cœcum*, 192. Route du *colon* dans le bas-ventre, *ibid.* Couleur de bile dont il ſe trouve impreigné par l'attouchement de la

véſicule du fiel, qui poſe ſur cet inteſtin, 192. Continuation de route du *colon* dans le fond de l'eſtomac, vers la rate, ſous le rein gauche, *ibid.* Replis qu'il fait en forme d'*S*, en remontant, 192, 193. Les matieres qui ſéjournent quelquefois dans une partie de cet inteſtin, cauſent des accidens dont on ignore ſouvent la vraie cauſe, 193. Dérangement de cette partie faite en S dans quelques ſujets, *ibid.* Bandes charnues qu'on remarque dans le *colon*, au nombre de trois, *ibid.* Fibres muſculeuſes dont elles ſont compoſées, *ibid.* Deſcription particuliere de chacune de ces bandes qui ſont attachées au *colon* dans toute ſa longueur, 193. La tunique intérieure du *colon* a beaucoup plus de largeur que le diametre de ſon canal, 194. Plis ou feuillets qu'elle eſt obligée de faire pour pouvoir s'y loger, *ibid.* On remarque dans cet inteſtin trois rangs de cellules & de feuillets, 193. Ces cellules ne ſont revêtues que d'un ſeul plan de fibres charnues, *ibid.*

COLONNES DU CŒUR, placées au-dedans de ſes ventricules, ce que c'eſt, 6. Leur nombre, leur ſituation, leurs propriétés, & leur ſtructure, 15.

COMA, eſpece de léthargie occaſionnée par une fauſſe iſchurie, mort ſubite qui ſuit ordinairement cette maladie, 279. *Voyez ci-après l'article* Urines arrêtées, &c.

COMPRESSION du ventricule, ou eſtomac, ſur les alimens, utilité de ce mouvement pour broyer les alimens & les mêler avec le levain de l'eſtomac, 203. Diverſes comparaiſons pour faire voir l'avantage qui en réſulte pour faciliter la digeſtion, *ibid.* L'utilité de cette compreſſion prouvée par la ſtructure de l'eſtomac dans divers animaux, *ibid.* *Voyez encore ci-après les articles* Eſtomac *&* Ventricule.

CONCEPTION, changement qu'elle occaſionne dans les femelles, 340. Opérations de la ſemence dans le tems de la conception : fécondation de l'œuf, & changement ſubit qu'elle produit dans les organes de la femme, qui ſervent à la génération, *ibid.* Pourquoi elle cauſe aux femmes des dégoûts, des appétits dépravés, des vomiſſemens, la ſuppreſſion de leurs regles, &c. 344. C'eſt l'effet du mélange de l'eſprit ſéminal qui paſſe dans leur ſang, & qui change toute l'habitude de leur corps, *ibid.* Communication de ce ſang impreigné de l'eſprit ſéminal aux ovaires, par le moyen de la circulation, *ibid.* Infirmités & dangers continuels auxquels la conception expoſe les femmes juſqu'à la fin de leurs

au mufcle *cremafter*, pour s'épanouir enfemble fur la tunique vaginale des tefticules, 289.

ESPRIT SÉMINAL, effets extraordinaires qu'il opere fur l'œuf, fur la matrice, & fur les ovaires des femmes, après la conception, 340, 341. L'impreffion qu'il a faite fur l'embrion renfermé dans fes enveloppes, met fes parties en mouvement, & leur donne lieu de s'accroître, 390. Liqueur qui fe fépare de l'*amnios*, dans laquelle nage cet embrion, 390, 391. Les parties auxquelles l'efprit féminal donne d'abord le mouvement, font certainement le cœur & les organes du cerveau, 391. Néceffité du mouvement & de la correfpondance de ces deux vifceres pour l'accroiffement de toutes les parties du *fœtus*, ibid. *Voyez ci-après aux mots* Fécondation & Semence.

Efprit de foufre & de nitre dulcifié, fon ufage pour défaltérer dans les fievres ardentes, 210.

Efprits animaux, explication du méchanifme de leur action fur les fibres du cœur & de fes oreillettes, 19 & *fuiv.* Le feul cours de ces efprits ne peut que mettre le cœur en contraction, & n'eft pas capable de le dilater, 20. Ces efprits fe communiquent du cerveau au cœur par le moyen des nerfs, 19. Leur action fur les fibres des oreillettes du cœur eft comme un reffort naturel qui les tient en contraction, 20. La force de ce reffort eft limitée, ibid. Comment ce reffort eft forcé par l'action du fang, ibid. De quelle maniere l'équilibre fe rétablit par la dilatation des oreillettes, 20, 21. Examen de l'opinion des Philofophes qui foutiennent que les efprits animaux n'ont que très-peu ou point du tout de part au mouvement du cœur, 38. Raifons qu'ils alleguent en faveur de leur fyftême, 38, 39. Réponfe à ces objections, 39, 40. De quelle maniere les efprits animaux contribuent à la digeftion, 202, 203. Néceffité de leur influence pour cette opération, 203.

ESTOMAC, eft la même chofe que Ventricule, 175. Etymologie de ce mot, ibid. Ce qu'on entend par ce terme, ibid. L'eftomac, joint à l'œfophage & au *duodenum*, a la figure d'une cornemufe, ibid. Le mot eftomac eft plus connu & plus ufité dans notre langue, ibid. Examen de fa ftructure, 179. Il eft compofé de cinq tuniques, ibid. Defcription de ces cinq enveloppes, ibid. Origine de la premiere, qui eft l'extérieure : tiffu ferré dont elle eft formée, ibid. Fonctions & ufages de cette tunique, ibid. Examen de la feconde, qui eft cellulaire, 179, 180. Examen de celle-

ci dans un cadavre defféché, 180. La troifieme tunique eft charnue : defcription du double plan de fibres dont elle eft compofée, 180, 181. Quatrieme tunique appellée *nerveufe* : pourquoi on l'a nommée ainfi, 181. Extrême fenfibilité de cette tunique, *ibid.* La cinquieme eft ce qu'on appelle *le velouté de l'eftomac*, ibid. Examen de fa ftructure, 181, 182. Humeur mucilagineufe dont elle eft enduite intérieurement, 182. Grande ampleur de cette tunique, *ibid.* Efpece de fphincter formé par ces trois dernieres tuniques, *ibid.* Réflexions fur la ftructure de l'eftomac, 182. & *fuiv.* Examen de fa figure & de fa fituation, 183. Mouvement continuel de ce vifcere, caufé par celui du diaphragme fous lequel il eft fitué, *ibid.* Inconvéniens qui arrivent lorfqu'il fe trouve trop chargé d'alimens, *ibid.* Efpece de fphincter formé a fon orifice fupérieur, pour empêcher les alimens de remonter, *ibid.*

Eftomac, fa capacité eft différente felon la diverfité des fujets, 178. Il n'eft pas toujours également rempli dans la même perfonne, *ibid.* Il n'a pas la même capacité dans tous les hommes, 185, 186. Effets finguliers de l'extrême petiteffe de ce vifcere dans quelques perfonnes, 186. Grande capacité de l'eftomac dans quelques autres, comme les grands mangeurs & les ivrognes, *ibid.* Lorfqu'il eft trop plein, il reçoit un fecours confidérable du diaphragme & des mufcles du bas-ventre, dans le tems du vomiffement, 184. Force immenfe dont fes fibres font capables, 204. Son mouvement de compreffion & de dilatation, obfervé dans des animaux vivans, 202. Mouvement vermiculaire de l'eftomac, pour piler & broyer les alimens, *ibid.* Obfervations de M. *Duverney* fur deux eftomacs humains qu'il a trouvés pleins d'excroiffances & de matieres fquirreufes, 573. *Voyez encore ci-après au mot* Ventricule.

Eftomac, fa fituation entre la véficule du fiel & le *pancreas*, 185. Utilité de cette fituation de l'eftomac pour comprimer ces deux réfervoirs, quand il fe trouve rempli d'alimens, & pour en faire couler la liqueur dans le *duodenum*, ibid. Ses deux ouvertures font refferrées par une efpece de fphincter qui les tient fermées pendant que la digeftion fe fait, 184. L'orifice fupérieur ne doit plus fe r'ouvrir que pour recevoir de nouveaux alimens, *ibid.* Sa fituation eft tranfverfale & oblique entre le foie & la rate, 178. Son orifice fupérieur n'eft jamais de niveau avec l'inférieur, *ibid.* Erreur de *Vefale* & des anciens Anatomiftes

Kkkk

celui des grenouilles, des tortues, &c. 487.
Il nage dans la liqueur contenue dans l'*amnios*, comme le poisson nage dans l'eau, 409.
Avantages du bain naturel au milieu duquel il se trouve, pour le garantir des accidens extérieurs, & pour défendre la matrice des frottemens & des secousses que l'enfant pourroit lui causer, *ibid.* Tant qu'il reste renfermé dans son enveloppe, il peut, sans danger d'être suffoqué, vivre quelque tems dans l'eau, mais quand il a une fois respiré l'air, il meurt d'abord qu'il cesse d'en recevoir de nouveau par le moyen de la respiration, 82. Le *fœtus* ne peut pas suer tant qu'il nage au milieu des eaux renfermées dans l'*amnios*, l'habitude de son corps n'étant pas disposée alors pour cette évacuation, 404, 405. Une autre cause qui doit empêcher l'enfant de suer, c'est l'humeur mucilagineuse & l'espece de limon dont toute la surface de son corps est enduite, tant qu'il reste enfermé dans la matrice, 405.

Fœtus humain de six semaines, observé avec la loupe, on y distingue deux parties, la tête & le ventre, 391. Ce qu'on remarque de particulier dans chacune de ces parties, *ibid.* Dans les commencemens il a la peau parsemée de vaisseaux très-apparens, *ibid.* Incertitude des connoissances qu'on peut prendre alors de sa structure, a cause de la mollesse & de la ténuité où se trouvent toutes ses parties, *ibid.* Le *fœtus* se nourrit par la bouche, ainsi que par la veine ombilicale, 407. Examen de la nature & de l'origine de la liqueur contenue dans l'*amnios*, dont le *fœtus* se nourrit par la bouche, 407. C'est cette liqueur qui fournit le *coliquamentum* qui sert à la nourriture de l'embrion les premiers jours de l'incubation, 407. La liqueur qui remplit le ventricule du *fœtus* est tout-à-fait semblable à celle de l'*amnios*, *ibid.*

Fœtus, si ses vaisseaux communiquent avec ceux de la mere, 411, 412. Il n'y a pas d'apparence qu'il y ait aucune communication entre les vaisseaux sanguins de l'un & de l'autre, 412. Expériences qui appuyent ce sentiment, *ibid.* Autres expériences qui semblent favoriser l'opinion contraire, *ibid.* Réponse aux objections que fournissent ces dernieres, *ibid.*

Fœtus. Circulation du sang dans le *fœtus*. Différence de mouvement du sang qui coule dans sa veine porte, d'avec celui de la veine ombilicale, 417. Raisons de l'extrême lenteur de celui de la veine porte, *ibid.* Causes de la grande vivacité de celui de la veine ombilicale, *ibid.* Entrée de ce sang de la veine

ombilicale dans l'embouchure du conduit veineux, & son mélange avec celui de la veine porte, 417, 418. Utilité du conduit veineux pour abréger la route du sang vers le cœur, & pour lui épargner la difficulté de la circulation qui devroit s'en faire dans la substance du foie, 418. Pour quelle raison le sang du *fœtus* ne circule pas par son poumon tant qu'il reste dans la matrice, 420. Affaissement du poumon, causé par le défaut de respiration de l'enfant: embarras & obstructions qu'y causeroit le séjour du sang, *ibid.* La Nature observe le même méchanisme à l'égard de la circulation du sang dans le *fœtus*, que pour celle qui se fait dans les grenouilles, les tortues, les poissons & les insectes, 421. Attention de la Nature pour ne laisser repasser dans l'aorte tout le sang destitué de ses parties spiritueuses, qu'après qu'il s'est mêlé avec celui de la mere qui le revivifie & qui lui rend les sucs nourrissiers dont il s'est dépouillé, 417. Usage du ventricule gauche pour le mélange de ce sang: nécessité du trou ovale & du conduit artériel pour y faire passer une portion considérable de celui de la mere, 422. Le sang contenu dans le ventricule gauche du *fœtus*, est le plus spiritueux & le plus chargé de sucs nourrissiers, parce qu'il vient presque tout de la mere par le trou ovale, 422. Distribution de ce sang aux parties supérieures & inférieures du *fœtus*: mélange de celui qui passe par l'aorte descendante avec celui du canal de *Botal*, qui est moins vif & moins spiritueux, *ibid.* La force & la vivacité de celui qui monte au cerveau, étant mêlé avec le sang de la mere, le rend plus propre à la filtration des esprits nécessaires pour l'entretien & la vie du *fœtus*, *ibid.* Dans le *fœtus*, tout le sang qui revient des parties inférieures, ainsi que celui qui revient du *placenta*, se ramasse dans la veine cave inférieure, ensorte qu'il n'en passe que très-peu dans la veine du poumon: au lieu qu'après la naissance de l'enfant, tout le sang qui sort du ventricule droit est obligé de circuler par le poumon, où il reçoit une forte impulsion, 424. Causes qui donnent alors au sang cette forte impulsion, *ibid.*

Fœtus. Nouveau système de la circulation du sang dans le *fœtus*, établie par M. *Mery*, d'après les observations qu'il a faites sur le cœur de la tortue, 458. Traité composé à cette occasion par M. *Mery*, inséré dans les Mémoires de l'Académie, année 1692, 480. Examen de ce système, oppositions formées par M. *Duverney*, contre cette nouvelle opi-

la nourriture entre les deux premiers, afin d'y être broyée de nouveau, *ibid.* Usage que font les oiseaux des pierres & des cailloux qu'ils avalent, pour aider à broyer les parties les plus dures des grains dont ils se nourrissent, *ibid.* Pourquoi les petits oiseaux qui vivent de grains, comme les serins, les linotes, les moineaux, &c. n'avalent point de ces petits cailloux, 450, 451. Force de la compression des muscles du gesier, qui est capable de broyer non-seulement les graines les plus dures, mais encore les noisettes & même des boules de verre, 451. Usage des plis & des rides dont sa tunique intérieure est entrecoupée, *ibid.* Pourquoi sa cavité est si étroite, *ibid.* Nécessité du jabot pour retenir la nourriture, & ne la laisser passer dans le gesier que peu à peu, à mesure que celle qui se trouve broyée suffisamment descend dans les intestins, 451, 452. *Voyez encore ci-après au mot* Oiseaux.

GLAND DE LA VERGE, c'est l'extrêmité qui en forme la tête : pourquoi on lui a donné ce nom, 296, 298. Son étendue, considérée de différentes manieres, 298. Rebord arrondi formé par sa base, *ibid.* Description du gland de la verge, & sa définition, par M. *Ruysch*, 560. Ce gland n'a aucune communication avec les extrémités des corps caverneux, quoiqu'il en forme environ le tiers, 298. Finesse & sensibilité de la peau qui revêt le gland : quantité de mamelons dont cette peau est parsemée, *ibid.* Animaux à qui le gland ne se gonfle qu'après l'introduction de la verge, 309. Inconvénient qui en résulte lorsqu'ils veulent se séparer après l'accouplement, *ibid. Voyez encore ci-après au mot* Verge.

Gland du clitoris. Voyez ci-devant au mot *Clitoris.*

GLANDES DE LA BOUCHE, ainsi que celles de l'œsophage, & celles de l'estomac, fournissent une liqueur qui sert à dissoudre les alimens, 490.

Glandes des boyaux, examen de la structure de celles qui garnissent leur membrane intérieure, 489. Examen de celles qui sont particulieres aux gros boyaux, 489, 490. Usage de la liqueur qui sort de ces glandes, 490.

Glandes conglomérées, leurs différences relativement à leur structure & à leurs fonctions, 254.

Glandes conglomérées, qui composent la substance de la membrane appellée *le velouté de l'estomac*, examen de la structure de ces glandes dans différens animaux, 489.

Glandes du *duodenum*, appellées *les glandes de* Brunner, 188.

Glandes du *jejunum*, appellées *les glandes de* Peyer, 188.

Glandes des intestins, fournissent le véritable dissolvant qui sert à former le chyle, 490. Expériences qui confirment cette observation, *ibid.* Autre preuve de la vérité de cette observation, par la maniere dont se forme le poulet dans l'œuf, *ibid.*

Glandes des gros intestins, nommées *glandes solitaires*, leur couleur & leur situation, 194.

Glandes lombaires, ce que c'est, 198. Elles sont les sources des veines lactées du second genre, *ibid.*

Glandes du mésentere, parsemées dans toute son étendue, & renfermées dans son tissu cellulaire, 197. La situation de ces glandes est différente dans l'homme & dans les animaux, *ibid.* Graisse dont elles sont recouvertes dans les personnes grasses, *ibid.* Elles sont de même nature que les autres glandes conglobées, *ibid.*

Glandes du mésocolon, sont plus petites que celles du mésentere, 198. Leur situation & leur grande quantité *ibid.*

Glandes cachées sous la tunique de l'œsophage, liqueur qu'elles rendent lorsqu'on les presse, 489.

Glandes du prépuce, humeur blanche & mucilagineuse qui en découle, 299, 559. Usage de cette humeur pour huiler le gland & le prépuce, *ibid.* Examen de ces glandes dans le cheval, le bœuf, le chien, &c. Arrangement particulier de ces glandes dans le rat, *ibid.* Conjectures sur l'existence des mêmes glandes dans le prépuce humain, 559.

Glande prostate, ce que c'est, 293. Sa situation dans le col de la vessie, *ibid.* Obliquité de ses ouvertures, *ibid.* Echancrure à sa partie supérieure pour le passage des canaux déférens, qui de-là vont se rendre dans l'urethre, *ibid.* Examen de sa forme & de sa structure, *ibid.* Tissu spongieux formé par quantité de follicules rondes qui composent sa substance, *ibid.* Liqueur grasse que filtrent ces follicules, *ibid.* Membrane charnue parsemée de veines, d'arteres & de nerfs, dont cette glande est revêtue, *ibid.*

Glande prostate supérieure, usage de la liqueur onctueuse qu'elle filtre pour s'unir dans l'urethre avec la semence qui vient des testicules, & pour lui servir de véhicule, 307.

Glandes du rein, outre celles qui forment le corps glanduleux dont il est composé, il

Sentiment de *Graaff* sur une prétendue double matrice trouvée par *Vassai*, Chirurgien, dans une femme morte étant grosse de trois mois, 353, 511. *Graaff* a cru que les sources de l'humeur dont l'*amnios* se trouve remplie, sont différentes selon les tems de la grossesse, 403. D'où provient l'augmentation de cette liqueur dans les deux derniers mois de la grossesse, *ibid*. Cet Auteur a observé plusieurs fois l'œuf passant de la trompe dans une des cornes de la matrice, 399.

Graisse, examen de sa nature & de ses propriétés, 160. Elle est la seconde enveloppe générale du corps, 159. La membrane cellulaire qui la renferme est répandue généralement sous toute la peau, 160. Recherches sur sa structure, 159. Ce qui la rend plus ou moins épaisse, *ibid*. Elle est composée de plusieurs couches ou étages, *ibid*. L'étage supérieur touche à la peau, & l'inférieur est collé aux membranes des parties qu'il environne, *ibid*. Globules huileux qui en remplissent les intervalles, *ibid*. Cellules qui renferment ces globules, semblables à celles des ruches des mouches à miel, *ibid*. Vaisseaux & conduits qui y amenent la matiere grasse, 159, 160. La graisse a plus ou moins de blancheur & de consistance, selon les endroits où elle se forme, 160. Pour quelle raison celle des parties intérieures du corps est plus blanche & plus onctueuse que celle qui se trouve sous la peau, 160, 161. Elle se trouve en abondance en diverses parties intérieures du corps, 160. L'*epiploon* & le mésentere en sont les principaux réservoirs, *ibid*. On en trouve toujours abondamment entre le péritoine & la ligne blanche de la partie antérieure du ventre, 148. Il y en a aussi le long des îles & des lombes, *ibid*. Il s'en trouve encore autour de la base du cœur, autour des reins, de la vessie, &c. 160. La graisse qui se forme sous la peau du talon, dans la paume de la main, sous les pattes des chats & des lions, est plus dure & plus compacte que celle du reste du corps, 161.

Graisse, considérée par rapport à ses usages, ses propriétés sont différentes suivant les diverses parties où elle se trouve, 161. Celle qui est répandue sous la peau sert comme de fourrure pour préserver du froid, *ibid*. Celle qui se trouve au visage & à la gorge des femmes, sert à en rendre la peau plus douce & plus unie, *ibid*. Elle sert en général, à remplir exactement tous les intervalles que les muscles laissent entr'eux, & fait l'office d'une houette qui garnit les vuides qu'ils trou-

veroient sous la peau, *ibid*. Exemple qui confirme cette observation, *ibid*. Elle sert encore comme de coussin à diverses parties du corps, *ibid*. C'est pour cet usage qu'il y en a tant sous la peau des fesses, de la plante des pieds, & de la paume de la main, *ibid*. Autre usage de la graisse qui sert à rendre les muscles souples & flexibles, 162. Réflexions sur l'usage de la graisse qui remplit l'*epiploon* & le mésentere, 162. Elle sert à conserver la chaleur des parties voisines, & sur-tout celle des intestins, *ibid*. De quelle maniere son huile peut rentrer dans le sang par l'entremise du foie, *ibid*. La graisse rentre dans le sang, & se mêle avec lui pour en adoucir l'acrimonie, & pour le rendre plus balsamique, *ibid*. Elle peut être regardée comme la crême ou le beurre du sang, 160. Maniere de faire de la graisse artificielle, *ibid*. Sentiment de plusieurs Médecins qui prétendent que son suc huileux peut, dans de certains tems, servir de nourriture à quelques animaux, 163. Exemple des loirs & des marmotes sur lequel ils fondent leurs conjectures, *ibid*. Réfutation de cette opinion: différence de nature entre le suc nourrissier des parties du corps, & le suc huileux renfermé dans la substance de la graisse, *ibid*.

Gravier qui tombe des reins, facilité qu'il trouve dans les femmes à être entraîné par les urines, 273. Difficulté du passage de ce gravier dans les hommes, par rapport à la longueur & à l'obliquité du canal de l'urethre, 272. C'est par cette raison que ceux-ci sont plus sujets à la pierre & à la gravelle que les femmes, *ibid*. *Voyez encore ci-après au mot* Urethre.

Grenouille, examen de la structure de son cœur, 465 & *suiv*. Sa figure, son peu de capacité, *ibid*. Réservoir placé sous le cœur de cet animal, formé par le concours de trois gros vaisseaux, *ibid*. Autres vaisseaux qui viennent s'y décharger, *ibid*. Situation de ce réservoir vers le côté droit de l'oreillette du cœur, *ibid*. Soupapes qui garnissent son embouchure, *ibid*. Décharge des veines pulmonaires dans l'oreillette, au dessus de l'embouchure de ce réservoir, 466, 478. Le cœur de la grenouille n'a qu'une oreillette, 18, 466. Valvules demi-circulaires qui en garnissent l'embouchure, *ibid*. Il n'y a aussi qu'un ventricule, 18, 90. Et qu'une artere qui sort du côté droit du cœur, 466. Route & distribution de cette artere dans les différentes parties du corps de cet animal, 466, 467. Maniere particuliere dont se fait la circulation

J, I

dont il eſt garni, *ibid*. Préparation anatomique de ſa membrane commune, pour en faire voir les fibres, *ibid*. Valvules de ſon intérieur, qui forment ſa membrane veloutée : petits grains qui y ſont parſemés, *ibid*. Diſpoſition particuliere de ſes glandes, appellées *les glandes de Peyer*, *ibid*. *Voyez ci-après au mot* Inteſtins.

Jeûne, comment ſon trop fréquent uſage fait perdre l'appétit, 209. Epuiſement & diſſipation des eſprits qu'il occaſionne, *ibid*. Crachement continuel qui ſurvient, *ibid*. Deſſéchement & reſſerrement de la membrane intérieure de l'eſtomac, qui en diminue la capacité, *ibid*.

Jeunes Filles qui ont leurs ordinaires, pour quelle raiſon elles évitent d'en parler, 379. Emotions ſecrettes que cet écoulement excite dans leurs parties naturelles, *ibid*. Crainte qu'elles ont de n'être plus alors en état de ſe défendre, &c. *ibid*. *Voyez ci-après au mot* Ordinaires.

Jeunes Gens, pour quelle raiſon ils ont plus d'appétit, & beſoin de manger plus ſouvent que les perſonnes plus avancées en âge, 209. De quelle importance il eſt pour ceux qui ſe ſentent du penchant à la galanterie, de fuir les occaſions qui peuvent réveiller en eux cette paſſion, 316.

Iléon, troiſieme inteſtin, pourquoi ainſi appellé, 188. Son commencement, ſa grande longueur, ſon extrêmité, 188, 189. Valvules & petits grains dont ſon intérieur eſt garni, 189. Glande particuliere qu'on obſerve à ſon extrêmité, *ibid*. Sa jonction avec le *colon*, 191, 192. Feuillets qu'il forme dans cet inteſtin, *ibid*. Structure particuliere de ces feuillets, *ibid*. *Voyez encore l'article* Inteſtins.

Iliaque, interne & externe, route & diſtribution de ces deux arteres, 135. Continuation de l'iliaque interne qui prend le nom d'*artere ombilicale*, *ibid*. Courbure qu'elle forme pour remonter le long de la veſſie, *ibid*. Diviſion de cette artere en pluſieurs branches à l'endroit de cette courbure, *ibid*. Route & diſtribution de chacune de ces branches, *ibid*.

Imagination, fournit à la ſemence ſon plus haut degré de perfection, 305. Pouvoir qu'elle a de remuer les humeurs & de les altérer dans toutes les paſſions, *ibid*. Force de l'imagination du mâle, aidée de la préſence de la femelle, pour faire circuler le ſang avec abondance dans tous les réſervoirs de la ſemence, *ibid*. Comme l'imagination eſt plus vive dans les femmes, elle les rend capables

Tome II.

d'une paſſion plus forte, *ibid*. *Voyez ci-après les articles* Semence, *&* Uſages de la Semence.

Impuissance de la vessie, provenant de l'habitude de s'aſſeoir dans des lieux froids & humides, comme font les Pêcheurs, les Blanchiſſeuſes, &c. 282. Examen dès cauſes qui occaſionnent dans ces perſonnes le relâchement du ſphincter de la veſſie, *ibid*.

Indes, les Voyageurs aſſurent que les filles y ſont nubiles dès l'age de neuf ans, 572.

Inflammation & Enflure des reins, accidens qu'elle cauſe par la ſituation du *cæcum* & du *colon*, qui poſent immédiatement deſſus, 269. Compreſſion du muſcle *pſoas*, colique néphrétique qui s'enſuit, *ibid*. Autres accidens occaſionnés par cette maladie, 270.

Injections faites ſur la rate des animaux par l'artere, rempliſſent toute ſa ſubſtance, & reviennent par la veine, 243. Les injections ne font pas le même effet ſur la rate humaine, *ibid*.

Insectes, ont pluſieurs cœurs qui s'ouvrent les uns dans les autres, & qui ſe communiquent ſucceſſivement leur mouvement, 85. Chacun de ces cœurs, qui à ſon aorte, a auſſi ſes trachées particulieres qui lui ſervent de poumons, & le ſang n'entre point dans ces aortes qu'il n'ait été préparé auparavant dans les vaiſſeaux du cœur, 421. Structure particuliere de leurs poumons, 85., 86. Diſtribution ſurprenante de leurs trachées ou poumons, dans toutes les parties de leur corps, 509. Raiſon de cette ſinguliere conformation, *ibid*. Pourquoi il n'y a point de poumons particuliers dans ces animaux, 509, 510. Raiſons de la conſtruction ſinguliere des trachées qui leur en tiennent lieu, 86. Les inſectes ont beſoin de recevoir immédiatement l'attouchement de l'air, pour vivre, 564. Maniere dont ſe fait la circulation du ſang dans les inſectes, 90. Ils n'ont ni côtes, ni diaphragme, 78. Organes particuliers qui leur ſervent pour la reſpiration, *ibid*. Ce qui rend les inſectes plus vivaces que les hommes & les autres animaux, 87. Ceux qui vivent de racines & de feuilles ont pluſieurs eſtomacs, 204. La plûpart des inſectes ſont des journées entieres dans l'accouplement, 309. Pour quelle raiſon, *ibid*. D'autres y reſtent ſeulement quelques heures, mais ils y reviennent à pluſieurs repriſes, *ibid*. Miracles de méchanique qu'on découvre dans les organes des inſectes, 569. Juſtification des Phyſiciens qui en font une étude particuliere, 568. Ces animaux ne ſont mépriſables qu'en apparence, *ibid*.

* Mmmm

gleterre, obfervations diverfes qu'ils rapportent de plufieurs enfans qui ont été trouvés dans les trompes de la matrice, 345, 359. Journal des Sçavans de France, rapporte plufieurs obfervations de *fœtus* trouvés dans les mêmes trompes, 511. Journaux d'Allemagne, obfervation qu'ils rapportent d'un enfant qui fut trouvé bien formé dans le ventre d'une femme, hors de fa matrice, entre le *rectum* & la matrice, fans qu'on y ait pu remarquer ni ulcere, ni cicatrice, 351. Confirmation de ce fait par le récit d'un pareil événement arrivé à Dôle en 1661, *ibid.* Journal des Sçavans d'Angleterre, hiftoire finguliere qu'on y trouve d'une chienne pleine, qui, ayant avorté d'un coup de pied, ne rendit qu'une partie de fes petits, l'autre lui étant reftée dans le corps, & qui, étant redevenue pleine, mourut de cette feconde portée qui s'étoit formée dans fon bas-ventre, les conduits ordinaires s'étant trouvés bouchés, & les trompes remplies des reftes de la premiere portée, 351.

IRIS, membrane de l'œil, mouvemens qu'elle exécute fans le fecours d'aucune fibre motrice qui foit vifible, 532.

ISCHURIE, eft de deux efpeces, l'une qui arrive par le vice du rein, l'autre par celui de la veffie, 278. Autre divifion de l'ifchurie en fauffe & en légitime, 278, 279. Examen des caufes de la fauffe ifchurie, *ibid.* Elle eft occafionnée par l'obftruction des deux reins, ou des deux ureteres : de quelque caufe que provienne cette obftruction, 279. Obfervation rapportée à cette occafion par *Diemerbroeck*, d'un homme qui avoit un rein bouché d'une pierre, & l'autre ulcéré, *ibid.* Symptômes & accidens qui accompagnent l'ifchurie fauffe : mort prompte qui emporte le malade fans qu'on puiffe y remédier, *ibid.* Ifchurie légitime, en quoi elle differe de la fauffe, *ibid.* Symptômes particuliers qui la caractérifent, *ibid.* D'où provient cette incommodité, 279, 280. Elle vient ordinairement ou de l'altération de la tunique charnue de la veffie, ou de celle de fon fphincter, 279. Elle peut venir auffi de quelque obftruction au col de la veffie, ou dans le canal de l'urethre, 280. Symptômes auxquels on peut reconnoître en quelle partie réfide cette maladie, *ibid.* Examen des différentes caufes qui peuvent l'occafionner, *ibid.*

JUIFS, pratique en ufage chez eux, du rems de l'ancienne Loi, de garder religieufement les linges teints du fang de l'époufée, la premiere nuit de leurs noces, 336. Comment il arrivoit, parmi eux, que le premier combat étoit toujours fanglant, *ibid.* Ils marioient leurs filles fort jeunes : la nouvelle mariée ne recevoit fon époux que quelque tems après l'évacuation totale de fes ordinaires : la nature du climat rendoit ces filles fort étroites & d'un tempérament fort chaud & fanguin, *ibid.*

JUSTESSE DE LA VOIX, d'où elle dépend, 96. *Voyez au mot* VOIX.

L

LA CHAMBRE, remarques de cet Auteur fur le ris, 108. Pour quelle raifon l'on ne rit guere quand on eft feul, *ibid.*

LA COSTE, Chirurgien, opération céfarienne qu'il fit à une femme morte qui étoit enceinte d'un enfant defcendu fous *l'epiploon* dans la cavité de fon bas-ventre, 363. Obfervations de M. *Duverney*, qui fut appellé par ce Chirurgien à l'ouverture de cette femme, *ibid.* & *fuiv.*

LAIT, pourquoi il ne frémit point fur un feu modéré, avant que de bouillir, 252. Ce qui lui arrive étant expofé fur un grand feu, *ibid.*

LAME interne du péritoine, dans les femmes, revêt la matrice, le vagin, les ovaires, les trompes, &c. 150. *Voyez ci-après l'article* Péritoine.

LANGAGE, l'action de parler, définition qu'en donne *Arifote*, 103. Comparaifon qu'il fait du difcours avec l'affemblage de plufieurs pierres précieufes artiftement arrangées, *ibid.*

LANGLADE, Chirurgien à *Carcaffonne*, événement extraordinaire dont il fait part à M. *Duverney*, d'une petite fille qui avoit eu les regles huit jours, ou, felon quelques-uns, trois mois après fa naiffance, & qui étoit nubile à quatre ans, ayant dès-lors les mamelles & les parties naturelles conformées exactement comme une fille de dix-huit ans, 572. Autre obfervation faite par le même, d'une femme âgée de cent ans, & plus, qui avoit encore fes regles, *ibid.*

LANGUE, eft le principal organe de la parole, 103. Elle fert à la prononciation de prefque toutes les confonnes, *ibid.* Son utilité pour joindre enfemble les fyllabes, & pour en former des mots, *ibid.*

Langue, fon mouvement continuel, quand on mange, fert à remuer & à retourner les alimens de tous les fens, 213. Utilité de ce mouvement pour rendre la fenfation du goût plus vive, & pour remettre fous les dents les parcelles des alimens qui n'ont pas été fuffifamment broyées, *ibid.* Emotions différentes que lui caufe la falive, fuivant la nature des parties favoureufes des alimens dont elle fe trouve chargée, 213. Délicateffe finguliere de fes mamelons, qui font recouverts d'une double enveloppe, *ibid.* Utilité de ces deux enveloppes de la langue pour la défendre contre le frottement trop rude des alimens, & contre l'attouchement immédiat de l'air, *ibid.* Utilité de la chaleur & de l'humidité de la bouche, & de la falive, pour humecter la langue & la rendre plus propre aux différens mouvemens qu'elle eft obligée de faire, *ibid.* *Voyez encore ci-devant l'article* Alimens.

LAPINS & LIEVRES, doivent être mis au rang des animaux ruminans, quoiqu'ils n'aient point plufieurs eftomacs, 434. Séparation de leur eftomac en deux parties, l'une où les alimens font cuits affez groffiérement, l'autre où ils paroiffent beaucoup mieux digérés, *ibid.* Ces animaux après avoir mangé, remâchent encore la nourriture qu'ils ont prife, *ibid.*

LARYNX, fa ftructure démontrée dans la diffection d'un chien, 553. Ses diverfes ouvertures, felon la différence des fexes & des âges, produifent la variété des voix, propres à chanter les deffus, les tailles & les baffes, 96. On peut voir ces diverfes ouvertures du larynx ou de la glotte, fans être obligé de faire aucune diffection, & l'on en peut fentir le refferrement par foi-même, *ibid.* Comparaifon de l'ouverture de la glotte, avec les anches des inftrumens à vent, *ibid.* Le larinx fe hauffe ou fe baiffe, fuivant que les tons font plus hauts ou plus bas, 93. *Voyez encore ci-devant au mot* Glotte.

LE BRUN, premier Peintre du Roi, fa mort arrivée en 1690, 549. Ouverture de fon corps, & examen de fes entrailles par M. Duverney, *ibid.*

LÉGUMES, font d'une nature terreftre & difficile à digérer, 295.

LEMERY, de l'Académie des Sciences, propriétés & excellence de l'eau ftiptique, décrite dans le *Traité de Chymie* de cet Auteur, 549.

LEVAIN DE L'ESTOMAC, n'eft pas fimplement un acide, mais il eft mêlé d'âcre & d'amer, 493. Utilité de ces deux qualités pour faciliter la digeftion des alimens, *ibid.* Ce levain eft de différente nature fuivant les diverfes efpeces d'animaux, & felon la nourriture qu'ils prennent, 205. *Voyez au mot* Eftomac.

Levain logé dans la matrice des femmes, eft la caufe de leurs évacuations ordinaires, 377. Changement & altérations caufés par fa fermentation dans la matrice & dans les parties naturelles des femmes, pour les rendre amoureufes, & les difpofer à devenir fécondes, 375, 376. Ce qui met ce levain en mouvement, 376. Maniere dont il eft entraîné par les écoulemens périodiques des femmes, comment il fe renouvelle enfuite pour occafionner de nouvelles évacuations, 376, 377. Preuve de la réfidence de ce levain dans la matrice, 378. *Voyez auffi l'article* Ordinaires.

LEUCOPHLEGMATIQUES, leur maladie eft occafionnée par un reflux d'urine qui remonte dans les poumons, & qui de-là s'échappe dans toutes les habitudes du corps, 279.

LEVRES, leur néceffité pour la prononciation de certaines confonnes, 102, 103. Elles ont part à l'organe de la parole, 103.

Levres des parties naturelles de la femme, leur formation, leur ftructure, leur épaiffeur, 317. Différence de fermeté entre celles des femmes & celles des filles, *ibid.* Les femmes qui ont eu beaucoup d'enfans, les ont ordinairement mollaffes & pendantes, *ibid.* Le peu d'efpace que ces levres laiffent entr'elles, s'appelle *la grande fente*, *ibid.* Etendue de cette fente, *ibid.* Parties qu'on apperçoit en écartant ces levres, 317, 318. *Voyez encore ci-après l'article* Parties naturelles de la femme.

LEVURE de biere, & levain de la pâte, pour quelle raifon leur action augmente à mefure qu'ils vieilliffent, 376.

LÉZARD VERT, la peau de fa cuiffe eft percée de dix ou douze trous qui répondent à autant de glandes, 551.

LIEVRES & LAPINS, font des animaux ruminans, quoiqu'ils n'aient qu'un eftomac, 434. *Voyez ci-devant au mot* Lapins.

LIEVRES & BLEREAUX, qui font tantôt mâles, tantôt femelles, fauffeté de cette erreur populaire, 338.

LIGAMENS qui foutiennent le foie, 215. Examen de celui qu'on appelle *le fufpenfeur du foie*, ibid. Son origine, fa largeur, fon étendue, & fes attachemens, *ibid.* Sa ftructure, *ibid.* Ce ligament eft une production du péritoine, *ibid.* Autre ligament qui attache le fecond lobe du foie, 216. Plis du péritoine, qui fervent encore de ligamens au foie, *ibid.* Ligament coronaire, ce que c'eft, *ibid.*

Ligament rond, dans les femmes, eft enve-

Tome II.   * N n n n

conferver à ces membres, qui agiffent beaucoup , leur forme & l'égalité de la peau , *ibid.*

Membre coupé, pour quelle raifon la circulation du fang n'y eft point interrompue ,
28. Comment elle fe continue dans l'avant-
bras & dans la main , après la ligature de l'artere du bras , *ibid. & fuiv.*

Mercier, Médecin de Bourges , obfervations qu'il a communiquées à *Riolan* , d'un
enfant qui s'étoit formé dans l'ovaire d'une
femme , 349 , 350.

Mery, fa réception à l'Académie en 1685,
en qualité d'Anatomifte & de Collegue de
M. *Duverney* , 544. Il diffeque une civette,
545. Il diffeque un oifeau royal, conjointement avec M. *Duverney* , en préfence de l'A-
cadémie , 546. Obfervations de M. *Mery* fur
quelques parties de l'œil dans divers oifeaux,
ibid. Particularités obfervées par ces deux
Académiciens dans plufieurs animaux, 547.
Autres obfervations faites par les mêmes fur
les yeux d'une autruche, 548 , 549. Diffection de plufieurs viperes par les mêmes, 550.
Recherches des mêmes Anatomiftes fur les
pieds du lion & fur ceux du loup, 551. Con-
teftation élevée dans l'Académie en 1699,
entre M. *Mery* & M. *Duverney* , au fujet de
la circulation du fang dans le *fœtus* , 554.
Nouveau fyftême imaginé à ce fujet par M.
Mery , à l'occafion de l'examen qu'il fit de la
ftructure du cœur d'une tortue de mer, 458,
554 , 555. Expofition de ce nouveau fyftême,
ibid. Oppofition de M. *Duverney* au fentiment de M. *Mery* , 555. Replique de celui-
ci , *ibid.* Mémoire publié par M. *Mery* fur la
circulation du fang dans le *fœtus* , pour foutenir fon fyftême , *ibid.* M. *Duverney* atta-
que ce nouveau fyftême, & le combat dans
fes exercices publics : il compofe à cette occafion un Mémoire en réponfe à celui de M.
Mery , ibid. Publication de ce Mémoire , *ibid.*
Defcription qu'il y donne du cœur de la tortue , de la vipere , de la grenouille & de la
carpe , pour fervir de réfutation à ce nouveau
fyftême , 458. Conformité du fentiment de
M. *Mery* , fur l'ufage de la valvule d'*Euftachi* , avec celui de M. *Winflow* , 429. Leur
opinion fur ce fujet , combattue par plufieurs
Académiciens , *ibid.* Efforts de M. *Winflow* ,
pour concilier les deux partis , 429 , 430. Expérience de M. *Mery* fur le *fœtus* d'un veau ,
pour prouver l'inutilité de la valvule d'*Euftachi* dans le *fœtus* humain , 430. Cette expérience avoit déterminé M. *Duverney* a diminuer de fon attachement pour la valvule d'*Euftachi* , mais non pas a adopter le fentiment

de M. *Mery* , fur la circulation du fang dans
le *fœtus* , ibid. Conféquence que tire M. *Duverney* de cette expérience & des faits rap-
portés par M. *Mery* , ibid.

Mery, expofition de fon nouveau fyftême
d'après les obfervations qu'il a faites fur le
cœur de la tortue, 480 & *fuiv.* 1°. Il a trouvé trois ventricules dans le cœur de cet animal : 2°. le ventricule droit eft féparé du gauche par une cloifon charnue au milieu de laquelle il y a un trou ovale , femblable à celui
qui fe voit dans le *fœtus* entre la veine cave
& la veine du poumon , 480 , 481. 3°. Le
ventricule droit communique auffi avec celui
du milieu par un autre trou : il reçoit auffi la
veine cave , & il donne naiffance à l'aorte
& a un autre artere , &c. 4°. Le ventricule du
milieu ne reçoit aucune veine , mais il donne
naiffance à l'artere du poumon , au lieu que
le ventricule gauche reçoit la veine du poumon , & ne donne naiffance à aucune artere , *ibid.* 5°. Comme le ventricule gauche n'a
aucune artere qui puiffe emporter le fang qu'il
reçoit de la veine du poumon , il faut que le
fang qui y entre par cette veine paffe dans
le ventricule droit par le trou ovale , malgré les deux valvules qui en ferment l'embouchure, 481. 6°. Il y a lieu de croire que
dans le *fœtus* une partie du fang qui vient au
ventricule gauche du cœur , par la veine du
poumon , paffe auffi dans la veine cave par le
trou ovale , malgré la valvule qui eft à l'entrée de ce trou , pour fe rendre dans le ventricule droit : le trou ovale devant avoir le
même ufage dans le *fœtus* que dans la tortue , *ibid.* Réponfe à chacune de ces obfervations de M. *Mery* , 481 & *fuiv. Voyez ces ré-
ponfes détaillées dans les articles* Circulation
du fang dans le cœur de la tortue , & Cœur
de la tortue.

Mésentere, ce que c'eft , 196. Sa divifion en méfentere & *méfocolon* , relativement
aux deux fortes d'inteftins qu'il lie , *ibid.* Sa
reffemblance avec les fraifes qu'on portoit an-
ciennement au col , *ibid.* Plis que forment
les inteftins , étant attachés à cette fraife , *ibid.*
Endroit où il fe termine pour fervir de re-
vêtement aux inteftins , 150. Il eft formé de
deux lames , 197. Tiffu cellulaire renfermé
entre ces deux lames , *ibid.* Origine du méfentere & du *méfocolon* , ibid. Ils font formés
tous deux par le prolongement de la lame
interne du péritoine , 150 , 197. La tunique
cellulaire du méfentere eft pareillement un
prolongement de celle du péritoine , *ibid.*
Quantité confidérable de graiffe dont ces cel-

Iules font remplies, dans un homme fain, *ibid.* Dans les perfonnes graffes le méfentere n'eft qu'une panne de graiffe, *ibid.* Il a une étroite liaifon avec la région des lombes, fi-tuée entre la premiere & la troifieme verte-bre, 199.

MIEL, examen de fa nature & de la ma-niere dont il fe forme fur les étamines des fleurs, 534, 535. Prévention des Anciens en faveur de l'origine miraculeufe du miel, 534. Réfutation de ces anciens préjugés, 534, 535.

MOELLE, examen de fa ftructure, fineffe extrême de la membrane qui la renferme, multitude de vaiffeaux dont elle eft parfemée, 556. Communication de ces vaiffeaux avec la fubftance des os, *ibid.* Différence de ftruc-ture de la moëlle, felon la nature des os où elle eft fituée, *ibid.* Excellence de la nature de la moëlle, *ibid.* Obfervations fur les ufa-ges de la moëlle, 557. Erreur des Anciens qui penfoient qu'elle étoit deftinée a fervir de nourriture aux os, *ibid.* Réfutation de ce fentiment par l'examen des os d'un animal fort jeune, *ibid.* Ufages de la moëlle pour humecter & amollir l'os jufqu'à un certain point, afin de le rendre plus fouple & moins caffant, 162, 557. La moelle peut être con-fidérée comme une efpece de graiffe renfer-mée dans la cavité des os, ces deux matieres fervant aux mêmes ufages, 160, 161.

MONCONYS, hiftoire qu'il rapporte d'une femme à qui on trouva un enfant entre la matrice & le *rectum*, fans que la matrice fut en aucune façon endommagée, 351.

MONT DE VENUS, élévation fituée fur l'os pubis, au-deffus des levres des parties natu-relles de la femme, formée par une quantité confidérable de graiffe qui fouleve la peau en cet endroit, 317.

MORAND, Anatomifte, nommé par l'A-cadémie en 1730, conjointement avec MM. *Winflow* & *Petit*, pour mettre en ordre les papiers légués a l'Académie par M. *Duverney*, & pour veiller à la nouvelle édition de l'*Hif-toire naturelle des animaux*, commencée par M. *Perrault*, & continuée par M. *Duverney*, 574.

MORCEAUX de pain ou de viande avalés trop gros, fans être mâchés, pour quelle rai-fon on les rend prefque tout entiers, 212.

MORT, fa néceffité prouvée par le dépériffe-ment journalier de notre machine & de fes organes, 310. Infuffifance des alimens que nous prenons pour réparer cette perte con-tinuelle qui fe fait en nous, *ibid.* Moyen fim-ple employé par l'Auteur de la Nature pour

y remédier en quelque forte, par le plaifir vif qu'il nous fait trouver dans la réproduc-tion de notre femblable, 310, 311.

Mort violente, on trouve très-peu de li-queur dans le péricarde des perfonnes mortes de cette façon, 2.

MOUCHES qui pondent leurs œufs dans des fruits verds ou dans de jeunes branches d'ar-bres, trou qu'elles font avec leur aiguillon à ce fruit ou à cette branche, pour y dépofer leurs œufs, 384. Maniere dont ce trou eft re-couvert par la feve qui circule autour, *ibid.* Tems où l'œuf vient à éclorre par la cha-leur du foleil, nourriture qu'il tire de la feve qui s'écoule de quelques fibres de cette branche, ou du fruit dans lequel il eft dépofé, *ibid.*

Mouches & Vers qui fe rencontrent dans les différentes efpeces de galles, ainfi que les tumeurs qui furviennent aux feuilles & aux jeunes branches des arbres, font produites par des œufs dépofés dans leur fubftance, par le moyen de l'aiguillon avec lequel les infectes qui les ont produits, ont percé ces fruits ou ces branches, lorfqu'ils étoient encore tendres, 385.

Mouches & Scarabés, erreur des perfon-nes qui prétendent qu'il n'y a que des mâles dans de certaines efpeces de ces infectes, 385. Examen de ce qui peut avoir donné lieu à cette erreur, *ibid.*

MOUTON, obfervations fur fa rate, 241. Examen de la ftructure de fon eftomac, 435. D'où proviennent les pelotes de poil qu'on y trouve, 444. Divifion de fon eftomac en quatre parties féparées l'une de l'autre, 435. Defcription du premier eftomac appellé *la panfe*, ibid. Divifion de cette panfe en plu-fieurs facs; examen des quatre tuniques qui fervent d'enveloppe à chacun de ces facs, 436. Tiffu cellulaire qu'on peut regarder comme une cinquieme tunique, *ibid.* Second efto-mac appellé *le bonnet* ou *le réfeau*, ibid. Pour-quoi on lui a donné ce nom, *ibid.* Petiteffe de ce fecond eftomac, *ibid.* Il eft auffi com-pofé de quatre tuniques, *ibid.* Réfeau formé par fon enveloppe extérieure, ibid. Forme variée des mailles de ce réfeau, pointes dont fes éminences font armées, *ibid.* Structure intérieure de ce fecond eftomac, 438. Demi-canal qui s'étend depuis l'orifice fupérieur du premier eftomac jufqu'à l'entrée du troifie-me, *ibid.* Ufage de ce demi-canal pour le paffage direct de la boiffon, 443. Troifieme eftomac du mouton, appellé *le livre* ou *le millet*, 436, 437. Difpofition des feuillets dont

N

l'Auteur fur la caufe immédiate de ces maladies, 250 & *fuiv*. Les fymptômes & accidens qui les caractérifent font des fuites de la
mauvaife difpofition du fang qui eft devenu
trop épais & trop vifqueux, 250. Recherches
fur la maniere dont fe fait cette coagulation
du fang, & fur les caufes qui peuvent l'occafionner, *ibid. Voyez ci-après les différens articles qui ont rapport au mot* Rate.

ODORAT, obfervations de M. *Duverney* fur
les organes qui contribuent au méchanifme
de ce fens, 532, 533. Recherches fur la caufe
de la fineffe de l'odorat, dans quelques animaux, 533. Defcription de cet organe, lue
par le même à l'Académie en 1683, 539.
Remarques du même Auteur fur le nerf olfactif, & fur la différence de ftructure qui
fe trouve entre celui de l'homme & le nerf
olfactif des animaux, 539.

ŒDEME, efpece de tumeur qui furvient au
poumon, 122. Sa diftinction en différentes
efpeces, *ibid*.

ŒIL, obfervations fur la vîteffe avec laquelle on cligne l'œil, & fur la maniere dont
fe fait ce mouvement, 532. *Voyez l'article*
Paupiere interne de l'œil.

ŒSOPHAGE, conduit par où paffe tout le
boire & le manger, 173. Son embouchure
au fond du gofier; route qu'il fait conjointement avec la trachée-artere, *ibid*. Endroit
où ils fe féparent, *ibid*. Paffage de l'œfophage dans le bas-ventre à travers un des
trous du diaphragme, 153, 154, 173. Fibres
charnues qui forment ce trou, 154. Ouverture de ce conduit dans l'eftomac ou ventricule, *ibid*. Route oblique de l'œfophage
dans le ventricule, 154. Dilatation extraordinaire de ce conduit à fon paffage dans la
poitrine, 173. Poche confidérable qui s'y
forme quelquefois, où s'arrêtent les alimens,
ibid. Incommodité & fuffocation qui en provient, *ibid*. Soulagement apporté par le vomiffement, *ibid*. Rétréciffement de l'ouverture qui répond au ventricule, qui empêche
les alimens d'y paffer comme à l'ordinaire:
maigreur & épuifement univerfel qui en réfultent, *ibid*. La dilatation de l'œfophage
peut former un fecond ventricule; 174. Caufes qui peuvent occafionner cette incommodité: accidens qui en arrivent, *ibid*.

ŒSophage, eft compofé de quatre membranes, 174. Examen de fa première enveloppe, ou de fa membrane commune, *ibid*.
Parties d'où cette membrane tire fon origine, *ibid*. Dilatation de l'œfophage à l'endroit
où il fort de la poitrine, pour ne faire qu'une

continuation de l'eftomac, *ibid*. Seconde enveloppe de l'œfophage, appellée *la mufcu-
laire*, ou *la tunique charnue* : examen de fa
ftructure, & des deux plans de fibres dont elle
eft compofée, 174, 180. Direction particuliere de chacun de ces plans, *ibid*. Prolongement de ces mêmes fibres fur la tunique
charnue de l'eftomac, 174, 180. Troifieme
membrane appellée *la nerveufe*, 175. Examen de fa nature & de fon étendue, *ibid*. Quatrieme enveloppe nommée *la veloutée*, ibid.
Son union avec la nerveufe: endroit où elles
viennent aboutir enfemble, *ibid*. 180. Direction particuliere des fibres de chacun de ces
plans, *ibid*. Prolongement de ces mêmes fibres
fur la tunique charnue de l'eftomac, *ibid*.
Voyez encore ci devant aux mots Alimens &
Eftomac.

Œfophage, dans les poules, fa dilatation
forme le fac appellé *le jabot*, 446. Glandes
artiftement arrangées dont il eft garni, un
peu au-deffus du gefier, *ibid*. Beauté de ces
glandes dans le coq-d'inde & dans l'autruche,
ibid. Humeur blanche qui découle de ces glandes, *ibid*. Ufage de ces glandes, 446.

ŒUF, diverfité de fentiment parmi les Philofophes qui admettent la néceffité de l'œuf
pour la génération; 387. Les uns penfent
qu'il eft comme le germe & l'abrégé de l'a-
nimal, les autres ne le regardent que comme l'habitation deftinée à un des animaux
contenus dans la femence, *ibid*. Analyfe
& examen de chacune de ces opinions, *ibid*.
La néceffité de l'œuf, pour la génération,
prouvée par l'ouverture de plufieurs femmes & animaux femelles, qui ont été ftériles
pendant toute leur vie, auxquelles on a trouvé
l'ovaire fquirreux, ou quelque défaut de conformation dans les trompes ou dans leur pavillon, 399. Les œufs des femelles de tous
les animaux, ayant les mêmes parties que
les graines des plantes, qui font elles-mêmes
de véritables œufs, doivent renfermer également, comme elles, & l'embrion & la matiere qui doit fervir à fa nourriture, 389.
Défaut du fyftême des Philofophes qui font
réfider cet embrion dans la femence du mâle,
ibid.

Œuf, fa fituation au centre du corps glanduleux qui occupe une partie de la cavité de
l'ovaire des femmes, & des femelles des animaux, 329. Examen de cet œuf & de fon
cordon ombilical: ufage de la glande dont il
eft entouré, *ibid*. Cet œuf eft le véritable
germe de l'animal, *ibid*. Analogie entre la
production de cet œuf, & la végétation des

Ceux qui vivent de grains ont les inteſtins fort longs, & ſur-tout le *cœcum* qui eſt double dans ceux de cette eſpece, 452. Pour quelle raiſon on remarque le contraire dans ceux qui vivent de chair, *ibid.* Les oiſeaux ont des glandes ſalivaires : uſage qu'ils font des liqueurs qui découlent de ces glandes pour pénétrer & amollir la nourriture qu'ils prennent, 449. Ceux qui avalent des cailloux, des morceaux de fer, ou des pieces de monnoie, ne le font pas pour s'en nourrir, mais pour aider à broyer la nourriture qui eſt dans leur eſtomac, 451, 534. Pourquoi on y trouve quelquefois de ces pieces de fer ou de cuivre, effacées & à demi-uſées, *ibid.* Preuve du peu d'acidité du levain qui leur ſert de diſſolvant, 534. Les oiſeaux qui paiſſent l'herbe, comme l'oie, le cigne, le canard, &c. ont le bec dentelé, pour mieux retenir l'herbe qu'ils arrachent, 449. Utilité de cette denteſure au bec du plongeon, pour retenir ſa proie dans l'eau, *ibid.* Il y a des oiſeaux, tels que le héron & le perroquet, qui peuvent être mis dans la claſſe des ruminans, 448, 449. Les oiſeaux qui vivent de viande & de grains, comme les corbeaux, les pies, les geais, &c. ont le bec très-dur & très-aigu, 448. Les oiſeaux de proie n'ont ni jabot, ni geſier, 447. Deſcription de leur eſtomac & de l'arrangement des fibres du muſcle qui leur tient lieu de geſier, *ibid.* Structure particuliere de leurs inteſtins, qui ſont beaucoup plus courts que ceux des oiſeaux qui vivent de grains, *ibid.* Néceſſité de la courbure de leur bec, pour dépecer leur nourriture, 447, 448. Maniere dont ils donnent à manger à leurs petits, 449. Petits oiſeaux, tels que les ſerins, linotes, chardonnérets, &c. adreſſe avec laquelle ils ſavent ouvrir les grains pour en tirer l'amande, 448. Pourquoi ils n'avalent point de pierres ni de cailloux, comme le font les autres oiſeaux qui vivent auſſi de grains, 450, 451. Ils s'excitent l'un l'autre a chanter, 107. Comment ils apprennent le chant des oiſeaux d'une autre eſpece qu'eux, *ibid.* Ce qui rend quelques-uns d'entr'eux propres à prononcer certains mots, *ibid.*

OPPIEN, ancien Naturaliſte, conformité du léopard dont il donne la deſcription, avec une panthere diſſéquée en 1680, par M. *Duverney*, 537.

ORDINAIRES DES FEMMES, évacuations périodiques qui leur arrivent tous les mois, 374 *& ſuiv.* Variations conſidérables dans la quantité qu'elles en rendent, ſuivant la diverſité des climats, de la température du ſang, &

des états où ſe trouve la matrice, 374, 375. Variations dans la durée de cet écoulement, ſelon le degré de ſanté où ſe trouvent les femmes, & la force de leur tempérament, 375. Cette évacuation eſt auſſi abondante dans les femmes médiocrement ſanguines que dans celles qui le ſont beaucoup, 376. La plénitude du ſang eſt ſouvent un obſtacle a l'écoulement des ordinaires, 376, 377. La lune n'y a aucune part, malgré l'opinion des Anciens qui penſoient qu'elle influoit beaucoup ſur cette ſorte d'évacuation, 377. Quelle eſt la cauſe la plus vraiſemblable de cet écoulement, *ibid.* Il ne provient point de la trop grande plénitude, ni de la vie molle & oiſive que menent ordinairement les perſonnes de leur ſexe, comme le penſent quelques Médecins, 376. Réfutation de cette opinion ; preuve du contraire par l'exemple des payſannes & des femmes de travail, qui ſont les mieux réglées, 377. Alterations que reſſentent les femmes lorſque ce tems approche, 378. Etat où ſe trouve alors la matrice : ardeur & tenſion dans cette partie : enflûre & ſentiment douloureux dans les mamelles : peſanteur dans les lombes : laſſitude dans les cuiſſes : déſordre dans toute l'habitude du corps, *ibid.* Les ordinaires rendent les femmes amoureuſes, & les diſpoſent à concevoir plus facilement, auſſi-tôt qu'elles ſont paſſées, 374. Pourquoi les femelles des autres animaux n'y ſont pas ſujettes comme les femmes & les femelles des ſinges, 378. Réponſe à cette queſtion : il ſe fait toujours quelque écoulement dans les femelles des autres animaux, ſoit en blanc, ſoit en rouge, lorſque leur matrice eſt en chaleur, 379. Pour quelle raiſon les ordinaires ceſſent aux femmes pendant tout le tems de leur groſſeſſe, 378. Pourquoi il s'en trouve quelques-unes qui ne laiſſent pas d'être réglées, quoique groſſes, *ibid.* Les ordinaires des femmes ſont une de leurs prérogatives, & la marque la plus certaine de leur ſanté & de leur fécondité, 379. Eloge qu'en ont fait pluſieurs Philoſophes & Médecins, *ibid.* Sentiment d'*Ariſtote* ſur leur nature, *ibid.* Pour quelle raiſon les jeunes filles évitent de faire connoître quand elles les ont : appréhenſion qu'elles ont, qu'on ne s'apperçoive des émotions ſecretes qu'elles reſſentent alors, & qu'on n'en profite, &c. *ibid.*

OREILLE, recherches de M. *Duverney* ſur ſa ſtructure & ſur les uſages de ſes parties intérieures, 540. Différence de ſentiment à ce ſujet, entre M. *Duverney* & M. *Perrault*, 540 *& ſuiv.* Avantages de la forme extérieure

la copulation & l'éjection de la femence du mâle, & fi le nombre de ces glandes répond exactement à celui des *fœtus* qui font dans la matrice, *ibid.* Réponfe à ces queftions, *ibid.* Obfervations de pareils corps glanduleux dans les ovaires des cavales & des vaches, après qu'ils ont acquis leur dernier accroiffement, *ibid. Voyez* encore ci-devant les *différens articles qui ont rapport au mot Œuf; & ci-après l'article* Tefticules des femmes.

Ovaire des femmes, changemens qui lui arrivent après la conception, 341. Il devient plus gros & plus tendre, fes vaiffeaux fe gonflent, le corps glanduleux où fe forme l'œuf groffit de plus en plus, les trompes deviennent plus foules, & leur pavillon fe difpofe à s'appliquer contre l'ovaire, *ibid.* Examen des caufes qui operent tous ces changemens, *ibid.* La fécondation commence dans l'ovaire, 349. Confirmation de ce fentiment par divers *fœtus* qu'on a trouvé tout formés dans cette partie, *ibid. & fuiv.* L'épaiffeur de la membrane de l'ovaire pourroit porter à croire qu'il eft impoffible qu'elle puiffe fe dilater au point de fe déchirer, fi l'expérience ne prouvoit le contraire, 351. Obfervations faites en différens tems par l'Auteur, fur des vaches nouvellement pleines, qui conftatent le déchirement de cette membrane, & l'ouverture d'un des mamelons de l'ovaire, &c. 351.

Ovaire des poules, fa fituation & fa ftructure en forme de grappe, 370. Les petits corps ronds qui compofent cette grappe, font ce qu'on appelle *les œufs, ibid.* Enveloppe commune à laquelle tous ces œufs font attachés, chacun par un pédicule particulier, *ibid.* Développement de ce pédicule, pour former une membrane appellée *le calice*, qui environne & qui embraffe chaque œuf, *ibid.* Accroiffement & maturité d'un de ces œufs, deffechement des vaiffeaux qui le tenoient attaché, maniere dont cet œuf fe dégage de fon calice, *ibid.* Deffechement & flétriffure de ce calice, après que l'œuf en eft forti, 371. Entrée de l'œuf, au fortir de l'ovaire, dans le conduit appellé *oviduc, ibid. Voyez, pour la fuite de l'accroiffement de l'œuf, l'article Œuf, dans les poules, ci-devant, au mot Œuf. Voyez encore ci-après l'article* Oviduc.

OVIDE, citation de ce Poëte qui conftate la néceffité de l'accord mutuel des deux fexes dans le tems du coït, pour la conception, 334, 180.

OVIDUC, conduit qui reçoit l'œuf au fortir de l'ovaire, pour le faire paffer dans la ma-

trice, 371. Examen de ce canal dans les poules, *ibid.* Terminaison de ce conduit, du côté de l'ovaire, par une ouverture faite en pavillon, qu'on a appellée *l'entonnoir, ibid.* Attachement d'une partie de ce pavillon à l'ovaire, *ibid.* Feuillets fitués obliquement, dont l'oviduc eft garni intérieurement : fuc blanc & vifqueux dont ce canal eft enduit, *ibid.* Redreffement de cet entonnoir qui s'applique à la partie de l'ovaire où eft attaché l'œuf, lorfqu'il eft prêt à tomber, *ibid.*

Oviduc des oifeaux, quoique plus éloigné de l'ovaire que le canal des trompes dans les femmes, fe dreffe cependant contre cette partie & s'applique contre l'œuf qui eft prêt à s'en détacher, pour le recevoir & le conduire dans la matrice, 399. Obfervations de *Graaff* qui confirment ce mouvement du pavillon de la trompe des femmes, & de l'oviduc des oifeaux, *ibid.*

Oviduc des femmes, n'eft autre chofe que la trompe qui conduit l'œuf de l'ovaire dans la matrice, 352.

OUÏE, étroite liaifon qui fe trouve entre fon organe & celui de la voix, 105.

Ouïe, Traité fur cet organe, compofé par M. *Duverney*, & imprimé en 1683, 539, 540. *ibid. note.* Additions à ce même Ouvrage, faites par le même en 1705, 568. *ibid. note.*

Ouïes de la carpe & des autres poiffons, leur tiennent lieu de poumons, 78, 471, 496. Examen de leur ftructure, 78, 471. Singularité dans la fituation de lenrs parties, 78, 497. Ces ouïes font partagées en deux lobes compofés chacun de quatre feuillets, foutenus par autant d'arcs offeux, 471. Examen particulier de ces feuillets, & des lames offeufes dont ils font formés, 471, 472. Vaiffeaux qui s'étendent dans la goutiere de chacun de ces arcs, 472. Structure finguliere du couvercle qui ferme l'ouverture des ouïes, 498. Reffemblance des ufages de ce couvercle avec ceux du panneau d'un foufflet, 79, 498. Examen du méchanifme de ce couvercle qui s'éleve & s'abaiffe pour la refpiration de l'animal, par le moyen des mufcles qui fervent à le foulever, & enfuite à l'abattre ou le refferrer, *ibid.* Explication des organes fervant à la refpiration des poiffons, 79, 80. Diftribution des vaiffeaux qui fe ramifient dans les ouïes de la carpe, 498 *& fuiv.* Dilatation de l'artere à la fortie du cœur; efpece de cône qu'elle forme enfuite en fe rétréciffant peu à peu, 498, 499. Cours de l'aorte dans ces animaux, 499. Rameaux que jette cette artere dans les intervalles de chaque côté des ouïes, *ibid.* Diftribution de ces rameaux en autant de branches qu'il y a de lames fur les deux bords de chacune de ces côtes, jufqu'à la pointe de chaque lame, 499. Jonction de l'extrêmité de chacune de ces branches d'artere, avec l'embouchure d'une veine, *ibid.* Autres communications des arteres avec les veines, 500. Fonctions particulieres à chaque artere & chaque veine dans ces animaux, 500. Récapitulation de toutes les pieces qui entrent dans la ftructure des ouïes de la carpe, nombre prodigieux de ces pieces, 502. *V. encore ci-devant au mot* Carpe.

OVIPARES, animaux dont le *fœtus* prend fon accroiffement hors de la matrice, 393. Néceffité que les œufs de ces animaux foient couvés, afin de fournir une chaleur fuffifante à l'embrion qui y eft contenu, pour fe développer, *ibid.* Comparaifon de la chaleur de l'œuf couvé par la poule, avec celle de l'œuf renfermé dans la matrice, *ibid.* Altération confidérable qui arrive aux liqueurs contenues dans les œufs couvés, lorfqu'ils n'ont point été pénétrés par l'efprit féminal, 394. Tous les animaux ovipares ne prennent pas la peine de couver leurs œufs : il y en a qui en laiffent le foin à la chaleur du foleil, d'autres les cachent dans la terre, d'autres les laiffent éclorre dans l'eau où ils les ont pondus, *ibid.*

OURAQUE, canal qui naît au milieu du fond de la veffie, & qui s'avance jufqu'au nombril, 401. Obfervations infructueufes, faites par M. *Duverney*, pour trouver ce canal dans le *fœtus* humain, *ibid.* Defcription & route de l'ouraque dans les animaux, *ibid.* Il fert de réfervoir à l'urine du *fœtus*, ibid. L'ouraque eft mis au nombre des vaiffeaux qui forment le cordon ombilical, 136. Il eft différent dans l'homme que dans les animaux : dans ceux-ci, il eft creux & fuit une autre route une dans le *fœtus* humain, *ibid.* Incertitude où l'on eft encore au fujet de ce vaiffeau, 136, 137. Ce qu'il devient après la naiffance de l'animal, 137, 138. Réfutation de l'ufage qu'on a attribué à l'ouraque pour fufpendre la veffie, 138. Ce canal ne paroît point percé dans la plûpart des animaux qui ont un *placenta*, tels que les chiennes, les chattes, &c. on trouve cependant dans ces animaux une troifieme membrane pleine d'urine, 402. Il pourroit de même fe faire que dans le *fœtus* humain l'ouraque fît la fonction de canal tant qu'il eft dans le ventre de fa mere, quoiqu'il ne parût point percé après fa naiffance, *ibid.*

OUVRIERS & GENS DE TRAVAIL, pour quelle raifon ils ont plus fouvent befoin de manger que les autres perfonnes, 209.

OYE, expérience faite fur cet oifeau, pour rendre raifon de la différence de couleur qui fe trouve entre le fang artériel & le fang veineux, 531. Autre expérience faite avec une oye, au fujet de la refpiration, pour connoître dans quel tems fe fait l'infpiration, 548.

P

PAIN LEVÉ, eft plus facile à digérer & plus nourriffant que le pain fans levain, 205.

PALAIS DE LA BOUCHE, appellé par *Lucrece* le *temple de la langue*, fa néceffité pour la formation des mots, 103. Utilité de fes rides, *ibid.*

PALETTE, efpece d'oifeau, d'où lui vient fon nom, 537. Defcription de cet oifeau, donnée par M. *Duverney* à l'Académie, en 1685, 545.

PALPITATIONS, dans cette maladie, le cœur eft agité par des mouvemens très-violens, quoiqu'il n'y ait point du tout de pouls, 50.

PANCREAS D'ASELLIUS, glande au travers de laquelle paffent les vaiffeaux omphaloméfentériques, 495. C'eft une glande conglomérée, 254, 255. Reffemblance de cette glande avec les parotides & les fublinguales, *ibid.* Analogie de la liqueur filtrée par le *pancreas*, avec la falive, *ibid.* Situation de cette glande, 255. Sa fituation varie felon l'âge & la conformation des fujets, 255. Figure & étendue du *pancreas* : prolongement de cette glande formant un conduit particulier qui va s'ouvrir dans le canal-commun, *ibid.* Diftribution de ce petit conduit, différente de celle qui fe fait dans le refte de l'étendue du *pancreas*, ibid. Tiffu cellulaire qui le renferme, 255. Membrane propre dont il eft enveloppé par-tout, 256. Sa membrane propre n'eft qu'un prolongement d'une des lames du *mefocolon*, 150. Filets provenans de cette membrane, qui pénétrent la fubftance du *pancreas*, ibid. Structure intérieure de cette glande, *ibid.* Grains glanduleux dont elle eft compofée : difpofition de ces grains en forme de grappe, *ibid.* Molleffe & peu de confiftance de ces grains : leur analogie avec ceux qui compofent les glandes maxillaires, *ibid.* Le *pancreas* eft fujet à des embarras & à des concrétions confidérables, 257. Accidens fâcheux qui en réfultent, 257, 258. Symptômes remarquables dans ceux qui ont quelque

leur néceffité, fuivant les décrets de la Providence, pour la confervation de notre efpece, & pour la réproduction d'autres individus qui puiffent réparer notre perte, & nous remplacer, 311. *Voyez ci-devant au mot* Amour, Embraffemens, *& ci-après au mot* Volupté.

PLANTES, elles ont, comme les animaux, des organes qui caractérifent la différence de leurs fexes, 342. Examen phyfique de la maniere dont fe fait la fécondation de leurs graines, & du méchanifme des organes qui fervent à cette opération, *ibid.* Les plantes & les arbres ont des trachées, pour la circulation de la féve, qui font répandues dans toutes leurs parties, 90. *Voyez auffi au mot* Végétation.

PLATRE, l'eau ne peut en diffoudre les parties, s'il n'a été auparavant réduit en poudre, 212.

PLEVRE *ou* PLEURE, membrane qui tapiffe les parois de la poitrine, fon union avec la membrane interne du poumon, 57, 58. Elles forment enfemble le médiaftin, 58. La plevre devient quelquefois cartilagineufe, & même elle s'offifie en partie dans de certaines maladies, 2.

PLEURÉSIE, comment elle peut être occafionnée par la boiffon de liqueurs extrêmement froides, 173.

PLEXUS hépatique, fon origine vient du *plexus* folaire, 222. Liaifon de fes branches avec celles de l'artere hépatique : diftribution des nerfs de ce même *plexus* dans les parties voifines du foie, 223.

PLEXUS fplénique, fournit les nerfs de la ratte, 247. Sa fituation, *ibid.*

PLINE, fable qu'il raconte des chameaux qui ont un réfervoir particulier où ils confervent l'eau pour leurs befoins, & de leurs conducteurs qui leur ouvrent le ventre, dans des extrêmités, pour fe défaltérer avec cette eau, 444.

PLUIES de crapauds & de grenouilles, ce qui les occafionne, 383. *Voyez au mot* Crapauds.

PLUME avalée par une fille, qui lui a été retirée par le larynx, 563.

POISSONS, leur corps eft rempli d'air, 503. Expériences faites fur une tanche & fur une carpe, pour faire voir la quantité d'air qu'ils contiennent, 503, 504. Ils ne peuvent vivre long-tems dans de l'eau purgée d'air, 504. Autres expériences qui prouvent que l'air qui eft mêlé dans l'eau, a la principale part à la refpiration des poiffons, 504, 505. Ils ne peuvent vivre dans un vaiffeau plein d'eau, quand il eft bien bouché, 504. Ils meurent

dans les étangs qui fe gelent, fi l'on n'a pas foin d'en rompre la glace en quelques endroits, 505. Les poiffons ne vivent dans l'eau que par le moyen de l'air dont elle eft imprégnée, 87. Ils y meurent d'abord qu'on en a pompé l'air, *ibid.* L'air leur eft encore néceffaire pour remplir la veffie qui les aide à nager & à fe foutenir dans l'eau, *ibid.* Les poiffons & les infectes ne vivent qu'autant que les liqueurs dont ils fe nourriffent font remplies d'air, 84. Parmi les poiffons, il y en a qui ont des poumons, d'autres ont des ouïes qui leur en tiennent lieu, & ils refpirent l'eau au lieu d'air, 78, 90. Le mouvement des mâchoires contribue à leur refpiration, 502. Dans les carpes, la mâchoire fupérieure eft mobile, *ibid.* Méchanifme de leur bouche & de fes dépendances, dans le tems de l'infpiration, pour recevoir la plus grande quantité d'eau qu'il leur eft poffible d'avaler, 505. Mouvement des mêmes parties dans le tems de l'expiration, 505, 506. Maniere dont fe fait la circulation du fang dans les poiffons qui ont des ouïes au lieu de poumons, 90. Pour quelle raifon cette circulation fe fait dans ces poiffons d'une autre maniere que dans les autres animaux, 479. Structure du cœur des poiffons, examinée dans celui de la carpe, 470. La ftructure de leur cœur, ainfi que celle de leurs ouïes, eft différente, fuivant les diverfes efpeces de poiffons, 496. Leur cœur n'a qu'une cavité & qu'une oreillette, *ibid.* Singularité de la fituation des parties qui leur fervent à la refpiration, & de l'élément qu'ils refpirent, 497. Pourquoi l'attouchement immédiat de l'air les fait mourir, 565, 566. Néceffité de ce même air pour leur exiftence, *ibid.* Ils refpirent l'air par le moyen de l'eau qu'ils avalent qui en eft imprégnée, 565. Leurs ouïes ne font autre chofe que de véritables poumons, avec lefquels ils expriment l'air renfermé dans l'eau, 565. Pour quelle raifon leur fang, imprégné de nouvel air, par le moyen de la refpiration, fe répand immédiatement dans tout leur corps, fans repaffer par le cœur, 567. *Voyez encore ci-devant au mot* Carpe, *& à l'article* Ouïes des poiffons.

POISSONS, leur génération fe fait communément en frayant les uns avec les autres, 338. Maniere dont la femence du mâle, dardée fur les œufs de la femelle, s'y infinue & les pénetre au travers des molécules de l'eau, 395. Leurs femelles ne jettent leurs œufs qu'après la jonction des deux fexes, 550. Pour quelle raifon la chair des femelles perd fa

les infectes , pour l'imprégner d'un nouvel air , *ibid*. Nécessité des poumons , 89. Leur usage dans les animaux, pour servir de réservoir commun à l'air qu'ils respirent , 564. Examen de leur structure & du méchanisme de la respiration dans les animaux qui ont des poumons , *ibid*. Leur situation & leur conformation , ainsi que le commerce qu'ils ont avec le cœur, font très-différens , selon les diverses especes d'animaux , 89 , 90 , 508.

Poumon , son examen dans le *fœtus* , 73 & *suiv*. Comparaison de l'état du poumon d'un *fœtus* avec celui d'un adulte ou d'un enfant qui a déja respiré , 73 , 74 , 87 , 88 , 158. Pourquoi le sang ne circule point dans le poumon d'un *fœtus* en aussi grande quantité qu'il le fait après sa naissance, 87 , 88 , 420 , 421. Inutilité & dangers de cette circulation, 73 , 74. Dans le *fœtus* , les poumons sont sans action tant qu'il est enfermé dans le ventre de sa mere , & l'affaissement des vaisseaux sanguins est un obstacle à la circulation du sang , 158 , 425. Il y passe cependant une quantité de sang suffisante pour tenir ces vaisseaux dilatés & en état d'en recevoir une plus grande quantité après la naissance de l'enfant , 421. Difficulté que le peu de sang qui passe par les vaisseaux des poumons d'un *fœtus* trouve à y circuler : teinture rouge que prennent ses poumons par le long séjour que le sang est obligé d'y faire , 425. Changemens qui leur arrivent à la naissance de l'enfant , *ibid*. Effets que l'air qu'il respire en naissant produit sur ses poumons , circulation du sang qu'il occasionne , 74. Effets de l'applatissement du diaphragme pendant la premiere inspiration , *ibid*. Ce qui cause l'élévation du ventre pendant ce même mouvement , *ibid*. Examen de ce qui arrive ensuite aux mêmes parties pendant l'expiration , *ibid*. Le gonflement de la substance du poumon dans celui qui a déja respiré , redresse tous ses vaisseaux , & procure au sang une voie libre pour passer du ventricule droit au gauche , 158. Mouvement alternatif de tension & de relâchement que cette circulation du sang occasionne au diaphragme, 158 , 159. Pourquoi le poumon d'un *fœtus* va au fond de l'eau ; au lieu que celui d'un enfant qui a déja respiré nage dessus , 75.

Poumons engorgés , occasionnent le bâillement ou un grand soupir , 75. Leur flétrissement & leur desséchement dépendent de celui de leurs vaisseaux , 123. En quelles occasions arrive ce flétrissement , *ibid*. Observations sur les maladies qui peuvent causer cet accident aux poumons , *ibid*. Suites fâcheuses

qu'il entraîne après lui , *ibid*. Asthme violent, & grande agitation de la poitrine qui s'ensuivent , *ibid*. On trouve souvent les lobes du poumon, adhérens à la plevre & au diaphragme , 52. Symptômes & accidens qui résultent de cette adhérence , *ibid*.

Pourceau , son foie est plus propre que celui de l'homme & des autres animaux , à faire des observations anatomiques sur la nature de sa substance , 219. Observations sur son foie cuit , 219 , 220. Autres observations sur le foie de cet animal étant crud , 220. *Voyez encore au mot* Cochon.

Préparation anatomique du *scrotum* & du *dartos* , pour faire voir le double sac qu'ils forment , 286 , 287. Observations sur la structure du *dartos* , 287.

Présure , expériences faites avec cette matiere , 546.

Prépuce , espece de coëffe ou de chaperon propre à couvrir le gland du membre viril , 298. Sa structure & son attachement sous le gland , par un ligament appellé *le filet* ou *le frein* , *ibid*. Inconvéniens qui arrivent lorsque ce filet se trouve trop court , 298 , 299. Amas de glandes dont sa peau est garnie intérieurement , 299 , 559. Matiere blanche & gluante que contiennent ces glandes , *ibid*. Amas de cette matiere qui se forme autour du gland dans les enfans & dans les hommes dont l'ouverture du prépuce n'est pas assez dilatée , 299 , 559. Pourquoi cet inconvénient n'a pas lieu dans ceux dont le gland est toujours découvert , 299. Usages de cette humeur : ulcérations que peut causer son trop long séjour , *ibid*. Erreur de quelques Médecins sur les sources de cette humeur , *ibid*. Ces glandes du prépuce sont visibles dans le cheval , le bœuf , le chien , &c. *ibid*.

Priape , une seule de ses visites est plus efficace pour faire jouer les ressorts des parties génitales des femmes & des filles , que toutes les badineries & les amusemens qu'elles peuvent inventer entr'elles , 372.

Priapisme , cette maladie ne vient que du sang qui est intercepté & arrêté dans les corps caverneux de la verge , & qui y entre plus abondamment qu'il ne peut en sortir , 313. Incommodité qu'il cause à la verge , *ibid*. *Voyez ci-devant au mot* Erection.

Prononciation , en quoi consiste sa facilité & sa difficulté , 104. Il y a des lettres qu'on trouve plus faciles à prononcer que d'autres , selon que les organes qui y ont rapport sont mieux disposés , *ibid*. Examen du méchanisme des différentes parties de la bouche , pour la

Tome II. * Qqqq

S

fur ceux des femmes, 381. Les jeunes filles, dès leur bas-âge, ont leurs tefticules garnis de véficules pleines de liqueur, ceux des jeunes garçons au contraire, ne commencent à fe remplir de femence qu'après qu'ils ont atteint l'âge de puberté, *ibid.* Les tefticules des femmes doivent plutôt être appellés *ovaires*, 328. Différence de groffeur & de figure de ceux-ci avec les tefticules des hommes, *ibid.* Membrane propre des tefticules des femmes, qui n'eft ni fi égale, ni fi polie que celle du tefticule des hommes, 328. Autre différence dans la membrane commune qui les enveloppe dans les uns & dans les autres, 329. Derniere différence dans l'intérieur de leur fubftance, qui n'eft compofée que de véficules & de quelques corps glanduleux, *ibid.* Les véficules qui fe font une fois détachés des tefticules des femmes ne fe reproduifent jamais, au lieu que la femence fe renouvelle au bout de quelques jours dans ceux des hommes, 381. *Voyez encore ci-devant au mot* Ovaires.

THYMUS, on n'a rien encore pu découvrir de particulier au fujet de cette glande, ni dans le *fœtus* humain, ni dans les animaux, 255.

TILINGIUS, differtation de cet Auteur fur une femme morte au bout de trois mois de groffeffe d'un enfant qui s'étoit formé dans une des trompes de fa matrice, 353, 511.

TIRAILLEMENT DE L'ESTOMAC, dont on fe fent incommodé quand on eft trop long-tems fans manger, d'où il provient, 216.

TISON, remarque de cet Auteur fur l'efpece particuliere de finge appellée *homo fylveftris*, 71, 153. Pourquoi on lui a donné ce nom, *ibid.*

TONNERRE tombé, en 1693, fur un jeune homme qui étoit dans un bateau, fur la riviere, effet fingulier que fon attouchement produifit fur lui, 551. Mort fubite de cet homme, *ibid.* Ouverture de fon corps, par M. *Duverney*, ibid. Particularités qu'il obferva extérieurement à l'endroit où le coup avoit frappé, *ibid.* Etat où fe trouverent fes parties intérieures, *ibid.*

TONS DE LA VOIX, font tous formés par la feule glotte, 95. La trachée-artere & les cavités de la bouche ne fervent qu'à en augmenter & modifier le fon, 94, 95. Ce qui occafionne la différence entre les tons graves & les tons aigus, 94. Forme différente que prend la bouche, felon le degré plus haut ou plus bas des tons qu'elle doit rendre, *ibid.* Alongement ou raccourciffement du canal de la bouche, pour former ces mêmes tons, *ibid.*

Les tons graves exigent une plus grande dépenfe d'air que les tons aigus, & obligent la trachée-artere de s'élargir & de fe raccourcir pour les former, par le moyen de la glotte, *ibid.* Comme les tons aigus dépenfent moins d'air que les graves, ils caufent à la trachée-artere une tenfion & un alongement plus confidérable, *ibid.* Le ton hauffé ou baiffé à proportion que la vîteffe de l'air qui s'élance de la poitrine augmente ou diminue, 98, 99. Là force ou la foibleffe du ton dépend de la quantité plus ou moins grande de ce même air, *ibid.* Comment il fe peut faire qu'on augmente ou qu'on diminue la force d'un ton, fans le hauffer ou le baiffer, 97, 98. *Voyez encore ci-après l'article* VOIX.

TORTUE DE TERRE, reffemblance de fon poumon avec celui de la grenouille, 66. Examen de fa ftructure & de l'intérieur de fa fubftance, *ibid.* Comparaifon des poumons de ces deux animaux avec ceux de l'homme, *ibid.* Différences qu'on a trouvé entre les uns & les autres, 66, 67. Les tortues n'ont point de côtes, ni de diaphragme pour leur faciliter la refpiration, 78. Maniere dont la Nature a remédié à ce défaut, *ibid.* La tortue paffe tout l'hyver dans une efpece d'engourdiffement, & elle peut vivre plufieurs mois dans les grandes chaleurs de l'été, fans prendre aucune nourriture, 478. Cet animal ne tranfpire prefque point, *ibid.* Comme la tortue paffe une partie de fa vie dans le repos & fans prendre aucun exercice, elle n'a pas befoin que tout fon fang circule avec la même vivacité que celui de l'homme, il fuffit qu'un tiers de fon fang paffe dans les poumons pour y recevoir la préparation qui lui eft néceffaire pour vivre, 478. Comment cet animal peut refter fept ou huit mois de l'année fans prendre de nourriture, 165.

Tortue terreftre de l'Amérique, difféquée par l'Auteur, pour confirmer les obfervations qu'il avoit déja faites fur la ftructure du cœur de cet animal, 458. Grandeur extraordinaire des écailles qui la couvroient, 459. Examen du cœur de cette tortue, & de fon péricarde, *ibid.* Situation de fon cœur, *ibid.* Ligament particulier qui attache la pointe du cœur au fond du péricarde, *ibid.* Figure & grandeur du cœur de cette tortue de l'Amérique, *ibid.* Efpece de réfervoir placé fous l'oreillette droite de fon cœur, 459, 460. Maniere dont l'axillaire droite & la veine cave inférieure font fitués d'un côté du cœur, & l'axillaire gauche, avec une veine qui rapporte le fang du foie, de l'autre: embouchure de ces quatre vei-

peut arriver par quelque vice de conformation dans le palais de la bouche, *ibid*. La voix humaine eſt inimitable à tous les inſtrumens de muſique, *ibid*. Pour quelle raiſon, *ibid*. La voix eſt commune aux hommes & aux animaux, au lieu que la parole eſt propre à l'homme, 102. Différence entre le langage des hommes & celui de quelques oiſeaux a qui l'on apprend à parler machinalement, *ibid*. Examen de la maniere dont la voix ſe forme dans les uns & les autres, par le moyen du frémiſſement de l'air qui paſſe entre les deux levres de la glotte, 100. Utilité des cavités du palais & du nez, pour augmenter le ſon de la voix, *ibid*. Néceſſité de la langue & des levres pour modifier les ſons & les articuler diverſement, *ibid*. La voix peut être très-belle ſans être bien articulée, 102. L'agrément de la voix dépend de la bonne diſpoſition du poumon & de la glotte, 102. Diſtinction de la voix en grave & en aiguë, 92. Ce qui produit l'une & l'autre, *ibid*. Voix juſte, & voix fauſſe, d'où elles dépendent, 96. Ce qui occaſionne ces différentes qualités de la voix, *ibid*. La voix formée dans la glotte eſt la matiere de la parole, 104. Analogie & union intime entre l'une & l'autre, *ibid*. Les modifications de la voix ne peuvent être formées que par celles de la glotte, 95. En quoi conſiſtent ces modifications de la glotte, 95, 96. Examen du méchaniſme des levres de la glote, pour cette opération, 95, 96. L'air ſortant des poumons ne trouve aucun obſtacle juſqu'à la glotte, 92. Comment il agite les deux levres de la glotte, & leur fait faire des vibrations qui cauſent le ſon de la voix, *ibid*.

VOLUPTÉ, de quelle maniere ce ſentiment s'excite en nous, 310 *& ſuiv*. Les impreſſions que nous en reſſentons viennent principalement des véſicules ſéminales & de la glande proſtate ſupérieure, 311. Mouvemens qui ſuivent ces impreſſions, *ibid*. Erection de la verge, mouvement de la ſemence qui s'échappe des réſervoirs où elle étoit renfermée, pour s'élancer dans les parties les plus ſecrettes de la femelle, &c. *ibid*.

VOMIQUE, altération conſidérable qui ſurvient à quelque viſcere, ſans cauſer aucune douleur, 278. Exemple de quelques perſonnes mortes ſubitement & ſans ſouffrir de cette maladie, *ibid*. D'où pouvoit provenir l'incommodité que ces perſonnes reſſentoient en piſſant, *ibid*.

VOMISSEMENT, n'eſt point occaſionné par les contractions violentes de l'eſtomac, mais par celles du diaphragme & du bas-ventre, qui repouſſent les alimens dans l'œſophage, 184, 185. Opinion de M. *Chirac*, ſur la maniere dont ſe fait le vomiſſement, & ſur les parties du corps qui contribuent à ſes mouvemens, 558. Expériences faites par M. *Duverney*, dans l'Académie, ſur quelques animaux, pour examiner le ſyſtême de M. *Chirac*, ibid.

VOYELLES, leur définition, 102. Elles ſe forment par le ſeul mouvement de la bouche, ſans le ſecours des levres, *ibid*. Leur prononciation vient du goſier & de la langue, 104.

URETERE, ce que c'eſt, 263. Diviſion de ce canal en trois parties, *ibid*. La premiere eſt renfermée dans la ſubſtance du rein; la ſeconde s'étend dans la région lombaire & dans l'hypogaſtrique; la troiſieme eſt la portion de ce canal, inférée dans la partie poſtérieure de la veſſie, 263. Deſcription & examen particulier de chacune de ces parties, 263 *& ſuiv*. Deſcription de la premiere, 263, 264. Deſcription de la ſeconde partie de l'uretere, 264. Cette ſeconde partie eſt renfermée entiérement dans le tiſſu cellulaire du péritoine, 264. Route & ſituation de cette partie, *ibid*. Variation & contournement de ce canal dans quelques ſujets; *ibid*. Deſcription & examen de la troiſieme partie, 265. Sa route & ſon inſertion dans la veſſie, *ibid*. Examen particulier de la ſtructure & de la ſituation de l'uretere, 263. Eſpece d'entonnoir qu'il forme au milieu du ſinus du rein, *ibid*. Conduits qui naiſſent de cet entonnoir, *ibid*. Route & direction de ces conduits, *ibid*. Maniere de s'aſſurer de la figure de cet entonnoir & des conduits qui en partent, dans les démonſtrations anatomiques, *ibid*. L'uretere n'eſt pas ſimplement un aqueduc, 263. Fibres muſculeuſes qui forment ſa deuxieme membrane, *ibid*. Direction de ces fibres; difficulté de les appercevoir dans l'homme, *ibid*. Elles ſont très-viſibles dans le bœuf & dans le cheval, *ibid*. Examen de l'origine & de la ſtructure de ſes trois membranes, *ibid*. Uſage des fibres dont ſa ſeconde membrane eſt garnie, pour pouſſer le liquide qu'il contient, & même les pierres qui tombent des reins, *ibid*. Dilatation extraordinaire de l'uretere, occaſionnée par le paſſage de ces pierres, 265. Les ureteres, ainſi que les vaiſſeaux ſanguins du bas-ventre, ſont cachés entre les deux lames du péritoine, 149. Tiſſu cellulaire qui les enveloppe, 149. Obſervations de M. *Duverney* ſur les ureteres d'une femme morte d'une colique néphrétique, 552.

URETHRE, deſcription de ce conduit, 296. Son étendue; ſon uſage pour le paſſage de l'u-

Fin de la Table des Matieres du Tome second.

ADDITIONS ET CORRECTIONS

Pour le second Volume des Œuvres anatomiques *de M. Duverney.*

Page 1 , *ligne* 11 , Il y a une étroite liaison , *lisez* , Le péricarde a une étroite liaison.

P. 4 , *lig.* 8 , la figure d'une cône , *lif.* la figure d'un cône.

Ibid. *lig.* 11 , 12 , deux extrêmités supérieures & inférieures , *lif.* deux extrémités , la supérieure & l'inférieure.

P. 6 , *lig.* 6 , compaffant , *lif.* compensant.

Ibid. *lig.* 30 , Sçavoir deux groffes arteres , *lif.* Sçavoir, deux veines , & deux groffes arteres.

P. 7 , *lig.* 15 , branches , que l'on nomme , *lif.* branches ; cette croffe le nomme.

P. 8 , *lig.* 18 , derriere ce trou , une membrane , *lif.* derriere ce trou, on apperçoit une membrane.

P. 9 , *lig.* 31 , & laiffant entr'elles , *lif.* & laiffent entr'elles.

P. 11 , *lig.* 5 , par cette interception , *lif.* & cette interception.

P. 14 , *lig. antépénultieme* , écartées & par le même moyen exactement fermées , &c. *lif.* écartées ; par le même moyen , elles font exactement fermées , &c.

P. 17 , *lig.* 11 , qui font en nous , *lif.* qui excitent en nous.

P. 28 , *lig.* 10 , de la pouffer , *lif.* de le pouffer.

P. 29 , *lig.* 36 , très-favovorables , *lif.* très favorables.

P. 38 , *lig. pénultieme* , les nefs étant coupés , *lif.* les nerfs étant coupés.

P. 39 , *lig.* 17 , les parties fermeticielles , *lif.* les parties fermenticielles.

P. 41 , *lig.* 28 , la capacité de l'artere , *lif.* la capacité de l'aorte.

P. 44 , *lig.* 18 & *fuiv.* quoiqu'une puiffance d'un plus grand effort agiffe fur le fang , l'artere étant dilatée plus que quand elle eft refferrée , *lif.* quoiqu'une puiffance foit obligée de faire un plus grand effort pour agir fur le fang, l'artere étant dilatée , que quand elle eft refferrée.

Ibid. *lig.* 23 , tout au tems de tems , *lif.* tout autant de tems.

P. 48 , *lig.* 34 , l'impulfion du fang artériel , *mettez un point après ces mots, & effacez le refte de cet alinéa.*

P. 56 , *lig.* 24 , ne communique avec une artere , *lif.* ne communique avec une autre artere.

P. 59 , *lig.* 29 , une autre partie , ou l'ame , *lif.* une autre partie ou lame.

P. 63 , *lig.* 9 , en fi prenant , *lif.* en s'y prenant.

P. 78 , *lig.* 28 , chaque côté , *lif.* chaque côte.

P. 79 , *lig.* 3 . le rameau d'un fouffler , *lif.* le panneau d'un foufflet.

P. 92 , *lig.* 22 , dans le fens actuel , *lif.* dans le chant actuel.

P. 94 , *lig.* 32 , changement de diminution , *lif.* changement de dimeufion.

Ibid. *lig.* 13 & 14 , raifonnemens , *lif.* réfonnemens. *Corrigez la même faute page 95 , ligne 7, &c.*

P. 97 , *lig.* 18 , à des vaiffeaux adjutoirs , *lif.* à des ajutoirs.

P. 98 , *lig.* 33 , ces petits mufcules , *lif.* ces petits mufcles.

P. 109 , *lig.* 31 , dans les mufcules , *lif.* dans les mufcles.

P. 110 , *lig.* 36 , que le rond fe teint , *lif.* que le front fe teint.

P. 114 , *lig.* 12 , l'éternuement , *lif.* la toux.

P. 118 , *lig.* 17 , le ralement total , *lif.* le relâchement total.

P. 125 , *lig.* 12 , le ralement & le fifflement , *lif.* le ronflement & le râlement.

Ibid. *lig.* 13 , le ralement , *lif.* le ronflement.

Ibid. *lig.* 16 , ce bruit du ralement , *lif.* ce bruit du ronflement.

Ibid. *lig.* 31 , lorfqu'on imite le ralement , *lif.* lorfqu'on imite le ronflement.

P. 130 , *lig.* 33 , elle naît charnue de la portion , *lif.* elle naît de la portion charnue.

P. 134 , *lig.* 7 , 8 , épigaftique , *lif.* épigaftrique.

P. 135 , *lig.* 21 , 22 , aux mufcles ploas & iliaque , *lif.* aux mufcles pfoas & iliaque.

P. 137 , *lig. pénultieme* , il fe forme , *lif.* il fe ferme.

P. 153 , *lig.* 19 , deux plans fort épais , *lif.* un plan fort épais.

P. 157 , *lig.* 35 . dans le gofier du *fœtus* , *lif.* dans le gofier de l'enfant nouveau-né.

P. 159, *lig.* 28, chaque lobule, *liſ.* chaque globule.

Ibid. *ligne derniere*, dont ces lobules, *liſ.* dont ces globules.

P. 168, *lig.* 8, d'une enveloppe comme formée, *liſ.* d'une enveloppe commune formée.

P. 185, *lig.* 21, on a expliqué, *liſ.* on expliquera ci-après, (*pages* 207 *& ſuiv.*)

P. 196, titre, *Du ſphincter, de l'anus & de ſes releveurs*, liſ. *Du ſphincter de l'anus, & de ſes releveurs.*

P. 203, *lig. derniere*, le jabot & le goſier, *liſ.* le jabot & le geſier.

P. 219, *lig.* 20, & ſans extravaſation, *liſ.* & ſans extravaſion.

P. 226, titre, *Sympathie qui dépend, &c.* effacez ce titre qui eſt inutile.

P. 227, titre, *Conſentement du foie par la communication des vaiſſeaux*, liſ. *Autres obſervations ſur la jauniſſe, & ſur le flux hépatique.*

Ibid. titre, *De la jauniſſe*, effacez ce titre.

P. 228, *lig.* 3, orties pigrieches, *liſ.* orties grieches.

Ibid. *lig.* 28, a été faite par *Rhoau*, *liſ.* a été faite par *Rouhault.*

P. 238, *lig.* 26, ce qu'il a été dit, *liſ.* ce qui a été dit.

P. 247, *lig.* 28, *Bas-breve*, liſ. *Vas breve.*

P. 253, *lig.* 1, ou par le vomiſſent, *liſ.* ou par le vomiſſement.

P. 260, *lig.* 9, dans ſon étal naturel, *liſ.* dans ſon état naturel.

P. 261, *lig.* 30, c'eſt la pourquoi on lui a donné, *liſ.* c'eſt pour cette raiſon qu'on lui a donné.

P. 264, *lig.* 30, au canal différent, *liſ.* au canal déférent.

P. 265, *lig.* 5, il eſt vrai qu'on peut, *liſ.* il eſt vrai qu'on ne peut.

P. 269, *lig.* 10, & enfin dans la veſſie, *liſ.* & entre dans la veſſie.

P. 270, *lig.* 12, que c'étoit un goſier, *liſ.* que c'étoit un geſier.

P. 279, *lig.* 9, *Diemerboeck*, liſ. *Diemerbroeck.*

P. 228, *lig.* 12, ſe plongeant, *liſ.* ſe prolongeant.

P. 300, uretre, *liſ.* urethre. *Corrigez ainſi ce mot à tous les endroits de cette page où il ſe trouve.*

P. 306, *lig.* 2, des parties, *liſ.* des parties du ſang.

Ibid. *lig.* 11, 12, pour toutes les choſes, *liſ.* par toutes les choſes.

P. 311, *lig.* 35, que celle qui repréſente la femelle, *liſ.* que celle de la femelle agit de ſon côté, & ſe repréſente ſur le ſien.

P. 319, *lig.* 15, & une veine; au milieu les arteres, *liſ.* & une veine au milieu. Les arteres.

P. 334, *lig.* 35, ces ligamens, *liſ.* ces liqueurs.

Ibid. *lig. derniere*, c'eſt dans ces réſervoirs, *liſ.* c'eſt dans les réſervoirs de cette liqueur.

P. 341, *lig.* 8, la matrice avant la fécondation; la ſubſtance, &c. *liſ.* la matrice. Avant la fécondation, la ſubſtance, &c.

P. 351, *lig.* 23, ne pourra douter, *liſ.* pourra douter.

P. 352, *lig.* 7, qui étoit auſſi nouvellement accouchée, il trouva, &c. *liſ.* nouvellement accouchée, qui avoit été pendue quelque tems après, il trouva, &c.

P. 357, *lig.* 16, pour viſiter ce fait, *liſ.* pour vérifier ce fait.

P. 358, *lig.* 31, preſque tout l'hypogaſtrique, *liſ.* preſque tout l'hypogaſtre.

Ibid. *lig.* 34, noirâtre & liquide, *liſ.* noirâtre & livide.

P. 359, *lig.* 25, 26 je ſéparai l'ouverture de la trompe, *liſ.* je ſéparai l'ovaire de la trompe.

P. 361, *lig.* 18, M. Emmirez, *liſ.* M. *Emmerez.*

P. 363, *lig.* 35, & je tirai cet enfant qui étoit mort depuis peu de tems. Du ventre de ſa mere, je remarquai, &c. *liſ.* & je tirai, du ventre de ſa mere, cet enfant qui étoit mort depuis peu de tems. Je remarquai, &c.

P. 372, *lig.* 4, qui eſt doublé, le plus extérieur & le plus liquide; *liſ.* qui eſt double, le plus extérieur eſt le plus liquide;

Ibid. titre, *Sentiment oppoſé à celui du vulgaire*, liſ. *De la néceſſité de la copulation pour la fécondation de l'œuf.*

P. 374, *lig.* 36, tous les mois, elles n'en rendent pas, &c. *liſ.* tous les mois, on lui a auſſi donné le nom de *mois des femmes.* Elles n'en rendent pas, &c.

P. 381, *lig.* 30, *laborant*, & leurs vaiſſeaux, &c. liſez *laborant*, au lieu que ceux des femelles groſſiſſent & leurs vaiſſeaux, &c.

P. 396, *lig.* 1, dans des vieux ſouterreins, *liſ.* dans des lieux ſouterreins.

Ibid. *lig.* 14, de l'homme, celle de certains animaux eſt, *liſ.* de l'homme, ainſi que celle de certains animaux, eſt.

Ibid. *lig.* 31, quand ils ſont au fraye, *liſ.* quand ils ſont au frais.

P. 406, *lig.* 17, qu'il y en ait quelques-uns, *liſ.* qu'il n'y en ait quelques-uns.

P. 413, *Fin de la troiſieme & derniere Partie.*

&c. *lif. Fin du Traité de la Génération.*

P. 419, *lig.* 26, ainfi qu'il a été dit, & par le trou ovale ; ce même fang, *lif.* ainfi qu'il a été dit ; & par le trou ovale, ce même fang.

P. 428, *lig.* 15, que la valvule ne ferme jamais le trou, *lif.* que la valvule ferme jamais le trou.

P. 430, *lig.* 27, voilà ce que les expériences, *lif.* Voilà, ajoute M. *Winflow*, ce que les expériences.

P. 435, *lig.* 33, cet eftomac eft revêtu, *lif.* Le premier eftomac eft revêtu.

P. 437, *lig.* 12, qui font quatre-vingt-huit, *lif.* qui font quatre-vingt-fix feuillets.

P. 447, *lig.* 25, qui répond au gofier, *lif.* qui répond au géfier.

P. 449, *lig.* 32, de-là il la renvoye à leur bec, *lif.* de-là ils la renvoyent à leur bec.

P. 460, *lig.* 11, *voyez les figures 26 & 10,* lif. *voyez les figures 2, 6 & 10.*

Ibid. *lig.* 24, Sa veine pulmonaire ayant, *lif.* La veine pulmonaire gauche, ayant.

P. 462, *lig.* 2, 3, le fang des oreilles, *lif.* le fang des oreillettes.

P. 470, *lig.* 6, qui font au-deffus, *lif.* qui font au-deffous.

P. 539, note *b*, *lig.* 1, *de l'hydropifie* de M. *Duverney*, lif. *de l'hydropifie*, par M. *Duverney.*

P. 543, *lig.* 25, 26, du mufcle maffatere, *lif.* du mufcle *maffeter.*

P. 545, *lig.* 15, la defcription de la palette, *lif.* la defcription d'un oifeau nommé *la palette.*

P. 556, *lig.* 1, 2, aux objections de M. Mery. *Après ces mots, ajoutez* Voyez ce Mémoire intitulé : *Obfervations fur le cœur de la tortue, &c.* imprimé ci-devant, page 458.

P. 557, *lig.* 32, fans cette humeur onctueufe. *Après cet alinea ajoutez ce qui fuit :*

On peut voir encore ce que dit M. *Duverney* au fujet des ufages & du fentiment de la moëlle, dans le *Traité d'Oftéologie*, inféré dans le premier volume de ce Recueil de fes *Œuvres anatomiques.*

Fin de l'Errata du fecond Volume.

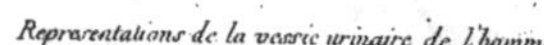

Fig 1.

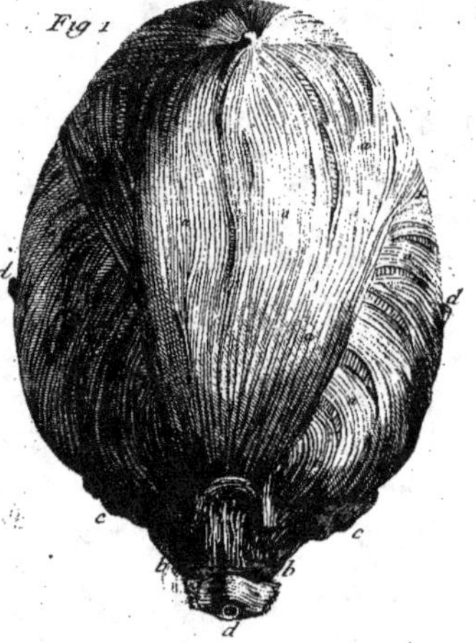

Fig 2.

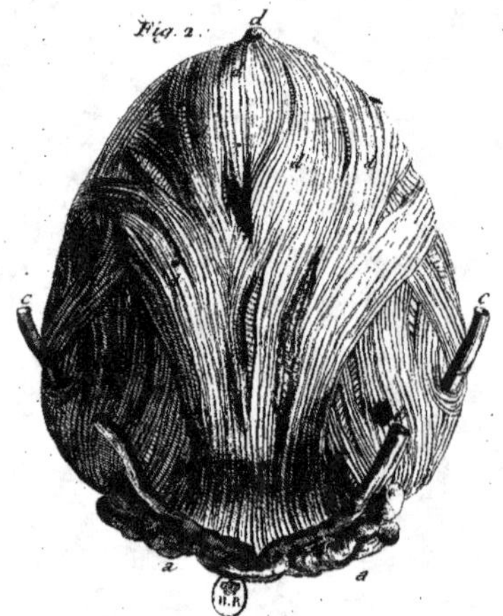

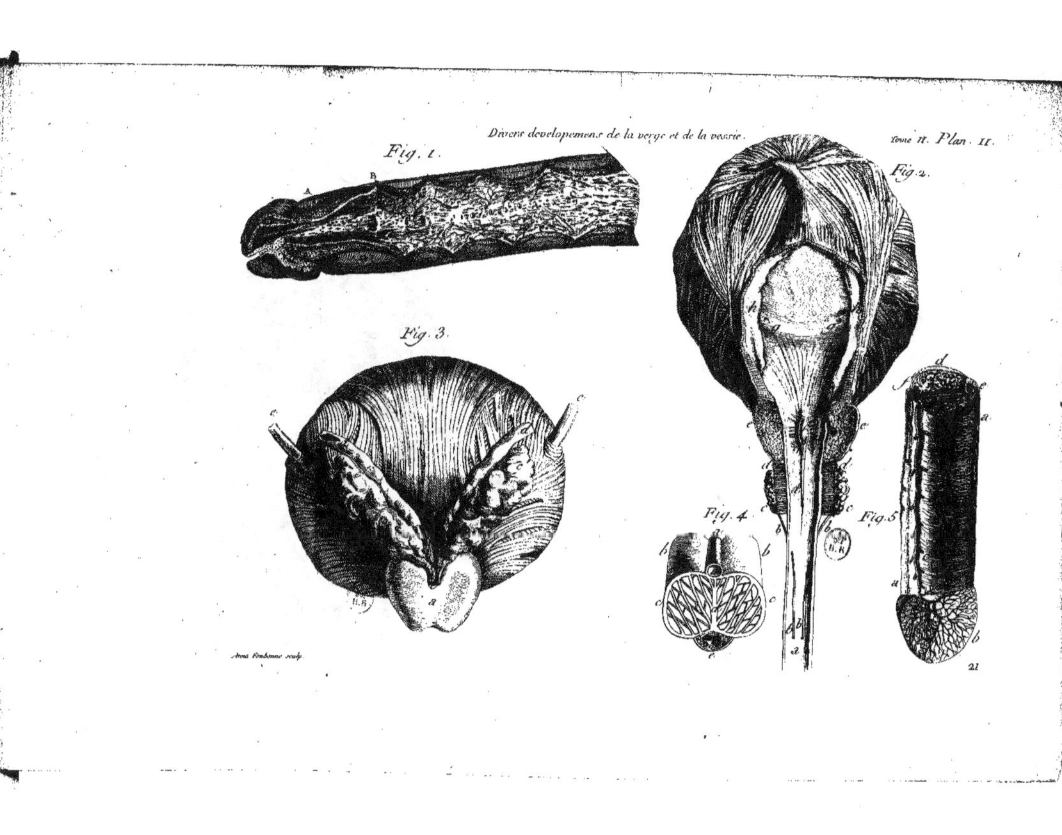

Divers developemens de la verge et de la vessie.
Tome II. Plan. II.
Fig. 1.
Fig. 2.
Fig. 3.
Fig. 4.
Fig. 5.
Anna Finkener sculp.
21

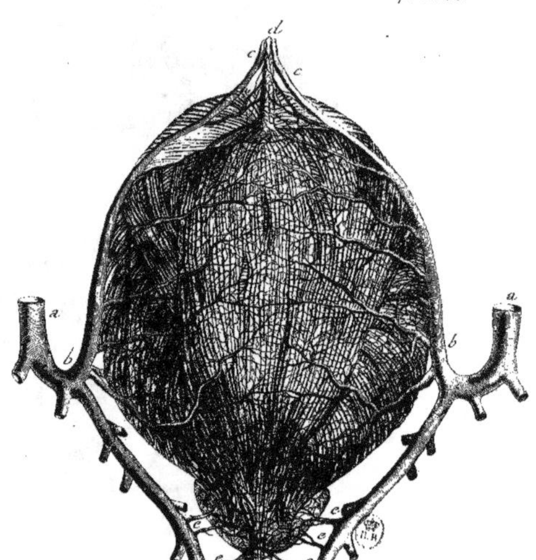

Developement de la vessie et de ses vaisseaux vûs par devant. *Tome II. Plan. III.*

22

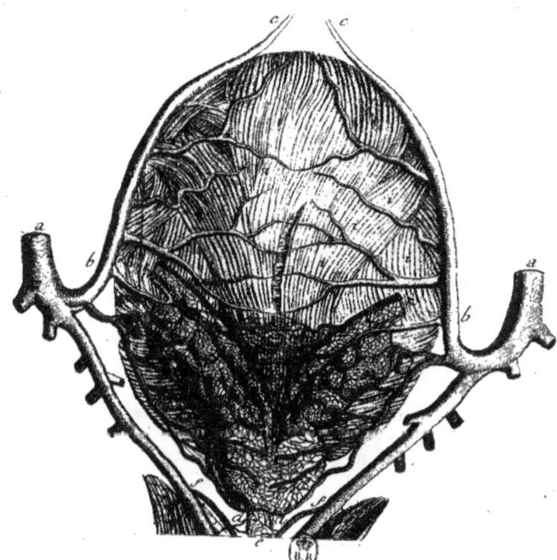

Gravé par M.lle Fessard. 23

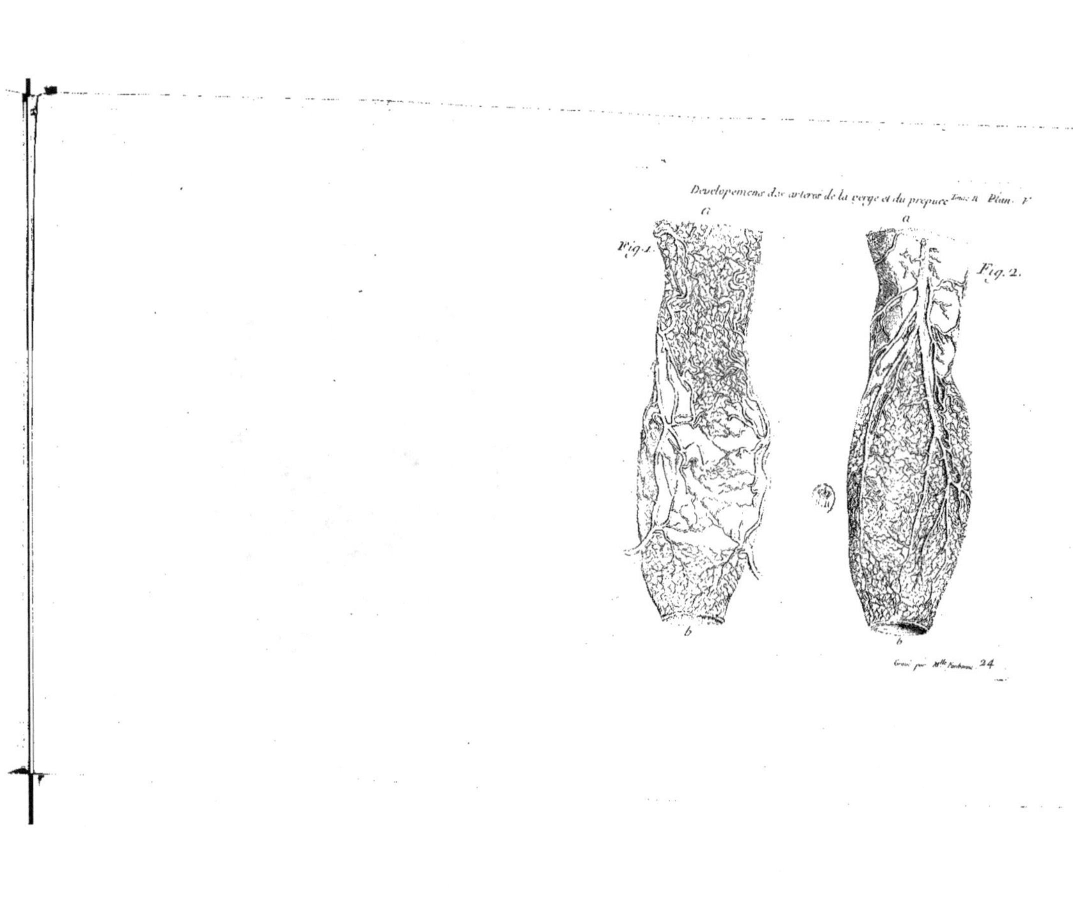

Developemens des arteres de la verge et du prepuce. Tom. II. Plan. V
Fig. 1.
Fig. 2.
a
b
Gravé par Mlle Parlannes 24.

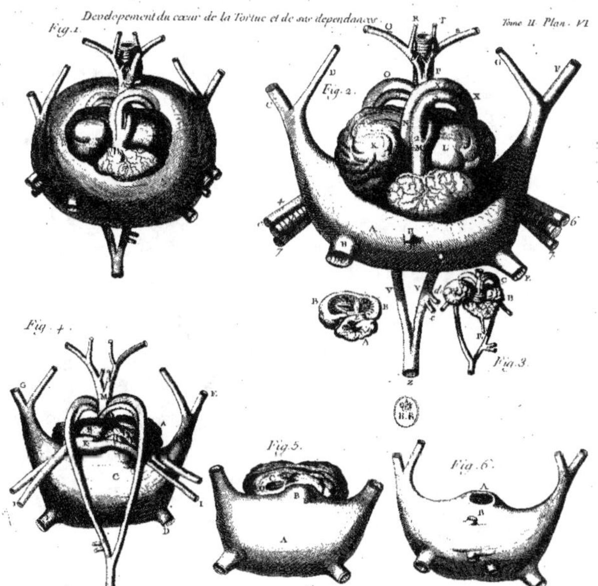
Fig. 1.
Fig. 2.
Fig. 3.
Fig. 4.
Fig. 5.
Fig. 6.

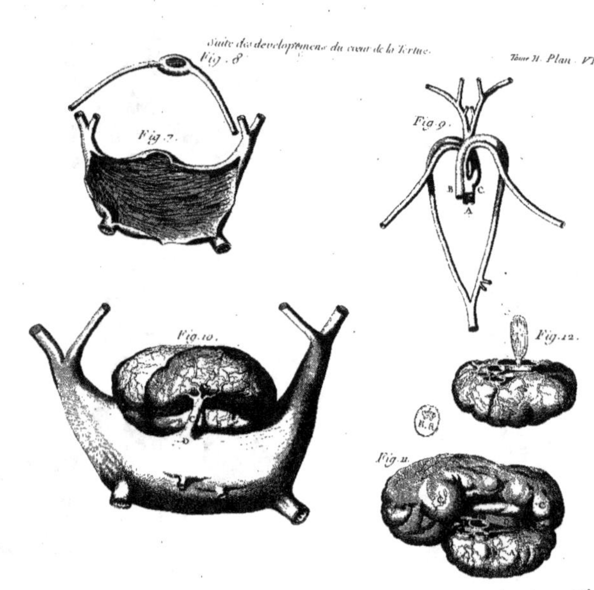

Suite des developpemens du cœur de la Tortue.
Tome II. Plan. VII.
Fig. 7.
Fig. 8.
Fig. 9.
B
C
A
Fig. 10.
Fig. 11.
Fig. 12.
Gravé par Mlle Boubonne
26

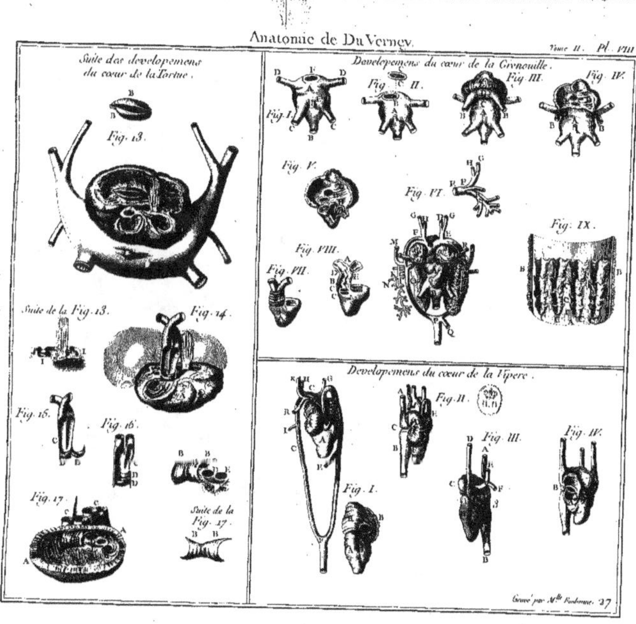
Suite des developemens
du cœur de la Tortue.
Fig. 13.
Suite de la Fig. 13.
Fig. 14.
Fig. 15.
Fig. 16.
Fig. 17.
Suite de la Fig. 17.
Developemens du cœur de la Grenouille.
Fig. I.
Fig. II.
Fig. III.
Fig. IV.
Fig. V.
Fig. VI.
Fig. VII.
Fig. VIII.
Fig. IX.
Developemens du cœur de la Vipere.
Fig. I.
Fig. II.
Fig. III.
Fig. IV.
Gravé par Mlle Fontaine.
27

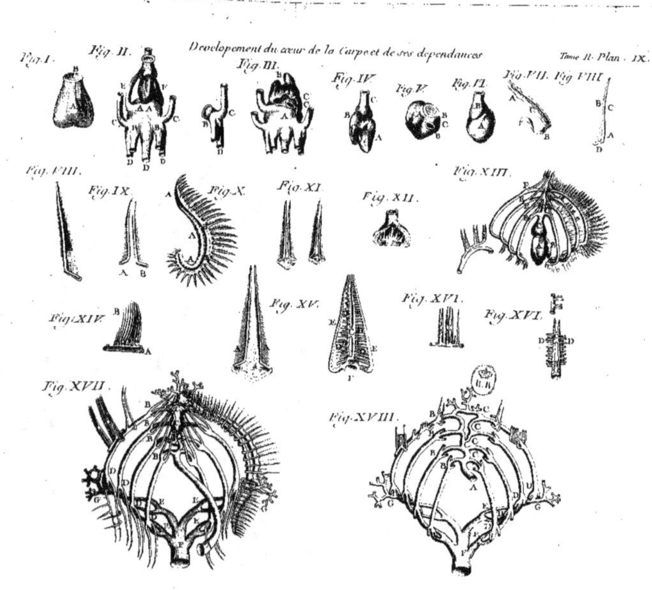

Fig. I.
Fig. II.
Developement du cœur de la Carpe et de ses dependances
Tome II. Plan . IX.
Fig. III.
Fig. IV.
Fig. V.
Fig. VI.
Fig. VII. Fig. VIII
Fig. VIII.
Fig. IX.
Fig. X.
Fig. XI.
Fig. XII.
Fig. XIII.
Fig. XIV.
Fig. XV.
Fig. XVI.
Fig. XVI.
Fig. XVII.
Fig. XVIII.
Gravé par M.lle Fessard.
28

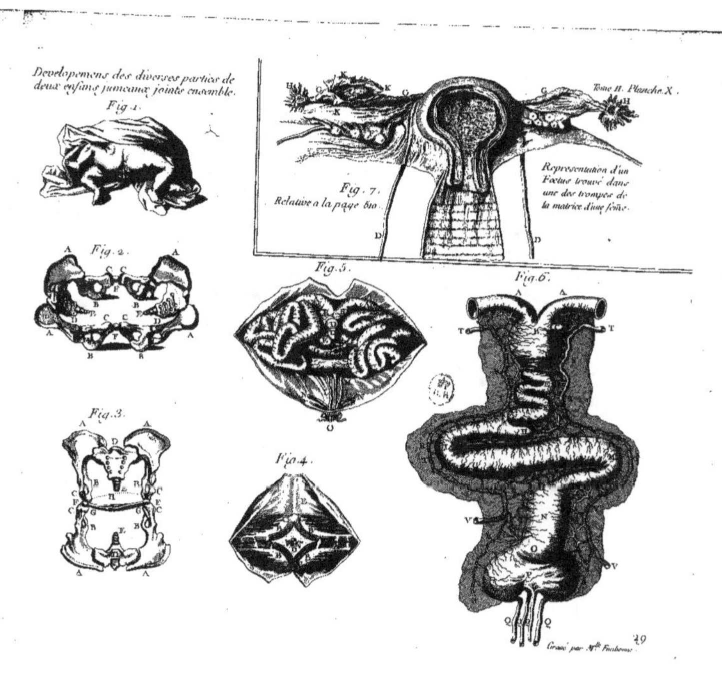

Developemens des diverses parties de
deux enfans jumeaux jointes ensemble.
Fig. 1.
Fig. 2.
Fig. 3.
Fig. 4.
Fig. 5.
Fig. 6.
Tome II. Planche. X.
Fig. 7.
Relative a la page 610.
Representation d'un
Foetus trouvé dans
une des trompes de
la matrice d'une femme.
Gravé par Mr. Fenbone
29

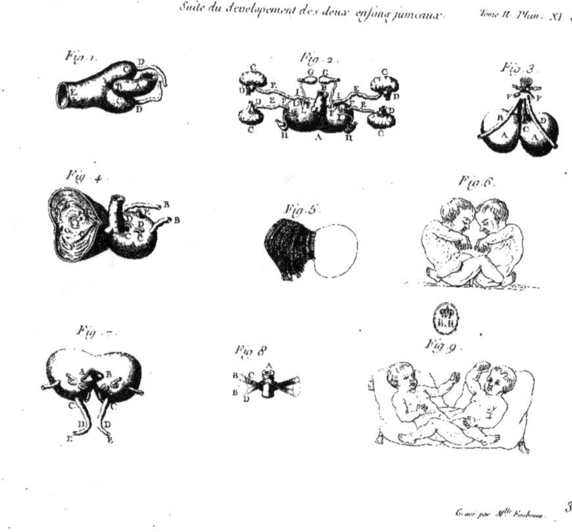

Gravé par M.lle Fouloux.   30